Dingermann · Loew
Phytopharmakologie

Phyto-
pharmakologie

Experimentelle und klinische Pharmakologie pflanzlicher Arzneimittel

Theodor Dingermann, Frankfurt/M.
Dieter Loew, Frankfurt/M.

Mit 26 Abbildungen und 75 Tabellen

WVG
Wissenschaftliche Verlagsgesellschaft mbH Stuttgart 2003

Adressen der Autoren

Prof. Dr. Theodor Dingermann
Institut für Pharmazeutische Biologie
Marie-Curie-Str. 9

60439 Frankfurt

Prof. Dr. Dr. Dieter Loew
Am Allersberg 7

65191 Wiesbaden

Bibliografische Information Der Deutschen Bibliothek
Die Deutsche Bibliothek verzeichnet diese Publikation in der Deutschen Nationabibliografie; detaillierte bibliografische Daten sind im Internet unter http://dnb.ddb.de abrufbar.

ISBN 3-8047-1896-5

Birkenwaldstr. 44, 70191 Stuttgart
Printed in Germany
Satz: Mitterweger & Partner, Plankstadt
Druck und Bindung: Kösel, Kempten
Umschlaggestaltung: Atelier Schäfer, Esslingen

Vorwort

Medizinhistorisch haben pflanzliche Arzneimittel ihre Wurzeln in der traditionellen Anwendung. Das schließt nicht aus, dass tradiertes Wissen auf wissenschaftliche Basis gestellt bzw. als nicht rational eingestuft werden sollte. In der Tat ist der Aufwand in der Phytopharmaka-Forschung in den letzten Jahren bemerkenswert, insbesondere unter dem Aspekt, dass sich die Ergebnisse nur selten schützen lassen. Jeder der in den wissenschaftlichen Erkenntnisgewinn von pflanlichen Arzneimittel investiert läuft Gefahr, dass die Daten anderweitig mitbenutzt werden. Das hat fatale Folgen. Zum einen wird die Forschung erheblich behindert, denn wer investiert große Summen für andere? Zum anderen führt dieses Dilemma zu einer unerträglichen Unschärfe hinsichtlich der Relevanz der Erkenntnisse. Bemühungen, hohe Anforderungen an die Qualität und Konformität der verschiedenen Wirkstoffzubereitungen zu stellen, laufen ins Leere, wenn in der Wertung arzneipflanzlicher Zubereitungen wieder alles vermischt wird. Selbst verschuldet oder dezidiert gewollt, werden die an einzelnen Exakten erhobenen Daten immer wieder auf die Droge extrapoliert, die bekanntlich nur Rohstoff, nicht jedoch Wirkstoff ist. Im Rückschluss gelten dann solche Daten als übertragbar auf alle, von der Droge hergestellten Zubereitungen. Selbst Experten ist kaum noch nachvollziehbar, welche Daten für welche phytotherapeutische Zubereitung erhoben wurden.

So kann es nicht wundern, dass es der Phytoptherapie nach wie vor nicht gelungen ist, sich im Spannungsfeld zwischen Tradition und Evidenz zu befreien und dort anerkannt zu werden, wo nachprüfbare Evidenz vorliegt. Viele Protagonisten leisten der Phytotherapie einen Bärendienst, indem sie kritiklos für einen Einsatz pflanzlicher Arzneimittel plädieren. Hartleibige Kritiker wollen das oft überzeugende wissenschaftliche Erkenntnismaterial, das einige Phytopharmaka vorweisen, einfach nicht zur Kenntnis nehmen und lehnen Phytopharmaka kategorisch ab.

Geordnet nach Indikationsgebieten werden Drogen bzw. Zubereitungen hinsichtlich experimenteller Pharmakologie, Humanpharmakologie, klinischer Wirksamkeit, Dosierung, Anwendung, Toxikologie, unerwünschter Arzneimittelwirkungen, Interaktionen sowie Risikogruppen einschließlich der Anwendung in Schwangerschaft und Stillzeit und der Pädiatrie abgehandelt. Im einleitenden allgemeinen Teil werden wichtige Begriffe erklärt, und es wird ausführlich auf die gesetzliche Basis der Anwendung von Phytopharmaka – auch im internationalen Kontext – eingegangen. Ferner wird Grundsätzliches zur Qualitätssicherung, zur Äquivalenz von Phytopharmaka und Extrakten, Aut Idem, zum Nachweis von Wirkung und Wirksamkeit sowie zum Problem von unerwünschten Arzneimittelwirkungen und Interaktionen abgehandelt. Schließlich wird auf Themen wie Sinnhaftigkeit von pflanzlichen Kombinationen, Verordnungsfähigkeit pflanzlicher Arzneimittel und Anwendungsgebiete eingegangen. Am Schluss des Buches wurde dem wichtigen Thema „Einsatz von Phytopharmaka in der Pädiatrie“ ein eigenes wirkstoffübergreifendes Kapitel gewidmet.

Wir haben uns bemüht, ein Werk zu erstellen, das zur Versachlichung der Diskussion um den Einsatz von Phytopharmaka beitragen könnte. Wir sind überzeugt, dass bei einem angemessenen Einsatz pflanzliche Arzneimittel einen festen Platz in unserem Arzneimittelschatz verdienen. Allerdings kann und muss man verlangen, dass ein solcher Einsatz durch klinische Untersuchungen belegbar ist. Das vorliegende Buch unternimmt den Versuch, die Dinge zu ordnen und die Kredite dorthin zu vergeben, wo sie verdient wurden. Es wird nicht nur behauptet, sondern belegt. Gerade die umfangreichen Literaturzitate nach jedem Kapitel sind für den Leser, der sich unvoreingenommen informieren will, eine Fundgrube.

Dem Verlag – und ganz besonders Herrn Dr. Scholz – danken wir für die Gestaltung und die konstruktive Zusammenarbeit.

Frankfurt/M. und Wiesbaden
im Frühjahr 2003

Theodor Dingermann
Dieter Loew

Inhalt

Abkürzungen

ACR	=	American College of Rheumatology
ADAS- cog	=	Alzheimer's Disease Assessment Skala
ADH	=	antidiuretisches Hormon
ADIOL	=	Androstendiol
ALAT	=	Alanin-Aminotransferase (= SGPT)
AMDP-Modell	=	Angstmanual der Arbeitsgemeinschaft für Methodik und Dokumentation in der Psychiatrie
AMG	=	Arzneimittelgesetz
AMR	=	Arzneimittelrichtlinien
ANOVA	=	Analyse of Variance
ANP	=	atrionatriuretisches peptid
AP	=	Alkalische Phosphatase
APP	=	Amyloid Vorläuferprotein
APV	=	Arbeitsgemeinschaft für pharmazeutische Verfahrenstechnik
ASI	=	Angst-Status-Inventar
ASAT	=	Aspartat-Aminotransferase (= SGPT)
AS	=	anaerobe Schwelle
AT	=	Arbeitstoleranz (Ergospirometrie)
AUC	=	Area under the curve
AV	=	atrioventrikulär
AWB	=	Anwendungsbeobachtung
B-ADL	=	Bayer activities of daily living international Scale
BÄK	=	Bundesausschuss der Ärzte und Krankenkassen
BAH	=	Bundesverband der Arzneimittelhersteller
BCRS	=	Brief-cognitive rating scale
BfArM	=	Bundesinstitut für Arzneimittel und Medizinprodukte
BGA	=	Bundesgesundheitsamt
BGBL	=	Bundesgesetzblatt
BKK	=	Bundesverband der Betriebskrankenkassen
B-L-Score	=	Befindlichkeitsskale nach von Zerssen
BMG	=	Bundesmininsterium für Gesundheit
BPH	=	benigne Prostata-Hyperplasie
BSG	=	Blutsenkungsgeschwindigkeit
BWS	=	Brustwirbelsäule
C.I.-Test	=	Cerebral insufficiency Test
c-AMP	=	cyclisches Adenosinmonophosphat
CERAD	=	Consortium to established registry for Alzheimt disease
CGI	=	Clinical Impression
CGRP	=	Calcitonin genrelated peptide
Cmax	=	Maximale Plasmakonzentration
CPK	=	Creatinphosphokinase
CNV	=	Contigenten negativen Variation
COMT	=	Catechol-o-Methyltransferase
COX	=	Cyclooxygenase
CPMP	=	Committee for Proprietary Medicinal Products
CRP	=	C-reaktives Protein
CT	=	Computertomogramm
CVI	=	chronische Veneninsuffizienz
CYP	=	Cytochrom
DAB	=	Deutsches Arzneibuch
DEV	=	Drogen-Extrakt-Verhältnis
DPP	=	Druck-Frequenzprodukt
DHT	=	Dehydrotestosteron
DSM	=	Diagnostic Statisik Manual
D-S	=	Depressions-Skala nach von Zerssen
DSI	=	Depressions-Status-Invenary
EAAS	=	Erlanger-Skala Angst, Aggression, Spannung
EBM	=	Evidence based Medicine
EDRF	=	Endothelium-derived relaxing factor
EEG	=	Elektroencephalogramm
EF	=	Ejektionsfraktion
EFZ	=	extrazelluläre Flüssigkeit
EKP	=	Ereignis-korrelierte Hirnpotential
EKG	=	Elektrokardiogramm
ELISA	=	enzyme-linked immunosorbent assay
EMG	=	Elektromyogramm
EOG	=	Elektroculogramm
ESCOP	=	Scientific Cooperative on Phytotherapy
EULAR	=	European league against rheumatism

EU = Europäische Union
EWG = Europäische Wirtschaftsgemeinschaft
EWL = Eigenschaftswörter Liste

FDA = Food and Drug Administration
FSH = Follikelstimulierendes Hormon

GABA = Gama-Aminobuttersäure
χ-GT = Gammma-Glutamyl-Transpeptidase
GAP = Good agricultural practice
GCP = Good clinical Practice
GDS = Geriatrische Depressions Skala
GERRI = Geriatric – evaluation – by relativs's rating instrument
GFR = glomeruläre Filtrationsrate
GLP = God laboratory Practice
GKV = gesetzliche Krankenkassen-Versicherung
GLDH = Glutamatdehydrogenase
GOT = siehe ASPAT
GPT = siehe ALAT
GSH = Glutathion
GSL = general sales list

HAMA = Hamilton-Angst-Skala
HAMD = Hamilton Depressions-Skala
HDL = High density lipoprotein
HGPR = Hypoxanthin-, Guanin-Phosphoribosyl-Transferase
HWS = Halswirbelsäule

ICD-10 = International classification of disease-10
IFZ = intrazelluläre Flüssigkeit
IL = Interleukin
IPSS-Score = Internationaler Prostata Symptomen Score
Item = Merkmal
ITT = Intent to treat

KHK = koronare Herzkrankheit

LAP = Leucin-Aminopeptidase
LB = Lebensqualität
LDH = Lactat-Dehydrogenase
LVEF = linksventrikuläre Ejektionsfraktion
LHL = Low density lipoprotein
LH = lutenisierendes Hormon
LPS = Lipopolysaccarid
LQ-Skala = Lebensqualität-Skala
LT = Leukotriene
LTB4 = Leukotrien B4
LUTS = lower urinary tract symptoms
LWS = Lendenwirbelsäulen-Syndrom

MAO = Monoaminooxidase
MADRS = Montgomery Asperg-Depressions-Skala
MED = minimale Erythemdosis
MHC = Major histocompartibility complexes
MMC = migrierender Motorkomplex
MMST = Mini-Mental-Status-Test
MPD = minimale Pigmentierung
MRT = Magnetresonanztomogramm
MWT = Mehrfach-Wortschatz-Test
NAA = Nürnberger Altersinventar
NAB = Nürnberger-Beobachtungs-Skala
NADPH = reduzierte Form von Nicotinamid-adenin-dinucleotid-phosphat
NMDA = Antagonist
NMRI = Kernspintomographie
NREM = non rapid eye movement
NSA = Nichtsteroidale Antiphlogistika
NUD = Non ulcer dyspepsie
NYHA I-IV = New York Hart Association I-IV

OPC = oligomere Procyanidine
OTC = over the counter

PHINP = aminoterminales Prokollagen III Peptid
PA = Pyrrolizidinalkaloide
PAF = Plättchen Aggregationsfaktor
PAVK = periphere arterielle Verschlusskrankheit
PC = Phophatidylcholin
PET = Positron-Emissionstomographie
PGE 2 = Prostaglandin E 2
PGF 2 = Prostaglandin F 2
PMS = prämenstruelles Syndrom
POMS = Profile of mood states
PRPP = Phosphoribosyl-Pyrophosphat-Synthease
PSA = Prostataantigen

RAAS = Renin-Angiotensin-Aldosteron-System
RCT = randomised clinical trial = randomisierte kontrollierte klinische Studie
REM = rapid eye movement
RIA = Radioimmunoassay
RKSE = Rosskastaniensamenextrakt
RR = Riva-Rocci (Blutdruckmessung)

SAS = Self rating-axienty Scale
SDS = Selbstbeurteilungs Depressions-Skala
SERM = selektive östrogen-Rezeptor Modulator
SGB = Sozialgesetzbuch
SGOT = siehe GOT
SGPT = siehe GPT
SHBG = Sexualhormon bindendes Globulin
SKT = Syndrom Kurztest zur Frühdiagnostik und Verlaufskontrolle beim Morbus Alzheimer
SPC = Summaries Product Characteristics
SPECT = Single Photonen Emisionstomographie
SPGT = siehe GPT
SPICE = Survival and Prognosis Investigation of Crataegus-Extract WS 1442 in CHE
SRI = Selektiver Reuptake Inhibitor
SSNRI = Selektiver Serotonin Noradrenalin Reuptake Inhibitor
SSRI = Selektiver Serotonin Reuptake Inhibitor
STAI = State-, Trait-Angstinventar

TBC = Tuberkulose
TIA = transitorische Attacke
Tmax = Zeitpunkt des maximalen Plasmaspiegels
TNFα = Tumornekrose Faktor α
TRH = thyreotropin releasing hormon
TURP = transurethrale Resektion der Prostata
TXB2 = Thromboxan B2

VAS = visuelle Analogskala
VLDL = very low density lipoprotein
VOD = veno occlusive disease bzw. Budd-Chiari-Syndrom

WHO = world health organisation
WOMAC = Western Ontario MacMaster-, Universities Osteoarthritis Index

ZVT = Zahlenverbindungstest

Allgemeiner Teil

1 Begriffsbestimmungen

1.1 Phytopharmaka

Phytopharmaka (pflanzliche Arzneimittel) bestehen ausschießlich aus Drogen oder aus Zubereitungen von Drogen. Isolierte Naturstoffe wie beispielsweise Atropin, Chinin, Codein, Digoxin, Digitoxin, DL-Kavain, Morphin, Reserpin, Taxol usw. gehören demnach nicht zu den Phytopharmaka. Im Sinne einer rationalen Phytotherapie sollten nur Fertigarzneimittel eingesetzt werden, die als wirksame Komponente eine Drogenzubereitung (Extrakt) in einer bestimmten galenischen Darreichungsform enthalten. Diese Drogenzubereitung wird nach einem standardisierten Verfahren herstellt, das darauf abzielt, eine hohe Qualität zu gewährleisten und die Variationen in der inneren Zusammensetzung von Charge zu Charge so gering wie möglich zu halten. Nur so können in kontrollierten klinischen Studien und Anwendungsbeobachtungen die im Zulassungsverfahren geforderten Belege für die Wirksamkeit und für die Unbedenklichkeit erbracht werden. Umgekehrt sind kontrollierte klinische Studien und Anwendungsbeobachtungen nur dann sinnvoll, wenn hinreichend charakterisierte und in der Herstellung standardisierte Präparate geprüft werden.

1.2 Extrakte

Extrakte sind Drogenzubereitungen, deren prinzipielle Herstellung in den Arzneibüchern beschrieben ist (Deutsches Arzneibuch DAB; Europäisches Arzneibuch Ph. Eur.). Je nach physikalischer Beschaffenheit unterscheidet man Flüssigextrakte und Ölmazerate, Dickextrakte, Trockenextrakte oder Tinkturen. Die Herstellung erfolgt durch Mazeration (Gleichgewichtsextraktion) oder Perkolation (erschöpfende Extraktion).

1.3 Verhältnis von Droge zu Drogenzubereitung (DEV_{nativ})

Das DEV_{nativ} kennzeichnet das Massenverhältnis von eingesetzter Droge zu erhaltenem Extrakt. Letztlich beschreibt das DEV_{nativ} die Extraktausbeute, die man bei einem bestimmten standardisierten Herstellungsverfahren erhält. Das DEV ist in der Regel nicht als feste Verhältniszahl, sondern als Spanne angegeben (z. B. 4–6:1). Der große Stellenwert, der dem DEV_{nativ} seitens des Gesetzgebers zugesprochen wird, ist dadurch verdeutlicht, dass diese Kennzahl Teil der vorgeschriebenen Deklaration pflanzlicher Fertigarzneimittel ist. Das bedeutet jedoch nicht, dass ein Extrakt durch ein DEV_{nativ} hinreichend hinsichtlich der Qualität und pharmakologischen Wirkungen charakterisiert ist. Der Hersteller wird weitere Parameter kontrollieren, um Extrakte mit möglichst einheitlicher innerer Zusammensetzung von Charge zu Charge herzustellen. Dies gelingt nur, wenn bereits an die Droge, die als Rohstoff für die Extraktherstellung verwendet wird, höchste qualitative Anforderungen gestellt werden. Um die natürliche Variabilität möglichst klein zu halten, wird immer häufiger ein Drogenmaterial eingesetzt, das aus einem kontrollierten Anbau stammt. Hierzu wurde die Richtlinie Good Agricultural Practices (GAP) erarbeitet [1, 2]. Zusätzlich ist es notwendig durch

Mischen von Drogen verschiedener Anbaugebiete und Jahrgänge klimatisch bedingte Schwankungen auszugleichen.

Das DEV_{nativ} ist von verschiedenen Parametern abhängig. Die wichtigsten sind das Drogen-Extraktionsmittel und das Extraktionsverfahren. Das Extraktionsmittel bestimmt im Wesentlichen die Übergangsrate der Pflanzeninhaltsstoffe aus der Droge in den Extrakt. Vom Extraktionsverfahren hängt es ab, ob bis zur Einstellung eines Gleichgewichts extrahiert wird (Mazeration) oder ob erschöpfend extrahiert wird. Je erschöpfender die Extraktion durchgeführt wird, um so kleiner ist das DEV_{nativ}. Das DEV_{nativ} ist die entscheidende Kenngröße, um für einen Extrakt die äquivalente Drogenmenge zu berechnen.

$$\text{Extraktmenge} \times DEV_{nativ} = \text{Drogenmenge}$$

Dies ist nach wie vor von großer Relevanz, da immer noch die von der Kommission E erarbeiteten Drogenmonographien als wichtige Bezugsliteratur gilt, obwohl viele Monographien nicht mehr dem aktuellen Wissensstand entsprechen. Da in nahezu allen Monographien Drogen und nicht etwa Extrakte bewertet wurden, gelten die dort aufgeführten Dosisempfehlungen für die Droge und nicht für den Extrakt. Generisches Wissen im Bezug auf Extraktdosierungen ist praktisch kaum vorhanden. In der Tat ist dies eines der großen Defizite im Bereich der Phytopharmaka. Dosisfindungsstudien sind aber sehr teuer, und da man sich nach wie vor nicht auf Schutzrechte für diejenigen einigen konnte, die in die Forschung im Bereich der Phytopharmaka investieren, wird dieses Defizit wohl auch in Zukunft bestehen bleiben.

Literatur

[1] EMEA (2002) Points to consider on good agricultural and collection practice for starting materials of herbal origin. EMEA/HMPWP/31/99 Rev 3, London 2-May.

[2] EMEA (2001) Note for Guidance on quality of herbal medicinal products. EMEA/CVMP/814/00, London 26 July.

2 Gesetzliche Anforderungen

2.1. Nationale Anforderungen an Arzneimittel

In der Bundesrepublik Deutschland trat am 1.1.1978 das 2. Arzneimittelgesetz (AMG) von 1976 in Kraft [1]. Damit wurden die europäischen Richtlinien 65/65/EWG [2], 75/318/EWG [3] und 75/319/EWG [4] in nationales Recht umgesetzt. Die Umsetzung der Richtlinien in nationales Recht forderte der EWG-Vertrag, der durch die sechs Gründungsmitglieder Belgien, Bundesrepublik Deutschland, Frankreich, Italien, Luxemburg und Niederlande am 25.3.1957 in Rom (die Römischen Verträge) unterzeichnet wurde und am 1.1.1958 in Kraft trat. Später traten Dänemark, Großbritannien, Irland, Griechenland, Spanien und Portugal dem Vertrag bei.

Durch diese Richtlinien, die über die Jahre mehrfach ergänzt bzw. geändert wurden, wurde den nationalen Zulassungsbehörden zum Schutz des Verbrauchers vor Arzneimittelrisiken die Verpflichtung auferlegt, Arzneimittel, bevor sie auf den Markt kommen, einer Prüfung auf Qualität, Wirksamkeit und Unbedenklichkeit zu unterziehen. Die Basis der Prüfung bildet der jeweilige Stand der wissenschaftlichen Erkenntnisse. Der pharmazeutische Unternehmer ist verpflichtet, entsprechende Unterlagen und Dokumentationen den zuständigen Behörden einzureichen. Durch die in der EU-harmonisierte Gesetzgebung wurde u.a. die gegenseitige Anerkennung nationaler Zulassungsbescheide aus anderen EU-Mitgliedstaaten im Arzneimittelgesetz ermöglicht, speziell die Möglichkeit einer Zulassung in weiteren EU-Ländern auf der Basis einer Erstzulassung in einem EU-Mitgliedstaat.

Für neu zuzulassende Arzneimittel galt diese Regelung bereits unmittelbar ab Inkrafttreten des Gesetzes. Für die Anpassung und Überprüfung von Altpräparaten wurde eine Übergangsregelung geschaffen. Artikel 3 § 7 AMNG garantierte zunächst, dass alle Fertigarzeimittel im Sinne des § 2 Abs. 1 und Abs. 2 Nr. 1 AMG ohne Zulassungsprüfung nach einer Anzeige als fiktiv zugelassene Arzneimittel im Verkehr bleiben konnten. Voraussetzung war, dass sie sich am Tag der Verkündung des AMG (24.8.1976) bzw. am Tag des Inkrafttretens (1.1.1978) des Neuordnungsgesetzes im Verkehr befanden oder aufgrund eines Antrages in das Spezialitätenregister nach AMG von 1961 eingetragen waren und dem damaligen Bundesgesundheitsamt (BGA) angezeigt wurden [5,6]. Für die Überprüfung und den Nachweis von Qualität, Wirksamkeit und Unbedenklichkeit wurde den „Fiktivzulassungen" eine Übergangsfrist von 12 Jahren eingeräumt, in der diese Präparate weiter verkehrsfähig blieben. Aber bis zum 31.12.1989 (später verlängert auf den 30.4.1990) musste auch für diese Präparate der Nachweis von Qualität, Wirksamkeit und Unbedenklichkeit erbracht sein. Die sich dann anschließende Überprüfung der Daten durch die zuständige Bundesoberbehörde wird als Nachzulassung bezeichnet.

Von insgesamt 126 000 Präparaten, die sich im Jahr 1978 im Markt befanden, wurden bis zum Stichtag 30.4.1990 ca. 38 000 Präparate, darunter ca. 6700 pflanzliche Arzneimittel, zur Nachzulassung angemeldet. Für zugelassene Arzneimittel muss derzeit alle fünf Jahre eine Verlängerung beantragt werden. Diese Auflagen gelten für chemisch definierte, pflanzliche, homöopathische und anthroposophische Präparate [5,6]. Die 5-Jahres-Verlängerung soll beim dezentralen Verfahren ähnlich dem zentralen Verfahren abgeschafft werden, so dass eine Zulassungsentscheidung künftig unbegrenzt gültig ist.

2.2. Nationale Anforderungen an Phytopharmaka

Im Arzneimittelgesetz von 1976 ist der Begriff Phytopharmaka selbst nicht genannt. Allerdings sind in § 3 Abs. 2 AMG Stoffe definiert, die als Phytopharmaka anzusehen sind. Hierbei handelt es sich um *„Pflanzen, Pflanzenteile und Pflanzenbestandteile in bearbeitetem oder unbearbeitetem Zustand"*. Sie unterliegen wie alle Arzneimittel der Zulassungspflicht und müssen somit den Nachweis der Qualität, Wirksamkeit und Unbedenklichkeit erbringen. Nach § 25 Abs. 7 AMG werden bei der zuständigen Bundesoberbehörde Kommissionen für bestimmte Anwendungsgebiete gebildet. Sie sind zu beteiligen, sofern eine vollständige Versagung der Verlängerung nach § 105 Abs. 3 Satz 1 AMG beabsichtigt oder die Entscheidung von grundsätzlicher Bedeutung ist.

Das Gesetz sah ursprünglich vor, dass der pharmazeutische Unternehmer bei allen fiktiv zugelassenen Arzneimitteln (Phytopharmaka und chemisch definierten Arzneimittel) lediglich den Nachweis der pharmazeutischen Qualität zu erbringen hatte und sich hinsichtlich der Unbedenklichkeit und Wirksamkeit von Altarzneimitteln auf eine Aufbereitungsmonographie beziehen konnte. Diese Aufbereitungsmonographien wurden gemäß § 25 Abs. 7 AMG in der Fassung vor der 5. AMG Novelle von speziell zu diesem Zweck berufenen Sachverständigen in Kommissionen beim damaligen Bundesgesundheitsamt (BGA) erarbeitet und nach Diskussion mit der Fachöffentlichkeit im Bundesanzeiger veröffentlicht. Bis zum Sommer 1994 waren von der Kommission E, der für die pflanzlichen Arzneimittel zuständigen Kommission, ca. 330 Monographien fertiggestellt worden. Es handelte sich vorrangig um Monographien zu einzelnen Arzneipflanzen und weniger um fixe Kombinationen. Positivmonographien wurden publiziert, wenn die Kommission zu einer positiven Einschätzung bei der Abwägung von Nutzen und Risiko kam (n = 252 inkl. Muster). War die Wirksamkeit nicht ausreichend belegt oder erschien mit der Anwendung der Arzneipflanze das Risiko im Vergleich zum Nutzen zu hoch, wurde eine Negativmonographie publiziert (n = 117). Zusätzlich wurden von Drogen, die ausschließlich in Kombinationspräparaten enthalten waren, sogenannte Stoffcharakteristika mit positiver (n = 2) oder negativer Bewertung (n = 9) publiziert.

Mit der 4. Novelle zum Arzneimittelgesetz wurde im Jahre 1990 eine weitere Bewertungsgrundlage zur Beschleunigung der Nachzulassung und Anpassung von Altarzneimittel an den wissenschaftlichen Erkenntnisstand geschaffen. Dies betraf u. a. Muster zu Wirkstoffen, bei den Phytopharmaka speziell zu pflanzlichen Kombinationspräparaten, die von der Kommission E erstellt wurden. Durch § 105 Abs. 3a Nr. 1–5 AMG wurde im Rahmen von Änderungsanzeigen unter bestimmten Bedingungen die Möglichkeit der Anpassung von fiktiv zugelassenen Arzneimitteln an ein Muster geschaffen. Diese Änderungsmöglichkeit wurde mit der 10. AMG-Novelle erheblich eingeschränkt.

Die 5. AMG Novelle vom 9. August 1994, die am 17.8.1994 in Kraft trat, brachte Veränderungen im Nachzulassungsverfahren insofern, als für eine „normale" Nachzulassung der Nachweis der Wirksamkeit deutlicher als bisher auf den pharmazeutischen Unternehmer verlagert wurde (Beweislastumkehr, § 105 Abs. 4c AMG). Ferner wurde mit § 109a AMG das Segment der sogenannten traditionellen Arzneimittel eingeführt. Für diese chemisch definierten Arzneimittel und Phytopharmaka kann auf Grund von umfangreichem tradiertem Wissen eine Erleichterung im Nachzulassungsverfahren geschaffen werden. Als Nachweis der Wirksamkeit gelten für traditionelle Präparate ältere Publikationen, begründete pharmakologische Plausibilität anhand der Inhaltsstoffe sowie als niedrigste Stufe die tradierte und dokumentierte Anwendung. Die Regelung gilt für freiverkäufliche (§ 44 Abs. 1 oder Abs. 2 Nr. 1–3 oder § 45 AMG) sowie apothekenpflichtige Arzneimittel, soweit dieses Verfahren vom pharmazeutischen Unternehmer beantragt wird und sofern nicht bestimmte Ausschlusskriterien vorliegen. Zu diesen Ausschlusskriterien gehören Inhaltsstoffe aus den Anlagen 1b und 4 der Apothekenpflicht- und Freiverkäuflichkeitsverordnung, Stoffe mit pharmakologischen Wirkungen (§ 9), bestimmte Darreichungsformen (§ 10) und Anwendungsgebiete (Anlage 3, sogenannte Krankheitskatalog). Im Hinblick auf die Qualität sind die Anforderungen eines traditionellen Arzneimittels nach § 109a Abs. 2 AMG erfüllt, wenn Unterlagen nach § 22 Abs. 2 Nr. 1 AMG sowie das analytische Gutachten nach § 24 Abs. 1 AMG vorliegen. Ferner muss der pharmazeutische Unternehmer entsprechend der 26. Bekanntmachung bzgl. der Arzneimittelrichtlinien aus dem Jahr 1989 eidesstattlich versichern, dass das Arzneimittel entsprechend der allgemeinen Verwaltungsvorschrift nach § 26 AMG geprüft ist und die erforderliche Qualität aufweist. Dies bedeutet, dass an die pharmazeutische Qualität eines traditionellen Arzneimittels und an das pharmazeutische Dossier im Prinzip die gleichen Anforderungen gestellt werden wie an Arzneimittel, die nach neuem AMG zugelassen werden oder die sich im normalen Nachzulassungsverfahren befinden. Allerdings wird seitens des BfArM die Qualität nicht oder höchstens stichprobenartig überprüft. Da die eidesstattliche Erklärung die Prüfung durch das BfArM ersetzt, ist sie bei einer Änderung der Qualitätsunterlagen zu erneuern. Dies ist bei einer Änderung der Deklaration, z. B. getrennte Angaben zu den in der Extraktzubereitung enthaltenen Hilfsstoffen, wenn diese bereits in der Qualitätsdokumentation enthalten sind, nicht erforderlich. Eine endgültige Entscheidung über den Fortbestand des Erfordernisses der eidesstattlichen Versicherung steht noch aus, zumal die zu erwartende europäische Regelung eine eidesstattliche Versicherung zur pharmazeutischen Qualität nicht vorsieht. Inzwischen wurden von der Kommission nach § 109a AMG 1045 Inhaltsstoffe und Kombinationen mit der Indikation „zur traditionellen Anwendung“ verabschiedet und in 16 Teilen der Stoffindikationsliste in Bekanntmachungen im Bundesanzeiger veröffentlicht. In Tab. 2.1 sind einige charakteristische Beispiele aufgeführt. Von rund 1350 traditionell beantragten Arzneimittel waren bis Juni 2001 für rund 500 Arzneimittel die Zulassungen erteilt.

Darüber hinaus sah der § 105 Abs. 5c AMG das Erlöschen der Zulassung nach dem 1.1.2005 vor, wenn der pharmazeutische Unternehmer bis zum 31.12.1999 erklärt hatte, dass er den Antrag auf Verlängerung der Zulassung nach Abs. 3 Satz 1 AMG zurücknimmt. Nach einem Schreiben der Europäischen Kommission vom 24.11.1997 steht die in § 105 Abs. 5c AMG niedergelegte „2004er-Regelung“ in Widerspruch zu den Regelungen der Richtlinien 65/65/EWG und 75/319/EWG.

Auf Grund dieser Beanstandung wurde diese Regelung mit der 10. AMG-Novelle vom 11.7.2000 zurückgenommen. Der

Tab. 2.1 Ausgewählte Beispiele für traditionelle Phytopharmaka

Droge (Extraktionsmittel)	Darreichungsform	Anwendungsgebiet: Traditionell angewendet...
Weißdornbeeren SE (Methanol/Methanol-Wasser)	Dragees	Zur Unterstützung der Herz – Kreislauffunktion. Diese Angabe beruht ausschließlich auf Überlieferung und langjähriger Erfahrung.
Baldrianwurzel, SE (Ethanol/Ethanol-Wasser) Hopfenzapfen, SE (Ethanol/Ethanol-Wasser)	Dragees	Zur Besserung des Befindens bei nervlicher Belastung. Diese Angabe beruht ausschließlich auf Überlieferung und langjähriger Erfahrung.
Rosskastaniensamen, SE (Ethanol/Ethanol-Wasser)	Dragees	Zur Besserung des Befindens bei müden Beinen. Diese Angabe beruht ausschließlich auf Überlieferung und langjähriger Erfahrung.
Knoblauch-Ölmazerat	Kapseln	Zur Vorbeugung gegen allgemeine Gefäßverkalkung. Diese Angabe beruht ausschließlich auf Überlieferung und langjähriger Erfahrung.
Kürbissamen	Kapseln	Zur Stärkung oder Kräftigung der Blasenfunktion. Diese Angabe beruht ausschließlich auf Überlieferung und langjähriger Erfahrung.
Spitzwegerichkraut	Dragees zum Lutschen	Zur Stärkung der Atemwege Diese Angabe beruht ausschließlich auf Überlieferung und langjähriger Erfahrung.
Anis, LE (Ethanol/Ethanol-Wasser), Thymian, LE (Ethanol/Ethanol-Wasser), Lindenblüten., LE (Ethanol/Ethanol-Wasser)	Flüssigkeit zur Einnahme	Als mild wirkendes Arzneimittel zur Unterstützung der Schleimlösung im Bereich der Atemwege.
Kümmelöl	Flüssigkeit zum Einnehmen	Zur Unterstützung der Verdauungsfunktion bei Blähungen.
Birkenblätter, LE (Wasser), Orthosiphonblätter, LE (Wasser), Riesengoldrutenkraut, LE (Wasser)	Flüssigkeit zum Einnehmen	Zur Unterstützung der Ausscheidungsfunktion der Niere. Diese Angabe beruht ausschließlich auf Überlieferung und langjähriger Erfahrung.

neue § 105 Absatz 5c AMG sieht eine Wiedereingliederung von Nachzulassungsanträgen in das Verfahren vor. Voraussetzung war, dass der pharmazeutische Unternehmer einer vor dem 17.8.1994 ausgesprochenen Anforderung nach Abs. 4 Satz 2 nachgekommen war, die nach Abs. 4 erforderlichen Unterlagen fristgerecht einzureichen, es sei denn, der Einreichungszeitpunkt für das betreffende Arzneimittel lag nach diesem Datum oder die Anforderungen wurden erst nach diesem Zeitpunkt ausgesprochen und die Rücknahme wurde erklärt. Damit können sämtliche „2004-Arzneimittel", für die das Nachzulassungsverfahren rechtzeitig beantragt wurde, verfahrensmäßig in die Nachzulassung zurückgeführt werden, sofern der pharmazeutische Unternehmer dies wünscht bzw. nicht den Verzicht für das entsprechende Arzneimittel erklärt hat. Mit dem Verzicht auf Nachzulassung wird für das Arzneimittel eine 2-jährige Abverkaufsfrist, beginnend mit dem auf die Bekanntmachung im Bundesanzeiger folgenden 1. Januar oder 1. Juli, eingeräumt. Wurde keine der genannten

Möglichkeiten genutzt, dann erlosch die fiktive Zulassung automatisch am 1. bzw. 2. Februar 2001 mit dem sofortigen Verlust der Verkehrsfähigkeit.

Mit der 10. AMG-Novelle mussten für diejenigen Präparate, mit welchen die reguläre Nachzulasung angestrebt wird, die sogenannten ex-ante-Unterlagen zur Pharmakologie, Toxikologie und Klinik einschließlich eines Sachverständigengutachtens innerhalb der gesetzlichen Frist eingereicht werden. Diese Auflage galt nicht für die Nachzulassung als traditionelles Arzneimittel nach § 109a. Mit Inkrafttreten der 10. AMG-Novelle am 12.7.2000 befanden sich noch ca. 12 500 Nachzulassungsanträge in Bearbeitung. 8 200 Präparate der 2004-Regelung mussten wieder in das Nachzulassungsverfahren eingeleitet werden, so dass von rund 20 000 Nachzulassungsanträgen auszugehen ist. Für lediglich 7 300 Präparate lagen jedoch nach Ablauf der Frist vom 1.2.2001 fachlich zu bearbeitende Anträge nach § 105 AMG bzw. als „traditionelles Arzneimittel" nach § 109a AMG vor. Für 5 200 fiktiv zugelassene Präparat wurde der Verzicht nach § 105 Abs. 3 Satz 2 AMG erklärt. Von 4 500 Präparaten wurden weder ex ante Unterlagen eingereicht, noch der Verzicht erklärt bzw. die Nachzulassung als „traditionelles Arzneimittel" beantragt, so dass diese fiktiven Zulassungen am 1. bzw. 2.1.2001 automatische erloschen sind und die Verkehrsfähigkeit endete. Durch die erhebliche Reduktion der Nachzulassungsanträge ist mit einem Abschluss der Nachzulassung noch vor dem Jahre 2005 zu rechnen.

Von den traditionellen Präparaten sind pflanzliche Arzneimittel abzugrenzen, welche einen definierten Indikationsanspruch haben. Diese Phytopharmaka werden oft als „rationale" Phytopharmaka bezeichnet, obwohl der Begriff nicht unumstritten ist. An diese werden die gleichen Anforderungen gestellt wie an chemisch definierte Arzneimittel (s.o). Wissenschaftliches Erkenntnismaterial zum pharmakologischen Wirkprofil, zur Toxikologie, zur Wirksamkeit sowie Unbedenklichkeit (§ 22 Abs. 2 AMG) muss vorgelegt werden. Als solches gilt auch sogenanntes „anderes wissenschaftliches Erkenntnismaterial" (§ 22 Abs. 3 AMG) z. B. Monographien, sofern sie noch dem aktuellen Stand entsprechen. Soweit möglich sind auch Daten zur Pharmakokinetik einzureichen. Tab. 2.2 zeigt in einer Gegenüberstellung den Unterschied zwischen traditionellen (§ 109a AMG) und „rationalen" Phytopharmaka (§ 21 ff, § 105 AMG) bezogen auf die gesetzliche Grundlage, den Geltungsbereich, den Nachweis der Qualität, die Anwendungsgebiete und die Unbedenklichkeit [7].

In der Kennzeichnung sind zugelassene „rationale" Phytopharmaka nach § 21, § 105 AMG (Zul. Nr.: ...) von zugelassenen traditionellen Phytopharmaka nach § 109a AMG (ebenfalls Zul. Nr.: ...) dadurch zu erkennen, dass bei letzteren die Indikationsangabe immer mit dem Hinweis „Traditionell angewendet bei..." beginnt. Arzneimittel, die sich noch im Nachzulassungsverfahren befinden, besitzen noch keine Zul. Nr. sondern meist lediglich die alte Registriernummer (Reg. Nr.: ...) oder keine Nummer (siehe Tab. 2.3).

Nach der 10. AMG Novelle sind ab August 2001 im Nachzulassungsverfahren befindliche Arzneimittel folgendermaßen zu kennzeichnen: *„Dieses Arzneimittel ist nach den gesetzlichen Übergangsvorschriften in Verkehr. Die behördliche Prüfung auf pharmazeutische Qualität, Wirksamkeit und Unbedenklichkeit ist noch nicht abgeschlossen."* Diese Kennzeichnung kann zu erheblicher Verunsicherung der Patienten führen, so dass hier ein besonderer Beratungsbedarf durch den Arzt, vor allem aber durch den Apotheker besteht.

Da mit der 5. Novelle im Jahre 1994 der gesetzliche Auftrag nach § 25 Abs. 7 AMG

Tab. 2.2 Unterscheidung von traditionellen und „rationalen" Phytopharmaka hinsichtlich Qualität, Indikation, Wirksamkeitsnachweis und Unbedenklichkeit

	Traditionelle Phytopharmaka (§ 109a AMG)	**„Rationale" Phytopharmaka (§ 21, § 105 AMG)**
Gesetzliche Grundlage	§ 21 ff, §§ 109, 109a AMG, § 105 AMG vom 24. 8. 1976 (5. AMG – Novelle vom 9. 8.1994), 25.–49. Bekanntmachung	§ 21 ff, § 105 AMG vom 24.8.1976 (5. AMG – Novelle vom 9.8.1994)
Geltungsbereich	Freiverkäuflich, apothekenpflichtig,	Freiverkäuflich, apothekenpflichtig, verschreibungspflichtig
Ausnahmen	Verschreibungspflicht, chemische Verbindungen mit bestimmten pharmakologischen Inhaltsstoffen, Darreichungsformen, Indikationen (Rechtsverordnung § 45, § 26 AMG)	Keine
Qualität	Pharmazeutische Dokumentation, eidesstattliche Versicherung durch pharmazeutischen Unternehmer (P.U).	Prüfung der pharmazeutischen Qualität durch BfArM
Indikation	Einschränkung auf Grund der Rechtsverordnung § 45 oder § 46 AMG Indikationsformulierung aus Stoffliste § 109a AMG, beginnend mit: „Traditionell angewendet ... – Zur Stärkung oder Kräftigung ... – Zur Besserung des Befindens ... – Zur Unterstützung der Organfunktion ... – Zur Vorbeugung gegen ... – Als mild wirkendes Arzneimittel bei ..."	Nachweis der Wirksamkeit für die beanspruchten Anwendungsgebiete
Beleg	Tradierte Erfahrung, seit 1978 im Verkehr, Darreichungsform vergleichbar; Zusammensetzung im Wesentlichen unverändert; seit 17.8.1994 Änderung der Zusammensetzung nach Mängelschreiben durch das BfArM oder im Rahmen von Stufenplanverfahren; bei freiverkäuflichen Arzneimitteln nach § 44.1 AMG Elimination von wirksamen Bestandteilen bis 30.6. 1995 zur Verringerung des Risikos möglich.	Wissenschaftliches Erkenntnismaterial zur Pharmakologie, Toxikologie, Klinik entsprechend 5. Abschnitt der Arzneimittelprüfrichtlinien nach § 26 Abs.1 AMG
Dosis	Mindestens 10 % der Angaben der Monographie der Kommission E.	Angaben zu Einzel- , Tagesdosis, Anwendungsdauer
Unbedenklichkeit	Keine Bestandteile mit problematischem Nutzen/Risiko-Verhältnis, Angaben zu Kontraindikationen, Nebenwirkungen, Wechselwirkungen, Vorsichtsmaßnahmen	Angaben zu Kontraindikationen, Nebenwirkungen, Wechselwirkungen, Vorsichtsmaßnahmen

Tab. 2.3 Kriterien für die Zuordnung von unterschiedlich geprüften Arzneimitteln

Status des Arzneimittels	**Angaben bei Indikationen**	**Kennzeichnung**
Arzneimittel mit Zulassung § 21 AMG	Definierte Indikation	Zul.-Nr. (Zulassungsnummer)
Arzneimittel mit Nachzulassung § 105 AMG	Definierte Indikation	Zul.-Nr. (Zulassungsnummer)
Arzneimittel zur traditionellen Anwendung § 109a AMG	„Traditionell angewendet bei....."	Zul.-Nr. (Zulassungsnummer)
Arzneimittel im Nachzulassungsverfahren	Aufzählung zahlreicher Indikationen	Reg.-Nr. (Registriernummer), bzw. keine Angabe

zur Aufbereitung des wissenschaftlichen Erkenntnismaterials mit Erstellung von Monographien für bekannte Stoffe abgeschlossen war, und der Nachweis der Wirksamkeit auf den pharmazeutischen Unternehmer verlagert wurde (Beweislastumkehr), kann zwar auf publizierte Monographien Bezug genommen werden, allerdings nur in dem Umfang wie diese dem aktuellen wissenschaftlichen Stand noch entsprechen. Es gibt deshalb Fertigarzneimittel, die sich bzgl. der Anwendungsgebiete stoffbezogen auf eine Aufbereitungsmonographie beziehen, und Phytopharmaka, die präparatespezifisch durch eigenes experimentelles Erkenntnismaterial und klinische Studien belegt sind und eine höhere Indikation beanspruchen (Tab. 2.4).

Zugelassene und zulassungsfähige Phytopharmaka müssen bestimmte Regeln bei der Deklaration erfüllen. Zu deklarieren sind:

1. Art des Wirkstoffs
2. Menge des Wirkstoffs pro Einzeldosis (bei festen Arzneiformen) oder pro Packung (bei flüssigen Arzneiformen)
3. Verhältnis von Droge zu Wirkstoff (DEV)
4. Art und Konzentration des Extraktionsmittels
5. Indikation
6. Tagesdosis

Arzneimittel, die diesen Deklarationsanforderungen nicht genügen, lassen sich nicht bewerten und sollten nicht eingesetzt werden.

Auf der Basis dieser Vorgaben und unter Berücksichtigung der Tatsache, dass nach wie vor nicht alle im Markt befindlichen Phytopharmaka abschließend bewertet sind, hat eine Expertenkommission folgendes Schema zur Beurteilung verornungsfähiger Phytopharmaka vorgeschlagen [16] (Abb. 2.1).

2.3. Phytopharmaka in den EU-Ländern

Basis für den freien Warenverkehr und die Harmonisierung der Arzneimittelgesetzgebung in den Mitgliedstaaten der Europäischen Gemeinschaft ist die nationale Umsetzung der Richtlinie 65/65/EWG [2], heute 2001/83 EG. Sie beinhaltet die Angleichung der unterschiedlichen Standards, eine Verbesserung der Sicherheit und eine einheitliche Definition des Arzneimittelbegriffs. In der Richtlinie 75/318/EWG [3], heute Anhang der 2001/83 EG, sind die Anforderungen an pharmakologische, toxikologische und klinische Zulassungsunterlagen konkretisiert. Nach der Richtlinie 75/319 EWG [4] musste die Überprüfung der im Markt befindlichen Arzneimittel in einem Zeitraum von 12 Jahren abgeschlossen sein. Es wurde das Comittee for Proprietary Medicinal Products (CPMP) als

Tab. 2.4. Bewertung von Phytopharmaka im Rahmen der Nachzulassung

Anforderungen an	AMG 1976	5. AMG-Novelle August 1994
Qualität	**Qualitätsdossier, pharmazeutisches Gutachten**	
Wirksamkeit	Stoffbezogen	Präparatebezogen
Unbedenklichkeit	Basis	Basis
	In den Monographien der Kommission E sind Indikationen und Dosierung festgelegt.	Die Monographie der Kommission E gilt als wissenschaftliches Erkenntnismaterial. Beanspruchte Indikation ist durch klinische Studien zu belegen.

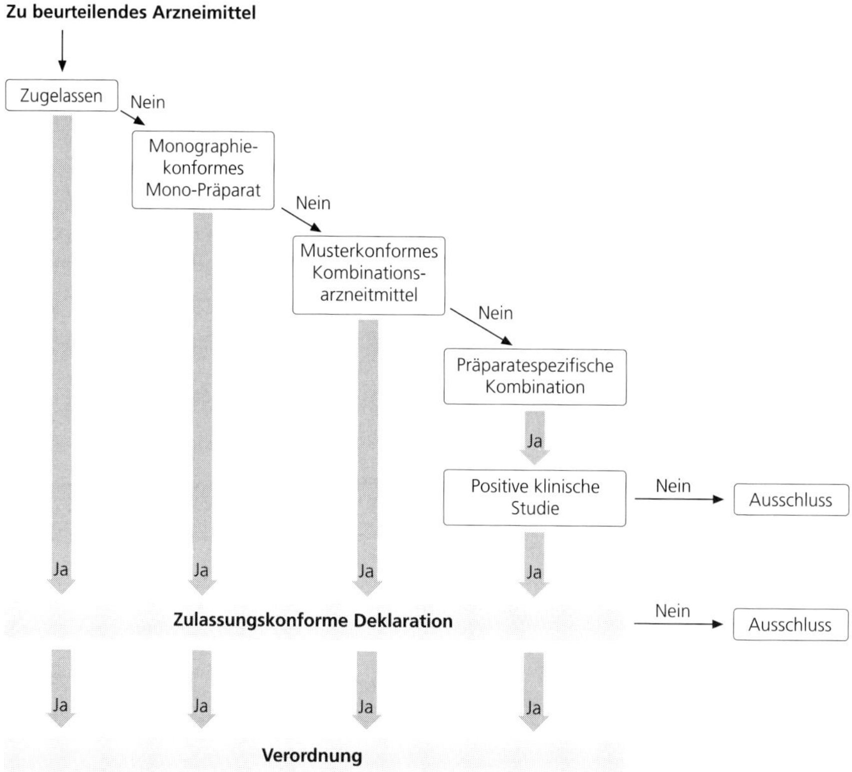

Abb. 2.1 Qualitätsorientierte Bewertung von Phytophamaka. Quelle: Barmer Ersatzkasse / BPI Transparenzkommission

Sachverständigenausschuss sowie das Mehrstaatenverfahren ins Leben gerufen. Letztes erwies sich im Laufe der Jahre als nicht praktikabel. Das Risiko einer abweichenden Entscheidung aus den zunächst vorgesehenen fünf Mitgliedstaaten war zu groß und dem Antragsteller wurde kein Anhörungsrecht eingeräumt. Als Kompromisslösung sah die Richtlinie 83/570/EWG nur noch zwei Mitgliedstaaten und ein Recht auf Anhörung im CPMP vor. Für technologisch hochwertige Arzneimittel wurde die Richtlinie 87/22/EWG eingeführt. Damit mussten biotechnologische Arzneimittel obligatorisch und hochtechnologische Arzneimittel optional vom CPMP bewertet werden.

Im Zug der stärkeren Vereinheitlichung der Arzneimittelzulassung in Europa wurde 1993 ein zweigestuftes System im europäischen Regelwerk, ein zentrales und ein dezentrales Verfahren, verankert. Dieses trat am 1.1.1995 mit der Aufnahme der Europäischen Agentur EMEA in London (European Agency for the Evaluation of Medicinal Products) in Kraft.

Die **zentrale Zulassung** [8] ist obligatorisch für biotechnologische Produkte und fakultativ für andere HighTech-Produkte und sieht die Erteilung der Zulassung in allen Staaten der EU vor (EWG Nr. 2309/93). Zukünftig sollen auch Arzneimittel mit neuen Stoffen, die vorher nicht in der EU zugelassen waren bzw. die eine therapeutische, wissenschaftliche oder technische Innovation beinhalten oder von europaweitem Interesse sind, über das zentrale Verfahren laufen. Von der europäischen Arzneimittelzulassungsbehörde (European Medicines Agency) wird der Assessment Report veröffentlicht. Die Zulassung soll künftig für unbegrenzte Zeit gelten und nicht mehr alle fünf Jahre verlängert werden.

Das **dezentrale Verfahren** beinhaltet nach der Richtlinie 93/39/E EWG [9], heute Bestandteil der Richtlinie 2001/83 EG, die gegenseitige Anerkennung nationaler Zulassungen. Die zuständigen Behörden der einzelnen Mitgliedstaaten müssen auf der Grundlage des Beurteilungsberichtes (Assessment Report) des erstzulassenden Mitgliedstaates (Reference Member State/RMS) die Zulassung innerhalb einer Frist von 90 Tagen nach Erhalt des Beurteilungsberichts anerkennen (Mutual Recognition). Bestehen Zweifel an Qualität, Wirksamkeit oder Unbedenklichkeit, wird vom CPMP im Rahmen einer Bewertung (Arbitration Procedure) die Zusage erteilt oder versagt. Das Votum (Opinion) des CPMP ist für weitere Zulassungen in den Mitgliedstaaten verbindlich. Eine Versagung kann hierbei eine negative Auswirkung auf die Erstzulassung haben. Zukünftig sollen nach der EU-Kommission die Fristen für die Erteilung der Zulassung von 210 auf 150 Tage verkürzt werden. Diese Frist schließt die 120 Tage für die Erstellung des Assessment-Reports und die Erstellung der SPC (Summaries of Product Characteristics) ein.

Pflanzliche Arzneimittel haben zwar in Europa eine lange Tradition, werden jedoch wegen unterschiedlicher Bewertungskriterien und Verfahren im Allgemeinen und wegen der unterschiedlichen traditionellen Anwendung von pflanzlichen Arzneimitteln im Besonderen in den einzelnen europäischen Ländern unterschiedlich beurteilt (10, 11, 12). Zur Bewertung von Wirksamkeit und Unbedenklichkeit von Phytopharmaka existierte auf europäischer Ebene lange Zeit keine feste Regelung, lediglich eine Empfehlung des CPMP zur Qualität [13]. In den erläuternden Hinweisen werden u.a. bestimmte Begriffe zur Charakterisierung von pflanzlichen Arzneimitteln festgelegt (Tab. 2.5).

Da auf Grund unterschiedlicher gesetzlicher Bewertung und Verfahren einheitliche Bewertungskriterien für Phytopharmaka in den einzelnen Mitgliedstaaten fehlen, erscheint eine Harmonisierung notwendig. Als wichtigen Beitrag zur Vereinheitlichung der Bewertungskriterien in Europa wurde am 18.6.1989 in Köln die **European Scientific Cooperative on Phytotherapy (ESCOP)** als Dachorganisation aus nationalen Fachgesellschaften für Phytotherapie gegründet. Ihr Ziel ist es, in wissenschaftlichen Komittees Monographien entsprechend den europäischen Leitlinien (Summaries Product Characteristics, SPC)

Tab. 2.5 Empfehlung des CPMP bzgl. der Qualität von pflanzlichen Arzneimitteln.

Charakterisierung nach der Art	Charakterisierung nach der Wirkstoffmenge
– Verhältnis zwischen der Droge und der Zubereitung aus pflanzlicher Droge	– Masse des eingesetzten Extraktes in der Arzneiform
– Physikalischer Zustand der pflanzlichen Zubereitung (z. B. Trockenextrakt)	– Spanne einer Masse, die einer bestimmten Masse von wirksamkeitsbestimmenden Inhaltsstoffen entspricht
– Lösungsmittel bzw. Lösungsmittelgemisch (z. B. Ethanol 60 % V/V)	

anhand der aktuellen wissenschaftlichen Literatur zu erstellen. Solange diese behördlich nicht überprüft sind, sind sie nicht verbindlich, können aber im Rahmen der Zulassung als wissenschaftliches Erkenntnismaterial herangezogen werden. Ein weiterer Schritt zur Harmonisierung ist die Einrichtung der Working Group on Herbal Medicinal Products. Sie wurde Anfang 1997 ins Leben gerufen, tagte im Mai 1997 zum ersten Mal und ist seit 1999 als permanente Arbeitsgruppe etabliert. Ihre Aufgabe ist die europaweite Festigung des Status von pflanzlichen Arzneimitteln, die Erarbeitung von Leitlinien zur Qualität, Wirksamkeit und Unbedenklichkeit und die pragmatische Regelung der legislativen Rahmenbedingungen im dezentralen Zulassungsverfahren. Vorrangig wurden bisher allgemeine Kriterien und der Bereich der pharmazeutischen Qualität bearbeitet. Es wurden aber auch Beurteilungskriterien für Wirksamkeit und Unbedenklichkeit auf der Basis von ESCOP-Monographien geschaffen.

Die rechtliche Situation bzgl. Nachzulassung und der Stellenwert pflanzlicher Arzneimittel in den einzelnen EU-Mitgliedstaaten ist sehr unterschiedlich [6,14,15]. Dies erklärt, weshalb das Zulassungsverfahren auf der Basis gegenseitiger Anerkennung (Mutual Recognition) so problematisch ist.

In **Großbritannien** beschränkte sich die „Nachzulassung" auf nicht-verschreibungspflichtige Phytopharmaka zur symptomatischen Behandlung geringgradiger Beschwerden. Diese Arzneimittel mussten mit dem Zusatz gekennzeichnet werden, dass bei Fortbestehen der Symptome ein Arzt aufzusuchen sei. Zusätzlich musste auf die traditionelle Anwendung verwiesen werden. Kombinationen mit mehreren Bestandteilen oder Kombinationen mit anderen Substanzen wurden nicht akzeptiert. All dies dokumentiert die große Skepsis, mit der die britischen Behörden den Phytopharmaka begegnen. Pflanzliche Arzneimittel sind in Großbritannien zulassungspflichtig. Ausnahmen bilden nur getrocknete und/oder zerkleinerte Drogen und Präparate, die keinen Indikationsanspruch ausweisen. Als Entscheidungshilfe hat die britische Zulassungsbehörde (Medicines Control Agency, MCA) im Dezember 1995 einen Leitfaden mit Kriterien zur Einordnung als Arzneimittel veröffentlicht. In der General Sales List (GSL) ist die Frage der Apothekenpflicht und Freiverkäuflichkeit geregelt.

Die **irische** Gesundheitsbehörde (Irish Medicines Board, IMB) veröffentlichte im Oktober 2001 einen Bericht über pflanzliche Arzneimittelm die innerhalb der Behörde mit der Beratung durch ein „Ad hoc-Scientific Committee on Herbal Medicinal Product" eingerichtet worden war. Dieser enthält einen Entwurf für ein nationales Zulassungsverfahren unter Bezug auf eine europäische Richtlinie über traditionelle pflanzliche Arzneimittel. Zusätzlich wird eine Datenbank über traditionelle und pflanzliche Arzneimittel eingerichtet, die solche Produkte enthalten, die in den Anwendungsbereich der geplanten Gesetzgebung fallen könnten. Aufgeführt sind 2.246 Produkte.

Dagegen haben die nordeuropäischen Staaten **Schweden, Finnland** und **Dänemark** Anfang der 90iger Jahre eine eigene Leitlinie nach den Vorgaben der EU (65/65/EWG) zur Beurteilung pflanzlicher Arzneimitteln entwickelt. Danach können bibliographische Unterlagen für bekannte Stoffe benutzt werden.

In **Frankreich** existiert ein erleichtertes Zulassungsverfahren für pflanzliche Arzneimittel. Dieses basiert auf dem Leitfaden „Cahiers de l'Agence No. 3", der Nachfolger des „Avis aux fabricants" von 1990. Es handelt sich dabei um eine Liste von 200 Pflanzen, die bestimmten Indikationen zugeordnet sind, die mit dem Zusatz beginnen „traditionellement utilisée dans...". Kombinationsmöglichkeiten sind rasterartig festgelegt. Zulassungsanträge sind unter Bezug auf diesen Leitfaden ohne weiteres Erkenntnismaterial zur Pharmakologie, Toxikologie und Klinik möglich. Wird vom Leitfaden abgewichen, müssen allerdings Daten zur Pharmakologie, Toxikologie und Klinik eingereicht werden.

In den **Niederlanden** und **Luxemburg** gibt es keine speziellen Regelungen. Viele pflanzliche Zubereitungen sind dort als Lebensmittel auf dem Markt.

In **Belgien** existiert ein ähnliches System wie in Frankreich. Per ministeriellem Erlass werden Listen von Pflanzen mit Indikationen publiziert, für die ein erleichtertes Zulassungsverfahren in Anspruch genommen werden kann. Kombinationen werden allerdings restriktiver gehandhabt.

In **Österreich** ist nach § 17a des Arzneimittelgesetzes unter bestimmten Bedingungen die vereinfachte Zulassung möglich. Es existiert eine Liste für geeignete Stoffe und Arzneipflanzen. Daneben kann eine Vollzulassung mit klinischem Wirkungsnachweis gewählt werden, wobei im pharmakologisch-toxikologischen Dossier bei bekannten Stoffen der bibliographische Bezug möglich ist.

In **Spanien**, **Portugal**, **Italien** und **Griechenland** gibt es bisher keine pragmatische Möglichkeit für ein erleichtertes Verfahren unter Bezug auf Literatur. In diesen Ländern gibt es kaum praktische Erfahrungen mit der Zulassung von Phytopharmaka. Seit 1997 existiert in Spanien der „Entwurf eines königlichen Dekrets für die Regulierung von Pflanzen, Mischungen, Produkten und Arzneimitteln auf der Basis von Arzneipflanzen". Dieses Dekret soll regeln, unter welchen Voraussetzungen Zubereitungen aus Pflanzen freiverkäuflich bzw. apothekenpflichtig sind bzw. für welche Pflanzen und Indikationen ein erleichtertes Zulassungsverfahren möglich ist. Nach dem Entwurf von Oktober 2002 existiert in Spanien auch das Segment der phytotraditionellen Produkte („productos fitotradicionales"). Diese Produkte sind freiverkäuflich, traditionell gekennzeichnet, ohne Indikationsanspruch und bedürfen einer Genehmigung und Eintragung in ein Spezialregister durch die Behörde. Hochwertige Phytopharmaka „Especialidades farmaceuticas, fitofarmacos" sind apothekenpflichtig und müssen zugelassen werden. Die neue Vorschrift sieht bei ausreichend bekannten Arzneipflanzen eine vereinfachte Zulassung vor. Hierzu existiert eine Liste mit Pflanzen und den zugehörigen Indikationen.

Literatur

[1] Gesetz über den Verkehr mit Arzneimitteln (AMG) vom 24. August 1976 (BGBl. I S. 2445–2448)

[2] Richtlinien des Rates 65/65/EWG vom 26. Januar 1965 zur Angleichung der Rechts- und Verwaltungsvorschriften über Arzneispezialitäten Abl. EG Nr. L 22 vom 9. Februar 1965

[3] Richtlinien des Rates 75/318/EWG vom 20. Mai 1975 zur Angleichung der Rechts- und Verwaltungsvorschriften der Mitgliedstaaten über die analytischen, toxikologisch-pharmakologischen und ärztlichen oder klinischen Vorschriften und Nachweise über Versuche mit Arzneispezialitäten Abl. EG Nr. L 147 vom 9. Juni 1975

[4] Richtlinien des Rates 75/319/EWG vom 20.Mai 1975 zur Angleichung der Rechts- und Verwaltungsvorschriften über Arzneispezialitäten Abl. EG Nr. L 147 vom 9. Juni 1975

[5] Loew D., Steinhoff B. (1998) Beurteilung von Phytopharmaka aus pharmazeutischer und klinischer Sicht. Klin. Pharmakol. akt. 9 (3), 71–76

[6] Gaedcke F., Steinhoff B. (1999) Phytopharmaka. Wissenschaftliche und rechtliche Grundlagen für die Entwicklung, Standardisierung und Zulassung in Deutschland und Europa. Wissenschaftliche Verlagsgesellschaft mbH, Stuttgart

[7] Loew D., Habs M., Trunzler G., Klimm D. (1999) Phytopharmaka-Report, 2. Aufl., Steinkopff Verlag Darmstadt

[8] Verordnung (EWG) Nr. 2309/93 des Rates vom 22.7.1993 zur Festlegung von Gemeinschaftsverfahren für die Genehmigung und Überwachung von Human- und Tierarzneimitteln und zur Schaffung einer Europäische Agentur für die Beurteilung von Arzneimitteln. Abl. EG Nr. L 214 vom 26.August 1993, geändert No. 649/98 vom 23. 3. 1998
[9] Richtlinie 93/39/EWG des Rates vom 14.Juni 1993 zur Änderung der Richtlinien 65/65/ EWG, 75/318/EWG und 75/319/EWG betreffend Arzneimittel Abl. EG Nr. L 214 vom 26. August 1993
[10] Schilcher H. (1994) Phytotherapy and classical Medicine. Journal of Herbs, Spices & Medicinal Plants. Vol. 3 (3), 71–80
[11] Keller K. (1996) Herbal medicinal products in Germany and Europe: Experience with national and european assessment. Drug Information Journal. Vol. 30, 933–948
[12] Steinhoff B. (1999) Monographs for herbal medicinal products. A way to reach harmonization. Pharmazeutics Policy and Law 2, 37–46
[13] Quality of Herbal Remedies. In: The rule governing Medicinal Products in the European Community. Vol. III. Guidelines on the quality, safety and efficacy of medicinal products for human use. Luxemburg: Office for Official Publications of the European Communities 1989, Neue Fassung EMEA/ad hoc HMPWG/ 114/98 (Juli, 1998)
[14] BAH (Hrsg.) (2000) Phytopharmaka in der EU – eine aktuelle Bestandsaufnahme, 2. Aufl., Bundesfachverband der Arzneimittel-Hersteller e.V.
[15] Pflanzliche Arzneimittel heute. Wissenschaftliche Erkenntnis und arzneimittelrechtliche Rahmenbedingungen. 3. Aufl. Bundesfachverband der Arzneimittelhersteller 2002
[16] Dingermann Th. (2000). Transparenzkriterien für pflanzliche, homoöpatische und anthroposophische Arzneimittel. Karger Verlag, Basel

3 Qualitätssicherung

Das AMG definiert den Begriff Qualität im §4 Abs. 15 als *„Beschaffenheit eines Arzneimittels, die nach Identität, Gehalt, Reinheit, sonstigen chemischen, physikalischen, biologischen Eigenschaften oder durch das Herstellungsverfahren bestimmt wird“*. Qualitätssicherung zielt demnach darauf ab, die Gesamtheit von Eigenschaften und Merkmalen eines Produktes entsprechend definierter Vorgaben sicherzustellen.

Grundsätzlich ist ein experimentell belegbarer Wirksamkeits- und Unbedenklichkeitsnachweis schwer zu erbringen, wenn keine gleichmäßige Qualität für ein Arzneimittel vom Hersteller garantiert werden kann. Daher wird von den Behörden zu Recht gefordert, dass die pharmazeutische Qualität sinnvoll und im notwenigen Umfang durch Prüfung des Arzneimittels belegt wird.

Maßgebend für die Qualität eines Extraktes sind:

- taxonomisch definierte Pflanzenart,
- richtige Auswahl der verwendeten Pflanzenteile. Dazu zählen Blüten (z. B. Kamille, Weißdorn), Blätter (z. B. Weißdorn, Ginkgo biloba), Früchte (z. B. Sägepalme, Mariendistel), Samen (z. B. Rosskastanie), Rinde (z. B. Hamamelis), Wurzel (z. B. Baldrian, Brennessel), Wurzelstock (z. B. Kava-Kava, Cimicifuga). Die einzelnen Pflanzenteile können qualitativ und quantitativ deutlich verschiedene Inhaltsstoffe enthalten.
- Qualität des eingesetzten Pflanzenmaterials in Abhängigkeit z. B. vom Standort, Vegetationsbedingungen, Bodenqualität, Jahreszeit, Erntezeit, Lagerung und Trocknung,
- standardisiertes Herstellungsverfahren zur Gewährleistung eines qualitativ und quantitativ gleich bleibenden pflanzlichen Extraktes von Charge zu Charge,
- Verwendung eines geeigneten Lösungsmittels zur Herstellung des Extraktes,
- Inprozesskontrollen, wobei jeder einzelne Herstellungsschritt vom Ausgangsmaterial bis zum fertigen Extrakt durch analytische Kontrollen überwacht wird.

Die ersten drei Punkte der Aufzählung befassen sich mit dem Rohstoff Arzneipflanze/Droge. Diese unterstreicht die große Bedeutung dieser „Rohstoffe“ für ein qualitativ hochwertiges Produkt. Dies geht heute soweit, dass man bei der Einreichung der Zulassungsunterlagen genaue Angaben zur Herkunft, der Erntebedingungen, des verwendeten Drogenmaterials usw. machen muss. Wenn möglich, wird der pharmazeutische Hersteller auf Drogenmaterial zurückgreifen, das aus einem kontrollierten Anbau stammt. Dadurch werden Fehler bei der eindeutigen Zuordnung der Drogen und eine unnötig hohe Heterogenität der einzelnen Chargen durch das Zusammenbringen von Drogen aus verschiedenen Sammelorten und unterschiedlichen Sammlern vermieden. Um eine möglichst gleichbleibende Qualität beim Anbau von Arzneipflanzen zu erhalten, wurden die Richtlinen des GAP (Good Agricultural Practice) erarbeitet, die zwischenzeitlich in einer überarbeiteten Version von 2002 vorliegen.

Die Drogenmonographien der Arzneibücher definieren wie immer nur Mindeststandards, die von vielen Herstellern leicht übertroffen werden, da sie viel gezielter

Drogen auswählen, um den teilweise sehr hohen Standards ihrer Produkte entsprechen zu können. Ziel einer Qualitätssicherung bei Drogen ist es, die naturbedingte Variabilität qualitätsrelevanter Inhaltsstoffe durch Standardisierung weitgehend auszugleichen. Standardisierung ist dabei im Sinne einer Vergleichsmessung mit einem Referenzmuster – dem Standard (Arzneibuch) – zu verstehen. Der Standard für die Droge ergibt sich dabei aus dem Qualitätsprofil des Extraktes, der sich im Rahmen geeigneter Prüfungen – in der Regel durch klinische Prüfungen – als wirksam und verträglich erwiesen hat. Daraus folgt, dass sich ein Qualitätsprofil der Droge nicht frei wählen lässt, sondern durch das einmal festgelegte Wirk- und Zulassungsmodell bestimmt wird [1].

Ein experimentell belegbarer Wirksamkeits- und Unbedenklichkeitsnachweis ist nicht zu erbringen, wenn nicht geeignete Maßnahmen ergriffen werden, die durch Standardisierung des Extraktes auf eine oder mehrere Leitsubstanzen und/oder Normierung auf eine wirksamkeitsbestimmende Substanz bzw. Substanzgruppe eine möglichst gleichbleibende Qualität des Präparates sicherstellen.

Zu beachten ist, dass nur im deutschen Sprachgebrauch die Bezeichnung „Normierung“ bekannt ist. Normierung wird im Englischen als „standardization“ bezeichnet und als Gewährleistungskriterium für eine gleichbleibenden Qualität verstanden. Innerhalb der Rahmenmonographie für das Europäische Arzneibuch 2002 ist die Einteilung der Extrakte in drei Gruppen vorgesehen:

- normierte Extrakte (eingestellt auf wirksamkeitsbestimmende Inhaltsstoffe)
- quantifizierte Extrakte (eingestellt auf einen definierten Bereich von bestimmten Bestandteilen durch Mischen von Extraktchargen)
- andere Extrakte, die durch ihre Herstellung und ihr Drogen-Extrakt-Verhältnis (DEV) definiert sind.

Für die ersten beiden Gruppen soll die Deklaration des DEV nicht mehr obligatorisch sein, aber weiterhin, auch in Entsprechung der Leitlinie „Quality of herbal Medicinal Products“, durchgeführt werden.

Literatur

[1] Harnischfeger G. (Hrsg.) (1985) Qualitätskontrolle von Phytopharmaka. Thieme, Stuttgart
[2] EMEA (2002) Points to consider on good agricultural and collection practice for starting materials of herbal origin. EMEA/HMPWP/31/99 Rev 3, London 2-May.
[3] EMEA (2001) Note for Guidance on quality of herbal medicinal products. EMEA/CVMP/814/00, London 26 July.

4 Äquivalenz von Phytopharmaka/Extrakten

Pflanzliche Zubereitungen können aus Frischpflanzen oder aus getrockneten Drogen hergestellt werden. Frischpflanzen liefern Presssäfte oder Ölmazerate. Aus Drogenpulvern oder aus geschnittenen/zerkleinerten Drogen werden mit Hilfe bestimmter Lösungsmittel Tinkturen, Destillate oder Extrakte hergestellt. Diese können in speziellen Herstellungsverfahren durch Fraktionierung weiter aufbereitet werden, wobei unerwünschte Bestandteile eliminiert und wirksamkeitsrelevante Inhaltsstoffe angereichert werden können. Die Qualität eines Extraktes kann zwar durch die eingesetzte Drogenqualität, das Drogen-Extraktverhältnis (Menge eingesetzter Droge zur Menge des erhaltenen Extraktes; DEV), das zur Extraktion eingesetzte Lösungsmittel, das Herstellungsverfahren und durch Standardisierung bzw. Normierung charakterisiert werden [1–6]. Dies alles garantiert aber immer noch nicht die gleiche innere Zusammensetzung der Extrakte.

Unterschieden werden wirksamkeitsbestimmende Stoffe bzw. Stoffgruppen, pharmakologisch relevante (wirksamkeitsmitbestimmende) Stoffe bzw. Stoffgruppen und Leitsubstanzen. Zu den **wirksamkeitsbestimmenden Stoffen** bzw. Stoffgruppen gehören beispielsweise β-Aescin, Capsaicin, Kavapyrone, Sennoside und Silymarin. **Pharmakologisch relevante** (wirksamkeitsmitbestimmende) **Stoffe** bzw. Stoffgruppen sind beispielsweise Bisabolol, Cumarin, Harpagosid, Hyperforin, Procyanidine und viele andere. Von diesen Stoffen ist das pharmakologische Wirkprofil und die klinisch-therapeutische Wirksamkeit jedenfalls teilweise bekannt. **Leitsubstanzen** hingegen sind chemisch definierte Inhaltsstoffe, die zur Qualitätssicherung und zu Kontrollzwecken im Hinblick auf Identität, Gehalt und Reinheit des Arzneimittels eingesetzt werden können [1, 2, 9]. Bisher sind nur von wenigen Drogen wirksamkeitsbestimmende Inhaltsstoffe bekannt und experimentell bzw. klinisch ausreichend untersucht.

Mit zunehmendem Nachweis der klinischen Wirksamkeit von pflanzlichen Extrakten bzw. Extraktfraktionen und erfolgter Zu- bzw. Nachzulassung von gut dokumentierten und wissenschaftlich belegten Arzneimittelspezialitäten im Hinblick auf Qualität, Wirksamkeit und Unbedenklichkeit taucht zwangsläufig ein neues Problem auf: Lassen sich auch im Bereich der Phytopharmaka Präparate definieren, die im Sinne von prinzipieller Ähnlichkeit gegen das gut getestete und gut dokumentierte Innovator-Präparat auszutauschen sind? Gibt es auch im Bereich der Phytopharmaka so etwas wie Bioäquivalenz [2, 5, 6, 12, 14, 15].

Kriterien für die therapeutischen Gleichwertigkeit von zwei Arzneimitteln sind:

- Direkter Nachweis: Gleiche Wirksamkeit und Unbedenklichkeit in randomisierten klinischen Studien gegenüber Standard.
- Direkter Nachweis: Effektäquivalenz, Gleichartigkeit im pharmakodynamischen Wirkprofil.
- Indirekter Nachweis: Bioäquivalenz in den Surrogaten AUC, C_{max} und t_{max} innerhalb festgelegter Akzeptanzschranken.

Da der direkte Nachweis gleicher Wirksamkeit in klinischen Studien aufwendig und mit hohen Kosten verbunden ist, wird bei chemisch definierten Präparaten der indirekte Nachweis anhand von pharmakokinetischen Surrogaten vorgezogen. Nach der „Note for Guidance on the Investigation of Bioavailablity and Bioequivalence" [7] sind zwei medizinische Produkte äquivalent, wenn sie

- pharmazeutisch die gleichen Mengen gleicher Wirkstoffe in der gleichen Darreichungsform enthalten,
- biopharmazeutisch das gleiche Freisetzungsverhalten aufzeigen und
- in ihrer Bioverfügbarkeit in der Geschwindigkeit und im Ausmaß bei Gabe gleicher Dosen im Hinblick auf die erzielten klinischen Effekte identisch sind.

Nationale [8] und internationale Richtlinien [7] legen Studiendesign, Fallzahlschätzung, Messzeitpunkte, Auswaschphase, pharmakokinetische Parameter, Analytik mit Validierung, statistische Auswertungsverfahren und Berichterstattung fest. Chemisch definierte Arzneimittel sind bioäquivalent, wenn sie übereinstimmen:

- im Ausmaß der resorbierten Menge, repräsentiert durch die AUC,
- in der erreichten Maximalkonzentration C_{max}.
- in der Geschwindigkeit der Resorption t_{max},

Der Beleg der Bioäquivalenz erfolgt statistisch, wobei die Bioverfügbarkeitsquotienten AUC_{Test}/AUC_{Ref} bzw. $C_{maxTest}/C_{maxRef}$ innerhalb des 90 %igen Konfidenzintervalls liegen müssen. Für die AUC gilt der Akzeptanzbereich 80–120 % (80–125 % log transformiert). Für C_{max} wird in bestimmten Fällen ein Akzeptanzbereich von 70–130 % (70–143 % log transformiert) akzeptiert. Der Punktschätzer soll nicht kleiner als 0,8 sein. Bei nicht retardierten Zubereitungen ist für t_{max} keine Bioäquivalenzauswertung erforderlich. Vergleiche der Medianwerte mit nicht-parametrischen Tests sind ausreichend.

Es stellen sich u. a. folgende Fragen:

- Sind die EG-Guidance [7] bzw. APV-Richtlinien aus dem Jahre 1987 [8] zur Beurteilung der Bioverfügbarkeit/Bioäquivalenz auf Extrakte/Extraktfraktionen übertragbar?
- Müssen besondere Richtlinien erstellt werden, bzw. welche Kriterien haben pflanzliche Arzneimittel im Hinblick auf Gleichwertigkeit zu erfüllen?
- Gibt es überhaupt Methoden zum Nachweis der Gleichwertigkeit von analog zusammengesetzten Extrakten, und wo liegt die Problematik des Bioäquivalenznachweises?

Die Probleme für pflanzliche Arzneimittel in diesem Zusammenhang ergeben sich aus folgenden Besonderheiten:

- Drogen und Extrakte sind keine einheitlichen Substanzen, sondern komplex zusammengesetzte Vielstoffgemische, die gemäß AMG in ihrer Gesamtheit als „arzneilich wirksamer Bestandteil" und nicht bezüglich der einzelnen Inhaltsstoffe als Wirkstoff anzusehen sind.
- Drogen und Extrakte gelten als Summe von unterschiedlich pharmakologisch aktiven, synergistisch, komplementär, mitunter antagonistisch und toxikologisch wirkenden Einzelfraktionen.
- Drogen und Extrakte unterliegen natürlichen Schwankungen.
- Wirksamkeitsbestimmende Inhaltsstoffe sind vielfach nicht bekannt, wodurch der Beleg der biopharmazeutischen Qualität erschwert wird.
- Der Nachweis der therapeutischen Äquivalenz von Vielstoffgemischen durch Bioverfügbarkeitsstudien ist wegen unzureichender Definition von eigentlichem Wirkstoff oft nicht möglich.

- Vielfach existieren noch keine validierten Methoden zur Untersuchung der Bioverfügbarkeit/Bioäquivalenz von Vielstoffgemischen.

Für die meisten pflanzlichen Extrakte sind Bioäquivalenzstudien nicht möglich, da bisher nur von wenigen die wirksamkeitsbestimmenden Inhaltsstoffe bekannt sind (Tab. 4.1). Hier bietet sich der indirekte Nachweis der Äquivalenz ähnlich den chemisch definierten Substanzen an [10]. Kritisch muss jedoch vermerkt werden, dass Bioäquivalenzparameter nur Surrogate d. h. Hilfsparameter zum Nachweis gleicher Wirkspiegelverläufe in biologischem Material sind, die anstelle von klinischen Studien durchgeführt werden. Aus dem Vergleich des Plasmakonzentration-Zeitverlaufs und der Einhaltung der Grenzen für die Bioäquivalenzparameter von Test und Referenzpräparat wird bei Einhaltung der Dosis des Referenzpräparates die gleiche Wirksamkeit und Unbedenklichkeit angenommen [11]. Aussagekräftiger sind effektkinetische Untersuchungen, wobei anhand der Pharmakodynamik ein dosisabhängiges Wirkprofil und zum Teil das Nebenwirkungsprofil besser erfasst werden. Derartige Untersuchungen bieten sich insbesondere für pflanzliche Extrakte an, da wegen mehrerer wirksamkeitsrelevanten Komponenten mit einem breiteren Wirkprofil zu rechnen ist als bei einer isolierten Einzelsubstanz [10]. Während der indirekte Nachweis der Bioäquivalenz bei den chemisch eindeutig definierten Arzneistoffen leicht und mit beschränktem Kostenaufwand möglich ist, trifft dies bisher nur für wenige pflanzliche Extrakte zu (Tab. 4.1), wobei nach Lang und Stumpf [12] zu unterscheiden ist zwischen:

- Extrakten mit therapeutisch bekannten Inhaltstoffen (Typ A),
- Extrakten mit pharmakologisch relevanten Inhaltstoffen (Typ B1),
- Extrakten mit bisher pharmakologisch nicht bekannten Inhaltsstoffen (Typ B2),

Tab. 4.1 Möglichkeiten zum Nachweis der Äquivalenz von pflanzlichen Arzneimitteln

Extrakt	Typ	Methode, Kriterien	Effektkinetik, Bioassay
Agni casti fructus	B2		Einfluss auf Gonadotropine Prolaktin
Capsici fructus	A	HPLC, Capsaicin	
Cardui mar. fructus	A	HPLC, Silibinin	
Crataegi folium cum flore	B1		Einfluss auf neurohumorale Parameter
Ginkgo bilobae folium	B1	HPLC, Ginkgolide, Bilobalid	Pharmakon- EEG, Hemmung der PAF-Aktivität
Harpagophyti radix	B1	HPLC, Harpagosid	Einfluss auf COX 1, COX 2, Lipoxygenase, NO
Hippocastani semen	A	RIA unter bestimmten Bedingungen	Venen-Funktionsdiagnostik
Hyperici herba	B1	HPLC, Hypericin, Hyperforin	Reuptake Hemmung von Neurotransmittern
Piperis methystici rhizoma	A	HPLC, Kavapyrone	
Salicis cortex	B1	HPLC, Salicylsäure, Metabolite	Einfluss auf COX 1, COX 2, Lipoxygenase, NO
Valeriana officinalis	B2		Pharmakon- EEG, Schlaf- EEG

Als möglicher Ausweg in dieser Situation und zum Beleg von „essential similarity" bei analog zusammengesetzten pflanzlichen Extrakten sind zunächst Nachweise einer adäquaten Qualität [1–6, 10, 12–15] anhand pharmazeutischer Gesichtspunkte zu fordern. Dazu gehören mindestens die In-vitro-Gleichwertigkeit und Vergleichbarkeit innerhalb naturgegebener Schwankungen (siehe Kasten). Sie bilden die Grundlage für die Äquivalenzentscheidung. Ist eine solche In-vitro-Gleichwertigkeit und Vergleichbarkeit nicht gegeben, was bei pflanzlichen Arzneimitteln schon alleine wegen der unterschiedlichen Qualität der eingesetzten Extraktionsmittel sehr häufig der Fall ist, ist zwangsläufig der präparatespezifische Nachweis von Wirksamkeit und Unbedenklichkeit zu erbringen.

Anforderungen an die pharmazeutische Qualität

- Äquivalenz der Drogenqualität nach aktueller Arzneibuchmonographie bzw. eigener Drogenmonographie hinsichtlich Identität, Reinheit und Gehalt
- Äquivalenz der Auszugsmittel nach Art und Konzentration (Hydrophilie, Lipophilie)
- Äquivalenz des Droge/Extraktverhältnisses (Bandbreite)
- Äquivalenz des Herstellungsverfahrens z. B. Mazeration oder Perkolation
- Äquivalenz des Inhaltsspektrums
- qualitative und quantitative Überprüfbarkeit des Extraktes mit validierten Methoden (chromatographische Methoden wie DC, GC, HPLC)

Ist die pharmazeutische Qualität der eingesetzten Drogen bzw. analog zusammengesetzter Extrakte gewährleistet, dann ist ähnlich den chemisch definierten Präparaten die biopharmazeutische Äquivalenz zu belegen (s. Tab. 4.2).

Von Uehleke et al. [16] wird aus dem alleinigen Nachweis der pharmazeutischen und biopharmazeutischen Äquivalenz die Gleichwertigkeit von analog zusammengesetzten Präparaten abgeleitet. Danach ist Phytoäquivalenz gegeben, wenn die einzelnen wirksamkeitsbestimmenden Substanzen innerhalb gewisser Schwankungsbreiten in gleicher Menge enthalten sind und solche Begleitstoffe, welche eventuell einen Einfluss auf das Resorptionsverhalten ausüben können, in vergleichbarer Menge enthalten sind. Bei unterschiedlichen Verhältnissen an wirksamkeitsbestimmenden Inhaltsstoffen wird orientierend am wirksamkeitsbestimmenden Stoff mit der geringsten Menge die Dosierung des Präparates auf die Menge des Referenzpräparates erhöht (Mindestphytovalenz). Eine relative Überdosierung anderer Inhaltsstoffe wird hierbei in Kauf genommen.

Ähnlich äußert sich zu diesem Thema Gaedcke [17], da *bei Phytopharmaka grundsätzlich nur von gleichbleibenden oder besser von gleichwertigen oder vergleichbaren (äquivalenten) Qualitäten sowohl von Charge zu Charge (so genannte Chargenkonformität) als auch von Vergleichs- zu Standardpräparat (Präparatekonformität) gesprochen werden kann.*

Tab. 4.2 Kriterien für biopharmazeutische Äquivalenz

Chemisch definiertes Arzneimittel	Pflanzliches Arzneimittel
Gleicher Wirkstoff	Gleicher Extrakt/Extraktfraktion
Gleiche qualitative und quantitative Zusammensetzung	Gleiche qualitative und quantitative Zusammensetzung
Gleiche Darreichungsform	Gleiche Darreichungsform
Gleiche Einzel-, Tagesdosis	Gleiche Einzel-, Tagesdosis
Gleiche in-vitro-Freisetzung unter geeigneten analogen Bedingungen	In vitro qualitative und quantitative Konformität

Für Hänsel und Stumpf [6] reicht die alleinige pharmazeutisch-analytische Übereinstimmung in Teilkomponenten, seien sie als wirksamkeitsbestimmende Inhaltsstoffe oder als Leitsubstanzen deklariert, nicht aus. Übereinstimmen müssen Ausgangsdroge, Droge-Extrakt-Verhältnis und Herstellungsverfahren, ferner Primärextraktionsmittel, und analytische Parameter. Darüber hinaus können unterschiedliche Hilfsstoffe das Freisetzungs- und Resorptionsverhalten beeinflussen, weshalb in der Regel die therapeutische Äquivalenz mit dem Fertigarzneimittel anhand von klinischen Studien zu erfolgen hat.

Nach Überprüfung von Phytopharmaka mit ausgewählten Drogen kommen Meier und Linnenbrink [18] zur Feststellung, dass der Gehalt an bestimmten Inhaltsstoffen bzw. Gruppen nur in wenigen Fällen für die Vergleichbarkeit ausreicht, weshalb es sinnvoll sei, auf mehrere Inhaltsstoffe bzw. Gruppen mit größeren Spannbreiten zu standardisieren. Zum Beleg der therapeutischen Äquivalenz sollten einfache Anwendungsbeobachtungen ausreichen.

De Smet et al. [19] differenzieren bezüglich der pharmakodynamischen-pharmakokinetischen Gleichwertigkeit zwischen Phytopharmaka mit niedriger und hoher Indikation. Bei ersten reicht eine ausreichende pharmazeutische Qualität aus. Beispiele sind *Achillea millefolium* für gastrointestinale Beschwerden, *Taraxacum officinale* mit choleretischer Wirkung, *Passiflora incarnata* als Sedativum oder *Orthosiphon aristatus* zur Durchspülungstherapie. An hohe Indikationsansprüche wie Herzinsuffizienz, Depression, rheumatoide Arthritis werden die gleichen Bioäquivalenzanforderungen gestellt wie an chemisch definierte Substanzen.

Daraus ergibt sich, dass der Äquivalenznachweis von pflanzlichen Arzneimitteln eindeutig schwieriger zu erbringen ist, als der von chemisch definierten Substanzen. Da Extrakt nicht gleich Extrakt ist, kann allein aus der pharmazeutischen Qualität nicht zwangsläufig auf die biologische Äquivalenz geschlossen und damit auch nicht die Austauschbarkeit abgeleitet werden. Andererseits sollte man sich aber darauf einigen, dass eine identische pharmazeutische Qualität eine Mindestanforderung für die Austauschbarkeit darstellt. Letztlich gelten zwei Fertigarzneimittel dann als im Wesentlichen gleichartige Produkte, wenn sie hinsichtlich der wirksamen Bestandteile und der Hilfsstoffe die gleiche qualitative und quantitative Zusammensetzung aufweisen, die gleiche galenische Darreichungsform besitzen und Vergleichsstudien zur Bioverfügbarkeit vorliegen. Bisher sind nur von wenigen Phytopharmaka die wirksamkeitsbestimmenden Inhaltsstoffe bzw. pharmazeutisch relevanten Stoffgruppen bekannt, so dass Bioäquivalenzstudien kaum durchgeführt werden könnten. Bei einem hohen Indikationsanspruch sind deshalb von entsprechenden Fertigarzneimitteln entweder Studien zur Bioäquivalenz oder die indikationsbeanspruchte Wirksamkeit in klinischen Studien zu fordern.

Unter Umständen und mit Einschränkung reicht die biopharmazeutische Äquivalenz zum Beleg der therapeutischen Äquivalenz anhand von in-vitro-Untersuchungen zum Nachweis der Gleichwertigkeit bzw. Vergleichbarkeit aus, so dass auf klinische Studien verzichtet werden kann. In Abhängigkeit vom Indikationsanspruch sollten jedoch anhand geeigneter experimenteller In-vitro- oder In-vivo-Modelle das pharmakologische Wirkprofil, eine Dosiswirkung bzw. eine Zeitwirkung bekannt sein. Sind pharmazeutische und biopharmazeutische Äquivalenz nicht gegeben, so sind extraktspezifische pharmakologische, toxikologische und klinische Untersuchungen zur Wirksamkeit und Unbedenklichkeit erforderlich. Problematisch im Hinblick auf die Austauschbarkeit von qualitativ hochwertigen, experimentell und klinisch geprüften Phytopharmaka dürfte das Arzneimittelausgaben-Begrenzungsgesetz (AABG) vom 23.2.2002 sein, das dem Apotheker die Substitution von wirkstoffgleichen Präparaten im unteren Preisdrittel vorgibt. Von der pharmazeutischen Industrie – aber auch von Fachgesellschaften wie beispielsweise der Deutschen Pharmazeutischen Gesellschaft (DPhG) wird dies in den meisten Fällen abgelehnt [20]. Diese Aut-idem-Regelung mag zwar für akute, kurzfristige Erkrankungen und einige chemisch definierte Arzneimittelgruppen zur Kosteneinsparung zutreffen, eine generelle Übertragbarkeit insbesondere in der Dauermedikation bei chronischen Erkrankungen, Multimorbidität oder spezifischen Applikationsformen und erst recht auf pflanzliche Arzneimittel kann sogar aus sicherheitspharmakologischen Gründen gefährlich sein. Da Extrakte je nach Auszugsmittel und Verfahren unterschiedlich hergestellt werden, ist der Bezug auf ein Alternativpräparat mit gleicher Ausgangsdroge inkorrekt und unter Umständen irreführend, da es sich nicht um ein wirkstoff-identisches (idem) Folgeprodukt sondern höchstens um ein „aut-simile"-Präparat handelt. Zum Nachweis von „aut-idem" gehören pharmazeutische (identisches DEV, Extraktionsmittel), biopharmazeutische (identische Hilfsstoffe, Darreichungsform) und wenigstens experimentelle Äquivalenz, wenn pharmakokinetische oder effektkinetische Untersuchungen nicht möglich sind.

Literatur

[1] Loew D., Steinhoff B. (1998). Beurteilung von Phytopharmaka aus pharmazeutischer und klinischer Sicht. Klin. Pharmacol. akt. 9 (3), 71–76

[2] Gaedcke F., Steinhoff B. (1999). Phytopharmaka. Wissenschaftliche und rechtliche Grundlagen für die Entwicklung, Standardisierung und Zulassung in Deutschland und Europa. Wissenschaftliche Verlagsgesellschaft mbH Stuttgart

[3] Gaedcke F. (1991). Phytopharmaka, Definition und Erläuterung wichtiger Begriffe zur Beurteilung ihrer Herstellung und Qualität. Dtsch. Apoth. Ztg. 131, 48: 2551–2555

[4] Dingermann Th. (2000). Transparenzkriterien für pflanzliche, homoöpatische und anthroposophische Arzneimittel. Karger Verlag

[5] Loew D., Schroedter A. (2000). Quality and standardization of herbal medicine products. In Herbal Medicin a concise overwiew for professionals. Edited by Edzard Ernst. Butterworth-Heinemann Oxford Auckland Boston Johannesburg Melbourne New Delhi. 59–68

[6] Hänsel R., Stumpf H. (1994). Vergleichbarkeit und Austauschbarkeit von Phytopharmaka. Dtsch. Apoth. Ztg.134: 4561–4566

[7] EG-Leitlinie – Note for Guidance on the investigation of Bioavailability and Bioequivalence, CPMP/EWP/QWP1401/98 Draft.

[8] APV-Richtlinie (1987) Pharm. Ind. 49.7.704–707

[9] Hefendehl F.W. (1984) Anforderungen an die Qualität pflanzlicher Arzneimittel. In B. Eberwein, Helmstaedter G., Reimannn J., Schoenenberger H., Vogt C. (Hrsg). Pharmazeutische Qualität von Phytopharmaka. Deutscher Apotheker Verlag Stuttgart, 24-34

[10] Loew D., Kaszkin M. Approaching the problem of bioequivalence of herbal medicinal products. Eingereicht.

[11] BGA Bekanntmachung über die Zulassung und Registrierung und über die Verlängerung der Zulassung von Arzneimitteln nach Artikel 3 § 7 des Gesetzes zur Neuordnung des Arzneimittelrechts (Bioverfügbarkeit/Bioäquivalenz). BAnz. Nr. 174 vom 16.9.1992

[12] Lang F., Stumpf H. (1999) Considerations on future pharmacopoeial monographs for plant extracts. Pharmeuropa 11, 268–275

[13] Gaedcke F. (1996). Pharmazeutische Äquivalenz-Vorstellung eines Konzeptes. Ztschr. Phytother. 17, 221–234

[14] Kooperation Phytopharmaka (1995). Therapeutische Äquivalenz. Dtsch. Apoth. Ztg.135, 321–322

[15] Ihrig M., Blume H. (1992). Zur Beurteilung von Phytopharmaka aus pharmazeutischer Sicht. Pharm. Ztg 137, 2715–2725

[16] Uehleke B., Frank B., Reinhard E. (1994) Bewertung und Vergleichbarkeit von Phytopharmaka. Dtsch. Apoth. Ztg.134,1772–1174

[17] Gaedcke F. (1995) Phytoäquivalenz. Was steckt dahinter. Dtsch. Apoth. Ztg. 135, 311–318
[18] Meier B., Linnenbrink N. (1996). Status und Vergleichbarkeit pflanzlicher Arzneimittel. Dtsch. Apoth. Ztg. 136, 4205–4220
[19] De Smet P., A.G.M., Brouwers J.R.B.J. (1997). Pharmacokinetic Evaluation of herbal Remedies. Clin. Pharmacokinetic 6, 427–436
[20] Blume H., Dingermann Th., Holzgrabe U., Michel K., Mutschler E., Schubert-Zsilacecz M., Ritter A., Stanislaus F. (2002) Stellungnahme der Deutschen Pharmazeutischen Gesellschaft (DPhG) zur vorgesehenen Aut-idem-Regelung. www.dphg.de

5 Nachweis von Wirkungen und Wirksamkeit

Unter **Wirkung** versteht man die pharmakologische bzw. toxikologische Beeinflussung von biologischen Funktionen und/oder Veränderungen von biologischen Strukturen wie einem Zellgewebe, einem Organ, einem Organsystem oder einem ganzen Organismus. Die Wirkung kann lokal oder systemisch in Erscheinung treten. Sie ist reversibel oder irreversibel. Primäreffekte sind direkt substanzbezogen, während Sekundärwirkungen meist später bzw. an anderen Orten auftreten. Qualitativ lässt sich eine pharmakodynamische Wirkung als Wirkprofil und als Summe von Einzelwirkungen charakterisieren. Quantitativ tritt eine Wirkung in Form einer Dosisabhängigkeit, als Wirkstärke, d. h. durch das Ausmaß eines Effektes bzgl. des Wirkungseintritts, und der Wirkungsdauer in Erscheinung. Der Wirkungsmechanismus beschreibt die Vorgänge auf biochemischer, molekularer, physikalischer und physiologischer Ebene. Die im Tierversuch beobachteten pharmakologischen Wirkungen berechtigen aufgrund einer Plausibilität die Anwendung am Menschen. Das gewählte Modell sollte deshalb der späteren Anwendung am Menschen möglichst nahe kommen.

Demgegenüber ist **Wirksamkeit** ein ärztlich wertender Begriff, der einen therapeutischen Nutzen, z.B in Form von Heilung, Besserung, Linderung oder Prophylaxe, beschreibt. Der Begriff „Wirksamkeit" besitzt normativen Charakter und umfasst die Summe aller in einer bestimmten therapeutischen Situation, bei einem definierten Anwendungsgebiet und einem bestimmten Patienten erwünschte Wirkung eines Arzneimittels. Wirksamkeit ist erkennbar als Heilung oder Linderung einer Krankheit bzw. krankhafter Beschwerden, als Besserung von Missempfindungen, als Vermeidung einer Krankheit oder krankhaften Komplikationen. Wirksamkeit ist damit kein absoluter Begriff, sondern muss am konkreten Heilungsanspruch gemessen werden [1]. Wirksamkeit eines Arzneimittels kann immer nur ein Wahrscheinlichkeitsurteil sein. Die Forderung nach einem naturwissenschaftlichen Wirksamkeitsnachweis mit Anspruch auf Unwiderlegbarkeit ist deshalb unangemessen, ein Kritikpunkt an Evidence Based Medicine (EBM), auf die später näher eingegangen wird. Die Wahrscheinlichkeitsaussage wird statistisch gewonnen, ist eine Kollektivaussage und trifft in keinem Fall auf 100 % der Behandlungsfälle und erst recht nicht auf den Einzelfall zu. Sie ist von zahlreichen Einflussfaktoren abhängig. Dazu zählen die Heterogenität des Krankheitsbildes, die Ein- und Ausschlusskriterien, die Größe des Kollektivs und die Zielgröße.

Füllgraff [2] definiert Wirksamkeit als *den Nutzen eines Arzneimittels gemessen am Ziel, dessentwegen es verabreicht oder eingenommen wird. Einzelne Wirkungen kann man sehen, messen oder fühlen. Wirksamkeit ist mehr; die Wirkungen werden bewertet am gewünschten therapeutischen Ziel und an dem Maß, in dem dieses erreicht wird.* Wirksamkeit ist also die Summe aller erwünschten Einzeleffekte und ist am Grad der Heilung, Besserung oder Linderung eines Krankheitszustandes, einer körperlichen oder seelischen Beschwerde, eines Missbefindens, der Verhinderung bzw. Verschlimmerung einer Krankheit zu bemessen. Nach Schönhöfer et al. [3] *lässt sich die Wirksamkeit eines Arzneimittels nicht an Wirkungen auf biologische Ab-*

läufe auf molekularer oder zellulärer Ebene und nicht an Wirkungen im Tiermodell oder im gesunden Menschen nachweisen, sondern nur anhand von Daten über erwünschte Beeinflussung von Krankheitsverläufen am Patienten. Bei konkret messbaren Parametern oder erfassbaren Krankheitszeichen ist der Nachweis der Wirksamkeit unproblematisch. Da bei vielen Erkrankungen harte Parameter zum Nachweis des Behandlungserfolgs fehlen, sind kontrollierte Studien gegenüber Placebo oder anerkanntem Standard erforderlich, wobei der erwünschte Effekt des Arzneimittels wahrscheinlich oder nachvollziehbar gemacht wird. Zum Erkennen des Risikos sind Tiermodelle geeignet, da mögliche teratogene, mutagene und karzinogene Wirkungen von Arzneimitteln beim Säuger und Menschen weitgehend identisch sind.

Für die Objektivierung subjektiver Einschätzungen im Rahmen des Nachweises von Wirksamkeit fehlen valide Methoden, über die in breiten Maßen ein wissenschaftlicher Konsens besteht. Nach den von Überla [4, 5] aufgestellten Kriterien muss Erfahrung in der Medizin

- empirisch sein; Theorien allein genügen zur Begründung von Erfahrung nicht
- durch belegbare und dokumentierte Beobachtung begründbar sein,
- wiederholbar sein,
- in ihrer Variabilität und Vielfalt beschreibbar sein,
- überprüfbar und kommunizierbar sein.

Begründungen für die Erfahrung in vier Ebenen, die nebeneinander stehen und sich ergänzen, sind:

- klinische Intensität,
- Mitteilung von Kasuistiken und Einzelfallstudien,
- klinische Beobachtungsstudien,
- kontrollierte randomisierte Studien.

Schneider [6] fordert *für einen objektiven und validen Nachweis der Wirksamkeit eine genaue Festlegung der Erkrankung und der Symptome oder Befunde, die durch das Arzneimittel gebessert oder geheilt werden sollen. Die Symptome und Befunde sollen klar definiert und möglichst mit objektiven, nachvollziehbaren Verfahren beurteilt werden. Um diese Änderung aber auch als Wirkung ansprechen zu können, muss gezeigt werden, dass das Arzneimittel tatsächlich Ursache der „Wirkung" ist. Es besteht also das Problem, eine Ursachen-Wirkungs-Beziehung aufzuzeigen.* Nach Schneider ist „Wirksamkeit" die Eigenschaft eines Mittels, bei Patienten mit bestimmten Erkrankungen definierte Wirkungen hervorzurufen, wobei unter Bezug auf das Kollektivmodell die Wahrscheinlichkeit für eine Besserung oder Heilung mit dem Mittel größer ist als ohne das Mittel. Wirksamkeitsnachweis beruht deshalb auf Objektivität, Kausalität und Universalität [7]. Das Urteil über die Wirksamkeit eines Arzneimittels ist deshalb nur ein Wahrscheinlichkeitsurteil und für den Einzelfall unbefriedigend. Für Arzt und Patient stellt sich jedoch die Frage der individuellen Wirksamkeit wie Verringerung von Mortalität, Morbidität und Verbesserung der Lebensqualität. Hier sind neuere statistische Verfahren erforderlich, welche die individuelle Wirksamkeit insbesondere von Arzneimitteln belegen, die bei chronischen Erkrankungen eingesetzt werden.

Gaus [8] diskutiert das „Change to open label-Design". Bei diesem Vorgehen wird der Patient darüber informiert, dass er, wenn er mit dem Erfolg der ihm zugeteilten Therapie unzufrieden ist, eine ihm adäquate Behandlung erhält. Dieses Verfahren ist sicher wirklichkeitsbezogener, da es die Verbesserung der Lebensqualität und damit den ganzheitlichen Nutzen berücksichtigt.

Nach Klaus [9] muss der Doppelblindversuch nicht der einzige Maßstab für

Wirksamkeit sein. Bei unkritischer Anwendung kann er auch falsche Ergebnisse liefern und sollte deshalb nicht prinzipell als Verfahren in der Erfahrungsmedizin gefordert werden. *Auch Erfahrungen sind überprüfbar und müssen, falls deren Glaubwürdigkeit nicht in Frage gestellt werden soll, auch überprüft werden! Die Urteilsbildung sollte subjektive Kriterien wie ärztliche Erfahrung, Befindlichkeitsäußerungen des Patienten berücksichtigen, sich aber nicht darin erschöpfen. Denn jede Therapieform beinhaltet z. Z. auch suggestiv vermittelte Effekte, wie sie auch durch Placebo zu erzielen sind....*

5.1 Evidence Based Medicine und Phytopharmaka

Pflanzliche Arzneimittel stehen heute im Spannungsfeld einer jahrhundertealten Tradition, neueren experimentellen, klinischen Erkenntnissen und dem Schlagwort **Evidence Based Medicine** [10]. Nach David L. Sackett [11, 12] ist EBM die gewissenhafte, vernünftige und bestmögliche Nutzung der gegenwärtig besten externen wissenschaftlichen Erkenntnisse zur medizinischen Versorgung von Patienten. Sie beinhaltet die Integration von individuellem ärztlichen Können sowie die Urteilskraft aufgrund praktischer Erfahrung im Hinblick auf Wirksamkeit und Sicherheit therapeutischer, rehabilitativer und präventiver Maßnahmen. EBM bewertet diagnostische und therapeutische Verfahren nach dem jeweils aktuellen Wissensstand, korrigiert alte Methoden und ersetzt diese durch wirksamere und sicherere Maßnahmen. Die individuelle Sachkenntnis hat die Anwendbarkeit der externen Evidenz auf den einzelnen Patienten zu entscheiden. EBM benutzt deshalb nicht nur randomisierte, kontrollierte Studien und Metaanalysen, sondern sucht nach der jeweils besten wissenschaftlichen Erkenntnis zur Klärung diagnostischer und therapeutischer Fragen. Hierzu sind gut durchgeführte Querschnittsstudien am Patienten erforderlich und für prognostische Fragestellungen Follow-up-Studien bei einem definierten Krankengut [12].

EBM ist eine methodische Vorgehensweise und dank moderner Informationsquellen, Datenbanken, elektronischer Datenverarbeitung und Auswertungsverfahren möglich. Sie hat sich aus der klinischen Epidemiologie der 60iger Jahre entwickelt. Die Initiative ging von der Cochran Collaboration aus, die inzwischen über ein weltweit verzweigtes Netz verfügt. Basis der Bewertung sind randomisierte, kontrollierte klinische Studien (RCT's), Metaanalysen und systematische Übersichtsarbeiten. Nach dem „Goldstandard" durchgeführte klinische Studien werden mit ausgefeilten statistischen Verfahren ausgewertet, und in aktualisierten Übersichtsarbeiten wird in regelmäßigen Abständen über die optimalen diagnostischen Verfahren und die klinische Wirksamkeit von Therapieformen berichtet. Das wissenschaftliche Erkenntnismaterial wird qualitativ sortiert und hierarchisch geordnet [13,14]. Je nach vorliegendem Datenmaterial wird nach formalen Kriterien eine abgestufte Evidenz erhalten:

- Stufe I: Systematischer Review. Basis: randomisierte, kontrollierte Studien.
- Stufe II: Mindestens eine genügend große, randomisierte, kontrollierte Interventionsstudie.
- Stufe III: Nicht-randomisierte bzw. nicht-prospektive Studien z. B. Kohorten- oder Fallkontroll-Studien.
- Stufe IV: Mindestens eine nicht experimentelle Beobachtungsstudie.
- Stufe V: Meinungen von Experten oder Konsensusverfahren.

An erster Stelle mit der stärksten Aussagekraft (Evidenz) stehen systematische Übersichtsarbeiten auf der Basis hochwertiger, randomisierter, kontrollierter klinischer Studien (RCT's). In absteigender Reihenfolge rangieren eine ausreichend große Zahl methodisch hochwertiger Studien, nichtrandomisierte Studien bzw. prospektive Kohorten-, Fall- oder Kontroll-Studien, methodisch hochwertige experimentelle Studien und mit der schwächsten Evidenz, Meinungen, Überzeugung von Autoritäten und Experten sowie deskriptive Studien.

Zweifelsohne ist EBM ein interessanter und wichtiger Ansatz für eine rationale und kostengünstige Diagnostik und Therapie, da der praktisch tätige Arzt die Flut von wissenschaftlichen Veröffentlichungen nicht mehr übersieht und in der Lage ist, sich auf dem aktuellen wissenschaftlichen Stand zu halten. Eine Beschränkung des therapeutischen Nutzens ausschließlich auf die klinische Wirksamkeit ist jedoch fragwürdig, da das Risiko der therapeutischen Intervention mit möglichen Folgekosten und die Compliance unberücksichtigt bleiben. Strukturierte Reviews, die nur die klinische Wirksamkeit beschreiben, sind für eine praxisorientierte Therapieentscheidung daher wenig geeignet.

Unter Beachtung von Qualität, Wirksamkeit und Unbedenklichkeit verbessert EBM nach Glaeske [15] die Wirtschaftlichkeit der Versorgung und unterstützt die Therapiefreiheit ohne Unterschied zwischen chemisch-definierten Präparaten und pflanzlichen Extrakten. Wegen der kurzen Halbwertszeit von medizinischem Wissen von schätzungsweise 5 Jahren [16] ist eine rationale Medizin nur noch durch systematische und kritische Bewertung und Beschränkung auf definierte Fragestellungen möglich.

Kritisch ist jedoch anzumerken, dass systematische Reviews ohne stetige Aktualisierung innerhalb weniger Jahre keine Relevanz mehr besitzen. Therapievergleichende strukturierte Reviews in einem Indikationsgebiet sind bisher die Ausnahmen. Bessere Dokumentation bedeutet nicht unbedingt bessere Wirksamkeit. Berechtigt eine nach bestem Design belegte neue Therapieform mit noch nicht abschätzbarer Langzeiterfahrung im Hinblick auf unerwünschte Ereignisse den Vorzug zu einer vergleichbar wirksamen Maßnahme mit bekanntem Risiko auf Grund langjähriger Dokumentation und Erfahrung? Handelt ein Arzt fahrlässig, wenn er sich nicht an EBM hält? Sind die sogenannten randomisierten kontrollierten klinischen Studien mit harten Ein- und Ausschlusskriterien, der a-priori-Festlegung der Hauptzielgrößen und der statistischen Auswertung überhaupt übertragbar auf die Grundgesamtheit der täglichen Allgemeinpraxis? Auf den ersten Blick können zwar überflüssige diagnostische Maßnahmen eingespart und auf nicht belegte Therapieformen verzichtet werden. Ob das einen ökonomischen Vorteil bedeutet ist aber unklar. Denn durch teure Innovationspräparate kommen auf das Gesundheitswesen hohe Kosten zu, ohne dass diese Präparat im Hinblick auf Nutzen-Risiko und Folgekosten evaluiert wurden. Dass eine zunächst positive Bewertung eines Präparates sich in weiteren Untersuchungen nicht bestätigen muss, haben Beispiele der letzten Jahre belegt.

Die ambulante Diagnostik und Therapie sieht vielfach anders aus als die stationäre Vorgehensweise. Nach Abholz [17] arbeitet der Hausarzt im sogenannten low-risk-Bereich. Eine breite, aufwendige Diagnostik wie beim Spezialisten oder im Krankenhaus ist zunächst nicht üblich. Würde sie bei jedem Patienten veranlasst werden, kämen immense Kosten auf das Gesundheitswesen zu. Die hausärztliche Tätigkeit besteht zunächst auf dem diagnostisch unbedingt Notwendigen, dem Abwarten, Abwenden von Komplikationen und Veranlassung gezielter Diagnostik und therapeutischer Maßnahmen. Extrapolation von diagnostischen und therapeutischen Leitlinien, die unter idealisierten Bedingungen entstanden sind, lassen sich kaum oder nur mit Einschränkung auf die Allgemeinpraxis übertragen. EBM ist für den praktisch tätigen Arzt eine wichtige Entscheidungshilfe, in dem er auf Evidenz abgesichertes wissenschaftliches Erkenntnismaterial zurückgreifen kann und im Einzelnen prüft, ob die jeweilige Aussage auf den jeweiligen Patienten zutrifft. Noch fehlen Rückmeldungen aus der täglichen Praxis zur Relevanz, Übertragbarkeit und Treffsicherheit der unter idealisierten Bedingungen erzielten Erkenntnisse.

Die inhaltlichen Ansätze von EBM können nicht ohne Weiteres auf den Einzelfall in der täglichen Praxis übertragen werden. Keineswegs liegen für alle bekannte Substanzen EBM Belege in höheren Evidenzklassen vor. EBM auf Arzneimittel zu begrenzen, fördert die Ausgrenzungsdiskussion, zumal zur Zeit nur etwa 15 % durch EBM Reviews erfasst sein dürften [18]. Droht nicht mit der Rationalisierung in der Medizin die Verarmung und Enthumanisierung der ärztlichen Praxis? Ist die naturwissenschaftliche Dichotomie der absolut richtige Weg im Hinblick auf das uneinheitliche Individuum? Wird EBM zum Entscheidungskriterium für medizinische Eingriffe z. B. Koronarbypass, Organtransplantation, prothetischer Gelenkersatz? Ist das Vorgehen einer hierachischen Deklination von wissenschaftlichen Erkenntnissen realistisch und aussagekräftig? Liegt nicht in der Auswahl von im Allgemeinen schnell veröffentlichten positiven Studien eine Verzerrung im Sinne eines Zeitbias und Publikationsbias, der vorrangigen Veröffentlichung in englischsprachigen Journal Zeitschriftenbias, ein Sprachbias (englisch/nicht englisch), und eine Überschätzung von Metaanalysenbiasen vor?

Zurecht weisen Anthes et al. [19] angesichts dieser Probleme auf eine Überschätzung von Therapieeffekten hin, die zu Fehlschlüssen führen können. Das Streben nach wissenschaftlich fundierter Medizin ist zu begrüßen, wenn dabei auch keine neue Ära oder ein Paradigmawechsel mit EBM eingeführt wird [20]. Evidenz ist nur so gut wie die zugrunde gelegten Daten im Rahmen der legislativen Zulassung durch die Bundesoberbehörde. Ihre Entscheidung ist fundierter, da in den Entscheidungsprozess auch nicht publizierte Daten und die Nutzen-Risiko Bewertung einfließen. EMB kann deshalb nicht über die bereits indikationsbelegte Verkehrsfähigkeit eines Arzneimittels entscheiden.

Nach Keil [21] droht der Medizin ein aufklärerischer Absolutismus der keinen Fortschritt, sondern einen Rückschritt in die Zeit der blindwütigen Aufklärung bedeutet. Prinzipiell ist der Arzt in seinem therapeutischen Handeln frei. In seinem Berufsethos unterliegt er dem hippokratischen Eid, der Verpflichtung „Salus aegroti suprema lex“, dem zivilrechtlichen Grundsatz „nil nocere“ und dem im Sozialgesetzbuch V niedergelegten Versorgungsanspruch des Patienten sowie dem Versorgungsauftrag des Vertragsarztes [22]. Trotz EBM und zahlreicher Therapierichtlinien muss der Arzt in seiner ärztlichen Aufgabe frei sein, denn er behandelt ein Individuum und keine statistische Kenngröße. Grundsatz ist das Sittengesetz, das wohl am besten im kategorischen Imperativ von Kant formuliert ist: *„Handele so, als ob die Maxime deines Handelns durch deinen Willen zum allgemeinen Naturgesetz werden sollte“.* Diese Therapiefreiheit beinhaltet fachliche Aus- und Fortbildung, Empirie und Anwendung der verschiedenen Therapierichtungen. Ärztliches Handeln lässt sich nicht normieren.

Prinzipiell ist dem Grundgedanken von EBM als dem gewissenhaften, ausdrücklichen und vernünftigen Gebrauch der gegenwärtig besten externen wissenschaftlichen Evidenz für die Entscheidung in der medizinischen Versorgung zuzustimmen. Die Forderung nach kontrollierten, randomisierten klinischen Studien gilt auch für rationale Phytopharmaka. Im Gegensatz zu den chemisch-definierten Substanzen sind die Probleme komplexer und die Bewertungskriterien anders zu gewichten. Ausgehend von der Tatsache, dass Extrakt nicht gleich Extrakt ist und sich die jeweils hergestellten Spezialextrakte pharmazeutisch und biopharmazeutisch, z.B. auf Grund der inneren Zusammensetzung, unterscheiden, stellt sich zunächst die wissenschaftliche Frage, ob klinische Daten von verschiedenen Extrakten entsprechend der hierarchischen Bewertungsskala gepoolt werden dürfen? Solange das Konzept von „essential similarity“ und der Qualitätscharakterisierung nicht geklärt ist (siehe Aut idem, Seite 24), dürfen nur Studien mit identischer Qualität zu einem Datenpool zusammengefasst werden, um Fehlerinterpretationen zu vermeiden (Qualitätsbias). Ein weiteres Problem besteht bei pflanzliche Präparaten darin, dass es sich um Arzneimittel handelt, die vorrangig in der täglichen Praxis bei leichten bis mittelschweren Erkrankungen angewandt werden. Meist kennzeichnen diese Erkankungen weiche, subjektive und selten harte, objektive Parameter. Häufig handelt es sich um eine Vielfalt von Einzelsymptomen, z.B. bei Erkältungskrankheiten, Reizmagen-Reizdarm-Syndrom, praemenstruellem Syndrom oder klimakterischen Beschwerden, für die häufig Kombinationspräparate mit mehreren Einzelsubstanzen und einem breiten Wirkprofil eingesetzt werden. Durch zu starke Fixierung auf Studien mit „engem Design“ und zu schmal gefassten Endpunkten werden die Besonderheiten von Phytopharmaka im Hinblick auf Sicherheit, Verträglichkeit und Compliance nicht gebührend berücksichtigt [23]. In Situationen, in denen die Evaluation von Evidenz für solche mehr auf die Arzt-Patienten-Beziehung hinzielenden Fragestellung gewünscht ist, muss das Stufenschema von Evidenz modifiziert und ergänzt werden. An die erste Stelle gehören Studien, die zur Untersuchung solcher praxisorientierter Fragestellungen optimal konzipiert sind, also Kohortenstudien. Unter Beachtung strenger Richtlinien bezüglich Planung, Durchführung, definierter Fragestellung, kompletter Dokumentation und statistischer Auswertung sind sie geeignete Instrumente zur Untersuchung von wissenschaftlichen Fragen unter Praxisbedingungen. Wichtiger als die Messung physikalischer Parameter sind Wiederholbarkeit, Reproduzierbarkeit, Validität und aussagekräftige Symptomscores. Nicht zu Unrecht verweisen auch die Arzneimittelprüfrichtlinien im Fünften Abschnitt § 26. Abs. 6 AMG zu den Anforderungen für Arzneimittel mit bekanntem Wirkstoff darauf, dass neben kontrollierten und nichtkontrollierten Studien auch Anwendungsbeobachtungen zählen [24].

Darüber hinaus sollte das Ziel einer Therapie überdacht werden. Der einzelne Patient verlangt keine apodiktische Evidenz, sondern Linderung von Beschwerden und verbesserte Lebensqualität. Es stellt sich also nicht die Frage nach Einfluss auf Einzelparameter, sondern nach so genannte Outcomes, d h. Therapieergebnissen, die in der medizinischen Versorgung tatsächlich eintreten und für den Einzelfall relevant sind. Nach Überla [5] *„klafft ein großer Unterschied zwischen dem, wie behandelt werden soll, und dem, wie tatsächlich behandelt wird... Es gilt nicht mehr das als Maßstab, was durch RCTs gesichert ist, sondern nur das, was beim Patienten ankommt“.* Ärztliches Ziel ist die Beeinflussung des Krankheitsprozesses. Patientenwille ist die Linderung und Heilung von Beschwerden. Der Patientenwillen wurde bisher von EBM kaum berücksichtigt. Immerhin belegen mehrere Statistiken der letzten Jahre die hohe Akzeptanz und gute Compliance von pflanzlichen Extrakten [25–28]. Die EBM-Kriterien sind deshalb auf die Forderung nach Stärkung der Versorgungsforschung zu erweitern. Wichtig sind kritische Überprüfung und Interpretation älterer Studien sowie die Verbesserung von Prüfmodellen in der täglichen Praxis zum Nachweis der klinischen Wirksamkeit von Phytopharmaka.

Es ist aber auch richtig, dass sich der therapeutische Wert eines Arzneimittels weniger an Surrogaten als an der Mortalität, Morbidität und Lebensqualität zu messen hat. Hier sollte neben der Kollektivstatistik die Individualstatistik mehr beachtet werden. Ein Beispiel für die Frage, ob die Therapie mit einem zugelassenen Arzneimittel bei einer Erkrankung effizient ist, bei der subjektive Symptome im Vordergrund des Beschwerdebildes stehen, könnte wie folgt aussehen:

- Stufe I: Systematische und aktualisierte Übersichten auf der Basis von prospektiven Kohorten-Studien/Fallkontrollstudien.
- Stufe II: Prospektive Kohorten-Studien/Fallkontrollstudie ohne studienbedingten Eingriff in die Arzt-Patienten-Interaktion.
- Stufe III: Retrospektive, prolektive Kohorten-Studie/Fallkontrollstudie.
- Stufe IV: Gepoolte, strukturierte Experteninterviews.
- Stufe V: Meinung von Experten, Konsensusverfahren.

Neu an EBM ist lediglich eine gewisse Vereinheitlichung von „medizinischen" Schulen, Richtungen und die Globalisierung durch moderne elektronische Datenbanken, Kommunikation und durch das weltweit vernetzte Konzept der Cochran Collaboratory Group, die Ergebnisse zu sytematischen Reviews komprimiert und in der Cochran Library zusammenstellt. EBM ist kein einmaliges statistisches Dogma, sondern ein dynamischer Prozess. Sie kann durchaus den aktuellen Erkenntnissen nachhinken und bedarf der ständigen Überprüfung und Reproduktion. Rationale, qualitativ hochwertige und nach GLP und/oder GCP geprüfte Spezialextrakte brauchen das Zeitalter von Evidence-Based-Medicine nicht zu fürchten, da für viele dieser Spezialextrakte Daten verfügbar sind, die denen chemisch-definierter zugelassener Arzneimittel gleichwertig sind [29].

Literatur

[1] Loew D., Habs M., Trunzler G., Klimm D. (1999). Phytopharmaka-Report 2. Aufl. Steinkopff Verlag Darmstadt

[2] Füllgraff G. (1989). In Pharmakologie und Therapie, klin. Pharmakologie. Hrsg. G. Füllgraff und D. Palm. Gustav Fischer Verlag Stuttgart/New York. 7. Aufl.

[3] Schönhöfer P.S. et al. (1989). Naturheilkundliche Arzneimittel: immer wirksam und unbedenklich. Pädiatrische Praxis Nr. 39, 141

[4] Überla K. (1992). Die Qualität der Erfahrung in der Medizin. Münch. Med. Wschr. 124: 18–21

[5] Überla K. (1999). Anspruch und Wirklichkeit – Patientenwunsch und Phytopharmaka: Wie weit tragen EBM und Metanalysen ? In Phytopharmaka Forschung und klinische Anwendung V. Hrsg. Loew D., Blume H, Dingermann Th. Steinkopff Verlag 83–91

[6] Schneider B. (1990). Die Erfahrung bei der Beurteilung der Wirksamkeit von Arzneimitteln. Hufeland-Journal 87–99

[7] Schneider B. (1995) Der Wirksamkeitsnachweis bei pflanzlichen Arzneistoffen. Forschungsmagazin der Johannes Gutenberg-Uni-

versität Mainz. Sonderausgabe Naturheilkunde 31.41

[8] Gaus W. (1995). Kontrollierte Therapiestudien bei niedergelassenen Ärzten. Münch. Med. Wschr. 137, 5: 63–70

[9] Klaus W. (1983). Phytotherapie aus der Sicht des Pharmakologen. Therapiewoche 33, 2436–2449

[10] Loew D. (2000) Evidence based (Phyto) Medicine versus Experience based (Phyto) Medicine Zeitschrift für Phytotherapie 21: 71–77

[11] Sackett D. L, Richardson W. S., Rosenberg W., Haynes R. B. (1997). Evidence based Medicine. How to practice & teach EMB. Churchill Livingstone New York

[12] Sackett D. L., Rosenberg W. M. C., Car J. A. M. et al. (1996) : Evidence based medicine: What it is and what it isnt BMJ 312:71–72, siehe auch Münch. Med. Wschr. 1997, 139: 664–645

[13] Antes G. (1997) EBM praktizieren. Wie erhalte ich Anwort auf meine Fragen? Münch. med. Wschr. 139:685–688

[14] Perleth M. (1998) Gegenwärtiger Stand der Evidenz basierten Medizin. Z. Allg. Med. 74: 450–454

[15] Glaeske G. (1999) Evidence based medicine aus Sicht der Krankenkassen – ein Rahmen für qualifizierte Therapiefreiheit und verbesserte Wirtschaftlichkeit? Z.ärtzl. Fortbild. Qual.sich, 93:421–426

[16] Sackett D. L, Richardson W. S, Rosenberg W., Haynes R. B. (1997). Evidence based Medicine. How to practice & teach EMB. Churchill Livingstone New York

[17] Abholz H. H. (2000). Nachdenkliches über hausärztliche Leitlinien – gewonnen aus deren Entwicklung. Z. Allg. Med. 75: 150–154

[18] Institute of Medicine (Hrsg.) (1985). Assessing Medical Technologies. Washington/DC: National Academy Press

[19] Antes G., Bassler D., Galandi D. (1999) Systematische Übersichtsarbeiten. Ihre Rolle in einer Evidenz-basierten Gesundheitsversorgung. Deutsches Ärzteblatt 96, C437–441

[20] Lasek R., Müller-Oerlinghausen B. (1998) Evidence based Medicine. Ein neues Zeitalter der Medizin Deutsches Ärzteblatt 95, A 1780–1782

[21] Keil T. U. (1998. Not Evidence Based. Fortschritte der Medizin 116 Nr. 7:1

[22] Loew D. (1997) Heilversuch, klinische Forschung und Therapiefreiheit – Ärztliche Aspekte. Z. ärztli. Fortbild. Qual. sich. 91: 691–695

[23] Habs M., Oerhlein A. (1999) Evidence based medicine (EMB)– Anspruch und Wirklichkeit. In: Phytopharmaka in Forschung und klinischer Anwendung. V: Hrsg. D. Loew, Blume H., Dingermann Th. Steinkopff Verlag 89–91

[24] Bekanntmachung der Neufassung der Allgemeinen Verwaltungsvorschrift zur Anwendung der Arzneimittelprüfrichtlinien vom 5. Mai 1995. BAnZ. Nr. 96a 20. Mai 1995

[25] Hallauer F.J., Kern A.O., Beske F. (1996). Ergebnisse einer Meinungsumfrage zu pflanzlichen Arzneimitteln IGSF Institut für Gesundheits-System-Forschung Kiel

[26] Petereit G., Rössler G., Kirch W., Loew D. (1998). Akzeptanz und Anwendung von Phytopharmaka bei niedergelassenen Ärzten mit und ohne Zusatzbezeichnung Naturheilkunde. In Loew D., Rietbrock N. (Hrsg.) Phytopharmaka in Forschung und klinischer Anwendung IV Steinkopff Verlag Darmstadt 151–162

[27] Allensbacher Bericht: Naturheilmittel 1997. Allensbach Archiv, HD-Umfrage 2064 und 8039, Allensbach

[28] Allensbacher Archiv, IfD-Umfrage 2064, 6039, 7016, Januar 2002.

[29] Loew D. (2001) Ausgewählte rationale Phytotherapie für die Ärztliche Praxis. Ärztezeitschrift für Naturheilverfahren 42: 522–526

6 Unerwünschte Arzneimittelwirkungen

Phytopharmaka werden im Vergleich zu chemisch definierten Substanzen oft als „natürliche“ und unbedenkliche Produkte angesehen, da sie aus der Natur stammen und der Mensch sich im Laufe der Evolution morphogentisch und phylogenetisch an Pflanzen und deren Inhaltsstoffe gewöhnt hat. Hieraus werden oft fälschlicherweise geringe unerwünschte Arzneimittelwirkungen und große therapeutische Breite abgeleitet. Zahlreiche klinische Anwendungsbeobachtungen und ältere Studie belegen zwar die gute Verträglichkeit, was u.a. auf mangelnder Beachtung der modernen Kriterien und Standards des „drug monitoring“ beruht. Dennoch darf ein potenzielles Risiko von Naturstoffen nicht übersehen werden. Mit Recht wird deshalb in § 22 Abs. 2 AMG für die Anwendung eines pflanzlichen Arzneimittels nicht nur der Nachweis der Wirksamkeit, sondern auch der Unbedenklichkeit anhand von Ergebnissen analytischer, pharmakologischer, toxikologischer und klinischer Prüfung nach den gleichen Maßstäben wie für chemisch definierte Arzneimittel gefordert.

Das toxikologische Risiko eines Phytopharmakon hängt primär von den Inhaltsstoffen und der Qualität der eingesetzten Droge bzw. des Extraktes und der Chargenkonformität ab. Mit chemisch/physikalischen Trennverfahren ist es möglich, unerwünschte Bestandteile aus einem Extrakt zu reduzieren bzw. eliminieren. Dennoch sind zur Arzneimittelsicherheit von pflanzlichen Arzneimitteln unter Umständen toxikologische und sicherheitspharmakologische Untersuchungen zu fordern. Sie beinhalten nach den Arzneimittelprüfrichtlinien [1] u.a. akute und chronische Toxizität, Reproduktionstoxizität, Mutagenität und Kanzerogenität (Tab. 9).

Bei bisher unbekannten pflanzlichen Arzneimitteln sind derartige toxikologische Untersuchungen zu fordern [2]. Bei Präparaten mit bekannten Drogen kann der präklinische Prüfungsumfang auf Grund einer jahrelangen Anwendung am Menschen reduziert werden. Allerdings sind bei Bekanntwerden von toxikologischen Problemen toxikologische Untersuchungen durchzuführen. Dass pflanzliche Produkte bedenklich und nicht immer harmlos sind, geht aus Übersichtsarbeiten hervor [3, 4], die sich mit unerwünschten Arzneimitteln befassen. Meist handelt es sich um qualitativ nicht geprüfte, mit Fremdstoffen kontaminierte Präparat, die von der Kommission E auf Grund eines Risikos negativ beurteilt wurden und im deutschen Markt nicht verkehrsfähig sind. Sieht man von üblichen gastrointestinalen Nebenwirkungen pflanzlicher Arzneimittel wie Übelkeit, Erbrechen, auf einem hohen Bitterstoffanteil beruhende Magenbeschwerden und Durchfall ab, dann ist vorrangig mit folgenden unerwünschten Arzneimittelwirkungen zu rechnen:

Allergische Reaktionen: Eine Vielzahl von Pflanzen besitzen Allergie-induzierende Eigenschaften, meist in Form einer Kontaktdermatitis, selten als Kontakturtikaria. Voraussetzung ist eine erworbenen spezifische Sensibilisierung. Am stärksten ausgeprägt sind immunologische Reaktionen bei den Asteraceae (Korbblütler) wie Arnika oder Schafgarbe, aber auch nach Calendula und in seltenen Fällen nach Matricariae flos. Ein bekanntes Sensibilisierungspotential besitzen auch die Primulaceae

(Primelgewächse), Alliaceae, Liliaceae und Apiaceae [5, 6]. Ursache sind meist niedermolekulare Inhaltsstoffe. Bei den Korblütlern sind es die biologisch hochaktiven Sesquiterpenlactone und bei den Primulaceae Chinone. Ein starkes Sensibilisierungsvermögen besitzen die Sesquiterpenlactone Helenalin und Helenalinester in Arnika [7, 8]. Auf Grund der exozyklischen α-Methyl-γ-Lactongruppe können sie mit SH-Gruppen von Proteinen reagieren, diese alkylieren und als Hapten Allergien verursachen [5]. Mitunter bestehen Kreuzreaktionen zu anderen Pflanzen mit vergleichbaren Inhaltsstoffen. Ausgeprägte Kreuzreaktionen wurden unter anderem auch zwischen Urushiolen aus der Gattung Anacardiaceae und Alkylphenolen (Ginkgolsäuren, Cardanole, Cardole) beobachtet, die in Ginkgofruchtschalen und Ginkgoblätter vorkommen [9]. Da mit der Anwesenheit dieser Verbindungen in Ginkgoextrakten gerechnet werden muss, forderte die Monographie der Kommission E im früheren Bundesgesundheitsamt die Einhaltung einer maximalen Konzentration von 5 ppm Ginkgolsäure. Nach topischer und oraler Anwendung äußern sich die Reaktionen in Kontaktekzemen, Kontaktdermatitiden und systemisch bis hin zum anaphylatischen Schock.

Phototoxische Reaktionen: Hierbei handelt es sich um nichtimmunologische Hautreaktionen nach topischer oder systemischer Anwendung, abhängig von der Dosis, der phototoxischen Substanz und der UV-Bestrahlung. Zu photosensibilisierenden pflanzlichen Substanzen zählen u.a. die Furanocumarine (z.B. in *Ammi visnaga*), die Naphthodianthrone vom Typ des Hypericins und das Fagopyrin. Am besten bekannt ist Johanniskraut, von dem veterinärmedizinisch belegt ist, dass bei weißen und hellhäutigen Tieren nach Verfütterung von Johanniskraut-haltigem Heu eine Lichtüberempfindlichkeit (Hypericismus) in Form von Rötung, Schwellung und Blasenbildung an ungeschützten Hautpartien auftritt. Beim Menschen sind derartige Reaktionen kaum bzw. erst nach sehr hohen Dosen zu erwarten [10, 11]. Die phototoxisch relevante Dosis liegt um den Faktor 30 höher als die therapeutisch wirksame Dosis.

Hepatotoxische Wirkungen: In den letzten Jahren ist vermehrt über hepatoxische Wirkungen von nicht näher definierten pflanzlichen Zubereitungen und Extrakten berichtet worden. Am besten bekannt ist der Fall einer VOD (Veno Occlusive Disease bzw. Budd-Chiari-Syndroms) eines Neugeborenen nach Trinken eines mit Pestwurz vermischten Tees aus Huflattich (*Tussilago farfara*) einer Schwangeren [12]. Verantwortlich für die hepatotoxische und kanzerogene Potenz sind die Pyrrolizidinalkaloide mit einem 1,2-ungesättigten Necingerüst und deren N-Oxide [13]. Huflattichblätterhaltige Arzneimittel dürfen unabhängig von der Darreichungsform bei bestimmungsgemäßen Gebrauch einen Grenzwert von 1 µg pro maximaler Tagesdosis nicht überschreiten. In Einzelfällen sind unter der Behandlung mit Schöllkrautextrakten ein Anstieg der Leberzymaktivitäten und der Bilirubinkonzentration im Serum bis hin zur arzneimittelbedingten Gelbsucht und Hepatitis beobachtet worden, die nach Absetzen reversibel waren [14, 15]. Als mögliche Ursache der Hepatoxizität werden die in Schöllkraut vorkommenden Alkaloide, Coptosin, Chelerythrin und Sanguinarin diskutiert [16, 17, 18]. Der cytotoxische Effekt ist abhängig von der Art des Alkaloids und dem Anteil am Gesamtalakloidgehalt, weshalb zur Risikoabschätzung der Grenzwert auf 2,5 mg Gesamtalkaloide pro Tag festgelegt wurde.

Basierend auf 24 Spontanberichten über Verdachtsfällen von unerwünschten Arzneimittelwirkungen (UAW) mit Leberbeteiligung zu Kava-Kava-Mono- und Kombinations-Präparaten [19–23] wurde am 8.11.2001 ein schriftliches Anhörungsverfahren der Stufe II eingeleitet mit der Feststellung, dass nach derzeitigen Erkenntnisstand der begründete Verdacht besteht, dass Kava-Kava und kavainhaltige Arzneimittel bei bestimmungsgemäßen Gebrauch schädliche Wirkung haben, die über ein nach den Erkenntnissen der medizinischen Wissenschaft vertretbares Maß hinausgehen und denen eine adequate Wirksamkeit in den beanspruchten Anwendungsgebieten nicht gegenübersteht. Am 14.6.2002 erfolgte der Widerruf von Kava-Kava und kavainhaltigen Arzneimitteln mit sofortiger Wirkung § 30 Abs. 3 Satz 2 AMG und sofortigem Rückruf § 69 Abs. 1 Satz 2 Nr. 4 und Satz 3 AMG (5), da dem BfArM insgesamt 39 spontan gemeldete Verdachtsfälle von UAW mit Leberbeteiligung, davon 3 mit tödlichem Verlauf, vorliegen. *„Das Spektrum der hepatotoxischen Wirkungen reicht von passager erhöhten Leberenzymwerten mit Gelbsucht über cholestatische und nekrotisierende Hepatitiden bis zu Leberkoma mit Leberzerfall und notwendigen Lebertransplantation. Etwa die Hälfte ist gut, die andere für eine detaillierte Bewertung nicht ausreichend dokumentiert"* (siehe Spezieller Teil, Kap 2.2.5.).

Nephrotoxische Wirkungen: Derartige unerwünschte Wirkungen sind vorrangig von chinesischen Pflanzenmischungen mit z.Z. toxischen Inhaltsstoffen, Verfälschungen oder hohem Gehalt an Pestiziden und Schwermetallen bekannt geworden. Erinnert sei an Berichte aus Belgien, wo Frauen nach Einnahme eines nicht qualitätsgeprüften Abmagerungsmittels an z.T. schweren irreversiblen und dialysierpflichtigen Nephropathien erkrankten [24, 25]. Von weißem Senfsamen und nach längerer Einnahme von Wacholderbeeren sind in Einzelfällen Nierenschäden beschrieben.

Herz-Kreislauf-Wirkungen: Herzwirksame Glykoside kommen in Maiglöckchen, Adoniskraut, Oleander und in der Meerzwiebel vor. Früher wurden diese Drogen zur Behandlung der Herzinsuffizienz eingesetzt. Sie spielen allerdings heute wegen unsicherer Bioverfügbarkeit und Standardisierung keine Rolle mehr. Sie sind durch die isolierten Reinglykoside vollkommen ersetzt. Das klinische Erscheinungsbild der Vergiftung entspricht der Digitalisintoxikation.

Eine längere Anwendung von Süßholzwurzel führt vermutlich zur Hemmung der 11-β-Hydroxy-Steroiddehydrogenase, ein Enzym das Cortisol abbaut. Die Hemmung dieses Enzyms führt zum Pseudo-Hyperaldosteronismus und verursacht infolge der mineralkortikoiden Effekte eine hypokaliämische Hypertonie. Die Hypokaliämie wird bei gleichzeitiger Einnahme von Diuretika, Herzglykosiden und Laxanzien noch verstärkt. Charakteristische Symptome der Intoxikation sind Schwindel, Herzrhythmusstörungen, Muskelschwäche und Ödeme. Lakritz, ein Genussmittel, wird aus der Süßholzwurzel hergestellt und besitzt mit dem Hauptinhaltsstoff Glycyrrhizin eine 50fach stärkere Süßkraft als Rohrzucker. Gesundheitsstörungen werden ab 50 g Starklakritz vermutet. Der Grenzwert von 100 mg Glycyrrhizin täglich sollte nicht überschritten werden.

Toxisch-irritative Wirkungen. Hierbei handelt es sich um nicht immunologisch induzierte und dosisabhängige Entzündungn oder Destruktionen der Haut zum Beispiel nach Podophyllum peltatum oder Capsici fructus.

Mutagene, genotoxische und karzinogene Wirkungen: Zu den bekanntesten mutagenen und karzinogenen pflanzlichen Substanzen zählen Pyrrolizidinalkaloide, Aristolochiasäure, das aus Safrol in der Leber gebildete Oxidationsprodukt 1-Hydroxysafrol sowie dessen Glucuronsäure- und andere Konjugate, β-Asaron in einigen Kalmusarten, bestimmte Anthranoide wie Lucidin, Rubiadin in der Krappwurzel sowie die in Laxanzien vorkommenden Hydroxyanthrachinone Emodin und Aloe-Emodin [26]. Zum Ausschluss eines mutagenen und karzinogenen Risikos stehen aussagekräftige In-vitro- und In-vivo-Testsysteme zur Verfügung [27]. So konnte mit Hilfe des sogenannten Kometassays, einem sehr aussagekräftigen Testsystem, für den Nachweis von genotoxischen Effekten auf dem Niveau der einzelnen Zelle vor kurzem gezeigt werden, dass Ginkgolsäure DNA-Strangbrüche induzieren und damit möglicherweise über mutagene und kanzerogene Eigenschaften verfügen [28]. In der Tat konnte das tumorpromovierende Potenzial von Ginkgolsäure inzwischen an primären Rattenhepatozyten bestätigt werden [29].

Wechselwirkungen: Wenig ist bisher über Interaktionen von pflanzlichen Arzneimitteln mit chemisch definierten Substanzen bekannt [30, 31]. Vereinzelte, meist historische Berichte sind im Hinblick auf ihre Aussagekraft fraglich und bedürfen der Objektivierung. Lediglich Hypericum ist in der letzten Zeit sachgemäß klinisch-pharmakologisch untersucht, wobei Wechselwirkungen mit Wirkungsabschwächung von Antikoagulanzien vom Cumarintyp (z.B. Phenprocoumon), Ciclosporin, Digoxin, Indinavir, Nefazodon, Amitriptylin, Nortriptylin, Paroxetin, Sertalin, oralen Kontrazeptiva und Theophyllin bekannt geworden sind. Als Ursachen wird die Induktion metabolisierender Enzyme (Cytochrom-P450-Isoenzyme) bzw. Arzneimittel-Transporter durch Komponenten der Johanniskraut-Extrakte diskutiert [32].

Literatur

[1] Bekanntmachung der Neufassung der Allgemeinen Verwaltungsvorschrift zur Anwendung der Arzneimittelprüfrichtlinien vom 5. Mai 1995. BAnZ. Nr. 96a 20. Mai 1995

[2] Habs M. (1997) Zur Toxikologie von Phytopharmaka. In Phytopharmaka in Forschung und klinischer Anwendung III, Hrsg. Loew D, Rietbrock N, Steinkopff Verlag 17–24

[3] Klepser T.B., Klepser M.E. (1999) Unsafe and potentially safe herbal therapies. Am J. Health Syst Pharm 56: 125–138

[4] Ernst E. (1998). Harmless Herbs? A Review of the recent Literature. Am. J. Med. 104, 170–178

[5] Saller R., Iten F., Reichling J. (2000). Unerwünschte Wirkungen und Wechselwirkungen von Phytotherapeutika. Zeitschr. Erfahrungsheilkunde 269–377

[6] Frohne D. (1998) Vergiftungen durch Pflanzen– Gefahren durch Phytopharmaka? In Phytopharmaka in Forschung und klinischer Anwendung IV. Hrsg. Loew D, Rietbrock N, Steinkopff Verlag 63–70

[7] Willuhn G. (1986) Arnika- Kontaktdermatitis und die sie verursachenden Kontaktallergien. Dtsch. Apoth. Ztg. 126; 2038–2044

[8] Hausen B. M., (1980) Arnikaallergie. Der Hautarzt 31; 10–17

[9] Jaggy H., Koch E. (1997) Chemistry and biology of alkylphenole from Ginkgo biloba L. Pharmazie 52:735–738

[10] Roots I. (1997). Hypericin and Pseudohypericin: Pharmacokinetics and effects on Photosensitivity in humans. Pharmacopsychiatry 30 (Suppl.) 94–101

[11] Schempp Ch.M. (2000) Photosensibilisierung durch Johanniskraut- praktisches und theoretisches Problem. Schweiz.Zschr. GanzheitsMedizin 12:164

[12] Rouler M., Laurin R., Rivier I,. Calame A. (1988) Hepatic veno-occlusive disease in newborn infant of a women drinking herbal tea. J. Paediatric 112: 433–436

[13] Danninger Th., Hagemann U., Schmidt V., Schönhofer P.S. (1983). Zur Toxizität Pyrrolizidinalkaloid-haltiger Arzneipflanzen. Pharm. Ztg. 128:289–302

[14] Benninger J., Schneider H.Z., Kirchner T., Hahn E.G. (1998) Akute Hepatitis nach Einnahme von Schöllkrautpräparaten. Abstrakt 176, 14. Jahrestagung der Deutschen Arbeitsgemeinschaft zum Studium der Leber 30/31.1. 1998 Halle

[15] Greving I., Meister V., Monnerjahn C., Müller K.M., May B. (1998). Chelidonium majus: A rare reason for severe hepatotoxic reaction. Pharmacoepidemiology and drug saftey 7: 66–69
[16] Dalvi R.R. (1985) Sanguinarine: Its potential as liver toxic alkaloids present in the seeds of Argemone mexicana. Experientia 42:77–78
[17] Ulrichova J., Walterova D., Vavreckova C., Kamarad V., Kobayashi S. (1993) Cytotoxicity of Benzo(c)phenanthridinium alkaloids in isolated rat hepatocytes. Phytotherapy Res 10: 200–202
[18] Gebhardt R., Gaunitz F. (1999) Testung Schöllkraut-Alkaloide. Bericht zur Cytotoxizitäts-Untersuchung. Internal Report by Firmenverbund and BAH. Bonn Leipzig
[19] Strahl S., Ehret V. Dahm H. H., Maier K. P. (1989) Nekrotisierende Hepatitis nach Einnahme pflanzlicher Heilmittel. Dtsch. Med. Wschr. 123: 1410–1414
[20] Saß M., Schnabel S., Kröger J., Liebe S., Schareck W.D. (2000) Akutes Leberversagen durch Kava-Kava – eine seltene Indikation zur Lebertransplantation., Z. Gastroenterologie 39, P.29
[21] Brauer R.B., Pfab R., Becker T., Berger H., Stangl M. (2000). Fulminates Leberversagen nach Einnahme des pflanzlichen Heilmittels Kava-Kava. Z. Gastroenterologie 39, P30
[22] Escher M., Desmeules J. (2001) Hepatitis associated with Kava, a herbal remedy for anxiety. BJM, Vol. 322, 139c
[23] Kraft M., Spahn T.W., Menzel J., Senninger N., Dietl K.H., Herbst H., Domschke W., Lerch M.M. (2001). Fulminantes Leberversagen nach Einnahme des pflanzlichen Antidepressivums Kava Kava. Dtsch Med Wschr. 126: 970–972
[24] Abt A.B., Oh J.Y., Huntington R.A., Burkard K.K. (/1995) Chinese herbal medicine induced renal failure. Arch In. Med. 155, 211–212
[25] Depierre M., Van Damme B., Van Houte K., Vanherwegem J. L. (1994) Pathological aspects of a newly described nephropathie related to prolonged use of chinese herbs. Am J.Kidney Dis 24; 172–180
[26] Tang W. (1995) Mutagenic and Carcinogenic Constituents of the Chinese herbal Medicine. Abstracts of Chinese Medicine 6: 227–271
[27] Eisenbrand G., Tang W. (1997) Nutzen und Grenzen von Mutagenitäts- und Kanzerogenitätsstudien. In: Phytopharmaka in Forschung und klinischer Anwendung III, Loew D., Rietbrock N., Hrsg. Steinkopff Verlag Darmstadt 3–16
[28] Westendorf J., Regan J. (2000) Induction of DNA strand-breaks in primary hepatocytes by ginkgolic acid. Pharmazie 55:864–865
[29] Gutendorf B., Regan J., Westendorf J. (2001). Induction of DNA Strand breaks and tumor promotion in primary rat hepatocytes by ginkgolic acid. Toxicologist 60:288
[30] Ernst E. (2000) Possible interaction between synthetic and herbal medicine products. Part 1: a systemetic review of the indirect evidence. Perfusion 13, 4–15
[31] Ernst E. (2000) Interaction between synthetic and herbal medicine products. Part 2: a systemetic review of the indirect evidence. Perfusion 13, 60–70
[32] Roots I., Johne A., Maurer A., Donath F., Bauer S., Brockmöller J. (1999) Pharmakokinetische Arzneimittelinteraktion unter der Behandlung mit Johanniskraut-Extrakt. 10. Jahrestagung der Gesellschaft für Phytotherapie 10–12. November 1999.

7 Sinnhaftigkeit von pflanzlichen Kombinationen

Arzneimittel mit mehreren wirksamen Bestandteilen in einem festen Mengenverhältnis werden als fixe **Arzneimittelkombination** bezeichnet. Vielfach handelt es sich noch um fiktiv zugelassene Kombinationen, die weniger auf wissenschaftlich belegtem Erkenntnismaterial als auf Plausibilitätsüberlegungen und Empirie beruhen [1]. An sie werden heute verschärfte Anforderungen bzgl. des Nachweises von Wirksamkeit, Unbedenklichkeit und Sinnhaftigkeit gestellt. Im Oktober 1971 veröffentlichte die FDA Kriterien zur Beurteilung fixer Arzneimittelkombinationen. Sie beruhen auf den Grundgedanken des damaligen FDA-Direktors Crout, wurden 1974 in The Journal of Clinical Pharmacology [2] publiziert und enthalten zwei wesentliche Gesichtspunkte:

- Jede Komponente muss zum Erreichen des therapeutischen Ziels beitragen.
- Die Dosierung jeder Einzelkomponente muss so gewählt werden, dass die Kombination als solche sicher und für den Durchschnittspatienten wirksam ist.

Auf europäischer Ebene sind die Forderungen im Anhang V zur EG-Empfehlung 83/571/EWG im Amtsblatt der Europäischen Gemeinschaft vom 28.11.1983 publiziert [3]. Die „Note for Guidance on Fixed Combination“ aus dem Jahre 1983 regelt die Anforderungen an Kombinationspräparate in Europa. Seit April 1996 ist die überarbeitete Fassung dieser „CPMP Note for Guidance on fixed Combinations“ in Kraft [4]. Danach ist die Kombination aktiver Inhaltsstoffe zu begründen.

Mögliche Vor- und Nachteile fixer Kombination

Mögliche Vorteile

- Verbesserung der Relation von therapeutischen und toxischen Wirkungen z.B. als Ergebnis der Potenzierung der therapeutischen Wirkung,
- Therapievereinfachung mit der Folge einer besseren Compliance.

Mögliche Nachteile

- Eine fixe Kombination kann nicht nach den individuellen Anforderungen zusammengestellt werden
- Kombinationspartner können unterschiedliche pharmakokinetische Eigenschaften aufweisen
- mit einer Akkumulation nachteiliger Reaktionen ist zu rechnen.

Nach dem deutschen Arzneimittelgesetz sind fixe Arzneimittelkombinationen unter folgenden Voraussetzungen sinnvoll:

1. Jeder arzneilich wirksame Bestandteil leistet einen Beitrag zur positiven Beurteilung des Arzneimittels (§ 22 (3a) AMG).
2. Unerwünschte Wirkungen von Einzelkomponenten werden durch Dosisreduktion vermindert.
3. Die einzelnen Kombinationspartner stimmen im Wirkungseinritt, in der Wirkungsdauer und im Dosierungsintervall überein.
4. Die Wirksamkeit und Unbedenklichkeit der Einzelkomponenten ist belegt.

Diese Richtlinien haben auch für rationale pflanzliche Kombinations-Arzneimittel zu gelten. Aufgrund des Extraktes als Vielstoffgemisch ergeben sich jedoch Besonderheiten, die bei Phytopharmaka-Kombinationen zu beachten sind.

- Drogen und hieraus hergestellte Extrakte sind in ihrer Gesamtheit und nicht bezüglich der einzelnen Inhaltsstoffe als Wirkstoff anzusehen. Sie gelten als Summe unterschiedlich pharmakologisch aktiver, synergistischer, komplementärer aber auch antagonistisch wirkender Inhaltsstoffe.
- Extrakt ist nicht gleich Extrakt, weshalb bei einer Kombination die Wirkung der Einzelpartner zu begründen und Wechselwirkungen auszuschließen sind.
- Mit Zunahme von Kombinationspartnern muss bei der biopharmazeutischen Qualität die qualitative und quantitative Konformität der fixen Kombination gewährleistet sein. Pharmazeutische Inkompatibilitäten sind auszuschließen.
- Bei rationalen Phytopharmaka-Kombinationen ist die Anzahl der Kombinationspartner zu beschränken.
- Mit der Kombination sollen unterschiedliche Symptome oder Pathomechanismen beeinflusst werden.
- Die jeweiligen Kombinationspartner sollten gleichartig und gleichsinnig wirken. Sie sollen sich synergistisch bzw. komplementär ergänzen.
- Die Dosierung der Einzelpartner kann unterhalb aber auch im Bereich der entsprechenden Aufbereitungsmonographie für die individuelle Droge liegen.
- Wichtig sind die Verbesserung der Verträglichkeit und eine Therapievereinfachung

Grundsätzlich sollten auch bei pflanzlichen Arzneimitteln, ähnlich den chemisch definierten Präparaten, Monoextrakte bevorzugt werden. Dies gilt insbesondere für Anwendungsgebiete mit einem hohen Indikationsanspruch, darunter die chronische Herzinsuffizienz, Hirnleistungsstörungen, Angst, Depressionen, fibroadenomatöse Prostatahyperplasie, chronische Veneninsuffizienz und Lebererkrankungen. Bei nervösen Unruhezuständen, Schlafstörungen, Rhino-Sinusitiden, Erkältungskrankheiten, Magen-, Darmerkrankungen oder urologischen Erkrankungen können fixe Kombinationen durchaus eine Berechtigung haben, wenn sich einzelne Kombinationspartner in ihrer Wirkung synergistisch oder komplementär ergänzen. Die Sinnhaftigkeit der einzelnen Partner sollte nach Möglichkeit experimentell belegt und klinisch begründet sein.

Eine rationale Therapie hat neben der Diagnose, einem Behandlungsbedarf, der Compliance, der Arzneimittelsicherheit auch pharmaökonomische Gesichtspunkte zu berücksichtigen. Aus pharmakologischer Sicht sind Art, Dosis und Zahl der Arzneistoffe einzusetzen, die dem jeweiligen Behandlungsbedarf des Patienten entsprechen; aus ärztlicher Sicht muss die gewählte Therapie medizinisch begründet sein, den sorgfältig erhobenen Befunden sowie dem Krankheitsbild entsprechen und zu gleichwertigen alternativen Verfahren abgewogen sein. Während die Diagnose ein weitgehend definiertes Kriterium darstellt, ist der Patient der individuelle Faktor, auf den die jeweilige Therapie abzustellen und dessen Wille zu berücksichtigen ist; er kann zwar einseitig den Therapievorschlag ablehnen, hat aber andererseits die Verweigerung des Arztes zu einer ungeeigneten Therapie zu respektieren [5]. Häufig handelt es sich um ältere Patienten mit Mehrfachbeschwerden bzw. Erkrankungen, für die verschiedene Arzneimittel in Frage kommen. Gleiches gilt für Erkrankungen mit vielfältiger Symptomatik, die mit verschiedenen Arzneistoffen unterschiedlicher Substanzklassen therapiert werden. Werden in diesen Fällen mehrere Einzelsubstanzen verabreicht, so ist der Begriff Monotherapie nicht korrekt [6]. In Wirklichkeit handelt sich um eine Ad-hoc-

Kombination, da die Einzelsubstanzen in Form mehrerer Monopräparate eingenommen werden. Von dieser Ad-hoc-Kombination sind fixe Kombinationen zu unterscheiden, die in additive und komplementäre Kombinationen unterteilt werden:

- Bei der **additiven Kombination** sind die Einzelpartner pharmakodynamisch im Sinne additiver oder sich gegenseitig verstärkender, synergistischer Wirkungen oder nebenwirkungsabschwächender Effekte abgestimmt.
- **Komplementäre Kombinationen** enthalten dagegen pharmakologisch differente Wirkstoffe aus verschiedenen Substanzklassen, die gegen verschiedene, bei einem Patienten gleichzeitig bestehende Symptome, Beschwerden, Krankheitsbilder, Mangelzustände bzw. Mechanismen gerichtet sind.

Nach Auffassung der Aufbereitungskommission E [7] *„ist ein Beitrag zur positiven Beurteilung gegeben, wenn der arzneilich wirksame Bestandteil zur therapeutischen Wirksamkeit beiträgt. Es können auch arzneilich wirksame Kombinationspartner enthalten sein, für die aufgrund ihrer Wirkung ein Beitrag zur Wirksamkeit der Gesamtkombination plausibel gemacht werden kann. Die Kombination muss indikationsbezogen der Therapie oder Vorbeugung dienen... Denkbar ist, dass die einzelnen Bestandteile einer fixen Kombination gleichzeitig Erleichterung bei unterschiedlichen Symptomen eines solchen Krankheitszustandes bringen sollten. Es wäre jedoch nicht richtig, jedes einzelne Symptom als Indikation einer fixen Kombination zu betrachten, da dieses auch bei anderen Krankheiten auftreten kann und die anderen Bestandteile für die Behandlung dieses Symptoms irrelevant sein könnten“.* Nach Gundert-Remy [8] können einzelne Symptome, die zusammengefasst eine Krankheitseinheit bilden, Angriffspunkte hinsichtlich der Wirksamkeit der einzelnen Kombinationspartner darstellen. Nach gesetzlichen, klinisch-pharmakologischen und klinischen Gesichtspunkten können fixe Arzneimittelkombinationen unter folgenden Bedingungen sinnvoll sein:

- Es muss plausibel sein, dass ein Patientenkollektiv existiert, für das die fixe Kombination eine adäquate Therapieform darstellt.
- Das Patientenkollektiv für die fixe Kombination muss eindeutig definiert sein, damit Arzt und Patient eine sichere Auswahl treffen können.
- Eine Compliance-Verbesserung darf durch Nachteile nicht aufgewogen werden. Compliance-Verbesserung bedeutet eine Verbesserung der Therapie und der Arzneimittelsicherheit.
- Die Zahl der Kombinationspartner muss dem Behandlungsbedarf entsprechen.
- Bei additiven Kombinationen muss die therapeutische Gesamtwirkung durch Wirkungspotenzierung verstärkt und unerwünschte Wirkungen müssen von Einzelkomponenten durch Dosisreduktion vermindern werden.
- Bei komplementären Kombinationen darf die Wirksamkeit bei gleichzeitiger Gabe nicht therapierelevant schlechter sein als die alleinige Gabe der jeweiligen Einzelpartner.
- Die einzelnen Kombinationspartner müssen in Wirkungseintritt, Wirkungsdauer und Dosierungsintervall soweit übereinstimmen, dass keine therapierelevante Wirkstoffüberdosierung oder -unterdosierung während der Einnahmeintervalle eintritt.
- Die Wirksamkeit und Unbedenklichkeit der Einzelkomponenten muss belegt sein.
- Bei Komponenten mit enger therapeutischer Breite ist eine kombinierte Gabe,

gleichgültig ob in fixer oder Ad-hoc-Form, immer problematisch.

Unter Praxisbedingungen sind Nachteile von fixen Kombinationspräparaten gegenüber denen von Ad-hoc-Kombinationen unter Beachtung folgender Aspekte abzuwägen:

Fixe Kombinationen: Verlust der individuellen Dosierbarkeit z.B. bei Kindern, älteren Personen, Patienten mit beeinträchtigter renaler Elimination infolge eingeschränkter Nierenfunktion, gestörter hepatischer Metabolisierung sowie problematische Arzneistoffen mit geringer therapeutischer Breite.

Ad-hoc-Kombination: Für die Wirkstoffauswahl und Dosierung existieren selten Prüfungen auf mögliche pharmakodynamische oder pharmakokinetische Inkompatibilitäten z.B. auf Wirkungseintritt, Wirkungsdauer und Dosierungsintervall. Dem Arzt steht hierzu ausschließlich die Fachinformation zur Verfügung. Im Rahmen der Selbstmedikation kann sich der Patient lediglich nach der Packungsbeilage ausrichten oder Arzt bzw. Apotheker fragen.

Entscheidend und praxisrelevant ist die Abwägung, ob der Nachteil des Verzichts auf eine oder mehrere an sich zur Behandlung notwendigen Komponenten durch die Nachteile einer fixen oder Ad-hoc-Kombination wirklich zu rechtfertigen ist. Diese Abwägung kann im Einzelfall nur der behandelnde Arzt vornehmen. Unter Zugrundelegung der gesetzlichen und pharmakologischen Aspekte lassen sich fixe pflanzliche Kombinationen anhand der Inhaltsstoffe und des pharmakologischen Wirkprofils durchaus begründen. Zur Gewährleistung einer konstanten Qualität sollten pflanzliche Kombinationen nicht mehr als 3–5 Drogen bzw. Extrakte enthalten. Im Hinblick auf synergistische und komplementäre Wirkungen bieten sich fixe Kombinationen z.B. bei folgenden Indikationen an:

Sedierung: Baldrian mit Hopfen bzw. Passionsblume, Melisse, Lavendel. Da Baldrian pharmakologisch, klinisch-pharmakologisch und klinisch ausreichend belegt ist, sollte in der fixen Kombination Baldrian enthalten sein [9].

Rhino-Sinusitis: Sekretolytika und Antiphlogistika. Durch Schleimverflüssigung und Entzündungshemmung werden Drainage und Ventilation verbessert.

Trockener Husten: Infolge des komplementären Wirkungsmechanismus bieten sich Schleimdrogen mit ätherischen Ölen an [10]. Mucilaginosa bilden eine schützende Schleimschicht über Mechanorezeptoren, und ätherische Öle wirken über die Stimulation von Kaltrezeptoren bzw. über Rezeptoren, welche den Husten triggern.

Feuchter Husten: Durch Stimulation der Sekretion von dünnflüssigem Schleim, Verflüssigung des zähflüssigen Schleims und/oder Beschleunigung des Abtransportes durch das Flimmerepithel lassen sich Kombinationen aus sekretolytisch, mukolytisch und sekretomotorisch wirkenden Expektoranzien begründen [10].

Magen-Darm Trakt: Die verschiedenen Symptome des Reizmagen-Syndroms und des Reizdarm-Syndroms lassen sich kaum mit einem Monopräparat beeinflussen.

- Beim Reizmagen-Syndrom sind dies epigastrische Schmerzen, Druckgefühl, Völlegefühl, frühzeitiges Sättigungsgefühl, Aufstoßen, Erbrechen, retrosternales Brennen oder geblähter Leib.
- Beim Reizdarm-Syndrom sind dies abdominelle Schmerzen – oft in Beziehung zur Defäkation, da meist Erleichterung

durch Defäkation erreicht wird – Veränderungen der Defäkation in Frequenz, Konsistenz, Passage und Gefühl der abdominellen Distension und/oder Blähung.

Hier sind symptomorientierte fixe Kombinationen sinnvoll. In Abhängigkeit vom Hauptsymptom kommen Amara (Pura, Aromatica, Adstringentia, Acria), Karminativa, Spasmolytika, Choleretika oder Chlolagoga infrage. Die Vielfältigkeit von fixen Kombinationen ist hier zwangsläufig bedarfsgerecht und symptomorientiert für Arzt und Patienten ausgerichtet.

Urologika: Mit Drogen aus Birkenblättern, Hauhechelwurzel, Orthosiphonblättern, Petersilienkraut/-wurzel, Goldrutenkraut, Löwenzahnwurzel mit -kraut und Brennesselkraut/-blätter lassen sich verschiedene Kombinationen gestalten [11]. Langfristig sollte die jeweilige Kombination wenigstens klinisch-pharmakologisch geprüft werden.

Fixe Arzneimittelkombinationen sind zulassungspflichtig und müssen die diskutierten gesetzlichen Anforderungen an Sinnhaftigkeit und an Ausschluss therapierelevanter negativer Interaktionen erfüllen. Für Ad-hoc-Kombinationen sind derartige Untersuchungen nicht gefordert. Entsprechende Daten stehen somit nicht zur Verfügung. Aus der Fachinformation gehen für den behandelnden Arzt lediglich Hinweise auf mögliche Wechselwirkungen und auf den Einnahmemodus hervor. Bei ad-hoc-Kombinationen besteht neben einem möglicherweise höheren Sicherheitsrisiko infolge Datenmangel auch das Problem des effektiven Behandlungsergebnisses.

Den gesetzgeberischen und wissenschaftlichen Anforderungen an Kombinationsarzneimittel stehen praxisrelevante Gesichtspunkte gegenüber. Dies betrifft den behandelnden Arzt, den beratenden Apotheker und letztendlich den Patienten. Vor der Therapie legt der behandelnde Arzt anhand des anamnestischen, klinisch-apparativen und labordiagnostischen Befundes die Diagnose fest. Bei der Arzneimittelauswahl ist er auf eine ausreichende Information zum jeweils eingesetzten Arzneimittel angewiesen, die er aus der Fachinformation, aus modernen elektronischen Medien oder direktem Kontakt mit dem pharmazeutischen Hersteller erhält. Bei Kombinationen – ad hoc oder fix – müssen neben theoretischen Argumenten, die für oder gegen das jeweilige Therapieverfahren sprechen, praktische und empirische Argumente bedacht werden. Bei ausreichender Kenntnis der pharmakologischen Wirkung der Inhaltsstoffe und ärztlicher Erfahrung ist sowohl bei ad-hoc- als auch bei fixen Kombinationen kaum mit Problemen im Hinblick auf Wirksamkeit und Unbedenklichkeit zu rechnen. Bei der Selbstmedikation ist zunächst der Apotheker gefordert. In seiner Eigenschaft als Arzneimittelfachmann hat er den Patienten bei der Wahl des geeigneten Arzneimittels zu beraten, die Eigendiagnose des Patienten zu überprüfen und ihn im Zweifelsfall insbesondere bei länger anhaltenden Beschwerden an einen Arzt zu verweisen. Diagnose und Therapie sind dem Arzt vorbehalten. Grundsätzlich hat der Patient solange das Recht über seine Behandlung zu entscheiden, wie keine speziellen Risiken vorliegen, die ärztliche Entscheidungen erfordern. Dies betrifft z.B. die Selbstmedikation im Rahmen von Krankheiten, bei denen aufgrund gleichartiger und sich wiederholender Symptome der mündige Bürger ein solches Kranheitsbild meist selbst einschätzen und sich selbst behandeln kann. Ob er dies mit einer fixen Kombination, einer ad-hoc-Kombination oder einem Monopräparat tut, sollte dem Patienten vorbehalten bleiben.

Literatur

[1] Loew D. (1998): Mono- und Kombinationspräparate aus pflanzlichen Arzneimitteln, In: Phytopharmaka in Forschung und klinischer Anwendung IV. Hrsg. D. Loew, N. Rietbrock. Steinkopff Verlag 121–127

[2] Crout R.(1974): Fixed Combination prescription drugs: FDA Policy. J. Clin. Pharmacol. 249–254

[3] Empfehlung des Rates vom 26.10.93 zu den Versuchen mit Arzneimittelspezialitäten im Hinblick auf deren Inverkehrbringen (83–571 EWG), Amtsblatt der Europäischen Gemeinschaften Nr. L332 vom 18.11.84

[4] CPMP efficacy working party. Note for guidance on fixed combination medicinal products. CPMP/EWP/240/95. London 17.April, 1996. Pharm. Int. 58, Nr. 6, 504,1996

[5] Loew D. (1997) Heilversuch, klinische Forschung und Therapiefreiheit – ärztliche Aspekte. Z. ärztli. Fortbild. Qual.sich. 91:691

[6] Loew D.(1997) Stellenwert von Kombinationsarzneimittel. Klin. Pharmakol. Akt. 8(2): 25

[7] Bewertung von fixen Kombinationen aus Phytopharmaka (Kommission E)

[8] Gundert-Remy U.: Grundzüge der klinisch-pharmakologischen und klinischen Beurteilung bei der Zulassung von Fertigarzneimitteln. Hrsg. Schnieders, Mecklenburg, Zulassung und Nachzulassung von Arzneimitteln. Aesopus Verlag 197, 64–70

[9] Loew D.(1998) Pharmakologie und Klinik von pflanzlichen Sedativa. In Phytotherapie bei Störungen und Erkrankungen des Nervensystems. Hrsg. S. Chrubasik, M. Wink., Verlag M. Rheinheimer 45–50.

[10] Loew D., Schrödter A., Schilcher H.(1997) Phytopharmaka bei katarrhalischen Erkrankungen der oberen und unteren Atemwege. In: Phytopharmaka in Forschung und klinischer Anwendung III. D. Loew, N. Rietbrock (Hrsg). Steinkopff-Verlag 179- 190

[11] Schilcher H.(1993) Phtopyharmaka. In: Diuretika, Chemie, Pharmakologie und Therapie einschließlich Phytotherapie. D. Loew, V. Heimsoth, H. Hortsmann, E. Kuntz, H. Schilcher, M. Marshall (Hrsg). 3. Aufl., Thieme Verlag, Stuttgart, 300

8 Verordnungsfähigkeit von pflanzlichen Arzneimitteln

Bei Arzneimitteln sind rezeptpflichtige, apothekenpflichtige und frei verkäufliche Präparate zu unterscheiden. Erste dürfen nur von Ärztinnen und Ärzten verordnet und über die Apotheke abgegeben werden. Die Entscheidung über die Rezeptpflicht erfolgt durch ein Expertengremium beim BfArM in Bonn. Als wichtigstes Kriterium für die Einstufung eines Arzneimittels als nicht-rezeptpflichtig ist die über Jahre erwiesene Sicherheit und Ungefährlichkeit. Verordnungsfähig sind Arzneimittel, die zu Lasten der gesetzlichen Krankenkassen (GKV) auf Kassenrezept verschrieben werden dürfen. Hierunter fallen sowohl rezeptpflichtige als auch nicht-rezeptpflichtige apothekenpflichtige Arzneimittel. Nicht verordnungsfähige Arzneimittel sind in den Arzneimittel-Richtlinien des Bundesausschusses der Ärzte und Krankenkassen über die Verordnung von Arzneimitteln in der vertragsärztlichen Versorgung (AMR-Richtlinien) in der Fassung vom 31. August 1993 (Bundesanzeiger Nr. 246, S. 1155), zuletzt geändert am 3. August 1998 (Bundesanzeiger S. 14491), Anlage 2, zuletzt geändert am 25. Oktober 1999 (Bundesanzeiger 2000 S. 681), zuletzt geändert 3. Mai 2001 (Bundesanzeiger Nr. 157, S. 18422) enthalten [1]. Dort heißt es:

- 12. Für die Verordnung von Arzneimitteln ist der therapeutische Nutzen gewichtiger als die Kosten.
- 13. Therapeutischer Nutzen setzt eine Nutzen-Risiko-Abwägung mit günstigem Ergebnis voraus; er besteht in einem nach dem allgemein anerkannten Stand der medizinischen Erkenntnisse relevanten Ausmaß der Wirksamkeit bei der definierten Indikation. Arzneimittel mit nicht ausreichend gesichertem therapeutischen Nutzen darf der Vertragsarzt nicht verordnen. Die Verordnung von Arzneimitteln der besonderen Therapierichtungen Phytotherapie, Homöopathie und Antroposophie ist nicht ausgeschlossen. Bei ihrer Verordnung ist der besonderen Wirkweise dieser Arzneimittel Rechnung zu tragen (§ 2, 34 SGB V).

Rationale Phytopharmaka sind damit gleichrangig den chemisch definierten Arzneimitteln zu Lasten der gesetzlichen Krankenversicherung verordnungsfähig. Dies geht unter anderem aus § 2 des Sozialgesetzbuches V (SGB V) hervor, wo es heißt: *„Behandlungsmethoden, Arznei- und Heilmittel der besonderen Therapierichtungen sind nicht ausgeschlossen [2]. Qualität, Wirksamkeit, Unbedenklichkeit der Leistungen haben dem allgemein anerkannten Stand der medizinischen Forschung zu entsprechen und den medizinischen Fortschritt zu berücksichtigen.“* Diese Regelung des Sozialgesetzbuches V gilt für alle Arzneimittel gleichermaßen. Die Verordnung muss bedarfsgerecht, ausreichend und zweckmäßig sein. Sie darf das Maß des Notwendigen nicht überschreiten und muss wirtschaftlich erbracht werden (§§ 12, 70 SGB V). Das Wirtschaftlichkeitsgebot wird durch die Arzneimittelrichtlinien des Bundesausschusses der Ärzte und Krankenkassen konkretisiert [1]. Z. B. sind Mittel zur Behandlung geringfügiger Gesundheitsstörungen nicht verordnungsfähig (AMR Nr. 17.1 in Verbindung mit § 34 Abs. 1 SGBV). Bestimmte Arzneimittel dürfen unter der Voraussetzung, dass zuvor allgemeine, nicht medikamentöse Maßnahmen wie Diät, physikalische Maßnahmen, Lebensführung oder körperliches Training genutzt wurden, das Behandlungsziel aber nicht erreicht wurde, nach AMR 17.2 verordnet werden. Folgende Arzneimittel dürfen Versicherten, die das 18. Lebensjahr vollendet haben, nicht zu Lasten der GKV verordnet werden (AMR Nr. 16.1):

- Arzneimittel zur Anwendung bei Erkältungskrankheiten, grippalen Infekten, einschließlich anzuwendender Schnupfen-, Schmerzmittel, hustendämpfender und hustenlösender Mittel, soweit es sich um geringfügige Störungen handelt (AMR Nr. 16.1).
- Mund- und Rachentherapeutika, ausgenommen Pilzinfektionen, geschwürige Erkrankungen der Mundhöhle und nach chirurgischen Eingriffen im Hals-Nasen-Ohrbereich (AMR 16.1).
- Abführmittel, außer zur Behandlung von Erkrankungen z.B. im Zusammenhang mit Tumorleiden, Megacolon, Divertikulose, Divertikulitis, neurogener Darmlähmung, diagnostischen Eingriffen und bei phosphatbindender Medikation bei chronischer Niereninsuffizienz (AMR 16.1).
- Arzneimittel gegen Reisekrankheiten, ausgenommen gegen Erbrechen bei Tumortherapie und anderen Erkrankungen z.B. M. Meniere (AMR 16.1).
- Arzneimittel die auf der „Negativ-Liste" (AMR NR. 16.2) stehen. Diese Liste wird gemäß § 34 Abs. 3 SBG V vom Bundesminister per Rechtsverordnung erlassen zuletzt am 16.11.2000.

Die jetzige **Negativliste** ist die Änderung der ersten **Negativliste** (Verordnung über unwirtschaftliche Arzneimittel in der gesetzlichen Krankenversicherung vom 21.2. 1990 [BGbl I, S. 301 vom 6.3.1990,] in Kraft getreten am 1.7.1991). Diese Änderung der Negativlisten Rechtsverordnung über unwirtschaftliche Arzneimittel ist am 30.11. 2000 in Kraft getreten. Sie enthält Wirkstoffe bzw. Wirkstoffkombinationen, aber keine Fertigarzneimittel. Vom Bundesausschuss der Ärzte und Krankenkassen (BÄK) wurde der Bundesverband der Betriebskrankenkassen (BKK) beauftragt, eine entsprechende Präparateliste zur erstellen. Inzwischen liegt der Entwurf der Negativ-Präparateliste unter Angaben der Pharmazentralnummer, Handelsname, Packungsgröße, Packungseinheit, Darreichungsform und Hersteller zur Möglichkeit der schriflichen Stellungnahme vor. Nach dem Fehlerkontrollverfahren und der Beschlussfassung der BÄK wurde die endgültige Präparateliste gemäß § 93 SGB V am 11. 9. 02 im Bundesanzeiger veröffentlicht.

Im Rahmen der GKV-Gesundheitsreform 2000 ist das Bundesministerium für Gesundheit (BMG) in § 33a Abs. 1 SGB V ermächtigt worden, durch Rechtsverordnung mit Zustimmung des Bundesrates eine Liste verordnungsfähiger Arzneimittel nach Wirkstoffen und Wirkstoffkombinationen unter Berücksichtigung der Indikationen und Darreichungsformen in der vertragsärztlichen Versorgung zu erlassen. Von einer neunköpfigen Kommission des Instituts für die Arzneimittelverordnung in der gesetzlichen Krankenversicherung (iagkv) wurde in der Zeit vom 17.5.2000 bis 13.7. 2001 eine Vorschlagsliste zur **Positivliste** abgeschlossen, ein Listenentwurf einstimmig beschlossen und zur Stellungnahme zur Verfügung gestellt. Dieser Listenentwurf besteht aus einem Hauptteil und einem Anhang. Im Hauptteil werden nur Arzneistoffe, ggf. Zubereitungen und ausnahmsweise Handelspräparate nach evidenz-basierten Kriterien und des ATC-Codes im Hinblick auf Verordnungsfähigkeit bzw. nicht verordnungsfähige Substanzen mit Begründung für die Einschränkung und Ausschlüsse aufgeführt, darunter auch Phytopharmaka. In den Anhängen sind pflanzliche Monopräparate bzw. fixe Kombinationen nach Produktbezeichnungen bzw. bei einigen Fertigarzeinmitteln die pharmazeutischen Unternehmer mit Verordnungsfähigkeit bzw. Begründung von Einschränkungen und Ausschlüssen genannt.

Nach Bearbeitung der schriftlichen Stellungnahmen wurde am 27.4.2002 vom Institut für die Arzneimittelversorgung in der gesetzlichen Krankenversicherung (iagkv) eine inhaltlich einstimmig verabschiedete Vorschlagsliste an den Staatssekretär im Bundesministerium für Gesundheit übergeben. Diese Liste ist zuvor nicht der Öffentlichkeit bzw. der Fachöffentlichkeit zur Einsicht zur Verfügung gestellt worden. Sie ist wie der Entwurf in einen Hauptteil und einen gesonderten Teil für Phytopharmaka, Homöopathika und anthroposophische Arzneimittel nach Wirkstoffgruppen bzw. nach Wirkstoffen gegliedert. Das BMG erarbeitet derzeit einen Entwurf einer Rechtsverordnung. Dieser Verordnungsentwurf wird zusammen mit der Vorschlagsliste publiziert. Nicht berücksichtigte Hersteller können dann individuelle Anträge innerhalb der 4-Wochen-Frist stellen. Da das Verordnungsgebungsverfahren im Sommer 2002 nicht abgeschlossen werden kann, die Rechtsverordnung zur Positivliste vor der Bundestagswahl am 22.9.2002 nicht mehr in Kraft treten. Von Seiten der Kritiker, wird die Positivliste als überflüssig angesehen, da keine weitere Kostensenkung im GKV-Arzneimittelsektor, sondern eher Kostensteigerung und kein Beitrag zur Qualitästsicherung erreicht wird. Darüber hinaus bestehen verfassungsrechtliche Bedenken.

Da im Rahmen der legislativen Bewertung an rationale pflanzliche Arzneimittel die gleichen Forderungen an Qualität, Wirksamkeit und Unbedenklichkeit gestellt werden wie an chemisch definierte Arzneimittel, dürfen sie im Hinblick auf ihre Verordnungsfähigkeit zu Lasten der GKV nicht ausgegrenzt werden [3]. Demgegenüber sind „traditionelle“ Arzneimittel nach den AMR [1] nicht zu Lasten der gesetzlichen Krankenkasse verordnungsfähig. Vielfach werden die Begriffe Verordnungsfähigkeit und Erstattungsfähigkeit fälschlich synonym verwendet. Verordnungsfähigkeit bedeutet, dass eine Sachleistung gegenüber der GKV geltend gemacht werden kann. Bei der Erstattungsfähigkeit hingegen reicht der Patient eine Rechnung oder ein Rezept bei einer Kasse – meist bei einer privaten Krankenkasse – ein, von der die Leistungen dann übernommen wird. In der GKV ist diese eine Ausnahme [4, 5].

Literatur

[1] Richtlinien des Bundesausschusses der Ärzte und Krankenkassen über die Verordnung von Arzneimitteln in der vertragärztlichen Versorgung (Arzneimittel-Richtlinie/ AMR) vom 31. August 1993. (1994) Deutsches Ärzteblatt 91, A-139

[2] Sozialgesetzbuch (SGB)– Gesetzliche Krankenversicherung SGB V vom 20.12.1988 (BGBl 1. S. 2477) zuletzt geändert durch das Gesetz vom 21.12.1992 (BGBl 1, S 2266) SGB V

[3] Loew D., Habs M., Trunzler G., Klimm D. (1999) Phytopharmaka-Report 2. Aufl. Steinkopff Verlag Darmstadt.

[4] Glaeske G. (1998) Pflanzliche Arzneimittel – mehr als Rationalität? In: Phytopharmaka in Forschung und klinischer Anwendung IV. D. Loew, N. Rietbrock. (Hrsg.) Steinkopff Verlag S. 129–139

[5] Glaeske G. (1999) Evidence based medicine aus Sicht der Krankenkassen – ein Rahmen für qualifizierte Therapiefreiheit und verbesserte Wirtschaftlichkeit? Z.ärztl. Fortbild. Qual. sich, 93: 421–426

9 Anwendungsgebiete für Phytopharmaka

Pflanzliche Arzneimittel sind ein wichtiger Bestandteil der Pharmakotherapie, sei es in der Versorgung des Patienten in der ärztlichen Praxis oder im Rahmen der Selbstmedikation nach fachkompetenter Beratung durch den Arzt oder den Apotheker. Nach einer Umfrage des Instituts für Demoskopie in Allensbach [1] unter 2647 Befragten ab 16 Jahren ist der Bevölkerungsanteil, der Naturheilmittel verwendet von 52 % im Jahre 1970 auf 65 % im Jahre 1997 gestiegen, wobei überdurchschnittlich Frauen (74 %) sowie Personen mit höherer Schulbildung (72 %) regelmäßig oder gelegentlich Naturheilmittel verwenden. Allerdings würden sich bei ernsthaften Krankheiten nur 3 % auf diese verlassen. Nach den Ergebnissen dieser Studie ist in Zukunft mit einer weiteren Zunahme der pflanzlichen Arzneimittel zu rechnen: 41 % der Befragten geben an, dass in 50 Jahren in Deutschland mehr Menschen als heute Naturmittel verwenden. Im Auftrag des Bundesverbandes der Arzneimittel-Hersteller (BAH) wurden zwischen dem 5. und 15. Januar 2002 insgesamt 2 172 bevölkerungsrepräsentativ ausgewählte Personen ab 16 Jahre in den alten und neuen Bundesländern zur Einstellung zu Naturheilmitteln befragt (2). Der Studie zufolge stieg der Anteil in der Bevölkerung auf 72 % an. In der Altersgruppe der 16- bis 29jährigen verwenden bereits 57 % regelmäßig oder gelegentlich Naturheilmittel. Naturheilmittel werden in allen sozialen Schichten bzw. Berufen verwendet. Der Anteil der Anwender beträgt im Westen 73 % und im Osten 64 %. Auch in Zukunft ist mit einem weiteren Anstieg zu rechnen. Vorrangige Anwendungsgebiete sind Erkältungskrankheiten (69 %), Grippe (34 %), Schlaflosigkeit (27 %), Magenbeschwerden (26 %), Verdauungsbeschwerden (24 %), Kopfschmerzen (24 %), Nervosität (21 %). Die meisten der gesetzlich Versicherten legen Wert darauf, dass Naturheilmittel weiterhin zu Lasten der GKV verordnet werden sollten. Nach Hallauer [3] sind mehr als 60 % von 1008 Befragten der Meinung, Phytopharmaka könnten Krankheiten heilen oder zumindest lindern und 60 % wünschen, dass die gesetzlichen Krankenkassen dafür aufkommen. Eine Studie zur Anwendung von Phytopharmaka bei niedergelassenen Ärzten in NRW/Hessen und Dresden [4] belegt ebenfalls den hohen Stellenwert pflanzlicher Arzneimittel von 64 % bzw. 76 % bei Ärzten mit und 31 % ohne Zusatzbezeichung Naturheilverfahren als Alternative zu chemisch-definierten Substanzen. Sie sind im Allgemeinen keine Arzneimittel der Akut-, und Notfallmedizin und finden deshalb in der Klinik kaum Anwendung. Vielmehr werden sie vorrangig in der Praxis niedergelassener Ärzte der verschiedenen Fachrichtungen verschrieben. Meist werden sie bei subakuten und chronischen Erkrankungen eingesetzt, hauptsächlich als Monopräparate, nicht selten aber auch als Kombinationspräparate, wobei zu belegen ist, dass jeder arzneilich wirksame Bestandteil einen Beitrag zur positiven Beurteilung des Arzneimittels leistet. Typische Anwendungsgebiete und in ihrer klinischen Wirksamkeit gesicherte Phytopharmaka werden nachfolgend ohne Anspruch auf Vollständigkeit abgehandelt.

Literatur

[1] Allensbacher Archiv, IfD-Umfrage 6039, Januar 1997

[2] Allensbacher Archiv, IfD-Umfrage 2064, 6039, 7016, Januar 2002.

[3] Hallauer F. J., Kern A. O., Beske F. (1996). Ergebnisse einer Meinungsumfrage zu pflanzlichen Arzneimitteln. IGSF Institut für Gesundheits-System-Forschung. Kiel Juli 1996

[4] Petereit G., Rössler G., Kirch W., Loew D. (1998). Akzeptanz und Anwendung von Phytopharmaka bei niedergelassenen Ärzten mit und ohne Zusatzbezeichnung Naturheilverfahren. In: Loew D, Rietbrock N (Hrsg.), Phytopharmaka in Forschung und klinischer Anwendung IV. Steinkopff Verlag Darmstadt.

Spezieller Teil

1 Zentralnervensystem

1.1 Nichtorganische Insomnie, Definition, Pathogenese, Klinik

Folgt man Umfragen und Längsschnittstatistiken, dann sucht jeder vierte bis fünfte Patient seinen behandelnden Arzt wegen Ein- und Durchschlafstörungen auf [1–4]. Die Häufigkeit nimmt mit dem Alter zu und ist bei Frauen häufiger als bei Männern anzutreffen. Schlafstörungen sind nicht nur Begleitsymptome von verschiedenen Erkrankungen, sondern häufig eine eigenständige Krankheit. Unbehandelte oder nicht adäquat therapierte Insomnien sind mit einem erhöhten Risiko verbunden u.a. an Depressionen zu erkranken. Kriterien der Insomnie nach DSM-IV, entsprechend ICD-10 sind:

- Ein- und Durchschlafschwierigkeiten oder nicht erholsamer Schlaf. Der Patient fühlt sich durch die schlechte Schlafqualität trotz adäquater Schlafdauer nicht erholt.
- Die Schlafstörungen treten über mindestens einen Monat wöchentlich wenigstens dreimal auf und sind so schwerwiegend, dass entweder deutliche Erschöpfung während des Tages beklagt oder Symptome beobachtet werden, die auf Schlafstörungen zurückzuführen sind. Dazu gehören Leidensdruck oder eingeschränkte soziale und berufliche Leistungsfähigkeit.
- Die Störung tritt nicht ausschließlich im Verlauf einer Störung des Schlaf-Wach-Rhythmus oder einer Parasomnie auf.

Schlaf ist gegenüber Wachheit durch einen zeitlich begrenzten Zustand mit einer Änderung der Vigilanz und der Bewusstseinslage, mit einer Verringerung bzw. dem Fehlen einer zielgerichteten motorischen Aktivität und mit einer Vielzahl „normaler" Körperfunktionen gekennzeichnet. Hierbei handelt es sich nicht um einen einheitlichen Vorgang, sondern während der Nacht werden verschiedene Phasen mehrfach durchlaufen. Die einzelnen Phasen lassen sich durch kontinuierliche Ableitung der Hirnströme im Elektroencephalogramm (EEG), durch Erfassung der horizontalen Augenbewegung im Elektrookulogramm (EOG) und durch den Tonus der Haltemuskulatur im Elektromyogramm (EMG) unterscheiden. Das Schlaf-EEG ist durch bestimmte und charakteristische Änderungen von Frequenzen, Amplituden und Wellenmuster gekennzeichnet. Unterschieden werden Wach-, REM- (Rapid Eye Movements) und die Schlafstadien 1, 2, 3 und 4. REM-Phasen und NREM-Phasen (Non Rapid Eye Movements) wechseln im Verlauf der Nacht, wobei NREM-Phasen, Stadium 3 und 4 (Tiefschlaf) nur in der ersten Schlafhälfte vertreten sind und für einen erholsamen Schlaf wichtiger sind als die Schlafdauer. Zur Ermittlung der Schlafarchitektur, zur Diagnostik z.B. von Schlafapnoe oder Restless-Leg-Syndrom und zur Beurteilung von Hypnotika und Sedativa werden im Schlaflabor neben diesen elektrophysiologischen Kenngrößen zusätzlich Atmung und Kreislauffunktionen registriert. Dieses komplexe Verfahren wird als Schlafpolygraphie oder Polysomnographie bezeichnet. Da derartige Untersuchungen heute routinemäßig durchgeführt werden, sind sie zwangsläufig auch zu fordern, um die Wirksamkeit pflanzlicher Arzneimittel zu überprüfen und zu belegen.

Aus pharmakologischer und klinisch-pharmakologischer Sicht sind an ein ideales Schlafmittel u. a. folgende Anforderungen zu stellen:

- keine organotrope Wirkungen z. B. auf Herz, Kreislauf, Leber, Niere,
- lipophiler Charakter mit schnellem Wirkungseintritt und optimaler Wirkdauer,
- spezifische Bindung an relevante Rezeptoren,
- kein Auslösen einer Atemsuppression oder einer Verstärkung des Apnoe-Syndroms,
- kein Potenzial für Missbrauch, Abhängigkeit oder Toleranzentwicklung,
- keine Auslösung eines Rebound-Effekts,
- keine Nachwirkungen (Hang over),
- keine Beeinträchtigung der kognitiven Leitungsfähigkeit,
- keine paradoxe Erregung,
- keine Auslösung einer Suizidgefahr,
- keine Beeinflussung des physiologischen Schlafmusters.

Zur Gruppe der chemisch definierten Hypnotika und Sedativa zählen Antihistaminika, Antidepressiva, Anxiolytika und Neuroleptika.

Während Barbiturate heute keine Rolle mehr spielen, stehen Benzodiazepin-Derivate an erster Stelle. Letzte sind auf Grund ihrer raschen und guten Einschlafwirkung beliebt. Nachteilig sind ernstzunehmende Risiken wie „hang over", Einschränkung des Reaktions- und Leistungsvermögens, „Rebound Insomnie", Atemdepression und Entwicklung einer Abhängigkeit. Als Alternative stehen pflanzliche Hypnotika/Sedativa zur Verfügung. Basierend auf medizinhistorischen Unterlagen, pharmakologischen Daten, älteren klinischen Publikationen und ärztlichem Erfahrungswissen wurden von der Kommission E Baldrian [5], Hopfenzapfen [6], Passionsblumenkraut [7], Melissenblätter [8] und Lavendelblüten [9] mit der Indikation „nervös bedingte Einschlafstörungen, Unruhe bzw. Angstzustände" positiv monographiert.

Obwohl von Hopfenzapfen, Passionsblumenkraut, Melissenblätter und Lavendelblüten wichtige Inhaltsstoffe und pharmakologische Wirkungen wie die Hemmung der Spontanaktivität, eine reduzierte lokomotorische Aktivität in der Lauftrommel bzw. im Laufkasten, eine Barbiturat-potenzierende Wirkung, die Protektion gegenüber i.p. Pentylentetrazol-induzierten Krämpfen, eine antikonvulsive Wirkung gegen Elektroschock, die Verkürzung der Einschlafzeit, die Verlängerung der Schlafdauer und bei Probanden eine Reduktion der selektiven EEG-Potenziale dokumentiert sind, fehlen humanpharmakologische Untersuchungen zum Einfluss auf die Schlafarchitektur. Auch kontrollierte klinische Studien zur sedativen bzw. hypnotischen Wirksamkeit liegen nicht vor. Zu Recht wurde deshalb diesen Einzeldrogen nach § 109a AMG die folgende Indikation zugeordnet: Traditionell angewendet: *„Zur Besserung des Befindens bei nervöser Belastung. Diese Angabe beruht ausschließlich auf Überlieferung und langjähriger Erfahrung"*.

Lediglich zu Baldrian liegt ausführliches Erkenntnismaterial zur experimentellen Pharmakologie, Humanpharmakologie und klinischen Wirksamkeit vor, so dass derzeit nur baldrianhaltige Monopräparate bzw. bestimmte fixe Kombinationen mit Baldrian im Rahmen der rationalen Phytotherapie eingesetzt werden sollten.

1.2 Baldrianwurzel

1.2.1 Droge, Extrakte, Wirkstoff

Baldrianextrakte werden aus der unterhalb 40 °C getrockneten Wurzel von *Valeriana officinalis* hergestellt. [1] Dies ist eine sehr vielgestaltige Sammelart, die fast die gesamte gemäßigte Zone Eurasiens besiedelt und in mehreren Ökotypen und geographischen Rassen vorkommt [10]. Für die Extraktherstellung sollten nur Arzneidrogen verwendet werden, die aus kontrolliertem Anbau stammen. Nur so kann bei der Artenvielfalt eine akzeptable Chargenkonformität erwartet werden. Obwohl sowohl wässrige wie alkoholische Extrakte hergestellt und getestet wurden, dominieren die wässrig/alkoholischen Extrakte unter den Handelspräparaten eindeutig. Als Extraktionsmittel werden Ethanol (35 %–70 %) und Methanol (45 %) verwendet.

Das Inhaltsstoffspektrum ist komplex und bezüglich der Relevanz der verschiedenen Komponenten nicht verstanden. Um so wichtiger ist die Forderung nach validierten, klinisch getesteten Extrakten, da der Gesamtextrakt als Wirkstoff anzusehen ist. Die sehr typischen Valepotriate scheinen nur von akademischem Interesse zu sein. Sie sind wegen ihrer Instabilität in Fertigarzneimitteln praktisch nicht mehr nachweisbar.

1.2.2 Experimentelle und Human-Pharmakologie

In vitro und tierexperimentell in vivo wurden unterschiedliche Inhaltsstoffe der Baldrianwurzel sowie Baldrianwurzelextrakte an verschiedenen Modellen wie z. B. dem Drehstabmodell, dem Wiedereintreten des Stellreflexes, dem Hot-Plate-Test, der Verlängerung der Barbituratnarkose und dem maximalen Elektroschock auf zentral dämpfende, sedierende, muskelrelaxierende und spasmolytische Wirkungen untersucht [11–19]. Valepotriate zeigten ein uneinheitliches Wirkprofil auf den zentralen Glucoseumsatz. Im Gegensatz zu einem Trockenextrakt hatten die Reinsubstanzen keinen Einfluss [14, 15]. Die Spontanmotilität von männlichen Ratten wurde nach i.p.-Gabe von Valepotriaten erhöht [14] und bei Mäusen im Zitter- und Bewegungskäfig gesenkt. Im Desoxy-D-Glucose-Test waren ätherisches Öl und die Valeren-Derivate unwirksam [14]. Signifikante zentral dämpfende, antikonvulsive, muskelrelaxierende, motilitätshemmende und spasmolytische Effekte sowie eine Verlängerung der Hexobarbital-/Pentobarbitalnarkose zeigten sowohl die Valeren-Derivate als auch die Gesamtextrakte [13, 16–20]. Die Unterschiede in den jeweiligen Wirkungen waren vom gewählten Modell und der verabreichten Dosis abhängig. Nach den derzeitigen experimentellen Untersuchungen ist die wirksamkeitsbestimmende Fraktion nicht bekannt. Für die zentralen Wirkungen kommen weniger die verschiedenen Einzelfraktionen in der Pflanze als das Zusammenwirkung mehrerer Einzelverbindungen im Gesamtextrakt in Frage.

Zum Wirkungsmechanismus wurden Rezeptorbindungsstudien mit Einzelsubstanzen und Baldrianwurzelextrakten durchgeführt. Die höchste Aktivität am Dopaminrezeptor hatte Valtrat mit einer IC_{50} von $1{,}8 \times 10^{-6}$ [21]. Eine Affinität zum $GABA_A$-Rezeptor hatten ein wässriger und ein wässrig-alkoholischer Extrakt. Die lipophile Fraktion zeigte zusätzlich eine Affinität zum Barbiturat-Rezeptor sowie in geringem Ausmaß zu Benzodiazepin-Rezeptoren [22, 23]. In einem weiteren In-vitro-Experiment stimulierte eine wässrige Fraktion die synaptosomale Freisetzung von (^{3}H)GABA und hemmte die Wiederaufnahme von GABA in die Vesikel [24–26]. Nach diesen molekularpharmakologischen Befunden wird die sedierende Wirkung u. a. mit einer Interaktion des Gesamtextrakts mit $GABA_A$-Rezeptoren erklärt.

Im Rahmen des Schlaf-Wach-Rhythmus spielt das neurohumorale Hormon Melatonin eine Rolle. Es wird vom Corpus pineale zirkadian abhängig von der Lichtexposition auf die Netzhaut sezerniert. Es bindet an den Melatoninrezeptor und besitzt in der Regulation des Schlaf-Wach-Rhythmus ein wichtige Rolle. Der Spezialextrakt LI 156, nicht jedoch Valerensäure, verdrängte dosisabhängig ^{125}Jodmelatonin komplett vom Melatoninrezeptor des humanen Kleinhirngewebes [27].

1.2.3 Klinische Pharmakologie und klinische Wirksamkeit

In einer randomisierten, Cross-over-Pharmako-EEG-Studie wurde bei 24 schlafgestörten Probandinnen in zwei Phasen das sedierende Potenzial u.a. von Baldrianextrakt (DEV 5–7:1, 1200 mg), Lavendelextrakt (DEV 6:1, 1200 mg), Passifloraextrakt (DEV 5,9:1, 1200 mg), Melissenextrakt (DEV 5:1, 1200 mg) und Kava-Kava-Wurzelextrakt (DEV 12,5:1, 600 mg) im Vergleich zu Diazepam (10 mg) und Placebo nach Einmalgabe untersucht. [28, 29]. Um die Sensitivität des Prüfmodells zu erhöhen, wurde neben dem quantifizierbaren EEG die Interaktion mit 100 mg Coffein geprüft. Das Pharmako-EEG wurde mittels Powerspektralanalyse digitalisiert, und es wurden die absolute und relative Leistung in 7 EEG-Frequenzbändern bestimmt. Abb. 1.1 zeigt den unterschiedlichen Einfluss der verabreichten Präparate auf das Pharmakon-EEG. Passiflora hatte einen schwachen Effekt auf δ, θ und α_1 bzw. α_2, der allerdings deutlich stärker war als Effekte von Lavendel- und Baldrianextrakt und sich von Placebo und Diazepam unterschied. Im Ruhe-EEG zeigte sich 120 min nach Einnahme des Baldrianextrakts eine deutliche Zunahme der relativen Leistung im δ, θ und im langsamwelligen Alpha-Frequenzbereich, keine Zunahme im Beta-Frequenzbereich, während unter Diazepam die Alpha-Aktivitäten ab- und die Beta-Frequenzen zunahmen. Während Diazepam den Wachzustand mindert und vorwiegend Tiefschlafwellen provoziert, unterdrückt Baldrian den erregten Wachzustand, fördert das Einschlafen und die physiologische Schlafqualität.

In einer weiteren doppelblinden, polysomnographischen Cross-over-Studie mit einer Auswaschphase von 2 Wochen erhielten 16 Patienten mit Schlafstörungen (ICSD-Code 1.A.1) initial 1200 mg und anschließend 600 mg eines ethanolischen Baldrianwurzelextrakts (Sedonium®) oder Placebo über 2 Wochen. Am ersten Versuchstag wurde das EEG vor und danach bis zur 5. Stunde nach Einnahme der 1200 mg Dosis unter Ruhebedingungen abgeleitet. Eine Stunde nach Verum stieg in einigen Elektrodenpositionen die Leistung im δ-Band kurzfristig an, verringerte sich nach 3 Stunden und breitete sich über die gesamte linke Hemisphäre und den frontozentralen Bereich auch unter Placebo aus. Unterschiede zu Verum bestanden in einem hochsignifikanten Anstieg der absoluten Leistung im α_1- und β_2-Band nach Placebo. Nach 14 Tagen wurden die EEG-Untersuchungen vor und eine Stunde nach Applikation von 600 mg Verum wiederholt. Im Vergleich zu Placebo blieb die Leistungssteigerung im α_1-und – β_2-Band aus, während sie im θ-Band anstieg, was als ein deutlicher Hinweis auf die psychosedative Wirkung gewertet werden kann [30].

Tab. 1.1 fasst die Ergebnisse weiterer humanpharmakologischer und kontrollierter klinischen Studien mit wässrigen und ethanolischen Baldrianextrakten auf die Schlafarchitektur und die schlaffördernde Wirkung zusammen. Die im Schlaflabor erzielten Effekte waren recht unterschiedlich. Über einen Zeitraum von 4 Nächten erhielten 10 Probanden 2 mal Placebo bzw. 2 mal 400 mg wässrigen Baldrianextrakt (DEV 3–6:1). Zwischen Placebo und Verum bestanden im EEG, EOG und EMG keine Unterschiede. Lediglich in der Sub-

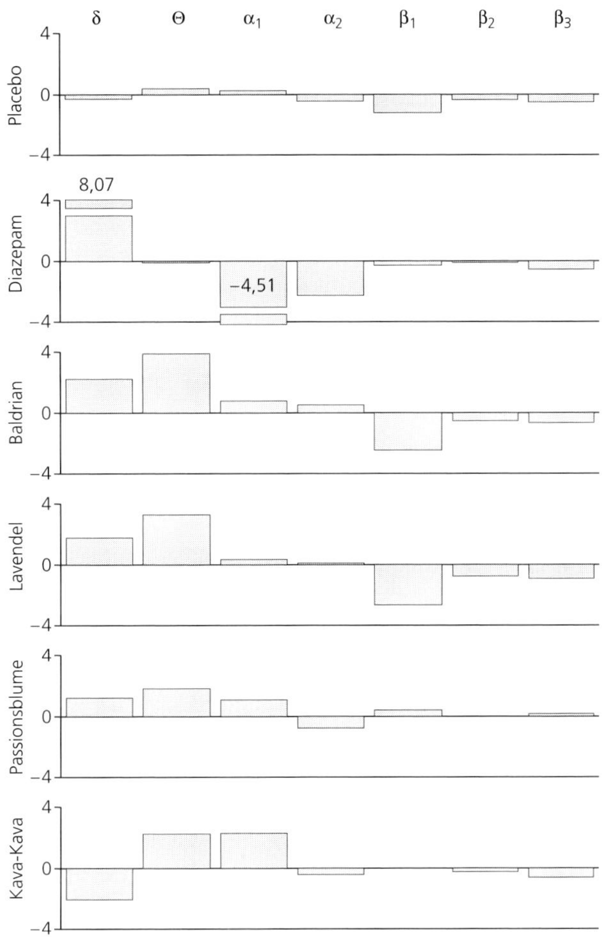

Abb. 1.1 Veränderungen im Pharmako-EEG 2 h nach der Einnahme von 10 mg Diazepam, 1200 mg Baldrian-Extrakt, 1200 mg Lavendel-Extrakt, 1200 mg Passionsblumen-Extrakt und 600 mg Kava-Kava-Extrakt. Aus Lit. [28]

gruppenanalyse verbesserte der Baldrianextrakt bei älteren Personen die Einschlafzeit [31].

In einer randomisierten Studie nahmen 128 Probanden über 9 Tage eine Stunde vor dem Schlafengehen entweder Placebo, 400 mg wässrigen Baldrianextrakt oder das Handelspräparat Hova® ein. Anhand eines Fragebogens wurden Einschlafzeit, Schlafqualität, nächtliches Aufwachen, Träumen und Müdigkeit am Folgetag erfasst. Die Einschlafzeit wurde nach dem Extrakt um 37 % und nach Hova® um 31 % signifikant gegenüber Placebo (23 %) verkürzt. Auch die Schlafqualität war nach den Baldrianextrakten signifikant besser. Kein Unterschied bestand hinsichtlich nächtlichem Aufwachen, Träumen und Müdigkeit am Folgetag [32]. In der Folgestudie erhielten 8 Probanden mit leichten Schlafstörungen entweder 450 mg oder 900 mg wässrigen Baldrianextrakt (DEV 3–6:1) Hova® im Vergleich zu Placebo über 18 Tage [33]. Die Einschlafzeit war nach 450 mg Verum signifikant gegenüber Placebo verkürzt (9,0 min vs. 15,8 min) und die Schlafqualität sowie Schlaftiefe verbessert. Kein Effekt bestand bei der Gesamtschlafzeit. Die höhere Dosis brachte keine zusätzliche Verbesserung.

Tab.1.1 Placebokontrollierte Studien mit wässrigen (w) und 70 %igen ethanolischen (eth) Baldrianextrakten

Autor	Dosis Design	Extrakt/ Präparat	Fälle	Dauer Tage	Zielgrößen	Ergebnisse
Leathwood et al. 1982	400 mg (w)	Hova®	128	9	Fragebogen zur Schlafbeurteilung	Einschlafzeit verkürzt* Schlafqualität verbessert*
Leathwood et al. 1983	2 × 400 mg (w) 2 × Placebo	Hova®	10	4	Polysomnographie EEG, EOG, EMG	Kein Effekt, aber Einschlafzeit bei älteren Menschen verkürzt
Leathwood et al. 1985	450, 900 mg (w) Placebo	Hova®	8	18	Fragebogen zur Schlafbeurteilung, Dosisabhängigkeit	Einschlafzeit verkürzt*, Schlafqualität verbessert Keine Dosisabhängigkeit
Kamm-Kohl et al. 1984	270 mg (w)	Valdispert®	78	14	Bf-S, NOISIE, Schlafscore	Bf-S*, NOISIE*, Ein- und Durchschlafstörung*
Balderer et al. 1985	900 mg 450, 900 mg (w) Placebo	keine Angaben	8 10	5 21	Polysomnographie Fragebogen zur Schlafbeurteilung	Kein Effekt im Schlaf-EEG Verkürzung der Einschlafzeit und Wachzeit dosisabhängig
Schulz et al. 1994	1x 405 mg (w) 3x 405 mg (w) Placebo	Valdispert® forte	14	1 7	Schlafpolygraphie Fragebogen zur Schlafbeurteilung	Zunahme Schlafstadium 3 u. 4 Abnahme Schlafstadium 1. Kein Effekt auf Einschlafzeit, Wachzeit, Schlafqualität
Vorbach et al. 1996	600 mg (eth) Placebo	5–7:1 Sedonium®	121	28	SF-B, Bf-S, CGI, SRA	CGI*, Bf-S* SQ, GES, SF-B* Keine Akutwirkung, Effekt nach 2-4 Wochen
Schulz et al. 1998	1200 mg (eth) Placebo	5-7:1 Sedonium®	24	1	Pharmako-EEG, 7 Frequenzbänder	Zunahme der δ-, θ-, α-Wellen, Unterchiede zu Diazepam, keine Vigilanzminderung
Donath et al. 2000	600 mg (eth) 1200 mg (eth) Placebo	5-7:1 Sedonium®	16	14	Pharmakon-EEG Fragebogen zur Schlafbeurteilung	Im EEG kein Akuteffekt, erst nach Mehrfachgabe, Verbesserung der Schlafeffizienz
Dorn 2000	600 mg (eth) Oxazepam 10 mg	5-7:1 Sedonium®	75	28	SF-B, Bf-S, SRA, HAMA,	SF-B*, BF-S*, HAMA*, Kein Gruppenunterschied

EEG = Elektroenzephalogramm, EOG = Elektrookulogramm, EMG = Elektromyogramm, BF-S = Befindlichkeitsskala nach von Zerssen, NOISIE = Nurses Observation Scale for Inpatient Evaluation, HAMD = Hamilton-Depressions-Skala, CGI = Clinical Global Impression, SF-B = Schlaf-Fragebogen nach Görtelmeyer, SQ = Schlafqualität, GES = Gefühl des Erholtseins, SRA = Schlaf-Rating. * = signifikant.

In der randomisierten Doppelblindstudie von Kamm-Kohl et al. [34] erhielten 78 ältere Patienten mit nervös bedingten Einschlafstörungen über 14 Tage entweder 270 mg wässrigen Baldrianextrakt (DEV 4–6,7:1, Valdispert®) oder Placebo. Beurteilungskriterien waren psychometrische Skalen der Befindlichkeit nach v. Zerssen, die Fremdbeurteilungsskala nach Noisie und zusätzlich die Beurteilung von Ein-

und Durchschlafstörungen sowie Müdigkeit am Folgetag. In den Beurteilungskriterien war Valdispert signifikant einem Placebo überlegen.

In einer weiteren randomisierten doppelblinden Cross-over-Studie wurde bei 8 Probanden über 5 Nächte im Schlaflabor das Schlaf-EEG aufgezeichnet und bei 10 Probanden über 3 Wochen zu Hause die Schlafqualität anhand eines Fragebogen erfasst [35]. Der im Schlaflabor getestete wässrige Baldrianextrakt (keine Angaben zum DEV) von 900 mg zeigte keinen Einfluss auf die Schlafstadien und das EEG-Spektrum. Die unter Verum reduzierte Einschlaf- und nächtliche Aufwachzeit war nicht signifikant gegenüber Placebo. In der 3-wöchigen ambulanten Studie wurden Einschlaf- und nächtliche Aufwachzeit dosisabhängig (450 bzw. 900 mg) deutlich gegenüber Placebo verkürzt. Die nächtliche motorische Aktivität war im mittleren Drittel der Nacht erhöht und im letzten Drittel vermindert.

Die Wirkung eines wässrigen Baldrianextraktes (DEV 5–6:1, Valdispert® forte) wurde bei 14 älteren Personen mit Schlafstörungen nach Einmalgabe (405 mg) und siebentägiger Gabe (3 × 405 mg) schlafpolygraphisch mit Placebo verglichen [36]. Im Schlaf-EEG wurde eine Abnahme des Schlafstadiums 1, eine Zunahme des langsamwelligen Schlafs (Stadium 3 und 4) und der Dichte der K-Komplexe registriert. Schlaflatenz, Wachzeit und Schlafqualität änderten sich nicht.

Die in monozentrischen Studien belegte schlaffördernde Wirkung von Baldrianwurzelextrakten wurde in multizentrischen, randomisierten, placebo- und refenzkontrollierten (Oxazepam) Studien [37, 38] bestätigt. Einschlusskriterien waren die ICD-10 (F 51.0) Kriterien, und als Hauptzielgrößen wurden u. a. die Schlafqualität (Schlaffragebogen B nach Görtelmeyer, Form B3 SF-B), die Befindlichkeitsskala nach von Zerssen, die CGI-Skala, HAMD und Verträglichkeit definiert. Hierbei konnte von dem ethanolischen Baldrianwurzelextrakt Sedonium® eine signifikante Wirkung gegenüber Placebo und eine Gleichwertigkeit zu Oxazepam bezüglich der Haupt- und Nebenzielgrößen bei guter Verträglichkeit und fehlender Nachwirkung belegt werden.

Nach diesen humanpharmakologischen und klinischen Studien sind von den untersuchten Baldrian-Extrakten keine Akuteffekte zu erwarten. Dies zeigt sich u. a. in den schlafpolygraphischen Untersuchungen, wobei der ethanolische Extrakt eher Effekte zeigte als der wässrige Extrakt. Eine mögliche Erklärung hierfür könnte in der höheren Konzentration von lipophilen Fraktionen liegen, die besser und schneller die Blut-Hirnschranke passieren als hydrophile Fraktionen. In den klinischen Studien waren wässrige und ethanolische Extrakte gegenüber Placebo signifikant bzw. der ethanolische Baldrianextrakt im Vergleich zu Oxazepam ähnlich wirksam. Wegen des schwächeren Akuteffektes und der erst nach Tagen einsetzenden Wirkung sind insbesondere bei Patienten, die an Benzodiazepine oder sonstige Hypnotika gewöhnt sind, begleitende Verhaltens- und psychotherapeutische Maßnahmen in den ersten Wochen der Umstellung erforderlich, um die Compliance zu gewährleisten. Verbessert werden Einschlafzeit, Zunahme der tiefen Schlafstadien, Schlafqualität und Gesamtbefindlichkeit. Im Wirkprofil unterschieden sich Baldrianwurzel-Extrakte deutlich von den Benzodiazepinen. Auf Grund jahrhundertlanger Erfahrung und auf der Basis des vorliegenden Erkenntnismaterials mit Baldrianzubereitungen gibt es bis heute keine Hinweise für eine Abhängigkeitsentwicklung und Tachyphylaxie. Nachteilig ist jedoch der verzögerte Wirkungseintritt, worauf die Patienten hingewiesen werden müssen. Wünschenswert sind weitere kontrollierte klinische Studien gegenüber chemisch definierten Hypnotika/Sedativa.

1.2.4 Dosierung, Anwendungsdauer

Anwendungsgebiete für standardisierte Trockenextrakte aus Baldrianwurzel sind „nervös bedingte Einschlafstörungen, Unruhezustände". In niedriger Dosierung wirkt Baldrian auf das ZNS stimulierend und erst in hohen Dosen dämpfend. Die Dosis ist präparatespezifisch und beträgt beispielsweise für einen 70 %igen ethanolischen Auszug 2 × 300 mg ca. 2 Stunden vor dem Schlafengehen. Die Wirkung setzt nicht sofort, sondern im Allgemeinen erst nach 10–14 Tagen ein. Wegen schwächerer Akuteffekte und einer Latenz bis zur vollen Wirkung sind insbesondere dann, wenn Patienten bereits an Benzodiazepin-Derivate oder sonstige chemisch definierte Hypnotika gewöhnt sind, begleitende Verhaltens- und psychotherapeutische Maßnahmen in der ersten Woche der Umstellung erforderlich, um die Compliance zu gewährleisten. Die Anwendungsdauer ist nicht begrenzt.

Handelsübliche Baldrianwurzel-Trockenextrakte

DEV (Auszugsmittel)	Tagesdosis*
6–7,4 : 1 (Ethanol 70 %)	450– 900 mg
4–6,7 : 1 (Ethanol 35 %)	550–1100 mg
3–6 : 1 (Methanol 45 %)	650–1300 mg
4–6,7 : 1 (Ethanol 70 %)	550–1100 mg
3–7 : 1 (Ethanol 70 %)	650–1200 mg

* Tagesdosis bezogen auf das Mittel von DEV und die von der Kommission E empfohlene Dosis von 2–3 g Droge ein- bis mehrmals täglich

1.2.5 Toxikologie, unerwünschte Arzneimittelwirkungen, Interaktion

Die LD_{50} von ethanolischen Baldrianwurzelextrakten ist gering und betrug nach i.p.-Applikation bei Mäusen 3,3 g/kg KG [39]. Tägliche i.p.-Applikation von 400–600 mg bei Ratten wurden ohne Einfluss auf Körpergewicht, Blutwerte und Urin vertragen [40]. Ähnliche unbedenkliche Befunde auf Körpergewicht, Blutdruck, hämatologische und laborchemische Parameter liegen von einem alkoholischen Baldrianwurzelextrakt vor, der über 30 Tage in Dosen von 300 und 600 mg/kg KG appliziert wurde [41]. Die LD_{50} von Valeranon® liegt bei Mäusen und Ratten über 3 g/kg KG [41]. Bei Mäusen traten nach i.p.-Gabe von 50 mg/kg KG verminderte spontan Motilität, nach 100 mg/kg KG Ataxie, nach 150–200 mg kg/Kg Muskelkrämpfe und nach 400 mg/kg KG schwere zentrale Krämpfe mit Exitus innerhalb von 24 Stunden auf [16].

In den klinischen Studien sind – von gelegentlichem Schwindel, Kopfschmerzen, Übelkeit und Erbrechen abgesehen – keine schwerwiegende Nebenwirkungen aufgetreten. Wechselwirkungen sind nicht bekannt. Weder eine Einmalgabe noch eine Mehrfachgabe über 14 Tage von 600 mg eines ethanolischen Baldrianwurzelextrakts hatten im Vergleich zur Positivkontrolle Flunitrazepam einen negativen Einfluss auf die Reaktionszeit, die Wachheit oder die morgendliche Konzentrationsfähigkeit. Es wurden keine Unterschiede zur Placebogabe beobachtet [42].

1.2.6 Risikogruppen, Schwangerschaft, Stillzeit, Pädiatrie

Risikogruppen sind nicht bekannt, Schwangerschaft und Stillzeit sind im Allgemeinen keine Kontraindikation. Dennoch empfiehlt die ESCOP-Monographie aus grundsätzlichen Erwägungen keine Anwendung in der Schwangerschaft und Stillzeit [43]. In einer Anwendungsbeobachtung bei 111 Kindern im Alter von 3–12 Jahren wurde die Tagesdosis von 300 bis 1200 mg eines ethanolischen Baldrianwurzelextraktes (DEV 3–7:1, Sedonium®) bis auf einen Fall von morgendlicher Müdigkeit ohne Nebenwirkungen vertragen (44).

1.2.7 Fixe Kombinationen mit Baldrian

Von der Kommission E wurden Muster zu verschiedenen fixen Kombinationen mit Baldrian im Bundesanzeiger für die Indikation „Unruhezustände", nervös bedingte Einschlafstörungen publiziert:

- Baldrianwurzel + Hopfenzapfen [45]
- Baldrianwurzel + Hopfenzapfen + Melissenblätter [46]
- Baldrianwurzel + Hopfenzapfen + Passionsblumenkraut [47]
- Baldrianwurzel + Passionsblumenkraut + Melissenblätter [48]

Die Basis dieser fixen Kombinationen ist die Baldrianwurzel. Für die fixe Kombination Baldrian + Melissenblätter [49, 50, 51] sowie Baldrianwurzel + Hopfenzapfen + Melissenblätter liegen randomisierte, placebokontrollierte Doppelblindstudien bzw. eine multizentrische Anwendungsbeobachtung vor [52, 53, 54] . Diese belegen zwar die Wirksamkeit der Kombinationen, zeigen aber keine Überlegenheit gegenüber dem reinen Baldrianextrakt.

In der multizentrischen Doppelblindstudie von Dreßing et al. [50] wurden bei 66 auswertbaren Patienten mit einer leichteren behandlungsbedürftigen Insomnie nach DSM-III-R bzw. ICD-10 die Zielparameter Schlafqualität (Item 2 der VIS-M), Tagesbefinden (Item 2 der VIS-A) und der klinische Gesamteindruck (Item 2 der CGI) unter der fixen Kombination Baldrianwurzel-Trockenextrakt plus Melissenblätter-Trockenextrakt (Euvegal® forte) signifikant gegenüber Placebo verbessert. Auch in den Begleitvariablen wie Einschlafzeit, Gesamtschlafdauer, Konzentrations-Leistungsfähigkeit war Verum Placebo überlegen. Es traten keine Hang-over-, Absetz- und Reboundphänomene auf. Nach Fallzahlberechnung wurde bei 54 männlichen und weiblichen Probanden in einer randomisierten Doppelblindstudie und 3-wöchiger Vorbehandlung mit Euvegal® forte Dragees (160 mg Extr. Rad. Valerianae 4,5:1 und Extr. Fol. Melissae 5,5:1) bzw. Placebo am 21. Behandlungstag der Einfluss von zusätzlich 70 Vol % Ethylalkohol mit einem angestrebten Blutalkoholgehalt von 0,5 ‰ (BAK, Blutalkohol) auf verkehrsmedizinisch relevante Aspekte anhand von psychometrischen Tests untersucht, welche kraftfahrwesentliche Leistungen valide erfassen. Unter Alkoholeinfluss verschlechterten sich die Leistungen der Probanden nach Verum und Placebo gleichermaßen. Euvergal® forte hatte keinen negativen Einfluss auf psychometrische und mentale Leistungen (51).

27 Patienten mit Schlafstörungen und verkürzter Schlafdauer erhielten in einer randomisierten Doppelblindstudie eine fixe Kombination aus Bladrianwurzel (400 mg), Hopfenzapfen (375 mg) und Melissenblättern (160 mg) oder ein Placebo [52]. Die fixe Kombination (VALERINA NATT®) verbesserte signifikant die Schlafqualität im Vergleich zu Placebo. Bei 18 gesunden Probanden [53] beeinflusste die 14-tägige Gabe der gleichen fixen Kombination (Sedacur® forte) nicht das für die Alltagssicherheit bedeutsame Leistungsvermögen und die Befindlichkeit, weder allein noch in Kombination mit Ethylalkohol (0,5 ‰ BAK, Blutalkohol).

In einer 8-wöchigen Anwendungsbeobachtung [55] bei 830 Patienten mit nervösen Unruhezuständen und Einschlafstörungen erwies sich Sedacur forte® nicht nur als gut verträglich und ohne Wechselwirkungen mit anderen Arzneimitteln, sondern verbesserte die Kernsymptomatik (nervöse Unruhe, Einschlaf-, Durchschlafstörung, Beeinträchtigung der Schlafqualität) sowie psychosomatische Symptome (Tagesmüdigkeit, Konzentrationsschwierigkeiten, kardiovaskuläre sowie gastrointestinale Beschwerden).

1.2.8 Dosierung, Anwendungsdauer

Anwendungsgebiete für fixe Kombinationen sind „nervös bedingte Einschlafstörungen, Unruhezustände". Die Dosis ist präparatespezifisch und vor dem Schlafengehen einzunehmen. Die Wirkung setzt nicht sofort ein, sondern im Allgemeinen erst nach 10–14 Tagen. Die Anwendungsdauer ist nicht begrenzt. Zur Anwendung und Dosierung bei Kindern liegen keine ausreichenden Untersuchungen vor, weshalb fixe Kombination bei Kindern unter 12 Jahren nicht angewendet werden sollten.

1.2.9 Toxikologie, unerwünschte Wirkungen, Interaktionen

Toxikologische Untersuchungen zu den verschiedenen fixen Kombinationen liegen nicht vor. Schwerwiegende Nebenwirkungen und Wechselwirkungen sind nicht bekannt.

1.2.10 Risikogruppen, Schwangerschaft, Stillzeit, Pädiatrie

Aus der verbreiteten Anwendung von Baldrianwurzel, Melissenblättern, Passionsblume, und Hopfenzapfen haben sich bisher keine Anhaltspunkte für ein Abraten der Anwendung bei Risikogruppen, während der Schwangerschaft und Stillzeit ergeben.

Literatur

[1] Backhaus J. (1996). Neue Ergebnisse zur Prävalenz von Insomnien und ihre Behandlung in der Hausarztpraxis. psycho 22,9:631–637

[2] Backhaus J., Müller-Popkes K., Hajak G., Riemann D., Schramm E., Voderholzer U., Berger H., Hohagen F. (1997). An update on the prevalence and treatment of insomnia in general practice. Sleep Res. 26:314.

[3] Hohagen F., Rink K., Schramm E., Riemann D., Weyerer S., Berger M. (1993). Prevalence and treatment of insomnia in general practice. A longitudinal study. Eur. Arch. Psych. Clin. Neurosci. 242: 329–336

[4] Weyerer S., Dilling H. (1991) Prevalence and treatment of insomnia in the community: Results from the upper bavarian field study. Sleep 14: 392–398

[5] Monographie Valerianae radix, Baldrianwurzel. BAnz Nr. 50 vom 13.3.1990

[6] Monographie Lupuli strobulus, Hopfenzapfen. BAnz Nr. 90 vom 13.3.1990

[7] Monographie Passiflorae herba, Passionsblumenkraut. BAnz Nr. 50 vom 13.3.1990

[8] Monographie Melissae folium, Melissenblätter. BAnz. Nr. 128 vom 13.3.1990

[9] Monographie Lavendulae Folium. BAnz vom 30.10.1991

[10] Hagers Handbuch der Pharmazeutischen Praxis. 5. Aufl. (1994). R. Hänsel, K. Keller, H. Rimpler, G. Schneider (Hrsg.) Valeriana officinalis L. Band 6.: 1079–1082

[11] Hölzl J. (1991) Baldrian – ein mildes Sedativum. Pharmazeutische Rundschau 5: 60–66

[12] Hölzl J. (1998). Baldrianwurzel. Zeitschr. für Phytother. 19:47–54

[13] ESCOP (1997). Valerianae radix, Valerian Root. In European Scientific Cooperative on Phytotherapy. Fascicule 4.

[14] Grusla D., Hölzl J., Kriegelstein J. (1986) Baldrianwurzel im Gehirn der Ratte. Dtsch Apoth. Ztg 126: 2249–2253

[15] Kriegelstein J., Grusla F. (1988). Zentral dämpfende Inhaltsstoffe im Baldrian. Valepotriate, Valerensäuren, Valeranon und ätherisches Öl sind jedoch unwirksam. Dtsch. Apoth. Ztg 128:2041–2046

[16] Hendriks H., Bos R., Allersma D. P., Malingré Th. M., Koster Assj (1981). Pharmacological screening of valerenal and some other components of essenstial oil of Valeriana officinalis. Planta Med. 42:62–68

[17] Hendriks H., Bos R., Woerdenbag H. L., Koster Assj. (1985). Central nervous depressant

activity of valerenic acid in the mouse. Planta Med 51: 28–31

[18] Wagner H., Jurcic K., Schaette R. (1980). Vergleichende Untersuchungen über die sedierende Wirkung von Baldrianextrakten, Valepotriaten und ihre Abbauprodukten. Planta Med 38:358–356

[19] Leuschner J., Müler J., Rudmann M. (1993). Characterisation of the central nervous depressant activity of a commercially available valerian root extract. Arzneim Forsch 43: 638–641

[20] Hölzl J., Fink C. (1984) Untersuchungen zur Wirkung der Valepotriate auf die Spontanmotilität von Mäusen. Arzneim. Forsch. 24: 44–47

[21] Godau P. (1991). Analytik und Isolierung von Inhalststoffen aus Valeriana officinalis L. und deren pharmakologische Testung mit Rezeptor-Bindungen. Diss. Marburg.

[22] Mennini T., Bernasconi P., Bombardelli E., Morazzoni P. (1993). In vitro study on the interaction of extracts and pure compounds from Valeriana officinalis roots with GABA, benzodiazepine and barbiturate receptors in rat brain. Fitoterapia 64:291–300

[23] Marazzoni P., Bombardelli E. (1995). Valeriana officinalis: Traditionell use and recent evaluation of activity. Fitoterapia 2:99–112

[24] Santos M. S., Ferreira F., Cunha A. P., Carvalho A. P., Ribeiro C. F., Macedo T. (1994) Synaptosomal GABA release as influenced by valerian root extract- involvement of the GABA carrier. Arch Int Phymacodyn 327:220–231.

[25] Santos M. S., Ferreira F., Cunha A. P, Carvalho A. P., Macedo T. (1994). An aqueous extract of valerian influences the transport of GABA in synaptosomes. Planta Med 60: 278–279

[26] Riedel E., Hänsel R., Ehrke G. (1982) Hemmung der γ-Aminobuttersäure durch Valerensäurederivate. Planta Med. 46:219–220

[27] Fauteck J.D., Pietz B., Winterhoff H., Wittkowski W. (1996). Interaction of Valeriana officinalis with Melatonin receptors: a possible explanation of its biological action. 2th. International Congress on Phytomedicine. Sept. 11–14 München. Abstracts

[28] Schulz H., Jobert M., Hübner W.D. (1998). The quantitative EEG as a screening instrument to identify sedative effects of single dose of plant extracts in comparison with diazepam. Phytomedicine 5, 449–458)

[29] Schulz V., Hübner W.D., Ploch M. (1997). Clinical trials with Phyto-Psychopharmacological agents. Phytomedicine 4, 379–387

[30] Donath F., Quispe S., Diefenbach K., Maurer A., Fietze I., Roost I. (2000). Critical evaluation of the effect of valerian extract on sleep structure and sleep quality. Pharmacopsychiatry 33:47–53

[31] Leathwood P.D., Chauffard F. (1982/83). J. Psychiat. Res. 17: 115–122

[32] Leathwood P. D., Chauffard F., Heck E., Munoz-Box R. (1982) Aqueous extract of Valerian Root improves sleep quality in man. Pharmacology Biochemistry & Behaviour Vol 17: 65–71

[33] Leathwood P. D., Chauffard F. (1985). Aqueous extract of Valerian reduced latency to fall asleep in man. Planta Med 144–148

[34] Kamm-Kohl A.V., Jansen W., Brockmann P. (1984). Moderne Baldriantherapie gegen nervöse Störungen im Senium. medwelt 35: 1450–1454.

[35] Balderer G., Borbely A. (1985). Effect of valerian on human sleep. Pschychopharmacology 87: 406–409

[36] Schulz H., Stolz C., Müller J. (1994) The effect of Valerian extract on sleep polygraphy in poor sleepers: a pilot study. Pharmacopsychiat. 27: 147–151

[37] Vorbach E.U., Görtelmeyer R.: Therapie von Insomnien. Psychopharmakotherapie. (1996) 109–115

[38] Dorn M (2000). Wirksamkeit und Verträglichkeit von Baldrian versus Oxazepam bei nichtorganischen und nichtpsychiatrischen Insomnien: Eine randomisierte, doppelblind, klinische Vergleichsstudie. Forsch Komplementärmed Klass Naturheilkd 7:79–84

[39] Rosecrans J. A., Defeo J. J., Youngken H. W. Jr. (1961) Pharmacological investigation of certain Valerian officinalis L extracts. J. Pharm Sci. 50:240–244

[40] Fehri B., Aiache J. M., Boukef K., Memmi A., Hizaoui B. (1991) Valeriana officinalis et Crataegus oxyacantha: Toxicité par administrations réitérées et investigations pharmacologiques. J. Pharm Belg. 46:165–176

[41] Rücker G., Tautges J., Sieck A., Wenzl H., Graf E. (1978) Untersuchungen zur Isolierung und pharmakodynamischen Aktivität des Sesquiterpens Valeranon aus Nardostachys jatamansi DC. Arzneim. Forsch 28:7–13

[42] Kuhlmann J., Berger W., Podzuweit H., Schmidt U. (1999). The influence of Valerian treatment on „reaction time, alertness and concentration" in volunteers. Pharmacopsychiat. 32: 235–241

[43] ESCOP, European Scientific Cooperative on Phytotherapy, Monographs, Argyle House, Grand Street, Exeter EX4 3 LS, UK

[44] Sedonium (1999) Wissenschaftliche Basisbroschüre. Lichtwer Pharma AG, Berlin

[45] Mustermonographie zu Baldrianwurzel + Hopfenzapfen BAnz. Nr. 40 vom 27.2.1992
[46] Mustermonographie zu Baldrianwurzel + Hopfenzapfen + Melissenblätter. BAnz Nr. 85 vom 8.5.1991
[47] Mustermonographie Baldrianwurzel + Hopfenzapfen + Passionsblumenkraut BAnz Nr. 85 vom 8.5.1991
[48] Mustermonographie Baldrianwurzel + Passionsblumenkraut + Melissenblätter BAnz Nr. 85 vom 25.5.1991
[49] Dreßing H., Riemann D., Löw H., Schredl M., Reh C., Laux P., Müller E. (1992) Baldrian-Melisse-Kombination, bei Schlafstörungen gleichwertig? Therapiewoche 42:726-736
[50] Dreßing H., Köhler S., Müller W.E. (1996) Verbesserung der Schlafqualität mit einem hochdosierten Baldrian-Melisse-Präparat. Psychopharmakotherapie 3:123–130
[51] Albrecht M., Berger W., Laux P., Schmidt U., Martin C. (1995) Psychopharmaka und Verkehrssicherheut. Z. Allg. Med. 71:1215-1225
[52] Lindahl O., Lindwall L. (1989) Double blind study of a valerian preparation. Pharmacology Biochemistry & Behaviour Vol 32: 1065–1066
[53] Friede M., Hasenfuß I., Wüstenberg P. (1999) Alltagssicherheit eines Phytosedativum aus Baldrianwurzel, Hopfenzapfen und Melissenblätter. Nervenheilkunde. 18:91–95
[54] Volk S., Friede M., Hasenfuß I., Wüstenberg P. (1999) Phytosedativum gegen nervöse Unruhezustände und Einschlafstörungen. Zeitschrift für Phytotherapie 20:337–344

2 Anxiolytika

2.1 Einteilung, Definition, Pathogenese, Klinik

Angsterkrankungen gehören zu den häufigsten psychischen Störungen. Nach der ICD-10 Klassifikation werden die primären Angststörungen in phobische Störungen (F 40), andere Angststörungen (F 41), Zwangsstörungen (F 42) und Reaktionen auf schwere Belastungen und Anpassungsstörungen (F 43) eingeteilt (Tab. 2.1). Die jeweiligen Angststörungen können sich in vegetativ-somatischen Symptomen und psychischen Symptomen äußern wie Zittern, Herzrasen, Beklemmungsgefühl, Herz- und Kreislaufbeschwerden, Schwitzen, Schwindel, Hitzewallungen, Mundtrockenheit, Reizmagen-Reizdarm-Syndrom, Muskelverspannung, körperlicher Unruhe, Reizbarkeit, Nervosität oder Schlafstörungen.

Neben kognitiv-verhaltenstherapeutischen Maßnahmen steht dem Therapeuten ein Arsenal von Wirkstoffen zur Verfügung. Zu diesen zählen

- Anxiolytika mit sedierenden, angstlösenden, muskelrelaxierenden und antikonvulsiven Eigenschaften,
- tri- und tetrazyklische- bzw. selektive (SSRI, SNRI, SSNRI) Antidepressiva
- sowie Neuroleptika, die vorrangig bei sekundären psychotischen Angstzuständen verordnet werden.

Häufig werden bei den verschiedenen Angststörungen Benzodiazepin-Derivate eingesetzt. Sie besitzen eine hohe Affinität am $GABA_A$-Benzodiazepin-Rezeptorkomplex und steigern die inhibitorische Funktion der γ-Aminobuttersäure (GABA). Dadurch werden psychische und somatische Angstsymptome abgeschwächt und angstbedingte depressive Störungen gelindert. Grundsätzlich sollen sie nur kurzfristig zur Überbrückung bis zum Eintritt der Wirkung der Psychotherapie bzw. des Antidepressivums eingesetzt werden. Werden sie länger als drei Monate angewandt, ist mit einem erhöhten Abhängigkeitsrisiko und mit Toleranzentwicklung zu rechnen. Ein abruptes Absetzen ist zu vermeiden, da Entzugssymptome und Reboundphänomene auftreten können. Als Alternative bieten sich Extrakte aus dem Wurzelstock von Kava-Kava an. Soziale Phobie schwächerer Ausprägung, generalisierte Angststörung und Anpassungsstörungen gehören zu den wichtigsten Indikationen für pflanzliche Anxiolytika.

Tab. 2.1 ICD-10 Klassifikation der primären Angststörungen

F40 Phobische Störung	**F41 Andere Angststörungen**
Agoraphobie soziale Phobie spezifische (isolierte) Phobie	Panikstörungen (episodisch paroxysmale Angst) generalisierte Angststörungen Angst und depressive Störungen
F42 Zwangsstörungen	**F43 Reaktionen auf schwere Belastungen/Angststörungen**
vorwiegend Zwangsgedanken vorwiegend Zwangshandlungen Zwangsgedanken und –handlungen	akute Belastungsreaktion posttraumatische Belastungsstörungen Anpassungsstörungen

2.2 Kava-Kava-Wurzelstock

2.2.1 Droge, Extrakte, Wirkstoff

Die Extrakte werden aus dem getrockneten Wurzelstock von (*Piper methysticum* G. FORST.) hergestellt. Diese werden größtenteils aus Kulturpflanzen gewonnen, die in Polynesien und Melanesien angebaut werden. Die wertgebenden Inhaltsstoffe sind die Kavalactone, die auch als Kavapyrone bezeichnet werden. In der Droge ist diese Fraktion zu über 5 % vertreten. Die wichtigsten Vertreter dieser Stoffgruppe sind Kavain, Dihydrokavain, Methysticin, Dihydromethysticin, Yangonin und Desmethoxyyangonin.

Die am besten getesteten Extrakte werden mit lipophilen Lösungsmitteln (Ethanol 96 %, Aceton 75 % oder Aceton 96 %) hergestellt. Dadurch werden die Kavalactone in den Extrakten auf 30 % bis über 70 % angereichert. Da die Kavalactone als „wirksamkeitsbestimmende" Inhaltsstoffe angesehen werden, sollten alle Extrakte auf diese Stoffgruppe normiert sein. Obwohl für Kavalactone klare pharmakodynamische Effekte nachgewiesen wurden, geht man davon aus, dass der Extrakt den einzelnen Kavalactonen überlegen ist. Das könnte u.a. auch daran liegen, dass die Extrakte amphiphile, lösungsvermittelnde Stoffe enthalten [1]. Denn eine Voraussetzung für eine gute Bioverfügbarkeit ist eine sehr feine Verteilung der stark lipophilen Kavalactone nach der Freisetzung aus der Arzneiform. Dies legt nahe, dass gerade bei Kava-Extrakt-Präparaten die Galenik einen signifikanten Einfluss auf die Güte des Arzneimittels haben sollte [2].

2.2.2 Experimentelle Pharmakologie und Pharmakokinetik

Medizinhistorisch finden sich die ersten Berichte über Kava, dem Rauschpfeffer (*Piper methysticum* G. FORST.), und seine zeremonielle Bedeutung im gesellschaftlichen Leben der Bewohner der Südseeinseln in den Reiseberichten bzw. Logbüchern von James Cook. Dem aus Wasser oder Kokosmilch hergestellten Kaltauszug aus der Kava-Wurzel wurde eine entspannende, beruhigende und körperlich relaxierende Wirkung nachgesagt, die nicht das Bewusstsein beeinträchtigt. Erst Mitte der 60er Jahre begann vor allem der Freiburger Pharmakologe H. J. Meyer, das pharmakologische Wirkprofil aufzuklären.

Zubereitungen aus dem Kava-Kava-Wurzelstock wurden ebenso wie die isolierten Kavalactone tierexperimentell umfangreich auf narkosepotenzierende, sedierende, antikonvulsive, spasmolytische, zentralmusklerelaxierende und auf weitere Eigenschaften untersucht.

Tabelle 2.2 fasst die experimentellen, human-pharmakologischen und klinischen Ergebnisse zusammen.

Narkosepotenzierende Wirkung: Bei der Maus verlängerte ein lipophiler Extrakt (160 mg/kg KG p.o.) die Pentobarbitalschlafzeit um 340 % [3]. Kava-Extrakte und isolierte Kavalactone, vorrangig Dihydromethysticin, verstärkten synergistisch die hypnotisch-narkotische Wirkung verschiedener Narkotika, wobei Kavalactone selbst keine narkotische sondern allenfalls eine sedative Wirkung besitzen [4, 5].

Sedierende Wirkung: In Motilitätstests an der Maus hemmten sowohl ein lipophiler Extrakt als auch isolierte Kavalactone dosisabhängig die Spontanmotilität. Nach einer Dosis von 150 mg/kg/KG war die Motilität 5 bis 10 min nach Injektion um ca.

Tab. 2.2 Experimentelle und human-pharmakologische Wirkungen von Kava-Kava

Experimentelle Pharmakologie	Human Pharmakologie
Narkosepotenzierende Wirkung Hypnotisch-narkotisch mit Narkotika, jedoch nicht narkotisch, allenfalls sedierend. **Antikonvulsive Wirkung** Strychnin-, Pentetrazol-, Pikrotoxinkrämpfe.	**Schlaf-EEG** Zunahme der Spindeldichte, Verkürzung der Einschlaf-, slow-wave-sleep- und REM-Latenz, Zunahme der Stadium 3 und 4 ohne Beeinträchtigung des REM-Schlafes, Schlafqualität verbessert
Sedierende Wirkung Dosisabhängige Hemmung der Spontanmotilität, Abnahme depressorischer Wirkung auf kortikale Aktivierungssysteme und limbische Areale, Dämpfung emotionaler Erregbarkeit, aggressionslösend, Steigerung der Stimmungslage, entspannend. **Spasmolytische Wirkung** Auf isolierte glattmuskuläre Organe Illeum, Uterus	**Pharmakon-EEG** ↑ β-Aktivität, ↓ α-Aktivität, ↑ des β/α-Index typisch für Anxiolytika, nicht hypnotisch, Verbesserung zerebraler Informationsverarbeitung, Gedächtnisleistung, Steigerung der Aufmerksamkeit, erhöhte Aktiviertheit, emotionale Stabilität, Verringerung der Reaktionszeit, Reaktionsvermögen nicht beeinträchtigt
Muskelrelaxierende Wirkung Dämpfung des α-, χ-spinalmotorischen Systems, ähnlich Mephenesin, Verminderung postsynaptischer Sensitivität am Muskel, Abnahme des Muskeltonus, der Spontanmotilität, nicht curareartige. **Analgetische, lokalanästhetische Wirkung** Analgetisch unabhängig von Sedation und Muskelrelaxation durch Naloxon nicht antagonisierbar, lokal-anästhetisch schwächer als Cocain, Procain.	**Klinische Wirksamkeit** In randomisierten kontrollierten Doppelblindstudien mit den Zielgrößen Kuppermann-Index, CGI HAMA-Score, ASI-Skala, Bf-S, EWL, SAS, SCL-90-R, STAI, VAS waren bei Patienten mit Angst-, Spannungs-, Unruhezuständen nichtpsychotischer Genese Kava-Kava-Extrakte signifikant Placebo überlegen bzw. zu bestimmten Anxiolytika/Antidepressiva gleichwertig.

50 % verringert und nach 250 mg/kg KG völlig aufgehoben. Die Effekte waren nach ca. 3 Stunden reversibel [6, 7]. Nach kortikalen und subkortikalen EEG-Ableitungen beim wachen Kaninchen beruht der Effekt vermutlich auf einer Abnahme des Muskeltonus und einer depressorischen Wirkung auf kortikale Aktivierungssysteme und limbische Areale [8]. Kavalactone verringern ähnlich Meprobamat oder Benzodiazepinen zentralnervöse Wirkungen wie die Erregbarkeit des limbischen Systems. Sie dämpfen die emotionale Erregbarkeit und verbessern die Stimmungslage [9].

Antikonvulsive Wirkung: Strychnininduzierte Konvulsionen und die Letalität wurden von einem lipophilen Extrakt mit einer ED_{50} von 140 mg/kg KG p.o antagonisiert. Hierbei erwies sich unter 5 isolierten Lactonen das Dihydromethysticin am effektivsten [3]. Beim maximalen Elektroschock sowie bei Strychnin-, Pentetrazol- und Pikrotoxinkrämpfen der Maus wirkten die einzelnen Kavalactone dosisabhängig antikonvulsiv, wobei ausschließlich tonische Krämpfe beeinflusst wurden. Kombinationen der Lactone zeigten dabei eine deutliche überadditive Wirkung [10–13].

Spasmolytische Wirkung: An isolierten glattmuskulären Organen (Ileum, Uterus) wirkten der wässrige Drogenauszug und die Einzellactone gegenüber Histamin, Acetylcholin, Nikotin und Serotonin in der Größenordnung von 10^{-5}–10^{-6} g/ml spasmolytisch [14].

Zentral muskelrelaxierende Wirkung: Bei der Maus führte ein lipophiler Extrakt dosisabhängig ab einer Dosis von 120 mg/kg KG i.p. zu einer Verringerung des Skelettmuskeltonus mit fehlendem Haltevermögen und zu einer Abnahme der Spontanmotilität [5, 6]. Yangonin (5–10 mg/kg KG i.v.) unterdrückte im EEG beim wachen Kaninchen die Impulse nahezu vollständig. Für Kavain, Methysticin und Dihydromethysticin lagen die äquieffektiven Dosen ca. 2–3-mal höher [7]. Monosynaptische Reflexe (Patellarsehnenreflex) werden nicht beeinträchtigt und das Muskelmembranpotenzial sowie die Übertragung neuromuskulärer Signale bleiben erhalten. Hohe Dosen hemmen polysynaptische Reflexe und führen zu einem Verlust der Stell- und Haltereflexe. Der muskelrelaxierende Effekt der Lactone beruht auf einer zentralen Dämpfung des α- und χ-spinalmotorischen Systems und ähnlich Mephenesin auf supraspinalem Angriffspunkt. Eine curareartige Wirkung auf eine neuromuskuläre Impulsübertragung konnte ausgeschlossen werden [15].

Neuroprotektive Wirkungen: Bei der Maus reduzierten 150 mg/kg KG 1 h vor Okklusion der mittleren Cerebralarterie die Infarktgröße signifikant gegenüber Placebo. Neuroprotektiv wirkten Methysticin (10 mg/kg KG i.p) und Dihydromethysticin (30 mg/kg KG i.p.), nicht jedoch Kavain (30 mg/kg KG i.p), Dihydrokavain (60 mg/kg KG i.p.) und Yangonin (70 bzw. 140 mg/kg KG i.p.). Auch bei der Ratte wurden im identischen Modell mit gleichen Dosen antiischämische Effekte gezeigt [16].

Analgetische, lokalanästhetische Wirkung: Im Tail-Immersion-Test (Hitzereiz, 48 °C heißes Wasser) wurde die Schmerzreaktionszeit bei der Maus nach i.p.-Applikation von 150 mg/kg KG eines lipophilen Extraktes signifikant verlängert. Der Effekt setzte nach ca. 10 min ein und hielt ca. 80 min an. Auch die Einzelpyrone Kavain (300 mg/kg KG i.p.), Dihydrokavain (150 mg/kg KG i.p.), Methysticin (360 mg/kg KG i.p.) und Dihydromethysticin (275 mg/kg KG i.p.) wirkten analgetisch, wobei Dihydrokavain die höchste Potenz und kürzeste Wirkdauer besaß. Die Analgesie der Pyrone korrelierte gut mit dem Verlust des Muskeltonus. Ein Vergleich mit einer sedierenden Dosis von Diazepam (10 mg/kg KG i.p.) zeigte, dass die analgetische Dosis des Extraktes und der Pyrone unabhängig von Sedation und Muskelrelaxation war [6]. Auch im Writhing-Test (Bestimmung der visceralen Schmerzempfindlichkeit) wirkte der untersuchte Kava-Extrakt nach 200 mg/kg KG p.o. analgetisch. Da Naloxon in beiden Tests die analgetische Wirkung nicht antagonisierte, konnten Opiatrezeptoren als Angriffspunkte ausgeschlossen werden [17].

Als möglicher Mechanismus für die analgetische Wirkungen kommen die Hemmungen von COX I und COX II durch die im Extrakt vorkommenden Kavapyrone in Frage. Am stärksten hemmten im Konzentrationsbereich von 100 µg/ml Dihydrokawain und Yangonin COX I zu 58 % bzw. 36 % und COX II zu 28 % bzw. 36 %. Die Effekte der restlichen Fraktionen waren entweder stärker oder gleich zu den Positivkontrollen Ibuprofen Acetylsalicylsäure und Naproxen. Auf die Lipoxygenase hatten die jeweils geprüften Einzelfraktionen von Kava Kava keinen Einfluss [18].

An der Kaninchencornea war die lokalanästhetische Wirkung der nicht hydrierten Methysticine stärker als die der hydrierten Methysticine. Die Grenzkonzentration von Kavain entsprach 0,5 % derjenigen von Cocain und 1/6 derjenigen von Procain. Die Wirkdauer von Procain und Cocain in einer 3 %igen Konzentration war mit ca. 31 min gleich lang. Nach Infiltration waren Intensität und Dauer der anästhetischen Wirkung der Pyrone deutlich schwächer als nach Oberflächenanästhesie [19].

Toleranzuntersuchungen: Hierzu erhielten Mäuse über 7 Wochen eine minimale ataktische Dosis (100 mg/kg KG i. p.) und zusätzlich einmal wöchentlich die pharmakologisch aktive Dosis (166 mg/kg KG i.p) eines lipophilen Extraktes. Zielgrößen für eine Toleranz waren Einfluss auf Spontanmotilität und Muskelkontrolle. Im geprüften Dosisbereich trat keine Toleranz auf. Nach einer täglichen Extraktdosis von 300 mg/kg KG i.p. und einer wöchentlich zusätzlichen Einmalgabe von 166 mg/kg KG i.p. wurde eine partielle Toleranz innerhalb von 3 Wochen beobachtet, die sich in den folgenden Wochen nicht verstärkte [20].

Experimentelle Pharmakokinetik: Nach p.o.-Gabe von 100 mg/kg KG eines Kava-Spezialextraktes wurden bei der Maus nach 0,5 h maximale Plasmaspiegel von 1,7–2,5 µg/ml Dihydrokavain, Kavain, Dihydromethysticin und Methysticin gemessen. Der maximale Plasmaspiegel für Yangonin betrug 0,3 µg/ml. Die Hirn-Konzentrationsspiegel verliefen parallel. Bei der Ratte wurden zwei Absorptionsmaxima nach 0,25 und 2 h beobachtet. Die Plasmahalbwertzeit, die bei der Maus ca. 1 h betrug, war bei der Ratte länger und variierte beim Hund zwischen 90 min und einigen Stunden. Die Bioverfügbarkeit der Pyrone war in einem Spezialextrakt 3fach höher als nach Gabe der Einzelpyrone und konnte in der vorliegenden galenischen Formulierung nochmals um den Faktor 10 gegenüber dem in 0,2 % Agar suspendierten Extrakt gesteigert werden [21]. Mit steigender Resorptionsquote nimmt die Zahl von Metaboliten, sowohl Derivate mit intaktem Pyronring als auch Ringöffnungsprodukte, zu. Kava-Pyrone werden renal und faecal zum Teil in unveränderter Form eliminiert, wobei in den Faeces keine Metaboliten gefunden wurden [22].

2.2.3 Wirkungsmechanismus

Benzodiazepine binden spezifisch an postsynaptische Rezeptoren. Sie erhöhen die Öffnungsfrequenz der Chloridkanäle, woraus eine verstärkte GABA-Wirkung und eine verminderte Erregbarkeit der Nervenzelle resultieren. Zur Klärung des Wirkungsmechanismus von Kava-Kava-Extrakten wurden Bindungsstudien an GABA- und Benzodiazepin-Rezeptoren sowie Studien zur synaptosomalen Aufnahme von Noradrenalin und Serotonin durchgeführt [22–24]. In-vitro-Versuche mit ^{3}H-Muscimol, einem $GABA_A$-Rezeptoragonisten, an Membranfraktionen distinkter Hirnareale der Ratte ergaben eine dosisabhängige Steigerung der spezifischen Muscimolbindung für einen lipophilen Extrakt mit EC_{50}-Werten zwischen 200 und 300 µM Kavlactonen. Erhöht wurde die maximale Anzahl hochaffiner GABA-Bindungsstellen, während die Affinität der GABA-Bindungsstellen nicht beeinflusst wurde. Die Sensitivität war in den einzelnen Hirnarealen unterschiedlich. Bei einer Lactonkonzentration von 500 µM stieg die Muscimolbindung am GABA-Rezeptor um 358 %, gefolgt von Amygdala und Medulla oblongata mit der geringsten Bindungskapazität im Cerebellum und Vorderhirn. Danach sind limbische Areale, wo die emotionale Verarbeitung erfolgt, bevorzugt. Die Zugabe von Pentobarbital hatte einen synergistischen Effekt auf die Muscimolbindung [23].

Nach intraperitonealer Applikation des lipophilen Extrakts kam es weder zur Modulation der GABA- noch der Benzodiazepin-Bindungsstellen. Eine orale Einzeldosis von 100 mg Dihydromethysticin führte an der Ratte zu keinen Veränderungen der Gewebskonzentration von Dopamin oder Serotonin im Striatum und in der Hirnrinde [26]. An Synaptosomen der Hirnrinde und des Hippocampus der Ratte wurde in vitro eine Hemmung der ^{3}H-Noradrenalinaufnahme um 70–80 % durch Kavain und um 45 % durch Methysticin bei einer Maximalkonzentration von 400 µM nachgewiesen. Die Aufnahme von ^{3}H-Serotonin wurde nicht gehemmt [25].

Insgesamt ist der Wirkungsmechanismus von Kava-Kava noch nicht eindeutig geklärt. Vieles spricht derzeit sowohl für modulatorische Effekte am $GABA_A$-Rezeptor [23, 27] als auch für eine Hemmung des Abbaus und der Wiederaufnahme von dopaminergen, noradrenergen und serotonergen Neurotransmittern sowie für eine Hemmung der Monoaminooxidasen A und B.

2.2.4 Human-Pharmakokinetik

Bei 3 Probanden wurden nach 2-wöchiger Einnahme von 200 mg eines Kava-Spezialextraktes in der ersten Woche und 600 mg des gleichen Extraktes in der 2. Woche nach 3–4 Stunden maximale Plasmaspiegel von 70 mg/ml für Kavain, 160 mg/ml für Dihydrokavain und 130 mg/ml für Dihydromethysticin gemessen [28].

2.2.5 Klinische Pharmakologie und klinische Wirksamkeit

Für einen auf 70 % Kavapyrone normierten Extrakt liegen neben Erfahrungsberichten und Anwendungsbeobachtungen auch placebokontrollierte humanpharmakologische Untersuchungen (Tab. 2.3) zu Leistungsveränderungen hinsichtlich Verkehrssicherheit und Arbeitssicherheit vor. Prüfkriterien waren optische Orientierung, Konzentrationsvermögen, Reaktionen auf einfache Reize, Reaktion in Auswahlsituationen, Reaktionsfähigkeit unter Stress, Vigilanz und motorische Koordination. Die varianzanalytische Auswertung ergab keine relevanten Unterschiede in den Leistungsfunktionen nach Einnahme des Extraktes im Vergleich zu Placebo bzw. Diazepam, weder im Vergleich zum Ausgangswert noch im Steady-State.

In zwei Studien mit je 9 Probanden prüften Russel et al. [29] den Einfluss eines niedrig und höher dosierten, aus pulverisiertem Rhizom hergestellten Kava-Trankes auf die Beeinträchtigung des Reaktionsvermögens. Dabei bestand kein Unterschied zwischen der Gruppe ohne Kava und den beiden Kava-Gruppen.

Herberg [30] untersuchte in einer randomisierten Doppelblindstudie bei 40 gesunden Probanden den Einfluss von 3 × 100 mg/Tag eines Kava-Spezialextraktes (Laitan®) über 15 Tage auf die Fahrtüchtigkeit im Vergleich zu Placebo. Endpunkte waren verschiedene sicherheitsrelevante Leistungsparameter wie optische Orientierung, Konzentrationsvermögen und Reaktion auf einfache Reize. In Auswahlsituation wurde auf die Reaktionsfähigkeit unter Stress, auf Vigilanz und auf motorische Koordination getestet. Zwischen Placebo und Verum bestanden keine signifikanten Unterschiede hinsichtlich des geprüften sicherheistbedeutsamen Leistungsvermögens und der Befindensseite. In einer weiteren Studie bei 40 Probanden wurde der Einfluss von 300 mg Kava-Spezialextrakt (Laitan®) in Kombination mit Alkohol (0,5 ‰) geprüft. Auch hier bestand zwischen Placebo und Verum kein signifikanter Unterschied [31].

Das neurophysiologische Wirkprofil eines auf 120 Kava-Lactone normierten Kava-Kava-Wurzelstock-Trockenextraktes (Laitan®) wurde von Johnson et al. [32] im Vergleich zu Placebo bei gesunden Probanden in einer Einfachblind-Studie untersucht. Im quantitativen EEG zeigte sich eine für Anxiolytika typische Erhöhung des Beta/Alpha-Index in Form einer Abnahme der α-Aktivität und einer Erhöhung der β-Aktivität. Dabei war die Steigerung im β_2-Bereich stärker ausgeprägt als im β_1-Bereich. Im Delta/Theta-Bereich

Tab. 2.3 Humanpharmakologische Untersuchungen mit normierten Kava-Kava-Extrakten

Autor	Dosis, Dauer	Extrakt/ Präparat	Zielgrößen	Ergebnisse
Herberg 1991	3 × 100 mg/Tag Kava-Extrakt bzw. Placebo 15 Tage (n = 40)	Laitan®	Orientierung, Konzentration, Reaktion auf Reize, in Auswahlsituation, Reaktionsfähigkeit unter Stress, motorische Koordination, Vigilanz.	Keine Störung der Reaktionsfähigkeit, Vigilanz, optischen Orientierung, Konzentration, motorischen Koordination, kein negativer Einfluss auf sicherheitsbedeutsames Leistungsvermögen, Befinden.
Herberg 1993	300 mg/Tag Kava-Extrakt Placebo 0,5‰ Blutalkohol 8 Tage (n = 40)	Laitan®	Orientierung, Konzentration, Reaktion auf Reize, in Auswahlsituation, Reaktionsfähigkeit unter Stress, motorische Koordination, Vigilanz.	Zwischen Kava-Extrakt und Placebo kein Unterschiede auf zusätzliche Alkoholgabe, d. h. keine die Alkoholwirkung übersteigende Leistungsstörung.
Johnson et al. 1991	300 mg/Tag 600 mg/Tag Kava-Extrakt bzw. Placebo (n = 6)	Laitan®	Quantitatives Ruhe-EEG, evozierte Potenziale, psychometrische Tests zur Beurteilung kognitiver Leistung, emotionalen, allgemeinen Persönlichkeitsbereichs.	↑ β-insbes. β_2-Welle, ↓ α-Aktivität, Delta/Theta-Aktivität unbeeinflusst, keine sedierende, hypnotische Wirkung, verbesserte Informationsverarbeitung, Zunahme emotionaler Stabilität, erhöhte Aktiviertheit.
Emser et al. 1991	3 × 50 mg/Tag (n = 6) Kava-Extrakt 3 × 100 mg/Tag (n = 6) Kava-Extrakt bzw. Placebo	Laitan®	Polygraphische Schlaf-EEG (Schlafspindeldichte, Schlafstadien), Elektromyogramm, Elektrookulogramm Schlafqualität, subjektive Befindlichkeit.	Einschlaf-, Slow-Wave-Sleep-, REM-Latenz verkürzt, Abnahme Schlafstadium 1, Zunahme des Stadium 3 u. 4 (Tiefschlaf), REM-Schlaf unbeeinflusst, Schlafqualität verbessert.
Geßner et al. 1994	120 mg Kava-Extrakt, 10 mg Diazepam bzw. Placebo Einmalgabe (n = 12)	Antares®	Ruhe-EEG, Vigilanz-EEG, Flimmerverschmelzungsfrequenz, Pauli-Test, Reaktionszeit, Mehrfachwahlreaktionstest.	Delta/Theta-Aktivität ↓ Diazepam, Kava-Extrakt ↑, relative α-Aktivität ↓ nach Kava-Extrakt und Diazepam. β-Aktivität ↑ unter Diazepam, Kava-Extrakt fördert Entspannung, steigert Leistungsfähigkeit.
Heinze et al. 1994	3 × 200 mg/Tag Kava-Extrakt, 1 × 15 vor, 1 × 75 mg am Test Oxazepam Placebo (n = 12)	Laitan®	Verhaltensparameter, ereigniskorrelierte Hirnpotenziale, visuelles Suchexperiment,Worterkennungsexperiment, psychometrische Tests, Zahlensymboltest, Zahlennachsprechtest.	Kava-Extrakt erhöht gegenüber Placebo und Oxazepam die Amplitude parietaler N1-, frontaler N2-, posterioren kontralateralen N2-, okzipitalen P3-Komponenten, steigert tendenziell die Leistung und die zerebrale Informationsverarbeitung.
Herberg 1996	2 × 120 mg 2 × 4,5 mg Bromazepam Kombination (n = 18)	Antares®	Alltagssicherheit, optische Orientierung, Konzentration, Reaktionsvermögen, Vigilanz, motorische Koordination	Antares® kein Einfluß, Bromazepam und Kombination signifikante Verschlechterung bei Stresstoleranz, Vigilanz, motorischer Koordination, kein überadditiver Effekt

wurden keine Veränderungen registriert. Selbst nach einer Dosis von 600 mg Kava-Extrakt traten keine sedierenden und hypnotischen Effekte auf. Die Befunde der visuell evozierten Potenziale deuten auf eine verbesserte Informationsverarbeitung im kortikalen Bereich und auf eine erhöhte Aufmerksamkeit hin

In einer weiteren Studie wurde von Emser et al. [33] der Einfluss von 3 × 50 mg bzw. 3 × 100 mg eines standardisierten Kava-Extrakts (Laitan®) über 3 Tage auf die Schlafqualität im Vergleich zu Placebo untersucht. Zielgrößen waren polygraphische Schlaf-EEGs mit Elektromyogramm und Elektrookulogramm, die Schlafqualität und die subjektive Befindlichkeit anhand eines Fragebogens und einer Befindlichkeitstabelle. Unter dem Kava-Extrakt nahmen Spindeldichte und Tiefschlafanteil zu, der REM-Schlaf blieb unverändert, Einschlaf-, Slow-Wave-Sleep- und REM-Latenzen waren tendenziell verkürzt, das Schlafstadium 1 nahm ab und die Stadien 3 und 4 (Tiefschlaf) zu. Ein „REM-Rebound" Phänomen wurde nach Absetzen von Verum nicht beobachtet.

Geßner et al. [34] verglichen in einer randomisierten dreifach Cross-over-Doppelblindstudie bei 12 Probanden einen auf 120 mg standardisierten Kava-Extrakt (Antares®) mit 10 mg Diazepam und Placebo nach Einmalgabe. Im Vigilanz-EEG waren Diazepam und Kava-Extrakt weder im Zeitverlauf noch in der Topographie identisch. Für Diazepam waren eine Erhöhung der β-Aktivität und eine Abnahme der Delta/Theta- sowie der α-Aktivität typisch, während nach Gabe des Kava-Extrakts die β-Intensität und relative Delta/Theta-Intensität anstiegen und die α-Aktivität abnahm. In den psychophysiologischen Untersuchungen war die Flimmerverschmelzungsfrequenz, ein Maß für den Wachheitsgrad, erniedrigt. Bei Messungen der einfachen Reaktionszeit sowie der komplexen Mehrfachwahl-Reaktionszeit wurden unter dem Kava-Extrakt signifikant bessere Ergebnisse erzielt als unter Diazepam und Placebo.

In einem Cross-over-Design wurden die Effekte von Oxazepam (1 × 15 mg am Tag vor und 1 × 75 mg am Morgen des Tests) bzw. 3 × 200 mg eines Kava-Spezialextraktes (Laitan®) gegenüber Placebo bei 12 Probanden auf Verhaltensparameter und auf Ereignis-korrelierte Hirnpotenziale (EKP) doppelblind geprüft [35]. Zielgrößen waren das visuelle Suchexperiment für selektive Aufmerksamkeit, Worterkennung als Hinweis für Gedächtnisleistung sowie verschiedene psychometrische Tests. Oxazepam zeigte deutliche Effekte auf die Reaktionszeit und auf die Fehlerrate in der Suchaufgabe. Es reduzierte die parietalen N1-, die frontalen N2-, die posterioren kontralateralen N2- sowie die okzipitalen P3-Komponenten mit signifikanter Verschlechterung der Leistung in psychometrischen Tests. Demgegenüber erhöhte der Kava-Spezialextrakt die jeweiligen Amplituden, hatte keinen Einfluss auf die Reaktionszeit bzw. auf die korrekt erkannten Zielreize und zeigte im Vergleich zu Placebo eine tendenziell gesteigerte Wortwiedererkennungsrate. Dies betraf sowohl die frühen als auch die späten Komponenten der EKP, d.h. die Verbesserung der zerebralen Informationsverarbeitung mit Verringerung der Reaktionszeit, die Verbesserung der Gedächtnisleistung und die Steigerung der Aufmerksamkeit.

Neben neurophysiologischen und psychophysiologischen humanpharmakologischen Untersuchungen liegen Erfahrungsberichte, offene Studien, Anwendungsbeobachtungen und kontrollierte klinische Studien mit normierten Kava-Extrakten im Vergleich zu Placebo und Benzodiazepin-Derivaten vor (Tab. 2.4]. Die Beurteilungskriterien waren vom jeweiligen Anwendungsgebiet abhängig, z.B. beim kli-

Tab. 2.4 Randomisierte Doppelblind-Studien von Kava-Kava-Extrakten als Anxiolytikum

Autor	Fälle/Referenz	Dosis/Tag	Dauer	Indikation	Ergebnisse
Bhate et al. 1989	30 Kavasporal® 29 Placebo	60 mg	2 Tage	Prämedikation vor Operation	Schlafqualität*, Psychostatus* Angstskala*
Warnecke et al. 1990	20 Kavasporal® 20 Placebo	2 × 150 mg	12 Wo	Klimakterisches Syndrom	Kuppermann-Index*, ASI*, Tagebuch*
Warnecke 1991	20 Laitan® 20 Placebo	3 × 100 mg	8 Wo	Klimakterisches Syndrom	HAMA*, DSI*, Kuppermann-Index*, CGI*, Tagebuch*
Kinzler et al. 1991	29 Laitan® 29 Placebo	3 × 100 mg	4 Wo	Erregung, Angst, Spannung	HAMA*, EWL*, CGI*
Woelk 1993	57 Laitan® 59 Oxazepam 56 Bromazepam	3 × 100 mg 3 × 5 mg 3 × 3 mg	6 Wo	Angst, nicht-psychotischer Genese	HAMA, EAAS, EWL, CGI, kein Unterschied
Lehmann et al. 1996	29 Laitan® 29 Placebo	3 × 100 mg	4 Wo	Angst, Spannungs-, Unruhezustände	HAMA*, EWL*, CGI*
Volz et al. 1997	52 Verum 49 Placebo	3 × 100 mg	24 Wo	Angst, Unruhe, Spannung	HAMA*, CGI*, SCL-90-R*, Bf-S*
Lehmann 1998	10 Kavasporal® forte 10 Placebo	3 × 150 mg	1 Wo	Situative, reaktive Angst	EWL*, Responder und Non-Responder*, STAI, VAS
Boerner et al. 2000	43 Maoni forte® 42 Buspiron 42 Opipramol	120 mg 10 mg 100 mg	8 Wo	Generalisierte Angst ICD 10 F 41.1	HAMA, AMDP, SF-B, BF-S, CGI, AL, SAS. Kein Guppenunterschied
Geier et al. 2002	25 Laitan® 25 Placebo	3 × 50 mg	4 Wo	Nichtpsychotische Angst (DSM-IV-R)	HAMA*, EAAS, EWL 60-S und CGI zugunten von Laitan
Lehrl 2002	34 Laitan® 27 Placebo	200 mg	4 Wo	Schlafstörungen, Angst, Spannung, Unruhezustände	SF-B*, HAMA *, HAMA-Subgrppe*, Bf-S*, CGI*.
Gastpar et al. 2002	71 Laitan® 70 Placebo	3 × 50 mg	4 Wo	Angst, Spannung Unruhezustände nicht-psychotischer Genese	ASI*, EAAS*, Bf-S*, CGI*,

ASI = Angst-Status-Inventar, AMDP = Angstmanual der Arbeitsgemeinschaft für Methodik und Dokumentation in der Psychiatrie, Bf-B = Befindlichkeits-Skala nach von Zerssen, CGI = Clinical Global Impression, DSI = Depressions-Status-Inventar, EAAS = Erlanger Skala für Angst, Aggression, Spannung, EWL = Eigenschaftswörterliste. HAMA = Hamilton-Angst-Skala, SCL-90-R = Self-report symptom inventory 90 items-revised, SF-B = Schlafbogen, STAI = State Trait Angstinventor
* = signifikant.

makterischem Syndrom der Kuppermann-Menopausen-Index (Selbstbeurteilungsskala Score >35 ausgeprägte, 20–25 mäßige, 15–20 leichte Beschwerden), die ASI-Skala (Anxiety Status Inventory, Fremdbeurteilungsskala zur Erfassung von Angstzuständen), die Hamilton-Angst-Skala (HAMA), das Depression-Status-Inventory (DSI), die Clinical-Global-Impression Skala (CGI), das Patiententagebuch. Bei Patienten mit Angst-, Spannungs- und Erregungszuständen nicht-psychotischer Genese dienten als Beurteilungskriterium die Hamilton-Angst-Skala, die Eigenschaftswörterliste, die Clinical-Global-Impression-Skala, die Erlanger-Skala für Angst, Aggression, Spannung (EAAS) sowie die Selbstbeurteilungs-Skala (SCL-90-R).

In einer randomisierten Doppelblindstudie [36] erhielten 40 Patientinnen mit klimakterischen Beschwerden über einen Zeitraum von 12 Wochen entweder Placebo oder 2 × 150 mg eines Kava-Kava Extraktes (Kavasporal®, 60 mg Kavapyrone). Kriterien zur Beurteilung der klinischen Wirksamkeit waren der Kuppermann-Menopausen-Index, die ASI-Skala sowie ein Patiententagebuch. Bereits nach 4 Wochen bestanden zwischen Verum und Placebo signifikante Unterschiede im Kuppermann-Index (36 auf 14,4 bzw. 35,1 auf 29,1), der ASI Skala (54 auf 30,95 bzw. 56,7 auf 49,1) und den Eintragungen im Patientinnentagebuch (21,6 auf 6,65 bzw. 20,8 auf 16,4). In der Placebogruppe wurden bis zum Ende der Studie je zwei Kapseln eingenommen, während in der Verumgruppe bei 11 Fällen die Dosis zwischen der 6. und 11. Woche auf eine Kapsel (43,5 mg Kavalactone) reduziert werden konnte. An unerwünschten Arzneimittelwirkungen wurden von 5 Patientinnen unter Verum morgendliche Müdigkeit berichtet. Leichte gastrointestinale Nebenwirkungen traten unter Verum bei 10 % und unter Placebo bei 15 % der Patienten auf.

In einer weiteren randomisierten Studie erhielten je 20 Patientinnen mit psychovegetativen und psychosomatischen Beschwerden über 8 Wochen 3 × 100 mg/Tag Kava-Extrakt (Laitan®, 210 mg Kavalactone) oder Placebo [37]. Zielvariable waren ein HAMA-Gesamtscore >18, depressive Verstimmung (DSI), subjektive Befindlichkeit (Tagebuch), Schweregrad der Erkrankung (CGI), Kuppermann-Index und Schneider-Skala. Bereits nach der ersten Woche war im HAMA-Gesamtscore Verum (Abfall im Mittel um 50 %) Placebo signifikant überlegen. Nach 4 Wochen sanken die Werte unter 5 und blieben auf diesem Niveau. Im Mittel sanken der HAMA-Gesamtscore nach 8 Wochen unter Verum von 31,1 auf 5,5 gegenüber Placebo von 30,15 auf 22,5 und der Kupermann-Index unter Verum von 20,35 auf 3,6 gegenüber Placebo von 19,8 auf 16,5 signifikant ab. In der Verumgruppe wurden 4 und in der Placebogruppe 6 unerwünschte Arzneimittelwirkungen in Form von Unruhe, Tremor, Magendruck und Müdigkeit beobachtet.

Kinzler et al. [38] verglichen in einer randomisierten Doppelblindstudie bei 58 Patienten 3 × 100 mg Kava-Kava-Spezialextrakt (Laitan®, 210 mg Kavapyron/Tag) mit Placebo im Hinblick auf Angst-, Spannungs- und Erregungszustände. Beurteilungskriterien waren die Hamilton-Angstskala (HAMA > 18), eine Eigenschaftswörterliste (EWL) und der Clinical-Global-Impression (CGI) nach 1, 2 und 4 Wochen. Bereits nach 1 Woche war die Abnahme im HAMA-Gesamtscore unter Verum signifikant gegenüber Placebo und betrug nach 4 Wochen für Verum 12,6 bzw. 21,0 für Placebo. Auch die übrigen Begleitvariablen änderten sich signifikant zugunsten von Verum. So stiegen die Scores in der EWL, einem Selbstbeurteilungsverfahren, an, und der Schweregrad der Erkrankung (CGI) verringerte sich. Unerwünschte Arzneimittelwirkungen wurden nicht beobachtet.

172 Patienten mit nicht-psychotischen Angstzuständen als Einschlusskriterium und einem HAMA-Gesamtscore von > 18 wurden in einer randomisierten multizentrischen Studie (n = 12 Praxen) nach einer einwöchigen Auswaschphase über 6 Wochen entweder mit 3 × 100 mg/Tag Kava-Kava-Spezialextrakt (Laitan®, 210 mg Kavapyrone/Tag), mit 3 × 5 mg/Tag Oxazepam oder mit 3 × 3 mg/Tag Bromazepam behandelt [39]. Zielkriterien waren der HAMA-Gesamtscore und als Begleitvari-

able die CGI, KEPS-Selbstbeurteilungstests (Kurzverfahren zur Erfassung der Persönlichkeitsstruktur), die EAAS (Erlanger Skala für Angst, Aggression und Spannung) und die EWL 60-S (Eigenschaftswörterliste zur Erfassung der Befindlichkeit). Alle drei Prüfpräparate zeigten eine kontinuierliche Verringerung der Angstausprägung. Gegenüber annähernd gleichen Ausgangswerten in allen drei Gruppen betrug die Differenz nach 6 Wochen bei Bromazepam –13,39, beim Kava-Extrakt –11,74 und bei Oxazepam –11,18. Der Gruppenunterschied war nicht signifikant. Vergleichbare Effekte wurden auch bei den Begleitvariablen registriert. In der anschließenden offenen Phase wurden 158 Patienten über 14 Wochen zunächst mit 300 mg und dann mit 150 mg Kava-Kava-Extrakt weiterbehandelt. Das unter den Benzodiazepin-Derivaten erzielte Ergebnis wurde nach Umstellung auf den Kava-Extrakt nicht gefährdet. Hervorzuheben sind das Fehlen von Toleranz und Abhängigkeit bei Gabe des Kava-Extraktes.

Lehman et al. [40] behandelten je 29 Patienten mit Angst-, Spannungs- und Unruhezustände über 4 Wochen in einer randomnisierten Doppelblindstudie entweder mit 3 × 100 mg täglich Laitan® oder Placebo. Primäre Zielgröße war die Hamilton-Angst-Skala, und an sekundären Parametern Untergruppen der HAMA, die EWL-Skala und CGI-Skala. Die anxiolytische Wirkung setzte bereits in der ersten Woche ein und war für die untersuchten Parameter signifikant. In einer weiteren randomisierten placebokontrollierten doppelblinden Folgestudie wurde bei 20 Patienten die Wirksamkeit von 3 × 150 mg Kavasporal®-forte zur Linderung situativ bzw. reaktive ausgelöster Angstzustände vor histopathologischer Aufklärung eines pathologischen Brustdrüsenbefundes anhand des Selbstbeurteilungsverfahren (Eigenschaftswörterliste mit 60-Items, EWL), dem State-Trait-Angstinventar (STAI), sowie als Arztbeurteilungsskalen zwei visuelle Analogskalen (VAS) zur psychischen und somatischen Beurteilung geprüft [41]. Verum und Placebo unterschieden sich in der situativ induzierten Angst im Hinblick auf Responder und Non-Responder und Eigenschaftswörterliste signifikant, nicht jedoch in STAI-Zustandsangst und der psychischen bzw. somatischen Angst. Einschränkend muß jedoch auf die geringe Fallzahl hingewiesen werden.

Die Studie von Volz et al. [42] umfasst 101 Patienten mit Angst- und Spannungszuständen nach DSM-III-R mit einem HAMA-Score > 19, die nach einer einwöchigen Auswaschphase randomisiert doppelblind über 24 Wochen entweder 3 × 100 mg Kava-Kava-Extrakt (Laitan®) oder mit Placebo behandelt wurden. Primäre Zielgröße war der HAMA-Gesamtscore, der nach 12 bzw. 24 Wochen in der Placebogruppe von 31,4 auf 18,0 bzw. 15,2 und nach Laitan® von 30,7 auf 13,4 bzw. 9,7 abfiel. Der Unterschied zwischen Placebo und Verum war nach 8, 12 und 24 Wochen signifikant. Auch in den somatischen bzw. psychischen Hamilton-Subscores war der Kava-Kava-Extrakt Placebo signifikant überlegen. Am Studienende gaben 75,5 % der Verum-Patienten und 51,2 % der Patienten, die Placebo erhalten hatten, eine subjektive Besserung an. Unter dem Kava-Extrakt traten 6 und unter Placebo 9 unerwünschte Arzneimittelwirkungen in Form von Magenbeschwerden, Schwindel und Palpitationen auf.

In einer Doppelblindstudie erhielten 59 Patienten zur Prämedikation bei operativen Eingriffen in Epiduralanästhesie jeweils 300 mg Kava-Extrakt (60 mg Kavapyrone) oder Placebo am Abend bzw. am Morgen 1 h vor der Operation [43]. Mit einem durchschnittlichen Scorewert von 12,18 beim Parameter Schlafqualität und 0,27 im Psychostatus war der Kava-Extrakt

Placebo mit Werten von 3,32 bzw. 1,05 signifikant überlegen. Auch das Allgemeinbefinden, das über die Angstskala erfasst wurde, war bei Verum besser als bei Placebo.

In einer ähnlichen Studie wurden 53 Patientinnen, bei denen eine vaginale Hysterektomie unter Regionalanästhesie durchgeführt werden sollte, im Rahmen der Prämedikation randomisiert entweder mit Diazepam (Kontrollgruppe = Gruppe I) oder mit einem Kava-Spissum-Spezialextrakt (Kavasedon® = Gruppe II) behandelt [44]. Am Abend vor dem Eingriff erhielten die Patientinnen jeweils 25 mg Promethazin. Patientinnen der Gruppe I erhielten Flunitrazepam 1–2 mg p.o., wohingegen Patienten der Gruppe II 100 mg Kavalactone bekamen. Am Operationstag wurde den Patientinnen der Gruppe I neben 0,5–1,0 mg Atropin 10 mg i.v. Diazepam appliziert. Patientinnen der Gruppe II erhielten dagegen 100 mg Kavalactone. Beurteilt wurden Schlafqualität und Angstausprägung vor der Operation anhand einer dreistufigen Skala sowie des psychischen Zustandes durch Selbstevaluierung. Zwischen beiden Gruppen bestand hinsichtlich Schlafqualität, präoperativer Angst, Blutdruck und Puls kein Unterschied. Der intraoperativ gemessene Blutdruck lag in der Benzodiazepin-Gruppe höher als nach Gabe des Kava-Spissum-Extrakts, die Blutsauerstoffsättigung war in beiden Gruppen gleich. Entgegen bisheriger Untersuchungen mit einem Wirkungseintritt nach 10–14 Tagen wurde von dem verwendeten Spissum-Extrakt eine Sofortwirkung gezeigt.

Boerner et al. [45] verglichen in einer randomisierten Doppelblindstudie bei 127 Patienten mit generalisierten Angststörung (ICD-10 F. 41.1) 120 mg Kavapyrone (Maoni® forte) mit 2 × 50 mg Opipramol und 2 × 5 mg Buspiron über 8 Wochen. Hauptzielgröße war die Hamilton-Angst-Skala (Reduktion um 50 % oder < 9 Punkte) und Nebenzielparameter das AMDP-Modul zur Erfassung von Angstsymptomen, die CGI-Skala, die Self-Rating-Anxiety-Skala, die Befindlichkeitsskala (BF-S), der Fragebogen Alltagsleben (AL), der Schlafbogen (SF-B) sowie das globale Arzt- und Patientenurteil. In allen drei Behandlungsgruppen nahm der HAMA-Score ab. Zwischen Maoni® forte (23,14 auf 8,37 Punkte), Buspiron (von 23,55 auf 8,0 Punkte) und Opipramol (von 23,93 auf 7,74 Punkte) bestand kein Unterschied. Der Subscore somatische/psychische Angst hatte sich unter Maoni® forte um 67,7 %/62,6 %, unter Buspiron um 67,6 %/64,1 % und Opipramol um 69,37 %/67,5 % vermindert. Keine nennenswerten Unterschiede bestanden auch im AMDP-Summenscore (Abnahme um 58,6 % nach Maoni® forte, 53,3 % nach Buspiron, 57,7 % nach Opipramol), der Self-Rating-Anxiety-Skala und den Nebenzielparametern. Die Schlafqualität wurde durch alle drei Behandlungen ohne Unterschied gebessert.

Zum Nachweis der Wirksamkeit und Verträglichkeit von Laitan® wurden 40 Patienten mit nervösen Angst-Spannungs- und Unruhezustände nichtpsychotischer Genese nach Ausschleichen der Vortherapie mit Benzodiazepinen randomisierte doppelblind entweder mit ansteigender Dosis von 50 auf 300 mg Laitan® oder Placebo über 3 Wochen behandelt und 3 Wochen nachbeobachtet [46]. Zielgrößen waren HAMA- Gesamtscore Befindlichkeitsskala (Bf-S) nach von Zerssen. Laitan® war Placebo gegenüber im HAMA-Score ($p = 0,01$), der Bf-S ($p = 0,002$) signifikant überlegen und zeigte hinsichtlich der Entzugssymptome einen Vorteil. Auch in der Auswertung der HAMA-Subscores somatische und psychische Angst, der EAAS sowie CGI war Laitan® Placebo überlegen. Placebo führte in der Nachbeobachtung wieder zu einem statistisch signifikanten

Wiederauftreten der Grundsymtomatik. Schwerwiegende Nebenwirkungen traten nicht auf. Die insgesamt 18 unerwünschten Ereignisse (Laitan® 6, Placebo 12) wurden als Entzugssymptome eingestuft.

Wurde bisher in den meisten klinischen Studien die Dosis von 300 mg Kava Extrakt WS 1490 (Laitan®) mit Placebo verglichen, so prüften Geier et al. [47] nach einer 2 wöchigen run-in Phase die Dosis von 3 × 50 mg Laitan in einer placebo-kontrollierten Doppelblindstudie bei 50 Patienten mit Angstzuständen nichtpsychotischer Genese (DSM-IV-R, Agoraphobie, spezifische Phobie, generalisierte Angst) über 4 Wochen. Primäre Zielgröße war die HAMA (CIPS,1981) und sekundäre Variablen die HAMA Subscala mit somatischer, psychotischer Angst, die Erlanger Skala für Angst, Aggression, Spannung (EAAS), die Eigenschaftswörterliste (EWL-60-S), der Clinical Global Impression (CGI) und die Verträglichkeit. Laitan® war bzgl. HAMA mit 4,7 Punkten Placebo gegenüber signifikant ($p = 0,03$) überlegen und in der somatischen, psychischen HAMA Subskala, der EAAS und CGI existierte ein deutlicher Vorteil. Unerwünschte Arzneimittelwirkungen traten nicht auf. Die hämatologischen Werte und leberspezifischen Enzyme bleiben unbeeinflußt.

In der multizentrischen ($n = 3$) randomisierten Doppelblindstudie prüfte Lehrl [48] Wirksamkeit und Verträglichkeit von 200 mg WS 1490 (Laitan®) im Vergleich zu Placebo über 4 Wochen bei Patienten mit Schlafstörungen infolge Angst, Spannung und Unruhezuständen nichtpsychotischer Genese (DSM-III-R, 300.02, 300.22, 300.32, 300.29, 309.24) nach einer 7-tägigen Placebo-Run-in-Periode. Primäre Zielgröße war der Schlafbogen nach Görtelmeyer (SF-A und SF-B) mit dem Kriterium Schlafqualität bzw. erholsamer Schlaf und sekundäre Parameter der SF-B-Subscore, die HAMA (14 Items) mit dem somatischen und psychischen Subscore, die Befindlichkeitsskala nach von Zerssen (Bf-S) und Clinical Global Impression (3 Items). Beide Gruppen unterschieden sich in den demographischen und Ausgangskriterien nicht. Nach konfirmatorischer Auswertung der Daten von 57 Patienten war Laitan® und Placebo hinsichtlich Schlafqualität, erholsamer Schlaf, HAMA-Score, Bf-S und CGI signifikante überlegen. Die Verträglichkeit war gut. Es traten keine unerwünschten Arzneimittelwirkungen und negative Einflüsse auf hämatologische Werte und leberspezifische Enzyme auf.

Gastpar et al. [49] untersuchten ebenfalls in einer multizentrischen Doppelblindstudie bei 17 Ärzten für Allgemeinmedizin Wirksamkeit und Verträglichkeit von Laitan® im Vergleich zu Placebo bei Patienten mit Angst, Spannungs- und Unruhezuständen (DSM-III-R). Die Studie wurde nach GCP-Richtlinien durchgeführt. Nach einer Placebo-run-in-Phase von 7 Tagen erhielten 141 Patienten über 4 Wochen randomisiert entweder 3 × 50 mg Laitan® oder Placebo. Primäre Zielgröße waren Anxiety Status Inventory (ASI, 20 Items) und sekundäre Parameter EAAS, Bf-S, KEPS und CGI. Beide Gruppen waren vergleichbar. Nach der konfirmatorischen Auswertung war Laitan® bzgl. ASI, den sekundären psychometrischen Variabeln und Bf-S Placebo gegenüber signifikant überlegen. Die Kriterien EAAS und KEPS verbesserten sich in beiden Gruppen mit einem etwas stärken Effekt nach Laitan®. 14 Patienten fielen wegen interkurrenter Erkrankungen bzw. stationärer Behandlung (kein Zusammenhang mit der Prüfmedikation) aus. Es wurden keine unerwünschten Arzneimittelwirkungen bzw. pathologische Laborveränderung registriert.

Zweifelsohne weisen die älteren kontrollierten klinischen Studien hinsichtlich

Patientenzahl, nicht näher nach ICD-10 klassifizierten Angststörungen als Einschlusskriterium und statistischer Auswertungsverfahren Mängel auf. Dennoch dürfen sie nicht pauschal abgelehnt werden, da sie die Wirksamkeit von Angst und Spannung im Rahmen der Prämedikation nach operativen Eingriffen, klimakterischen Beschwerden mit Angst und psychovegetativen Störungen bzw. reaktive Angst bei Mitteilung eines suspekten Mammabefundes und die Unbedenklichkeit belegen. Hierbei handelt es sich um typische Indikationen von Benzodiazepinen wie Diazepam, Bromazepam und Oxazepam, von denen ebenfalls keine Studien mit definierten Angststörungen gemäß DSM-III-R und ICD-10 vorliegen. Demgegenüber erfüllen die neueren Kava-Kava-Studien GCP-Bedingungen, waren prospektive monozentrisch oder multizentrisch randomisiert, placebo- oder referenzkontrolliert doppelblind, zum Teil mit einer medikamentenfreien oder Placebo-Run-in Phase, follow-up-Phase bei definierter Angst nichtpsychotischer Genese nach DSM-III-R. Die Tagesdosis lag zwischen 300 mg Extrakt (entspr. 210 mg Kavalactone), 150 mg Extrakt (entsprechend 105 mg Kavalactone), 200 mg Extrakt (entsprechend 140 mg Kavalactone) und die Studiendauer zwischen 4 bis 24 Wochen. Die allgemein akzeptierten Zielgrößen wurden konfirmatorische nach a-priori-Festlegung des statistischen Verfahrens ausgewertet. In allen Studien verbesserte der Kava-Extrakt die Angstsymptomatik signifikant gegenüber Placebo, wobei die höhere Dosis einen stärkeren anxiolytischen Effekt zeigte als die niedrigere Dosis. In einer Studie kam es bei zuvor mit Benzodazepinen behandelten Patienten nach Umstellung auf den Kava-Extrakt zu einer weiteren Besserung der Angssymptomatik [50]. Pittler und Ernst [51] kommen nach Auswertung von sieben Doppelblindstudien mit guter methodischer Qualität zu der Schlußfolgerung, daß Kava-Extrakte in den geprüften Indikationen Placebo signifikant überlegen ist. Im Entwurf zur Positivliste wurden Kava-Extrakte nach EBM-Prüfung durch Sachverständige in den Hauptteil aufgenommen. Wegen des Fehlens eines Abhängigkeits- und Suchtpotenzials, sowie von Toleranzphänomen und Missbrauchsrisiko bei guter Verträglichkeit bieten sich normierte Kava-Extrakte als Alternative zu Benzodiazepin-Derivaten und anderen Anxiolytika bei Patienten mit nervösen Angst-, Spannungs- und Unruhezuständen an. Dies geht u.a. aus einer Anwendungsbeobachtung an 4049 Patienten mit Auswertung von 3873 Patientendokumentationen hervor. In der Regel hatten die Patienten 3 × 50 mg Extrakt (entspr. 3 × 35 mg Kavalactone/Tag) über durchschnittlich 7 Wochen eingenommen [52]. In Anlehnung an die HAMA wurden typische psychische und vegetative Symptome zu 4 Zeitpunkten untersucht. Bezogen auf den Ausgangswert kam es in über 80 % zur Verbesserung oder zum Verschwinden der Symptome. Der Gesamtscore „psychisches Syndrom" nahm von 2,54 auf 0,79 und der Gesamtscore „vegetatives Syndrom" von 2,13 auf 0,62 ab. Es traten 61 unerwünschte Ereignisse auf. Dies entspricht einer Häufigkeit von 1,5 %. Vorrangig handelte es sich um Magen-Darmbeschwerden, allergische Reaktionen, Kopfschmerzen und Schwindelgefühl.

Anhand der durchgeführten Studien tritt die Wirkung von Kava-Kava nach etwa 10–14 Tagen ein. Da nicht mit einem schnellen Erfolg zu rechnen ist, sollte die Behandlung langfristig angelegt werden und mindestens 4 Wochen betragen. Erst danach kann über einen Therapieerfolg entschieden werden. Falls nach 4 Wochen eine deutliche Verminderung der Angstsymptomatik erreicht ist, sollte die Therapie für weitere 4 Monate, unter Umständen mit Dosisreduktion, fortgesetzt werden. Mit einer Toleranz- und Abhängigkeitsentwicklung ist auch nach längerer Einnahme nicht zu rechnen.

Auf Grund der mephenesinartigen Wirkung mit Abnahme des Skelettmuskeltonus und der Dämpfung tonischer Dehnungsreflexe bieten sich als weitere Indikationen Muskelverspannungen bei Lumbago, Myalgien, Torticollis spasticus und extraartikulären Weichteil-Rheumatismus als Alternative zu chemisch definierten Muskelrelaxanzien an. Diese Anwendungsgebiete sind jedoch bisher in kontrollierten klinischen Studien nicht belegt.

2.2.6 Dosierung, Anwendungsdauer

In den vorliegenden Studien wurden klinische Wirksamkeit und Verträglichkeit von Kava-Kava-Extrakt bei nervösen Angst-, Spannung- und Unruhezustände vorrangig mit Dosen von 3 × 50 mg, 200 mg und 3 × 100 mg Kava-Kava-Extrakt ausreichend belegt. Im Hinblick auf der nach neustem wissenschaftlichen Erkenntnisstand nachgewiesenen anxiolytischen Wirkung von Kava-Extrakten ist der Widerruf mit sofortiger Wirkung des BfArM vom 14. 6. 2002 wegen nicht belegter Wirksamkeit und dem begründeten Verdacht auf schwerwiegende hepatotoxische Reaktionen (näheres unter Toxikologie) unverständlich.

Die vom Markt genommenen Kava-Trockenextrakte waren folgendermaßen spezifiziert [51, 53]:

Handelsübliche Kava-Kava-Trockenextrakte
(Normiert auf Kavalactone)

DEV (Auszugsmittel)	
12,5–20	: 1 (Ethanol 96 %)
11,5–21,5	: 1 (Ethanol 96 %)
9 –13	: 1 (Ethanol 96 %)
13 –20	: 1 (Ethanol 96 %)
11 –20	: 1 (Aceton 75 % oder Aceton 90 %)

2.2.7 Toxikologie, unerwünschte Wirkungen, Interaktionen

Nach einmaliger i.p.- bzw. p.o.-Applikation eines Kava-Kava-Extraktes (Extraktion Aceton-Wasser 11-20:1, eingestellt auf 70 % Kavalactone) kam es bei Maus und Ratte dosisabhängig zu Verminderung der Spontanmotilität, Ataxie, Sedation, Seitenlage mit verminderter Reflexerregbarkeit, Bewusstlosigkeit und Tod durch Atemlähmung. Die verwendeten Dosen waren 770 bis 2800 mg/kg KG p.o. bzw. 280 bis 600 mg/kg KG i.p. bei der Maus und 770 bis 2100 mg/kg KG p.o. bzw. 280 bis 460 mg/kg KG i.p. bei der Ratte [54]. Die chronische Toxizität des gleichen Kava-Kava-Extrakts wurde an Sprague-Dawley-Ratten (20, 80 und 320 mg/kg KG/Tag) und Beagle-Hunden (8, 24 und 60 mg/kg KG/Tag) nach 26-wöchiger p.o.-Applikation untersucht. Es traten keine substanzbedingten Todesfälle auf. Bei den hohen Dosen wurden geringgradige histopathologische Veränderungen im Lebergewebe (zentrilobuläre Hypertrophie) diagnostiziert. Im Nierengewebe der Ratte wurden hyaline Tröpfchen und Epithelpigmentierung der proximalen Tubuli festgestellt. Von der Ratte wurden 20 mg/kg KG/Tag und vom Hund 24 mg/kg KG/Tag symptomlos vertragen [54]. Die Mutagenität des wurde im Ames-Test mit den *Salmonella-typhimurium*-Stämmen TA98, TA100, TA 1535, TA1537 und TA1538 mit und ohne metabolischer Aktivierung (Rattenleber-S9-Mix) mit Dosen von bis zu 2,5 mg/Platte untersucht. Die höchste Dosis war toxisch. Der Extrakt erhöhte nicht die Revertantenzahl und ergab keine Hinweise auf Mutagenität. Auch im Mikronukleus-Test an der Maus wurde nach Dosen von 150, 300 und 600 mg/kg KG die Inzidenz an mikrokernkhaltigen polychromatischen Erythrozyten im Vergleich zum Lösungsmittel im Gegensatz zur Positivkontrolle (Cyclophosphamid 80 mg/kg KG) nicht erhöht [54].

Zusätzlich liegen toxikologische Daten zu einem ethanolischen Kava-Extrakt vor. Kavasedon® wurde Ratten über 3 bzw. 6 Monate im Futter (0,01 % bzw. 0,1 %) verabreicht. In der 3-Monatstudie traten keine Todesfällen, keine Gewichtsveränderungen sowie keine hämatologischen bzw. blutchemischen Veränderungen insbesondere bei den Leberenzymen auf. Makroskopisch waren die untersuchten Organe bzgl. der Organgewichte unauffällig, an einzelnen Leberläppchen wurde eine leichte ödematöse Schwellung und eine lymphozytäre Infiltrationen des portalen und biliären Gewebes und in den Glomerula bzw. dem Nierengewebe eine leukozytäre und lymphozytäre Infiltration bei Kontrollen und Behandlungsfällen registriert [55]. Ähnlich unauffällig waren die blutchemische, laborchemischen, makroskopisch und histologischen Befunde nach sechsmonatiger Fütterung mit dem gleichen Extrakt [55].

Weiterhin wurde die Zytotoxizität u.a. von Kavasedon®, Laitan® und von sechs Kavalactonen im MTT-Test (3-(4,5-Dimethylthiazol-2-yl)-2,4-diphenyl Tetrazoliumbromid) an Rattenhepatozyten und humanen HepG2 Zellen überprüft [56]. Die eingesetzten Extrakte lieferte in beiden Testsystemen keine Anzeichen für ein Hepatotoxizität. Die EC_{59} lag bei den Rattenhepatozyten weit über 500 µg/ml und konnte an humanen HepG2 Zellen nicht ermittelt werden. Demgegenüber zeigten die sechs Kavalactone an Rattenhepatozyten eine dosisabhängige Zytotoxizität, die an HepG2 Zellen weniger ausgeprägt war. Am toxischsten an Rattenhepatozyten war Kavain mit einenm EC_{50}-Wert von 45 µg/ml. Geht man von ca. 20 % Kavain im Gesamtextrakt und einer vollständigen Resorption aus, dann errechnet sich bei einer Tagesdosis von 20 mg Kavain eine Plasmakonzentration von 3,33 µg/ml, was einen 13,5fachen Sicherheitsabstand zur EC_{59} bedeutet. Noch ausgeprägter ist der Sicherheitsabstand für die anderen Kavalactone [56].

Beim Menschen wurden nach Genuss von Kava-Getränken vornehmlich aus frisch gekauten und eingespeichelten Zubereitungen Sehstörungen, unsicherer, schwankender Gang und Schlafbedürfnis registriert. Nach Einnahme von 600 ml eines aus der pulverisierten Droge hergestellten Aufgusses wurden Akkomodationsstörungen, Pupillenerweiterung und Gleichgewichtsstörungen beobachtet [54]. Diese Befunde wurden mit Extrakten nicht bestätigt. Über Intoxikationssymptome wird vorrangig aus dem Südseeraum und bei den Aborigenes in Australien nach Genuss von Kava-Getränken aus frisch gekautem Wurzelstock berichtet. Charakteristische Symptome waren Ataxie, ichthyosiformer Hautausschlag, Haarausfall, Gelbfärbung der Haut, der Skleren, der Finger- und Fußnägel, Rötung der Augen, Akkomodationsstörungen, Pupillenerweiterung, Schluck-Atembeschwerden, Appetitlosigkeit, Apathie und möglicherweise eine Erhöhung der γ-Glutamyltransferase [54].

Demgegenüber treten nach Gabe von normierten Extrakten in Fertigarzneimitteln selten allergische Hautreaktionen wie Hautrötung, Ödeme, Juckreiz, hämatogene Kontaktekzeme und sehr selten Magenschmerzen, Übelkeit, Erbrechen, Kopfschmerzen, retrosternale Schmerzen, Schwindelgefühl, Sehstörungen durch Pupillenerweiterung, Störung des Nahsehens und Koordination der Augenbewegung auf. Beschrieben sind Einzelfälle von oralen und lingualen Dyskinesien und Torsionsdystonien. Sie waren immer spontan oder nach Applikation von Biperiden reversibel. In der letzten Zeit sind nach Einnahme von Kava-Kava-Extrakten unabhängig vom Auszugsmittel, vom Kavalacton-Gehalt und der Dosis Spontanberichte über Verdachtsfälle mit z.Z. schwerwiegenden hepatotoxischen Reaktionen wie nekrotisierende Hepatitis, Ikterus, Leberzellschädigung, Bilirubinämie, Erhöhung der Leberenzyme bis hin zum Leberversagen und in einem Fall mit tödlichem Ausgang berichtet worden [57–66]. Bei vier Fällen war eine Lebertransplantation erforderlich (48–61). In einigen Fällen ist der Zusammenhang mit Kava-Kava oder Kavain-haltigen Arzneimitteln wahrscheinlich oder sogar möglich, zumal keine Komedikation bestand und eine Reexposition zu ähnlichen klinischen und laborchemischen Befunden führten, die den Verdacht einer medikamentös-toxischen Leberschädigung durch Kava-Kava-haltige Arzneimittel erhärten.

Arzneimittelbedingten Leberschäden (Tab. 2.5) lassen sich in obligate (vorhersehbare) und fakultative (unvorhersehbare) Form unterteilen [62–64]. Obligate Arzneimittelschädigungen sind dosisabhängig, vorhersehbar, reproduzierbar, toxisch- metabolisch bedingt und treten nach kurzer Latenzzeit auf, während fakultative

Tab. 2.5 Klassifikation der Leberschädigungeränderungen der Symptomatik bei unbehandelter BPH im Vergleich zum Vorjahr. Aus Lit. [3]

	Arzneimittelbedingte Leberschädigung	
	obligater Typ	**fakultativer Typ**
Dosisabhängig	+	–
Vorhersehbar	+	–
Reproduzierbar – Patient – Normalperson – Versuchstier	 + + +	 + – –
Toxisch-metabolisch	+	+
Allergisch-immunologisch	–	+

Leberschäden nicht dosisabhängig, nicht vorhersehbar, beim Patienten nach Reexposition reproduzierbar sind, eine toxisch-metabolische und allergisch-immunologische Ursache haben und erst nach Tagen und Wochen auftreten. Wirkungsmechanismus und hepatotoxische Fraktion im Kava-Kava-Extrakt sind bisher nicht bekannt. Aus den Untersuchungen zur subakuten und chronischen Toxizität gehen no-effect-level und im geprüften Dosisbereich keine blutchemischen, makroskopischen und histologischen Leberschädigungen hervor, sondern lediglich Hinweise auf mögliche Leberfunktionsstörungen, die einer klinischen Überwachung bedürfen. Auffällig sind klinische Einzelfälle von Leberschäden trotz breiter Anwendung von Kava-Präparaten, kein Unterschied zwischen acetonischem und ethanolischem Extrakt, keine Dosisabhängigkeit, jedoch Latenzzeit, Rezidiv nach Reexposition mit kurzer Latenzzeit, klinisches Bild, Laborwerte und Hinweis auf immunvermittelte Reaktionen [57, 61, 65–68] wie positiver Lymphozyten-Transformationstest und histologisch eine Eosinophilie. In vielen Fällen bestanden Lebervorschäden durch Alkohol, Begleiterkrankungen mit Komedikation von Arzneimitteln, von denen Anstieg der Transaminasen und hepatotoxische Wirkungen bekannt sind wie z.B. Piretanid, Hydrochlorothiazid, Propanolol, Atenolol, Terfenadin, Valsartan, Celecoxib, Triptane, Östrogene, Androgene, anabole Steroide, Kontrazeptiva, Paracetamol, Diazepam, Glimepirid, Paroxetin, Cisprid, Pantoprazol, Omeprazol, Chelidonium.

Der Widerruf mit sofortiger Wirkung von Kava-Kava wird nicht nur im Hinblick auf das wissenschaftliche Erkenntnismaterial zur Pharmakologie, Toxikologie, Humanpharmakologie und klinischen Wirksamkeit unverständlich, sondern auch aus formalen Gründen [69]. Im Entwurf der Positivliste ist Kava-Kava evidenzbasiert geprüft im Hauptteil aufgeführt, vom Sachverständigenausschuss für Verschreibungspflicht vom 22.1.2002 unter die Rezeptpflicht gestellt und in der aktuellsten Fach- und Gebrauchsinformation vom 7.5.2002 detailliert Gegenanzeigen und Nebenwirkungen aufgeführt. Erst recht unverständlich wird der Widerruf der Zulassung, wenn die Nutzen- und insbesondere Risikobewertung von ausländischen Fachleuten und Institutionen (FDA) berücksichtigt werden. C. Stevinson et al. [70] befassen sich ausführlich mit den publizierten UAW von Kava-Kava-Präparaten und kommen zur Schlussfolgerung: „Data from short term post-marketing surveillance studie and clinical trials suggest that adverse events are, in general, rare, mild and reversible... It is concluded that when taken as short-term monotherapy at recommended doses, kava extracts appear to be well tolerated by most users. Serious adverse events have been reported and further research is required to determine the nature and frequency of such events". Der angesehene Ethnobotaniker Paul Alan Cox [71] weist die Kritik an der Südsee-Droge-Kava zurück, wonach diese Leberschäden hervorrufen soll. Seine Forschungsarbeiten im Südpazifik, wo die Droge regelmäßig konsumiert wird, hätten keine Hinweise auf ein erhöhtes Lebererkrankungsrisiko ergeben. Auch der international renommierte Pharmakologe und Toxikologe Prof. Dr. D. P. Waller Illinois/USA [72] schreibt: „Kava when taken in appropriate dose has no scientifically established potential for causing liver damage" But we warned that any pharmacologically active agent can interact with drugs, pre-existing conditions and hypersensitivity reactions, possible affecting the substance's toxicity". In the report, delivered to the FDA on 19. Feb, Waller criticized the German and Swiss case reports as lacking in spezific clinical and historical information" and recommended they be „revised where possible to obtain further information". In einer Mitteilung vom 29.6.2002 teilt die FDA mit: „FDA has no current intentions to seek a recall or other regulatory action but would rather continue to approach kava from a science-driven perspective. This means a continued study of the AER's and continued discussions with industry... FDA is initiating in vitro studies to better understand metabolism of key kava components and possible relationship ot the AER's".

Die voreilige Verurteilung von Kava-Extrakten „wegen Gefahr im Verzuge" ist nach aktuellem Wissensstand nicht nachvollziehbar und unberechtigt. Zu Recht haben deshalb die Mitglieder bzw. stellvertretende Mitglieder der Kommission E beim BfArM ihr Befremden über das Vorgehen des BfArM im Rahmen des Stufenplanverfahrens und des Widerrufs der Zulassung von Kava-Kava-haltiven Arzneimitteln geäußert und fühlen sich in ihrer wissenschaftlichen Kompetenz übergangen und in ihrer Funktion in Frage gestellt. Die Mitglieder der Kommission E sind von den vorgelegten wissenschaftlichen Daten zur Wirksamkeit von Kava-Kava überzeugt und beurteilen das Nutzen/Risiko-Verhältnis und den therapeutischen Nutzen für die Patienten im Gegensatz zum BfArM positiv. Sie sind im Gegensatz zur Meinung des BfArM der Auffassung, dass keine Gefahr im Verzug vorlag, die eine derartige Maßnahme rechtfertigt. Darüber hinaus teilen sie die Auffassung des BfArM bezüglich des Risikos bei bestimmungsgemäßem Gebrauch nicht und halten folgende Empfehlungen für notwendig und ausreichend:

- Ärztliche Verschreibungspflicht für Kava-Kava-haltige Arzneimittel
- klare Indikationsstellung, leichte bis mittelschwere generalisierte Angststörungen. Depression ist keine Indikation
- Maximale Tagesdosis entsprechend 120 mg Kava-Pyronen

- Packungsgrößen bei 120 mg Kava-Pyronen maximal 30 Einheiten
- Übliche Therapiedauer ein Monat, maximal 2 Monate Therapiedauer
- Bestimmung der Leberwerte (GPT und g-GT) vor Beginn der Behandlung und dann einmal wöchentlich
- Vermeidung einer begleitenden Medikation mit potentiell hepatotoxischen Medikamenten, insbesondere auch Betablockern, Antidepressiva und Migränemitteln. Vorsicht beim Genuss von Alkohol.

Bei einer Überdosierung ist mit verstärkten zentralen Symptomen und hepatotoxischen Wirkungen zu rechnen. Darüber hinaus wird über paradoxe Reaktionen mit verstärkten Angstzuständen berichtet. Nach Absetzen bildeten sich die Symptome in der Regel vollständig zurück. Entsprechende Nebenwirkungen sind symptomatisch zu behandeln.

2.2.8 Gegenanzeigen, Risikogruppen, Schwangerschaft, Stillzeit, Pädiatrie

Gegenanzeigen sind vorbestehende Leberschädigung, übermäßiger Alkoholkonsum, bekannte Allergie auf Kava-Kava, Schwangerschaft, Stillzeit sowie depressive Erkrankungen wegen der Suizidgefahr. Wegen fehlender wissenschaftlicher Datenlage sollten Kava-Kava-Präparate nicht bei Kindern unter 12 Jahren angewandt werden. Auch bei bestimmungsgemäßen Gebrauch können Sehleistung und Reaktionsvermögen soweit verändert sein, dass die Fähigkeit zur aktiven Teilnahme am Straßenverkehr, zur Bedienung von Maschinen oder zu Arbeiten ohne sicheren Halt beeinträchtigt wird. Dies gilt vor allem im Zusammenwirken mit Alkohol oder zentral wirksamen Substanzen.

Literatur

[1] Hänsel R, Lazar J. (1985) Dtsch Apoth Ztg 125: 2056–2058

[2] Schulz V., Hänsel R. (1999). Rationale Phytotherapie, Ratgeber für die ärztliche Praxis. Springer, Berlin, Heidelberg

[3] Klohs M.W., Keller F., Williams R.E., Toekes M.I., Crohnheim G.E. (1959) A chemical and pharmacological investigation of Piper methysticum Forst. Med Pharm Chem 1, 95–103

[4] Meyer H.J. (1966) Pharmakologie der Kava-Droge (Piper methysticum Forst). Habilitationsschrift, Universität Freiburg/Breisgau.

[5] Meyer H.J. (1962) Pharmakologie der wirksamen Prinzipien des Kava-Rhizoms (Piper methysticum Forst). Arch. Int. Pharmacodyn. 138, 505–536

[6] Jamieson D.D., Duffiled P.H, Cheng D., Duffiled A.M. (1989) Comparison of the central nervous system activity of the aqueous and lipid extract of kava (Piper methysticum) Arch. Int. Pharmacodyn. 301, 66–80

[7] Duffield A.M., Jamieson D.D. (1988) Chemistry and Pharmaclogy of Kava. In Prescot, J., McCall G. (Hrsg) Kava: Use and abuse in Australia and the South Pacific. National Drug and Alcohol Research Centre, Univ. New South Waler. Monographie 5, 1–12

[8] Kretzschmar R., Teschendorf H.J., Ladous A., Ettenhadieh D. (1971) On the sedative action of the kava rhizome (Piper methysticum Forst). Acta Pharmacol. Toxicol. (Kopenhagen) 29, Suppl, 4,26

[9] Kretzschmar R., Teschendorf H.J. (1974) Pharmakologische Untersuchungen zur sedativ-tranquilisierenden Wirkung des Rauschpfeffers (Piper methysticum Forst). Chem. Ztg. 98, 24–28

[10] Kretzschmar R., Meyer H.J., Teschendorf H.J., Zöllner B. (1969) Antagonistische Wirkung natürlicher 5,6-hydrieter Kava-Pyrone auf die Strychninvergiftung und den experimentellen Tetanus. Arch. Int. Pharmacodyn. 182, 251–268

[11] Meyer H.J. Meyer-Burg J. (1964). Hemmung des Elektokrampfes durch die Kava-Pyrone Dihydromethysticin und Dihyrokavain. Arch Int. Pharmacodyn 148, 97–110

[12] Meyer H.J. (1964) Untersuchungen über den antikonvulsiven Wirkungstyp der Kava-Pyrone Dihydromethysticin und Dihydrokavain mit Hilfe chemisch induzierter Krämpfe. Arch. Int. Pharmacodyn. 150, 118–131

[13] Kretschmar R., Meyer H.J. (1969) Vergleichende Untersuchungen über die antikonvul-

sive Wirksamkeit der Pyronverbindungen aus Piper methysticum Forst Arch. Int. Pharmacodyn. 177, 261–276
[14] Kretschmar R., Meyer H. J., Teschendorf H. J., Zöllner B. (1969) Spasmolytische Wirksankeit von Aryl-substituierten α-Pyronen und wässrigen Extrakten aus Piper methysticum Forst. Ach Int.Pharmacodyn. 180, 475–491
[15] Meyer H. J., Kretschmar R. (1966) Kava-Pyrone- eine neuartige Substanzgruppe zentraler Muskelrelaxanzien vom Typ des Mephenesins Klin. Wschr. 44, 902–903.
[16] Backhauss C., Kriegelstein J. (1992) Extract of kava (Piper methysticum) and its methysticin constituents protect brain tissue against ischemic damage in rodents. Eur. J. Pharmacol. 215. 265–269
[17] Jamieson D. D., Duffiled P. H. (1990) The antinoceptive actions of kava components in mice. Clin. Exp. Pharmacol. Physiol. 17: 495–508.
[18] Wu D., Yu L., Nair M.G., DeWitt D.L., Ramsewak R.S. (2002). Cyclooxygenase enzyme inhibitory compounds with antioxidant activities from, Piper methysticum (kava kava) roots. Phytomedicine 99:41–47
[19] Meyer H. J., May H. U. (1964) Lokalanästhetische Eigenschaften natürlicher Kava-Pyrone. Klin. Wochenschr. 42. 407
[20] Duffiled P. H., Jamieson D. (1991) Development of tolerance to kava in mice. Clin. Exp. Pharmacol. Physiol. 18: 571–578
[21] Biber A., Nöldner M., Schlegelmilch R. (1992) Development of a formulation of kava-kava extract trough pharmacokinetic experiments in animals. Naunyn Schmiedebergs'Arch. Pharmacol 345 (supl), Abstr. 33rd Spring Meeting 10–12 March, Mainz R24, Abstr. 93
[22] Rasmussen A. K.(1979) Metabolism of some Kava Pyrones in the rat.Xenobiotioca 9,1
[23] Jussofie A., Schmiz A., Hiemke C. (1994) Kavapyrone enriched extract from piper methysticum as modulator of the GABA binding site in different regions of rat brain. Psychopharmakology 116: 469–474
[24] Davies L. P., Drew C. A., Duffield P., Johnston G. A. R., Jamieson D. D. (1992) Kava-pyrones and resin: Studies on $GABA_A$, $GABA_B$ and benzodiazepine binding sites in rodent brain. Pharmacol. Toxicol. 71:120–126
[25] Seitz U., Schüle A., Gleitz J. (1997) ^{3}H Monamine upetake inhibition properties of kava pyrones. Planta Med. 63: 548–549
[26] Boonen G., Ferger B., Kuschinsky K., Häberlein H. (1998) In vivo effects of Kavapyrones, (+) Dihydromethysticin and (+) Kavain on Dopamin, 3,4-Dihydroxyphenylaceticacid, Serotonin and 5-Hydroxyindoleacetic acid levels in striatal and cortical brain regions. Planta Med. 507–510
[27] Boonen G., Häberlein H. (1998). Influence of genuine kavapyrone enantiomeres on $GABA_A$ binding site. Planta Medica 64:504–506
[28] Johnson D., Frauendorf A., Strecker K., Stein U. (1991). Neurophysiologisches Wirkprofil und Verträglichkeit von Kava-Extrakt WS 1490. TW. Neurol. Psychiatr. 5:349–354
[29] Russell P. N., Bakker D., Singh N. N. (1987) The effect of kava on alerting and speed of access of information from long-term memory. Bulletin of the Psychonomic Society. 25 (4): 236–237.
[30] Herberg K. W. (1991) Fahrtüchtigkeit nach Einnahme von Kava- Spezial- Extrakt WS 1490. ZFA 67:842–846
[31] Herberg K. W. (1992) Zum Einfluss von Kava-Spezialextrakt WS 1490 in Kombination mit Ethylalkohol auf sicherheitsrelevante Leistungen. TÜV Rheinland Projekt 945-411001
[32] Johnson D., Frauendorf A., Stecker K., Stein U. (1991) Neurophysiologisches Wirkprofil und Verträglichkeit von Kava-Kava-Extrakt WS 1490. TW Neurologie Psychatrie 5: 341–345
[33] Emser W., Bartylla K. (1991) Zur Wirkung von Kava-Extrakt WS 14090 auf das Schlafmuster bei Gesunden. TW Neurologie Psychatrie 5: 636–642
[34] Geßner B., Cnota P. (1994) Untersuchung der Vigilanz nach Applikation von Kava-Kava-Extrakt., Diazepam oder Placebo. Z. Phytother. 15: 30–37.
[35] Heinze H. J., Münte T. F., Steitz J.; Matzke M. (1994) Pharmacopsychological effects of Oxazepam and Kava-Extract in a visual search paradigm assessed with event-related potentials. Pharmacopsychiat. 27:224–230
[36] Warnecke G., Pfaender H., Gerster G., Gracza E. (1990) Wirksamkeit von Kava-Kava-Extrakt beim klimakterischen Syndrom. Z. Phytother. 11: 81–86.
[37] Warnecke (1991) Psychosomatische Dysfunktionen im weiblichen Klimakterium. Fortschr. Med. 109: 119–122
[38] Kinzler E., Krömer J., Lehmann E. (1991) Wirksamkeit eines Kava-Spezial-Extraktes bei Patienten mit Angst-, Spannungs- und Erregungszuständen nicht-psychotischer Genese. Arzneim. Forsch/Drug Res. 41 (I), 6, 584–588
[39] Woelk H. (1993) Behandlung von Angst-Patienten. ZFA 69:271–277
[40] Lehmann E., Kinzler E., Friedemann J. (1996) Efficacy of a special Kava extract (Piper methysticum) in patients with states of anxiety,

tension and excitedness of non-mental origin. A double-blind placebo-controlled study for four weeks treatment. Phytomedicine 2, 113–119

[41] Lehmann E. (1998) Wirkung von Kava-Kava bei akuter Angst. Synopsis Bd. 2 59–64

[42] Volz H.-P., Kieser M. (1997) Kava-Kava Extrakt WS 1490 versus Placebo in Anxiety Disorders- a randomized Placebo-controlled 25 week outpatient trial. Pharmacopsychiat. 30, 1–5

[43] Bhate H., Gerster R., Gracza E. (1989) Orale Prämedikation mit Zubereitungen aus Piper methysticum bei operativen Eingriffen in Epiduralanästhesie. Erfahrungsheilkunde 36: 339–345

[44] Mittmann U., Schmidt M., Vrastyakova J. (2000) Akut-anxiolytische Wirksamkeit von Kava-Spissum-Spezialextrakt und Benzodiazepinen als Prämedikation bei chirurgischen Eingriffen – Ergebnisse einer randomisierten, referenzkontrollierten Studie. J. Pharmakol. Ther. 4: 99–108

[45] Boerner R.S., Berger W., Mannel M. (2000) Kava-Kava in der Therapie der generalisierten Angststörung. Abstraktband Der Nervenarzt 71, 1:136

[46] Malsch U., Kieser M. (2001) Efficacy of kava-kava in the treatment of non-psychotic anxiety, following pretreatment with benzodiazepines. Psychopharmacology 157: 277-283

[47] Geier FP., Konstantinowicz T. (2002) Kava treatment in patients with anxiety. Phytotherapy Research Im Druck

[48] Lehrl S. (2003) Clinical efficacy of Kava extract WS 1490 in sleep disturbances associated with anxiety disorders. J. Affect Disorders, im Druck

[49] Gastpar M., Klimm HD. (2002) Treatment of anxiety, tension and restlessness states with kava special extract WS 1490 in general practice. A randomized placebo-controlled double -blind multicenter trial. Eingereicht

[50] Lehrl, S., Woelk H. (2000) Kava-Spezialextrakt WS 1490 bei Patienten mit Angstsymptomatik Fortschritte der Medizin 120:61–65

[51] Pittler M. H., Ernst E., (2000) Efficacy of Kava extract for treating anxiety: Systematic Review and Meta-Analysis. J. Clin Psychopharmacol 20:84–89

[52] Siegers S.P., Honold E., Krall B., Meng G., Habs M. (1992) Ergebnisse der Anwendungsbeobachtung mit Laitan® Kapseln. Ärztl. Forsch. 7–11

[53] Dingermann Th. (2000). Transparenzkriterien für pflanzliche, homöopathische und antroposophische Arzneimittel. Karger Basel Freibeurg Paris London New York New Dehli Bangkok Singapore Tokyo Sydney

[54] Hoelzl J., Juretzek W., Schneider G., Stahl-Biskup E. (1994) Kava-Kava rhizoma (Kavakavawurzelstock) In Hänsel R., Keller K., Rimpler H., Schneider G. (Hrsg). Hagers Handbuch der Pharmazeutischen Praxis. Drogen P–Z, Band 6, Springer Verlag Berlin 201–221

[55] Sorrentino L. (1990). Toxicology Report, Kavapyron Vomplex (Kavasedon). Dep. Exp. Pharmacology, University of Neapel. Interner Bericht Fa. Harras Curarina 1990

[56] Gebhardt R. (2001) Präklinische Untersuchungen zum Nachweis des günstigen Risikoverhältnisses von Kavasedon, Kapseln gem. Auflage der Interkantonalen Kontrollstelle für Heilmittel (IKS) vom 18.7.00/IKS-Nr. 53269. Interner Bericht fa. Harras Curarina

[57] Strahl S., Ehret V. Dahm H.H., Maier K.P. (1989) Nekrotisierende Hepatitis nach Einnahme pflanzlicher Heilmittel. Dtsch. Med. Wschr. 123: 1410–1414

[58] Brauer R.B., Pfab R., Becker K., Berger H., Stangl M. (2001) Fulminantes Leberversagen nach Einnahme des pflanzlichen Heilmittels Kava-Kava. Poster/Abstract, 12. Workshop für experimentelle und klinische Lebertransplantation und Hepatologie., Wilsede 28.6.–30.6.2001

[59] Saß M., Schnabel S., Kröger J., Liebe S., Schareck W.D. (2001) Akutes Leberversagen durch Kava-Kava — eine seltene Indikation zur Lebertransplantation. 12. Workshop für experimentelle und klinische Lebertransplantation und Hepatologie., Wilsede 28.6–30.6.2001

[60] Kraft M., Spahn T W., Menzel J., Senninger D., Dietl K.H., Herbst H., Domschke W., Lerch M.M. (2001). Fulminantes Leberversagen nach Einnahme des pflanzlichen Antidepressivums Kava-Kava. Dtsch. Med Wschr. 126, 970–972

[61] Escher M., Desmeules J., Giotra E., Mentha G. (2001) Hepatitis associated with Kava, a herbal remedy for anxiety. BMJ 322,139

[62] Kuntz E., Kuntz H. D. (1998) Praktische Hepatologie. Johann Ambrosius Barth Verlag Heidelberg

[63] Teschke R. (2001). Toxische Leberschäden durch Arzneimittel. Dtsch. Ärztbl. Heft 40: C2059–2064

[64] Teschke R. (2002) Arzneimittelbedingte Lebererkrankungen. Z. Gastoenterol 40: 4305– 326

[65] Stoller R. (2002) Leberschädigungen unter Kava-Kava-Extrakten. Schweizerische Ärztezeitung 81 (24): 1335–1336

[66] Russmann S., Escher M., Stoller R., Lauterburg B. H. (2991) Hepatotoxicity of kava (Piper methysticum)-containing herbal drugs – Recent cases in Switzerland and investigations regarding mechanism. Naunyn-Schmiedeberg's Arch. Pharmacol 363: R. 131, Bbstr. 501
[67] Russmann S., Lauterburg BH., Helbing A. (2001). Kava hepatoxicity Ann. Int. Med 135: 68–69
[68] Russmann S. (2002) persönliche Mitteilung
[69] Loew D., Gaus W. (2002) Kava-Kava-Tragödie einer Fehlbeurteilung Ztschr. Phytother. 23, 267–281
[70] Stevinson C. et al. (2002) A systemic Review of the Safety of Kava Extraction the treatment of Anxiety. Drug and Safety 25 (4), 251–267
[71] Cox P. A., Streit um Südsee-Droge Kava Presseinformation Mittwoch 19. 6. 2002, Gesundheit/Umwelt, Freizeit, Kultur
[72] Waller D. P. 2002 The Nature Foods Merchandiser April 2002

3 Antidepressiva

3.1 Definition, Pathogenese, Klinik

Depressive Episoden werden in leichte, mittelschwere und schwere Formen eingeteilt, deren Dauer zur Verifizierung der ICD-Definition mindestens 2 Wochen betragen sollten. Charakteristische psychopathologische Kernsymptome sind

1. depressive Verstimmung,
2. Freudlosigkeit,
3. Interessensverlust,
4. Verminderung des Antriebs, oft mit leichter Ermüdbarkeit, allgemeiner Aktivitätseinschränkung und typische Zusatzsymptome,
5. Herabsetzung der Aufmerksamkeit, Konzentrationsfähigkeit,
6. vermindertes Selbstwertgefühl, Selbstvertrauen,
7. Schuldgefühle bzw. Gefühle von Wertlosigkeit,
8. pessimistische Zukunftsgedanken,
9. Schlafstörungen,
10. Appetitstörungen,
11. Gewichtsverlust,
12. Libidoverlust.

Nach der ICD-Klassifikation werden unterschieden [1, 2]:

- leichte depressive Episode (F. 32.0) mit mindestens 2 der Symptome 1 bis 4 und mindestens 2 weiteren Symptomen 5 bis 12,
- mittelgradige depressive Episode (F 32.1), mit 2 bis 3 Symptomen 1 bis 4 und 3 bis 4 Symptomen 5 bis 12 mit deutlicher Ausprägung,
- schwere depressive Episode (F 32.2 und F 32.3), mit mindestens 3 Symptomen 1 bis 4, mindestens 4 weiteren Symptomen; einige Symptome sind besonders stark ausgeprägt, darunter erhebliche Verzweiflung, oft Agitiertheit oder auch Stupor, oft Suizidalität, hinzukommen eventuell psychotische Symptome wie Wahnideen oder auch Trugwahrnehmungen.

Die Depression zählt zu den häufigsten psychiatrischen Erkrankungen. Die Angaben zur Prävalenz depressiver Symptome in der Bevölkerung beträgt zwischen 13-20 %, bei über 65-Jährigen zwischen 20-30 % und die ausgeprägte Depression 2-5 %. Anpassungsstörungen mit depressiver Verstimmung, kurz dauernde depressive Reaktionen und leichte depressive Episoden kommen 5–10 mal häufiger vor als voll ausgeprägte Depressionen. Die Lebenszeit-Prävalenz behandlungsbedürftiger depressiver Erkrankungen beläuft sich auf 10-20 %, da depressive Erkrankungen eine hohe Rezidivrate besitzen und Verstimmungen in Depressionen übergehen können. Die meisten Patienten mit depressiven Störungen suchen ambulant den Allgemeinarzt oder Psychiater [3, 4] und 12–15 % mit schweren Depressionen den Facharzt auf. 75 % der Erkrankungen rezidivieren und 10–20 % chronifizieren. Pro Jahr werden rund 250 000 Patienten wegen Suizidhandlungen stationär eingewiesen [5]. Ungefähr 2 % der Allgemeinbevölkerung begehen in ihrem Leben mindestens einen Suizidversuch. Die Suizidrate bei schweren depressiven Störungen liegt bei 15 %.

Unbehandelte Depressionen dauern im Durchschnitt 6 bis 9 Monate, medikamentös in der niedergelassenen Arztpraxis behandelte Fälle 1 bis 3 Monate mit einer Erfolgsrate von 70–80 % [3, 4, 5]. Wichtig sind eine rechtzeitige Diagnose und eine konsequente ärztliche Betreuung. Therapieziele sind die Erlangung der Alltagskompetenz, die Wiedergewinnung und der Erhalt der Lebensqualität sowie die Verhinderung von Rezidiven, Chronifizierung und Einweisung in ein Akutkrankenhaus. Hierzu stehen verschiedene Maßnahmen zur Verfügung wie persönliche Zuwendung in Form des ärztlichen Gespräches, Psycho-Verhaltenstherapie, Lichttherapie, Schlafentzug und Antidepressiva [4, 6], die mit Erfolg seit über 40 Jahre eingesetzt werden. Anfangs standen die trizyclischen Wirkstoffe (Imipramin-Typ) zur Verfügung, danach die tetrazyclischen Substanzen (Mianserin-Typ) und in den letzten Jahren verfügt man über spezifische, selektive Antidepressiva wie selektive Hemmer der Wiederaufnahme von Serotonin (SSRI, Fluoxetin-Typ), von Noradrenalin (SNRI, Venlafaxin-Typ), von reversiblen MAO-A-Hemmern (Moclobemid-Typ) und von irreversiblen MAO-B-Hemmer (Tranylcypromin-Typ). Als Alternative hierzu stehen an pflanzlichen Arzneimitteln bei Patienten mit leichten und mittelgradigen depressiven Episoden zusätzlich Johanniskraut-Spezialextrakte zur Verfügung. Aus der Vielzahl placebokontrollierter Studien mit Antidpressiva geht hervor, dass allein durch die persönliche Zuwendung bei 20 bis 50 % der Patienten mit einer Besserung zu rechnen ist, legt man die Hamilton-Depressions-Skala zugrunde. Unkontrolliert klinische Studien sind deshalb nur von geringer Beweiskraft für die klinische Wirksamkeit. Nach epidemiologischen Untersuchungen werden Patienten mit Depressionen weniger von Fachärzten und selten stationär, sondern überwiegend ambulant vom Hausarzt behandelt. Hier spielen bei der Präparateauswahl Wirtschaftlichkeit, gute Verträglichkeit und Compliance insbesondere bei berufstätigen Patienten eine entscheidende Rolle. Nach Anwendungsbeobachtungen an mehreren tausend Patienten liegt die Rate an Nebenwirkungen von qualitativ hochwertigen Johanniskraut-Extrakten mit 1–3 % deutlich niedriger als nach den trizyklischen (30–60 %) und nicht-trizyklischen (15–30 %) Substanzen [7].

Für eine erfolgreiche Behandlung sind verschiedene Faktoren zu berücksichtigen. Dazu gehören die Auswahl des Antidepressivums abhängig von der Symptomenkonstellation, vom Schwergrad der Depression, von einer eventuellen Grund- und Begleiterkrankungen (z. B. koronare Herzkrankheit, Leber-Niereninsuffizienz, benigne Prostatahyperplasie), vom Nebenwirkungsprofil der jeweiligen Substanzen und von der Compliance. Ferner besitzen auch die neuen Antidepressiva eine Wirklatenz, so dass unbedingt darauf hingewiesen werden muss, dass die antidepressive Wirkung erst nach 10 bis 14 Tagen einsetzt [4]. Mitunter kann diese Zeitspanne mit einem Neuroleptikum überbrückt werden.

3.2 Johanniskraut

3.2.1 Wirkstoff, Extrakte, Droge

Johanniskraut-Extrakte werden aus dem getrockneten Kraut von *Hypericum perforatum* L. hergestellt. Das Kraut – besser, die Triebspitzen – sollten zu Beginn der Blütezeit geschnitten worden sein. Drogenpartien mit einem hohen Anteil an verholzten Achsenteilen ergeben qualitativ minderwertige Extrakte. Wegen des deutlichen Einflusses der Drogenqualität auf die Extraktqualität sollte eine Droge für die Extraktherstellung eingesetzt werden, die aus einem kontrollierten Anbau stammt.

Als relevante Inhaltsstoffe gelten Flavon- und Flavonolderivate, Xanthone, Naphthodianthrone, Phloroglucine, Procyanidine und Gerbstoffe. Die Bedeutung der einzelnen Inhaltsstoffe für die Wirksamkeit von Johanniskrautextrakten ist z.Z. heftig umstritten. Offensichtlich ist jedoch der Extrakt immer Einzelkomponenten mit klarem pharmakologischen Profil überlegen. Dies könnte an lösungsvermittelnden Substanzen wie den Procyanidinen liegen [8]. Die plausibelsten pharmakologischen Daten wurden in den letzten Jahren mit den Phloroglucinderivaten Hyperforin und Adhyperforin erhoben. Durch diese Arbeiten kommen Extrakte immer stärker in Verlegenheit, die diese Komponenten aufgrund verfahrenstechnischer Spezifikationen praktisch nicht enthalten. Andererseits liegen auch Wirksamkeitshinweise zu Hyperforin-freien Extrakten vor. Wegen der unklaren Wichtung einzelner Inhaltsstoffe an dem komplexen Wirkprofil von Johanniskrautextrakten hat das BfArM die lange Zeit übliche Deklaration der Hypericin-Konzentration untersagt. Zwischenzeitlich ist diese Aussage dahingehend gelockert worden, dass Spannen wichtiger Inhaltsstoffe von der Kerndeklaration abgesetzt deklariert werden dürfen. Dies ist prinzipiell zu begrüßen, da so die stofflichen Charakteristika der Extrakte transparenter werden.

Da Johanniskraut-Extrakte heute zu den weithin anerkannten Antidepressiva gezählt werden, sollten in der rationalen Phytotherapie nur solche Präparate eingesetzt werden, die sehr gut standardisierte und charakterisierte Extrakte enthalten, für die genuine Daten vorliegen. In die evidenzbasierte Beurteilung von klinischen Studien sollten ebenfalls nur solche Publikationen eingeschlossen werden, die mit eindeutig identifizierbaren Extrakten durchgeführt wurden. Unterscheiden sich die Extrakte signifikant – beispielsweise durch An- bzw. Abwesenheit von Hyperforin – ist eine Äquivalenz ausgeschlossen.

3.2.2 Experimentelle Pharmakologie und Pharmakokinetik

Antidepressiva können nach ihrer chemischen Struktur, den pharmakologischen bzw. biochemischen Wirkungen in unterschiedliche Gruppen eingeordnet. Die frühere Einteilung in tricyclische und nicht-tricyclische Strukturen weicht zusehends einer Einteilung nach den biochemischen Wirkungsmechanismen. Der Vorteil einer solchen Einteilung besteht in der besseren Abschätzung der Selektivität für spezifische Neurotransmitter- oder Rezeptorsysteme. Dies wiederum erlaubt eine bessere Einschätzung der therapeutischen Breite und des relevanten Nebenwirkungsprofils [6, 9]. Im Vordergrund der experimentellen Forschung stehen heute Substanzen, die in klinisch-pharmakologisch relevanten Konzentrationen die Rezeptoren und Wiederaufnahmesysteme von Serotonin, Noradrenalin, Dopamin als vermutlich primär ätiopathogentische Mechanismen hemmen.

Im Hinblick auf diese möglichen Wirkprinzipien wurden in den letzten Jahren wässrig-ethanolische und wässrig-methanolische Johanniskrautextrakte in vitro und in vivo experimentell untersucht. Neben verschiedenen Effekten wie die Hemmung der Barium-Histamin-induzierten Muskelkontraktion des Ileums von Meerschweinchen, Katze und Maus [10], antibakteriellen [11] und antiviralen [12–16] Wirkung, Hemmung der Proteinkinase C [17, 18] und einer Beschleunigung der Wundheilung [19] wurden vorrangig zentralnervöse Wirkungen nachgewiesen.

Ein intragastral verabreichter 50%iger ethanolischer Johanniskraut-Extrakt verlängerte signifikant die Pentabarbital-induzierte Schlafzeit bei Mäusen [20, 21, 22], steigerte die lokomotorische Aktivität und das Explorationsverhalten von Mäusen in fremder Umgebung und zeigte im engen Dosisbereich einen Reserpin-Anatgonismus [22]. Bei Ratten zeigten ein ethanolischer Extrakt (50, 150 und 300 mg/kg KG) und bei Ratten und Mäusen ein CO_2-Extrakt (5, 15, 30 mg/kg KG) in verschiedenen antidepressiven Modellen darunter dem Reserpin-Antagonismus, einem modifizierten Porsolt-Schwimmtest, der Serotonin-induziertem Kopfzuckungen, dem L-Dopa-induziertem Verhalten und der Apomorphin-induzierten Stereotypie dosisabhängig signifikante Wirkungen. Dabei war der dopaminerge Effekt nach Gabe des ethanolischen Extraktes und der serotenerge Effekt nach Gabe des CO_2-Extraktes am stärksten [23].

Auch von einem methanolischen Extrakt liegen Untersuchungen an klassischen tierexperimentellen verhaltenspharmakologischen Modellen vor. Getestet wurde am Modell der „erlernten" Hilflosigkeit (behavioural despair Test nach Porsolt), der pharmaklogischen Interaktionen mit Reserpin, der Apomorphin-induzierten Stereotypie oder der Verkürzung der Ketamin-induzierten Narkosedauer [24, 25]. Das Verhältnis des Johanniskraut-Extrakts zu Imipramin verhielt sich etwa wie 10 : 1. Am Porsolt-Test konnten eindeutig Effekte der Inhaltsstoffe Hypericin, Pseudohypericin, Rutin und Quercetin ausgeschlossen werden. Ungeklärt sind die Beiträge weiterer Komponenten wie Biapigenin und Hypersoid.

Ausführliche In-vitro-Untersuchungen liegen zum molekularen Wirkungsmechanismus von Johanniskraut-Extrakten vor. Die anfängliche Vermutung, dass der Effekt auf einer möglichen Hemmung der Monoaminooxidase (MAO) und Catechol-O-Methyltransferase (COMT) durch Hypericin erfolgt [26, 27] konnte in späteren Untersuchungen nicht bestätigt werden [28–31]. Demgegenüber wurden von verschiedenen Autoren [31–38] für einen methanolischen Extrakt und für einen hyperforin-reichen ethanolischen Extrakt folgende In-vitro-Effekte nachgewiesen:

- Hemmung der Wiederaufnahme der Neurotransmitter Serotonin, Dopamin, Noradrenalin,
- Hemmung der Wiederaufnahme von Gamma-Aminobuttersäure (GABA)- und L-Glutamat,
- Bindung an die $GABA_A$- und $GABA_B$-Rezeptorkomplexe,
- Herunterregulierung der corticalen β-Adrenorezeptoren,
- Aktivität an der Agonisten-Bindungsstelle des NMDA-Rezeptorkomplexes,
- Hochregulierung der Serotonin Subtypen 5-HT_2 und 5-HT_{1a}.

Die halbmaximalen Hemmkonzentrationen für die drei Neurotransmitter lagen für den methanolischen Johanniskrautextrakt (Abb. 3.1, 3.2) zwischen 0,9–4,5 µg/ml, den CO_2-Extrakt zwischen 0,06–0,26 µg/ml und reines Hyperforin zwischen 0,06–0,11 µg/ml. Damit wurden wirksame Konzentrationen nachgewiesen die als relevant für den human-therapeutischen Bereich angesehen werden können [31, 34]. Zwar ließ sich auch für einen hyperforinfreien Extrakt eine unspezifische Hemmung für synaptosomale Neurotransmitter nachweisen. Die Effekte waren jedoch zehnfach schwächer, so dass Hyperforin unter diesem Aspekt die hauptverantwortliche Komponente im Extrakt sein dürfte. Offenbar erhöht Hyperforin bereits in niedrigen Konzentrationen die intraneuronale Konzentration von Protonen und von Natriumionen und erniedrigt dadurch den transzellulären Natriumgradienten. Hyperforin soll außerdem über die Calmodulin gesteuerten Calciumkanäle wirken und in höherer Konzentration unspezifisch neuronale Membranen beeinflussen. Interessant in diesem Zusammenhang ist die Tatsache, dass bisher von keiner chemisch definierten Substanz ein ähnlich breites Wirkungsspektrum bekannt ist.

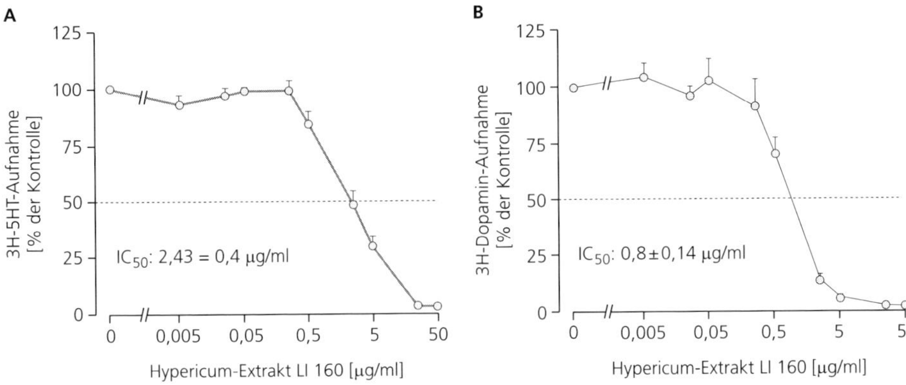

Abb. 3.1 Einfluss des Hypericum-Extraktes Li 160 auf die synaptosomale Wiederaufnahmehemmung von Serotonin (5-HT) (**A**) bzw. von Dopamin (**B**).

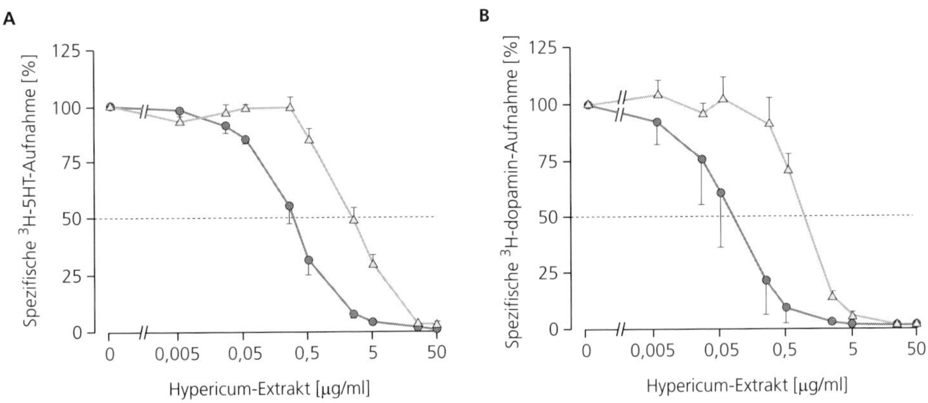

Abb. 3.2 Einfluss eines CO_2- (–●–) und eines methanolischen (–△–) Hypericum-Extraktes auf die synaptosomale Wiederaufnahmehemmung von Serotonin (5-HT) (**A**) und von Dopamin (**B**).

3.2.3 Pharmakokinetik von Hypericin und Hyperforin

Pharmakokinetisch wurden die Hauptinhaltsstoffe von Johanniskraut – Hypericin, Pseudohypericin und Hyperforin – untersucht. Nach Einmalapplikation von 300, 600 und 1800 mg eines methanolischen Extraktes wurden mediane Plasmaspiegel für Hypericin von 1,5 ng/ml, 4,1 ng/ml und 14,2 ng/ml und für Pseudohypericin von 2,7 ng/ml, 11,7 ng/ml und 30,6 ng/ml gemessen. Die Halbwertszeit betrug für Hypericin 24,8–26,5 Stunden und für Pseudohypericin 16,3–36,0 Stunden. Im steady state wurden nach 4-tägiger Gabe von 900 mg Extrakt maximale Plasmaspiegel von 8,5 ng/ml Hypericin und 5,8 ng/ml Pseudohypericin erreicht [39]. Ähnliche Ergebnisse wurden nach Einmalgabe und nach 14-tägiger Gabe von 300, 900 und 1800 mg Hypericum-Extrakt LI 160 erhalten. Für Hypericin betrug C_{ssmax} 8,8 ng/ml und für Pseudohypericin 8,5 ng/ml. Die Halbwertszeiten wurden mit 41,3 Stunden bzw. 18,8 Stunden ermittelt. Da im Urin keine messbaren Mengen beider Substanzen gefunden wurden (auch nach Inkubation mit Glucuronidase/Sulfatase), wird auf eine vorwiegend hepatische Elimination geschlossen [40].

Biber et al. [41] untersuchten die Bioverfügbarkeit und Pharmakokinetik des wässrig-ethanolichen Extraktes WS 5572 mit 5 % Hyperforin bei Ratten und gesunden Probanden (Abb. 3.3). Bei der Ratte (300 mg/kg KG) wurden nach 3 Stunden maximale Plasmaspiegel von 370 ng/ml und eine Eliminationshalbwertszeit von 6 Stunden für Hyperforin ermittelt. Bei den Probanden traten für Hyperforin maximale Plasmaspiegel nach 3,5 Stunden auf. Die Halbwertszeit betrug ca. 9 Stunden und die MRT ca. 12 Stunden. Oberhalb 600 mg verlief die Kinetik für Hyperforin linear. Dosen über 900 mg hatten niedrigere C_{max}- und AUC-Werte zur Folge. Nach 8-tägiger Gabe von 900 mg WS 5572 bei 54 Probanden kam es nicht zur Kumulation von Hyperforin. Im steady state wurde nach Gabe von 3 × 300 mg Extrakt ein C_{max} für Hyperforin von 100 ng/ml bestimmt. Beim Vergleich zweier Formulierungen – einmal in Form einer Weichgelatine-Kapsel und zum anderen als Hartgelatine-Kapsel – wurden für die Weichgelatine-Kapsel deutliche höhere Plasmaspiegel (AUC) für Hyperforine gefunden als für die Hartgelatine-Kapsel. Damit erweist sich die Bioverfügbarkeit des Johanniskrautextraktes aus der Weichgelatine-Kapsel der aus der Hartgelatine-Kapsel als überlegen [42].

3.2.4 Klinische Pharmakologie und klinische Wirksamkeit

Medizinhistorisch wurde Johanniskraut nach Hippokrates und Dioskurides im Altertum als Heilpflanze u. a. bei Brandwunden angewandt. Im Mittelalter wurde es gegen Melancholie, zur Geisterabwehr als „Fuga daemonum“ bzw. als Apotropaikum eingesetzt [43, 44]. Lange Zeit geriet die Droge in Vergessenheit, bis sie in den zwanziger und dreißiger Jahren des 20.

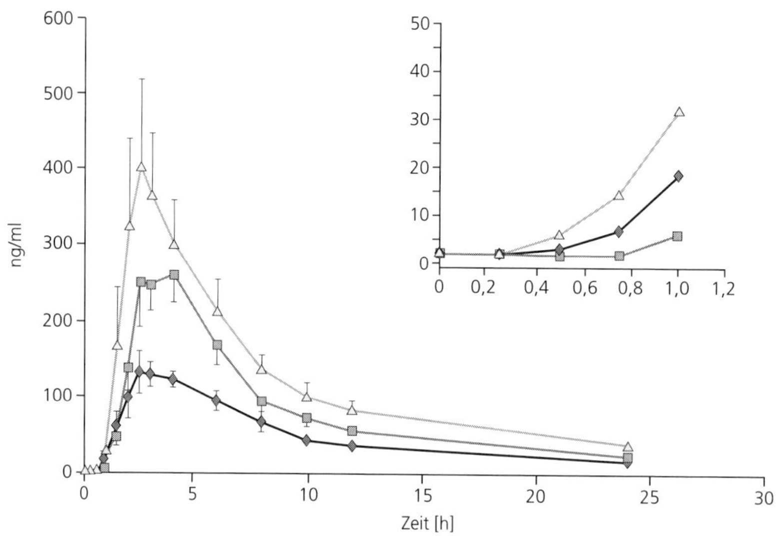

Abb. 3.3 Plasmakonzentration von Hyperforin nach peroraler Gabe von 300 (–◆–), 600 (–■–) und 1200 (–△–) mg Hypericum-Extrakt WS 5572 (5 % Hyperforin) beim Menschen (Mittelwerte ± SEM, n = 6). Kleines Bild: Plasmakonzentrationen bis 1 h nach Verabreichung. Aus Lit. [41]

Jahrhunderts wieder entdeckt wurde. 1939 publizierte Daniel eine erste Mitteilung über Johanniskraut bei psychischen Störungen. Er befasste sich experimentell und klinisch ausführlich mit der photodynamischen Wirkung von Hypericin als pharmakologisch relevanten Inhaltsstoff der Droge [45–47]. Mit der Einführung der trizyklischen Antidepressiva gewann Johanniskraut als mögliches pflanzliches Antidepressivum wissenschaftliches Interesse und wurde klinisch-pharmakologisch im Hinblick auf die ZNS-Aktivität geprüft. In einer placebokontrollierten Doppelblindstudie wurde der Einfluss eines Johanniskrautextraktes auf evozierte Potenziale, quantitatives EEG und auf die subjektive Befindlichkeit sowie auf kognitive Leistungsparameter bei 12 Probanden untersucht [48]. Das Wirkprofil von LI 160 entsprach dem eines mittelstarken Antidepressivums. Neurophysiologisch ließen sich vorwiegend aktivierende Eigenschaften des visuellen und akustischen Systems nachweisen. Diese Befunde wurden in einer weiteren Untersuchung mit Extrakt LI 160 bei 24 gesunden Probanden bestätigt. Dabei fielen im Ruhe-EEG und bei den visuell und akustisch evozierten Potenzialen von Maprotilin gegenläufige Messungen im Theta-Bereich sowie gleichgerichtete Veränderungen im Alpha- und Beta-Bereich auf [49]. Die Befunde wiesen auf kognitiv verbessernde Eigenschaften des untersuchten Extraktes hin.

In einer weiteren klinisch-pharmakologischen, placebokontrollierten Cross-over-Studie mit einer Auswaschphase von 2 Wochen wurde der Einfluss einer 4-wöchigen Gabe des methanolischen Johanniskraut-Extraxtes LI 160 auf das Schlaf-EEG bei älteren Probandinnen (59,8 ± 4,8 Jahre) untersucht [50]. Der Extrakt hatte keinen Einfluss auf die Einschlafdauer, die Gesamtschlafzeit und Schlafeffizienz, bewirkte jedoch eine Zunahme des langwelligen Tiefschlafs (Stadium 3 und 4). Diese korrelierte mit der Zunahme der langwelligen Aktivität in der automatischen Analyse des Schlaf-EEG.

Die klinische Wirksamkeit wurde in Kasuistiken, Drug-monitoring-Studien, unkontrollierten, später randomisierten, placebo- oder referenzkontrollierten Doppelblindstudien bei depressiven Verstimmungszuständen bzw. Depressionen unterschiedlicher Schweregrade geprüft. In einer kriterienbasierter Übersicht [51], einer Metaanalyse [52] und im sog. Cochrane-Report [53] wurde der Extrakt als wirksam gegenüber Placebo eingestuft, wobei ihm ein 95 %iges Konfidenzintervall von 1,78–4,01 bei leichten und mittelschweren Depressionen bei deutlich geringerer Nebenwirkungsrate [54–56] gegenüber den Standard-Antidepressiva zuerkannt wurde.

Zur Anerkennung als Antidepressivum müssen pflanzliche Antidepressiva die gleichen Anforderungen im Hinblick auf Qualität, klinische Wirkung, Wirksamkeit und Unbedenklichkeit erfüllen wie chemisch definierte Arzneimittel. Hierzu gehören u. a. definierter Extrakt, randomisierte placebo-, bzw. referenzkontrollierte klinische Studien mit definierter Indikation nach ICD-9, ICD-10, DSM-II, DSM-III-R oder DSM-IV, ausreichende Fallzahl nach Fallzahlschätzung, akzeptierte Haupt- und Nebenzielgrößen, z. B. Hamilton-Skala, Depressivitätsskala nach v. Zerssen (D-S), CGI-Skala (Clinical Global Impression), Depression Status Inventory (DSI), MADRS (Montgomery Asberg Depressions-Bewertungsskala), ausreichende Studiendauer und konfirmatorische statistische Auswertung. Als Therapieerfolg gilt eine Abnahme des HAMD-Scores um mindestens 50 % bzw. die Unterschreitung des Gesamtwertes von 10. Nur wenige Studien erfüllen diese Anforderungen. In den Tabellen 3.1 und 3.2 sind die in den letzten Jahren durchgeführten klinischen Studien

Tab. 3.1. Kontrollierte Studien mit ethanolischen Hypericum-Extrakten

Autor, Jahr	Fälle, Dosis	Dauer	Präparat	Indikation	Parameter
Schlich et al. 1987	n = 49 300-450 mg	28 Tage	Placebo Psychotonin M®	Leichte, mittelschwere depressive Zustandsbilder	HAMD*
Schmidt 1989	n = 40 450-675 mg	28 Tage	Placebo Psychotonin M®	Depressive Verstimmungszustände	HAMD*, STAI 1/2**
Werth 1989	n = 30, 50 mg 450-675 mg	23 Tage	Imipramin Psychotonin M®	Reaktive depressive Verstimmungszustände	HAMD, kein Unterschied
Kugler et al. 1990	n = 80, 6 mg 450-675 mg	28 Tage	Bromazepam Psychotonin M®	Depressivität DSI- 40 – 50 STAI >50	DSI, STAI X2, kein Unterschied
Harrer et al. 1991	n = 116 30-450 mg	42 Tage	Placebo Psychotonin®	Depressive Verstimmung ICD 9, 304.4, 309.9	HAMD*, D-S*
Quandt et al. 1993	n = 88 450-675 mg	28 Tage	Placebo Psychotonin M®	Neurotische, reaktive Depression HAMD 16	HAMD*
Witte et al. 1995	n = 97 450-675 mg	42 Tage	Placebo Psychotonin forte®	Depression ICD 10, F 32.1	HAMD*,CGI*, D-S**, STAI X1/2**
Maisenbacher et al. 1995	n = 40 450-675 mg	28 Tage	Placebo Psychotonin M®	Angst, psychophysische Beschwerden	HAMD**, STAI** X 1/2
Schrader et al. 1998	n = 159 500 mg	42 Tage	Placebo ZE 117	Leichte, mittlere Depression,ICD-10 F 32.0, F 32.1	HAMD*, CGI*, VAS*
Laakmann 1998	n = 147 900 mg	42 Tage	Placebo Neuroplant®	Depression DSM – IV HAMD > 17	HAMD*
Philipp et al. 1999	n = 263, 100 mg 750 mg	56 Tage	Imipramin STEI 300	Mittelschwere Depression ICD 10, F 32.1, F 33.1.	HAMD, CGI, SF-36 kein Unterschied
Schrader et al. 2000	n = 240, 20 mg 500 mg	42 Tage	Fluoxetin ZE 117	Leichte, mittlere Depression, ICD-10, F 32.0, F32.1	HAMD, CGI*, besser als Fluoxetin
Kalb et al. 2001	n = 72 900 mg	42 Tage	Placebo Neuroplant 300®	Leichte, mittlere Depression DSM-IV	HAMD*, D-S*, CGI* Selbstbeurteilung*

HAMD = Hamilton – Skala, STAI = State-Trait-Anxiety-Inventory, DSI = Depressions-Status-Inventar, D-S = Depressivitäts-Skala nach von Zerssen, CGI = Clinical-Gloal-Impressions-Skala, VAS = visuelle Analog Skala * = signifikant. ** = deutliche Besserung, keine Statistik

mit einem ethanolischen [57–71] bzw. methanolischen Johanniskraut-Extrakt [72–85] zusammengefasst. Einschlusskriterien für die meisten Studien waren leichte und mittelschwere depressive Episoden (ICD 10, F32.0, F 32.1). Nahezu alle Studien wurden placebo- oder referenzkontrolliert, doppelblind mit der Hamilton-Depressionsskala als Beurteilungskriterium und Festlegung der Responderquote (Reduktion der HAMD >10 Punkte bzw. mindestens um 50 % des Ausgangswertes) durchgeführt. Danach sind beide Johanniskraut-Extrakte bei der geprüften Indikation signifikant wirksam gegenüber Placebo und gleichwertig zu den Referenzsubstanzen Imipramin, Maprotilin, Amitryptilin, Sertalin und Fluoxetin. Die Mindestbehand-

Tab. 3.2. Kontrollierte Studien mit methanolischem Hypericum-Extrakt

Autor	Fälle, Dosis	Dauer	Präparat	Indikation	Parameter
Halma 1991	n = 50 900 mg	28 Tage	Placebo Jarsin 300®	ICD-09 neurotische Depression, depressive Verstimmung	HAMD*, B-L*, CGI**
Sommer et al. 1993	n = 105 900 mg	28 Tage	Placebo Jarsin 300®	Depressive Symptomatik ICD-09 300.4, 309.0	HAMD*
Harrer et al. 1993	n = 102, 75 mg 900 mg	28 Tage	Maprotilin Jarsin 300®	Depression ICD-10, F 32.1	HAMD, D-S, CGI kein Unterschied
Hübner et al. 1993	n = 39 900 mg	28 Tage	Placebo Jarsin 300®	ICD-09 neurotische Depression, depressive Verstimmung	HAMD* B-L**, CGI**
Martinez et al. 1993	n = 20 3000 Lux 900 mg	35 Tage	Lichttherapie Jarsin 300®	Saisonale Depression (SAD), DSM-III-R, HAMD 16	HAMD, POMS, Bf-S, D-S, kein Unterschied
Lehrl et al. 1993	n = 50 900 mg	28 Tage	Placebo Jarsin 300®	ICD-09 neurotische Depression, depressive Reaktion	HAMD, KAI nicht signifikant
Hänsgen et al. 1993	n = 72 900 mg	42 Tage	Placebo Jarsin 300®	Major Depression DSM-III- R HAMD > 16	HAMD* D – S*, BEB*, CGI**
Vorbach et al. 1993	n = 135, 75 mg 900 mg	42 Tage	Imipramin Jarsin 300®	Depression DSM-III-R, 296.2, 296.3, Neurosen	HAMD, D-S, CGI kein Unterschied
Hänsgen et al. 1996	n = 102 900 mg	42 Tage	Placebo Jarsin 300®	Major Depression, leicht bis mittelschwer DSM-III- R	HAMD*, D-S*, BEB*, CGI**
Wheatley 1997	n = 165 75 mg 900 mg	42 Tage	Amitriptylin Jarsin 300®	Major Depression DSM-IV HAMD 17-24	HAMD, MADRS, CGI, kein Unterschied
Vorbach et al. 1997	n = 209 150 mg 1800 mg	42 Tage	Imipramin Jarsin 300®	Major Depression ICD-10 F 33.2	HAMD, D-S, CGI kein Unterschied
Brenner et al. 2000	n = 30 75 mg 900 mg	42 Tage	Sertalin Jarsin®	Depression HAMD >17 DSM – IV	HAMD*, CGI*, kein Unterschied

HAMD = Hamilton-Depressions-Skala, BEB = Beschwerde-Erfassungsbogen n. Kasielke, B-L = Beschwerdeliste n. von Zerssen, Bf- S = Befindlichkeitsskala n. von Zerssen, CGI = Clinical-Global-Impressions-Skala, D-S = Depressivitäts-Skala n. von Zerssen, KAI = Kurztest allgemeiner Informationsverarbeitung nach Lehrl, MADRS = Montgomery Asberg Depressions Bewertungsskala POMS = Profile of Mode States. * = signifikant, ** = deutliche Besserung, keine Statistik

lungsdauer betrug 4 Wochen und die Tagesdosis im allgemeinen 900 mg Extrakt. Für leichte und mittlere depressive Episoden ist Dosis von 600 bis 900 ausreichend dokumentiert.

Trotz nachgewiesener Wirksamkeit sind noch viele Frage zu Johanniskraut-Extrakten offen. Hierzu zählen korrekt durchgeführte Dosisfindungsstudien, Einmal- oder Mehrfachgabe am Tag, differenzierter Einsatz bei den verschiedenen Anwendungssituationen (leichte, mittelschwere, schwere Depression), Rezidivprophylaxe von Depressionen, Äquivalenz von ethanolischen und methanolischen Extrakten und damit Austauschbarkeit von Johanniskraut-Extrakten sowie die Bewertung von Johanniskraut Extrakten mit und ohne Hyperforin. Gerade letzte Frage ist von hohem Interesse, da in der Studie von Laakmann et al. [66] der Hyperforin angereicherte Johanniskraut-Extrakt (5 % Hyperforin) den HAMD-Index mit 10,3 Punkten signifikant besser reduzierte als ein Extrakt, der auf 0,5 % Hyperforin eingestellt war (Reduktion um 8,5 Punkte) oder Placebo (Reduktion um 7,9 Punkte). Ungeklärt ist weiterhin die Relevanz anderer pharmakologisch aktiver Inhaltsstoffe, zumal die klinische Wirksamkeit von hyperforinfreien Extrakten inzwischen ebenfalls gezeigt wurde. Hieraus muss der Schluss gezogen werden, dass nur Johanniskraut-Extrakte eingesetzt werden sollten, von denen Unterlagen zum pharmakologischen Wirkprofil und zur klinischen Wirksamkeit vorliegen.

3.2.5 Dosierung, Anwendungsdauer

Im Hinblick auf das Anwendungsgebiet ist zwischen der monographiekonformen und der präparatespezifischen Indikation zu unterscheiden. In der Monographie zu Hyperici herba von 1984 [86] lautet das Anwendungsgebiet: „Psychovegetative Störungen, leichte depressive Verstimmungszustände, Angst und nervöse Unruhe“. Demgegenüber erteilt das BfArM bei Neuzulassungen nur noch die Indikation leichte (bis mittelschwere) vorübergehende depressive Störung bzw. leichte (und mittelschwere) depressive Episoden. Letzte entspricht in etwa dem ICD-10 Schlüssel F32.0 und F32.1. und damit eine Gleichstellung zu chemisch definierten Substanzen. Mit Fortschreiten des amtlichen Nachzulassungsverfahrens wird das Anwendungsgebiet zunehmend vereinheitlich. Unklarheiten bestehen bzgl. der Einzeldosis, der Tagesdosis und dem Dosisintervall bei den verschiedenen Anwendungssituationen wie depressive Verstimmung, leichte bis mittelschwere oder schwere depressive Episode. Denn bisher liegen keine kontrollierten Dosisfindungsstudien vor. Da sich die jeweiligen Präparate im DEV und somit auch bezüglich der inneren Zusammensetzung im Hinblick auf Hypericin und Hyperforin unterscheiden, sollten nur zugelassene bzw. für die entsprechende Indikation klinisch geprüfte Präparate mit der jeweilig festgelegten Dosis verordnet werden. Für die Indikation „leichte und mittelschwere depressive Episode“ beträgt die Tagesdosis 3 × 300 mg eines methanolischen (80 % V/V) Trockenextrakts (DEV 4–7:1). Erste Hinweise zur Wirksamkeit der Einmalgabe von 600 mg des ethanolischen Hypericum-Trockenextraktes WS 5572 (60 % V/V, DEV 2,5–5:1, Hyperforin-Gehalt >3 %) liegen aus einer Anwendungsbeobachtung bei 2104 ambulanten Patienten mit depressiver Verstimmung vor. Für die Mehrzahl der Patienten reichte die Einmaldosis aus. Die Responderrate lag bei 84 %. Bei einer mitgeführte Gruppe von stärker depressiven Patienten mit 2 × 600 mg Extrakt lag die Responderquote bei 89 % [87]. Inwieweit hieraus eine praxisnahe Stufentherapie mit einer Initialdosis von 1 × 600 mg/Tag bei leichten depressiven Episoden und 2 × 600 mg bei stärker depressiven Patienten abgeleitet werden kann, bleibt weiteren Dosisfindungsstudien vorbehalten. Zur Prophylaxe von depressiven Episoden bzw. depressiven Verstimmungszuständen liegen bisher keine hinreichenden klinischen Ergebnisse vor.

Erfahrungsgemäß ist nach 4–6 Wochen mit einer deutlichen Besserung der Symptome zu rechnen. Sollte innerhalb dieser

Zeit keine Änderung eingetreten sein, oder sollte sich die Symptomatik sogar weiter verschlechtern, ist eine fachärztliche Abklärung und Therapieumstellung erforderlich. Gegen eine ärztlich begründete Langzeitanwendung bestehen keine Bedenken.

Spezifikationen marktüblicher Johanniskraut-Trockenextrakte [88]

DEV (Auszugsmittel)	Tagesdosis*
6 –7 : 1 (Ethanol 60 %)	460 mg
4,2–6,5 : 1 (Ethanol 60 %)	560 mg
5 –7 : 1 (Ethanol 60 %)	500 mg
3,5–6 : 1 (Ethanol 60 %)	630 mg
4,5–6,7 : 1 (Ethanol 60 %)	540 mg
2,5–5 : 1 (Ethanol 60 %)	800 mg
5 –8 : 1 (Ethanol 50 %)	460 mg
4 –7 : 1 (Ethanol 50 %)	545 mg
4 –7 : 1 (Methanol 80 %)	545 mg
3 –6 : 1 (Methanol 80 %)	670 mg
6 –7 : 1 (Ethanol 70 %)	460 mg

* Bezogen auf das Mittel von DEV und die von der Komm. E empfohlene Menge Arzneidroge

3.2.6 Toxikologie, unerwünschte Wirkungen, Interaktionen

Ein methanolischer Extrakt aus Johanniskraut war nach akuter wie auch chronischer Gabe weitgehend untoxisch. Die LD_{50} liegt bei Mäusen und Ratten nach p.o. Applikation bei > 5000 mg/kg KG. Untersuchungen an Ratten und Kaninchen ergaben keine teratogenen, embryotoxischen oder fetotoxischen Hinweise. In In-vitro-Testsystemen mit Säugerzellen und In-vivo-Versuche (Fellflecken-Test bei Mäusen, Chromosomenaberrations-Test bei chinesischem Hamster) ergaben sich für einen standardisierten wässrig-ethanolischen Hypericum-Extrakt keine Hinweise auf ein mutagenes Potenzial [89].

Unerwünschte Arzneimittelwirkungen unter Johanniskraut sind selten [90]. In Drug-Monitoring-Studien lag die Nebenwirkungsrate um 3 % [91, 92] und in kontrollierten Studien um 20 % gegenüber < 50 % in Studien mit chemisch definierten Antidepressiva. Zu den unerwünschten Arzneimittelwirkungen gehörten gastrointestinale Beschwerden, Schwindel, Konzentrationsschwäche, Müdigkeit, Schlafstörungen, trockener Mund, Kopfschmerzen, Juckreiz und sonnenbrandähnliche Hautreaktionen. Auf Grund photosensibilisierender Eigenschaften von Hypericin und Berichten zur Phototoxizität von Johanniskraut in der Veterinärmedizin wurden gezielte Studien zum Nebenwirkungspotenzial beim Menschen durchgeführt. Zellkulturen menschlicher Keratinozyten wurden mit bekannten photosensibilisierenden Substanzen, darunter Psoralene, Chlorpromazin, Hypericin und einem Hypericin-Extrakt inkubiert. Nach 24 Stunden wurden die Zellen mit einer definierten UVA-Strahlendosis behandelt und danach die Vitalität der Zellen in Abhängigkeit von der Substanzkonzentration gemessen. Die niedrigsten IC_{50}-Werte wurden für 5-Methoxypsoralen und Hypericin ermittelt, während der Hypericum-Extrakt nur eine geringe Wirkung zeigte. Die therapeutische Dosis von Hypericum-Extrakten liegt etwa 30- bis 60-fach unterhalb der Phototoxizitätsschwelle [93]. In einer klinisch-pharmakologischen Cross-over-Studie erhielten 50 Probanden über 15 Tage 3 × 600 mg eines methanolischen Johanniskraut-Extraktes und wurden am Tag 1. und am Tag 15. jeweils 4 Stunden nach der morgendlichen Einnahme UVA- und UVB-Licht ausgesetzt. Die Hautreaktion wurde jeweils 5 und 20 Stunden sowie 7 Tage nach der Bestrahlung als minimale Erythemdosis (MED) bzw. als minimale Pigmentierung (MPD) abgelesen [94]. Unter der Bestrahlung trat eine tendenzielle Herabsetzung der MED und eine diskrete, statistisch signifikante Herabsetzung der MPD auf. Dies lässt auf eine stärkere Bräunungsneigung schließen. Symptome einer Phototoxizität sind im empfohlenen therapeutischen Bereich nicht zu erwarten. Die Ergebnisse wurden von Schempp [95] insofern bestätigt, dass bei 72 Probanden vom Hauttyp II und III signifikante Veränderungen der Erythem-Schwellendosis, weder nach der Einzelgabe von 6 bzw. 12 Dragees Jarsin® 300 noch im steady state auftraten. Auch der Erythem-Index oder der Melanin-Index blieben unverändert. Einzig eine marginale Beeinflussung der UVB-induzierten Pigmentierung wurde registriert.

Vereinzelt sind in den letzten Jahren klinische Berichte und pharmakokinetische Ergebnisse zu Wechselwirkungen von Johanniskraut-Extrakten mit verschiedenen chemisch definierten Substanzen bekannt geworden. Bei gleichzeitiger Einnahme von Johanniskraut-Extrakt mit selektiven SSRI-Präparaten trat ein charakteristisches Serotonin-Syndrom auf, u. a. mit den Symptomen Schwindel, Kopfschmerzen, Verwirrtheit, Angst, Ruhelosigkeit, Übelkeit und Erbrechen [96, 97]. Im Rahmen der Spontanerfassung von unerwünschten Arzneimittelwirkungen in der Schweiz [98] liegen 3 Meldungen von Zwischenblutungen während längerer Einnahme eines oralen Kontrazeptivums, 1 Fall mit Anstieg des Quick-Wertes bei einer gut auf Phenprocoumon eingestellten Patientin und 2 Kasuistiken mit Abfall der Cyclosporin-Spiegel im Plasma bei einer herztransplantierten Patientin bzw. einer Patientin mit Lungenfibrose vor, die auf eine enzyminduzierende Wirkung von Johanniskraut-Extrakten hinweisen. Ein weiterer Fall einer Zwischenblutung bei einer 33-jährigen Patientin nach Einnahme von 3 × 300 mg LI160 und 12,5 mg Trimipramin während einer 1½ jährigen oralen Kontrazeption mit Ethinylestradiol 0,03 mg und Desogestrel 0,15 mg verstärkte den Verdacht einer Interaktion von Johanniskrautextrakten mit oralen Kontrazeptiva [99]. Erste Ergebnisse einer pharmakokinetischen Interaktionsstudie nach 14-tägiger Einnahme des Johanniskraut-Extraktes Ze 117 mit dem oralen Kontrazeptivum Lovelle® (Ethinylestardiol 0,03 mg/Desogestrel 0,15 mg) ergaben bei einer kleinen Probandinnenzahl keine Hinweise auf eine veränderte Kinetik von Ethinlyestradiol und den Gonatropinen LH, FSH und SHGB [100]. Dieser Befund wurde durch eine weitere Studie bestätigt, in der die pharmakokinetischen Parameter nach Auswertung analog der Bioäquivalenzentscheidung für beide hormonellen Komponenten von Lovelle® durch die Einnahme des Extraktes Ze 117 nicht/oder nur unwesentlich verändert wurden (101). Nebel et al. [102] berichteten über eine 42-jährige Patientin mit deutlichem Abfall des Theophyllin-Spiegels ca. 2 Monate nach Einnahme von tägl. 300 mg eines auf 0,3 % Hypericin standardisierten Johanniskrautpräparates. Nach Absetzen des Johanniskraut-Extraktes wurden wieder wirksame Theophyllin-Spiegel erreicht. Einzelkasuistiken berichten über Interaktion von Cyclosporin mit Johanniskraut-Extrakten bei Zustand nach Herztransplantation [103] und Nierentransplantation [104–106].

Diese klinischen Befunde wurden durch pharmakokinetische Untersuchungen untermauert. Danach können Interaktionen von Johanniskraut-Extrakten mit Arzneimitteln geringer therapeutischer Breite auftreten. In placebo-kontrollierten Cross-over-Studien konnte im steady state anhand pharmakokinetischer Parameter eine statistisch signifikante negative Beeinflussung von Digoxin, Phenprocoumon und Amitryptilin [107, 108] nachgewiesen werden. Statistisch ist mit einer Meldung über Wechselwirkungen mit anderen Arzneimitteln auf 300 000 Behandlungen mit Johanniskraut zu rechnen, wobei über klinisch relevante Abschwächung von Plasmaspiegeln von Digoxin, Theophyllin und Amitryptilin in Komedikation mit Johanniskraut bisher nicht bekannt wurden [109]. Der Wirkungsmechanismus und die für die Interaktion verantwortlichen Inhaltsstoffe in Johanniskraut sind bisher noch unbekannt. Diskutiert werden Induktion des für die Metabolisierung von Fremdstoffen wichtigen Cytochrom-P450 – Isoenzym CYP 3A4 oder des für die enterale Resorption verantwortlichen p- Glykoprotein im Gastrointestinaltrakt. Nach Obach [110] beträgt die mittlere Hemmkonzentration IC_{50} des Enzyms CYP 3A4 für das Biflavon I3,II8-Biapigenin 0,082 µM, für Hyperforin 2,3 µM, für Hypericin 8,7 µM, Quercetin 22 µM und Chlorogensäure > 100 µM. In der Studie von Markowitz et al. [111] zeigte ein auf 0,3 % Hypericin standardisierter Johanniskrautextrakt keine pharmakokinetischen Interaktionen mit 1 mg bzw. 2 mg Alprazolam sowie mit 30 mg Dextromethorphan auf die vorrangig metabolisierenden Enzyme CYP2D6 und CYP3A4. Der negative Einfluss auf CYP2D6 und CYP3A4 wurde in einer weiteren Studie von Ereshefsky et al. [112] bestätigt. Johanniskraut hemmt deutlich schwächer CYP3A4 als Grapefruit-Saft. Der Einfluss auf CYP1A2 und die N-Acetyltransferase ist inzwischen durch eine weitere klinisch pharmakologische Studie gezeigt worden, in der Johanniskraut allerdings nur einen schwachen Einfluss auf den Metabolismus von Coffein und Dextromethorphan hatte [113]. Nach Nöldner [114] sind für verschiedene Johanniskraut-Extrakte und für Hyperforin Stimulation [115] und Hemmung [115] von CYP3A4 gezeigt worden. Ungeklärt ist die mögliche Beeinflussung des p-Glykoproteins.

Als Konsequenz dieser Unklarheit sprach sich auch der Sachverständigenausschuss für Apothekenpflicht beim BfArM in seiner Sitzung am 8. 10. 2002 für die Unterstellung von Johanniskraut und dessen Zubereitungen unter die Apothekenpflicht- und Freiverkäuflichkeitsverordnung aus mit Ausnahme von Johanniskraut-Präparaten in einer Tagesdosis bis zu 1 g Drogenäquivalente und bis zu 1 mg Hyperforin sowie als Tee, Frischpflanzensaft oder ölige Zubereitung.

3.2.7 Risikogruppen, Schwangerschaft, Stillzeit, Pädiatrie

Als Risikogruppen sind Patienten einzustufen, die Ciclosporin, Proteasehemmer und Non-Nucleoside-Reverse-Transcriptase-Inhibitoren, Serotonin-Re-Uptake-Inhibitoren (SRI), Nefazodon und Trazodon einnehmen. Wegen Absinken der Plasmaspiegel und damit Abschwächung der therapeutischen Wirksamkeit besteht bei diesen Patienten eine Kontraindikation für Johanniskraut-Extrakte. Auch für Patienten mit schwerer Depression und bei Fällen einer bekannten Lichtüberempfindlichkeit sind Johanniskraut-Extrakte kontraindiziert. Bei gleichzeitiger Anwendung von Antikoagulanzien vom Cumarintyp, von Digoxin, Theophyllin, Carbamazepin, oralen Kontrazeptive und von einigen Antidepressiva (Nefazodon, Amitriptylin, Nortriptylin, Paroxetin, Sertalin) ist mit einer Wirkungsabschwächung zu rechnen. Ein Wechsel auf chemisch definierte Antidepressiva erscheint wenig sinnvoll, da die meisten Substanzen ebenfalls mit CYP P450 interagieren.

Literatur

[1] Dilling H., Mombour W., Schmidt H. H. (1993) Hrsg: WHO: Internationale Klassifikation psychischer Störungen ICD-10, Kapitel F (V). Huber, Bern 2. Auflage

[2] Hippius H. (1997). Johanniskraut (Hyopericum perforatum) – ein pflanzliches Antidepresivum Münch. Med. Wschr. 139: 36–41

[3] Schulz V. (1999) Stellenwert von Hypericum-Extrakten in der Therapie leichter bis mittelschwerer Depressionen, In Phytopharmaka in Forschung und klinischer Anwendung V. Hrsg. Loew D., Blume H., Dingermann Th. Steinkopff Verlag Darmstadt. 151–156
[4] Ebel H., Beichert K. (2002) Depressive Störungen bei Patienten der Allgemeinmedizin. Dtsch. Ärzteblatt 99, C 99–104
[5] Vorbach E. U. (1999) Der depressive Patient in der täglichen Praxis. In Phytopharmaka in Forschung und klinischer Anwendung V. Hrsg. Loew D., Blume H., Dingermann Th. Steinkopff Verlag Darmstadt. 145–149.
[6] Kasper S., Möller HJ. (1995) Antidepressive Psychopharmakotherapie. Deutsches Ärzteblatt 92, Heft 7 A-428–434
[7] Schulz V. (2002) Pflanzliche Arzneimittel: Luxus- oder Basis-Therapie in der kassenärztlichen Praxis. Schweiz. Zschr. Ganzheits-Medizin 14, 206–213
[8] Butterweck V., Petereit F., Nahrstedt A., Winterhoff H. (1998) Solubilized hypericin and pseudohypericin from Hypericum perforatum exert antidepressant activity in the forced swimming test. Planta Med. 64:291–294
[9] Delini-Strula A. (1998) Therapie der Depression mit Psychopharmaka. Ein Überblick. Schweiz. Zschr. GanzheitsMedizin 10: 321–325
[10] Itokawa H. et al. (1983) Studies on the constituents of crude drugs having inhibitory activity against contraction of the ileum caused by histamine or barium chloride. Screening test for the activity of commercially available crude drugs and the related plant matarials. Shoyakugaku Zasshi 37:223.228
[11] Barbagallo C. Chisari G. (1987) Antimicrobial activity of three Hypericum species. Fitoterapia 58:175–177
[12] May G., Willhuhn G. (1978) Antiviral activity of aqueous extracts from medicinal plants in tissue cultures. Arzneim. Forsch. 28:1–7
[13] Lavie G. et al. (1992) Hypericine as antiretroviral agent. Mode of action and related analogues. Annals of the New York Academy of Sciences 556–562
[14] Lavie G. et al. (1989) Studies of the mechanisms of action of the antiretroviral agents hypericin and pseudohypericin. Proceedings of the National Academy of Sciences (USA) 8615-5963–5967
[15] Lopez-Bazzochi I. et al. (1991) Antiviral activity of the photoactive plant pigment hypericin. Phytochemistry and photobiology. 54: 95–98
[16] Cohen P. A. et al. (1996) Antiviral activities of antraquinones, biantrones and hypericin derivates from lichens. Experientia 523:180–183
[17] Agostinis P. et al. (1995) Photosensitized inhibition of growth factor regulated protein kinases by hypericin. Biochemical pharmacology 43911:1615–1622
[18] De Witt P. A. et al. (1993) Inhibition of epidermal growth factor receptor tyrosine kinase activity by hypericin. Biochenmical pharmacology 46: 1929–1936
[19] Rao S. G. et al. (1991) Calendula and Hypericum: two homeopathic drugs promoting wound healing in rats. Fitoterapie 62: 508–510
[20] Girzu M. et al. (1997) Sedative activity in mice of a hydroalcoholic extract of Hypericum perforatum L. Phytotherapy research 2: 395–397
[21] Jakovljevic V., Popovic M., Mimica-Dukic N., Sabo A., Gvozdenovic Lj. (2000) Pharmacodynamic study of Hypericum perforatum L. Phytomedicine 7(6): 449–453
[22] Okpanyi S. N., Weischer M. L. (1987) Tierexperimentelle Untersuchungen zur psychotropen Wirksamkeit eines Hypericum Extraktes (Psychotonin M). Arzneim. Forsch. 37 (1) 10–13
[23] Bhattacharya S. K., Chakrabarti A., Chatterjee S. S. (1998) Activity profiles of two Hyperforin-containing Hypericum Extracts in behavioral models. Pharmacopsychiat. 31 (Supl) 22–29
[24] Winterhoff H., Hambrügge M., Vahlebsieck U. (1993) Testung von Hypericum perforatum K. im Tierversuch. Nervenheilkunde 12:341–345
[25] Butterweck V., Wall A., Liefländer-Wulf U., Winterhoff H., Nahrstedt A. (1997) Effects of the total extract and fractions of Hypericum perforatum in animal assays for antidepressant activity. Pharmacopsychiat. 30 (Suppl) 117–124
[26] Suzuki O., Katsumata Y., Chari M., Klapfenberger R., Wagner H. (1981) Inhibition of Type A and type B monoamine oxidase by naturally occuring xanthones. Planta Med. 42: 17–21
[27] Suzuki O. Katsumata Y., Oya M., Bladt S., Wagner H. (1984) Inhibition of monoamine oxidase by hypericin. Planta Med. 50:272–274
[28] Hölzel J., Demisch L., Gollnick B. (1989) Investigation about antidepressive and mood changing effects of Hypericum perforatum. Planta Med. 55:643

[29] Demisch L., Hölzl J., Gollnik B., Kaczmarczyk P. (1989) Identification of selective MAO-Typ-A Inhibitors in Hypericum perforatum L. (Hyperforat). Pharmacopsychiatry 22:194

[30] Bladt S., Wagner H. (1993) MAO-Hemmung durch Fraktionen und Inhaltsstoffe von Hypericum-Extrakt. Nervenheilkunde 12: 349–352

[31] Müller W. E., Rolli M., Schäfer C., Hafner U. (1997) Effects of hypericum extract (LI 160). in biochemical models of antidepressivant activity. Pharmacopsych. 30. Suppl. 2:102–107

[32] Müller W. E., Rossol R. (1994) Effects of Hypericum extract on the suppression of serotonin receptors. Journal of geriatric psychiatry and neurology.7:63–64

[33] Müller W. E., Schäfer C. (1996) Johanniskraut. Deutsche Apotheker Zeitung 136: 1015–1022

[34] Müller W. E., Singer A., Wonnemann M., Hafner U., Rolli M., Schäfer C. (1998) Hyperforin represents the neurotransmitter reuptake inhibiting constituents of Hypericum extract. Pharmacopsychiatry 31, Suppl. 1: 16–21

[35] Gleitz J., Teufel-Mayer R. (1998) Einfluss einer Langzeitapplikation von Johanniskrautextrakt auf die Affinität und Dichte zentraler 5-HT2A und 5-HT1A-Serotoninrezeptoren der Ratte. Psychopharmakotherapie 5:46–50

[36] Perovic S., Müller W. E. G. (1995) Pharmacological profile of Hypericum Extract. Arzneim. Forsch. 45 (II) 1145–1148

[37] Cott J., Misra R. (1997) Medicinal plant: a potential source for new psychotherapeutic drugs. In Kanba S. et al. eds. New drug development from herbal medicines in neuropsychopharmacology, New York, Brunner/Marzel, Inc.

[38] Singer A., Wonnemann M., Müller W. E. (1999) Hyperforin: wichtigster Hemmstoff der Neurotransmitteraufnahme aus Hypericum perforatum. Zeitschr. f. Phytotherapie. 20:83–86

[39] Staffelt B., Kerb R., Brockmöller J., Ploch M., Roots I. (1994) Pharmacokinetics of hypericin and pseudohypericin after orale intake of the Hypericum perforatum extract LI 160 in healthy volunteers. Journal of geriatric psychiatry and neurology 7:47–53

[40] Kerb R., Brockmüller J., Staffelt B., Ploch M., Roots I. (1996) Single-Dose and Steady-State Pharmacokinetics of Hypericin and Pseudohypericin. Antimicrobial Agents and Chemotherapy Vol. 40, 2087–2093

[41] Biber A., Fischer H., Römer A., Chatterjee S. S. (1998) Oral biovailability of Hyperforin from Hypericum extracts in rats and human volunteers. Pharmapsychiat. 31: 36–431

[42] Agrosi M., Mischiatti S., Harrasser P. C., Savio D. (2000) Oral biovailabilty of active principles from herbal products in humans. Phytomedicine Vol 7 (6), 1–8

[43] Czygan F. C. (1993) Kulturgeschichte und Mystik des Johanniskrautes. Zeitschr. für Phytoptherapie 14: 272–278

[44] Benedum J., Loew D., Schlicher H. (2000) Arzneipflanzn ein der tradtionellem Medizin. Kooperation Phytopharmaka

[45] Daniel K. (1949) Weitere Mitteilungen über die Wirkung des photodynamischen Körpers Hypericin Hippokrates 20:526–530

[46] Daniel K. (1951) Kurze Mitteilung über 12 jährige therapeutische Erfahrungen mit Hypericin. Klein. Wschr. 29:260–262

[47] Daniel K. (1952) Über die Frage der intramuskulären Applikation photodynamisch-psychotonisierender Medikamente besonders bei Depressionen. Der Landarzt. 28: 609–612

[48] Johnson D., Siebenhüner G., Hofer E., Sauerwein-Giese E., Frauendorf A. (1992) Einfluss von Johanniskraut auf die ZNS-Aktivität. TW Neurologie Psychiatrie 6: 436–444

[49] Johnson D., Ksciuk H., Woelk H., Sauerwein-Giese, Frauendorf A. (1993) Wirkung von Johanniskraut-Extrakt LI 160 im Vergleich mit Maprotilin auf Ruhe-EEG und evozierte Potenziale bei 24 Probanden. Nervenheilkunde 12: 328–330

[50] Schulz H., Jobert M. (1993) Der Einfluss von Johanniskraut-Extrakt auf das Schlaf-EEG bei älteren Probandinnen. Neurologie 12:323–327

[51] Ernst E. (1995) St. John' s worth, anti-depressant? A systematic, criteria-based review. Phytomed. 2:67–71

[52] Linde K., Ramirez G., Mulrow C. D., Weidenhammer W., Melchart D. (1996) St. John's wort for depression – an overview and meta-analysis of randomised clinical trials. BMJ Vo. 313:253–258

[53] Linde K., Mulrow C. D. (1998) Review: St. John' wort for Depression – The Cochrane Library 4:1–15

[54] Ernst E., Rand J. I., Barnes J., Stevinson C. (1998) Adverse effects profile of herbal antidepressant St. John' wort (Hypericum perforatum L.). Eur. J. Pharmacol 54:589–594

[55] Ernst E. (1999) Second thoughts about safety of St John' wort. Lancet 354:2014–2016

[56] Stevinson C., Ernst E. (1999) Safety of Hypericum in patients with Depression. A com-

parison with conventional Antidepressant. Drug. 125–132
[57] Schlich D., Braukmann F., Schenk N. (1987) Behandlung depressiver Zustände mit Hypericin. Pscho 13:440–447
[58] Schmidt U., Schenk N., Schwarz I., Vorberg G. (1989) Zur Therapie depressiver Verstimmungen. Psycho 15:665–671
[59] Werth W. (1989) Psychotonin M versus Imipramin in der Chirurgie. Der Kassenarzt 15:64–68
[60] Kugler J., Weidenhammer W., Schmidt A., Groll S. (1990) Therapie depressiver Zustände. Zeitschr. für Allgemeinmedizin. 66: 21–29
[61] Harrer G., Schmidt U., Kuhn U. (1991) „Alternative" Depressionsbehandlung mit einem Hypericum-Präparat TW Neurologie Psychiatrie 5:710–716
[62] Quandt J., Schmidt U., Schenk N. (1993) Ambulante Behandlung leichter und mittelschwerer depressiver Verstimmungen. Der Allgemeinarzt 15:97–102
[63] Witte B., Harrer G., Kaptan T., Podzuweit H., Schmidt U. (1995) Behandlung depressiver Verstimmung mit einem hochkonzentrierten Hypericumpräparat. Fortschritte der Medizin 113:404–408
[64] Maisenbacher J., Schmidt U., Schenk N. (1993) Therapie mit Hypericum bei Angstzuständen. TW Neurologie Psychiatrie 9:65–70
[65] Schrader E., Meier B., Brattström A. (1998) Hypericum treatment of mild-moderate depression in a placebo-controlled study. A prospective, doube-blind randomized, placebo, controlled, multicentre study. Hum. Psychopharmacol. Clin. Exp. 13: 163–169
[66] Laakmann G., Dienle A., Kieser M. (1998) Clinical significance of hyperforin for the efficacy of hypericum extracts on depressive disorders of different severities. Phytomedicine Vol. 5 (6) 435–442
[67] Philipp M., Kohnen R., Hiller K.O. (1999) Hypericum extract versus imipramine or placebo in patients with moderate depression: randomized multicentre study of treatment for eight weeks. BMJ. Vol. 319:1534–1539
[68] Schrader E. (2000) Equivalence of St John' s wort extract (Ze 117) and fluoxetine: a randomized, controlled study in mild-moderate depression. Int. Clin. Psychopharmacol 15: 61–68
[69] Kalb R., Trautmann-Sponsel D., Kieser M. (2001) Efficacy and tolerability of Hypericum extract WS 5572 versus placebo in mildy to moderately depressed patients. Pharmacopsychiatry 34:95–103
[70] Käufeler R., Meier B., Brattström A. (2001) Johanniskraut Ze 117 – Klinische Wirksamkeit und Verträglichkeit. In: Phytopharmaka in Forschung und klinischer Anwendung VI, Hrsg. Rietbrock N., Donath F., Loew D., Roots I., Schulz V. Steinkopff Verlag Darmstadt. 183–89
[71] Dienel A. (2002) Zur Wirksamkeit von Hypericum-Extrakt WS 5570 bei Patienten mit depressiven Störungen. In: Phytopharmaka in Forschung und klinischer Anwendung VII, Hrsg. Schulz V., Rietbrock N., Roots I., Loew D. Steinkopff Verlag Darmstadt. 139–148
[72] Halama P. (1991) Wirksamkeit des Johanniskrautextraktes LI 160 bei depressiver Verstimmung. Nervenheilkunde 10:250–253
[73] Sommer H., Harrer G. (1993) Placebo-kontrollierte Studie zur Wirksamkeit eines Hypericum-Präparates bei 105 Patienten mit Depressionen. Nervenheilkunde 12:274–277
[74] Harrer G., Hübner W. d., Podzuweit H. (1993) Wirksamnkeit und Vertäglichkeit des Hypericum-Präparates LI 160 im Vergleich zu Maprotilin. Nervenheilkunde 12:297–301
[75] Hübner W.d., Lande S., Podzuweit H. (1993) Behandlung larvierter Depressionen mit Johanniskraut. Nervenheilkunde 12:278–280
[76] Martinez B., Kasper S., Ruhrmann S., Möller H.J. (1993) Hypericum in der Behandlung von saisonal abhängigen Depressionen. Nervenheilkunde 12:302–307
[77] Lehrl S., Willemsen A., Papp R., Woelk H. (1993) Ergebnisse von Messungen der kognitiven Leistungsfähigkeit bei Patienten unter der Therapie mit Johanniskraut-Extrakt. Nervenheilkunde 12:281–284
[78] Schulz H., Jobert M. (1993) Der Einfluss von Johanniskraut-Extrakt auf das Schlaf-EEG bei älteren Probandinnen. Nervenheilkunde 12:323–327
[79] Vorbach E.U., Hübner W. d., Arnoldt K.H. (1993) Wirksamkeit und Verträglichkeit des Hypericum-Extraktes LI 160 im Vergleich zu Imipramin. Nervenheilkunde 12:290–296
[80] Vesper J., Hänsgen K.D., Ploch M. (1993) Multizentrische Doppelblindstudie zur antidepressiven Wirksamkeit des Hypericum-Extraktes LI 160. Nervenheilkunde 12: 285–289
[81] Hänsgen K.D., Vesper J. (1996) Antidepressive Wirksamkeit eines hochdosierten Hypericum-Extraktes Münch. med. Wschr. 138: 29–33
[82] Wheatley D., LI 160, an extract of St. John's wort, versus amitriptyline in mildly to mode-

ratly depressed outpatients – a controlled 6 week clinical trial. Pharmacopsychiatry 30:77–80

[83] Vorbach E. U., Arnold K. H., Christl D. (1997) Efficacy and tolerabilty of St. John's wort extract LI 160 versus imipramine in apatients with severe depresive episodes according to ICD-10. Pharmacopsychiatry 30:81–85

[84] Brenner R., Azbel V., Madhusoodanan S., Pawlowska M. (2000) Comparison of an extract of hypericum (LI 160) and Sertaline in the treatment of depression: a double-blind randomized pilot study. Clinical Therapeutics Vol 22 No.4 411–419

[85] Hypericum Depression Trial Group. (2002) Effect of Hypericum perforatum (St. John' Wort) in major depressive Disorder. JAMA, 287, 1807–1814

[86] Monographie Hyperici herba BAnz. Nr. 288 vom 5.12.1984

[87] Von Rychlik R., Siedentrop H., von den Driesch V., Kasper S. (2001). Johanniskrautextrakt WS 5572 bei leichten bis mittelschweren Depressionen. Fortschritte der Medizin 119, 119–128

[88] Dingermann Th. (2000) Transparenzkriterien für pflanzliche, homöopathische und anthroposophische Arzneimittel. Karger Verlag Basel

[89] Okpanyi S. N., Lidzba H., Scholl B. C., Miltenburger H. G. (1990) Genotoxizität eines standardisierten Hypericum-Extraktes. Arzneim. Forsch. 40 (II), 8: 851–855

[90] Schulz V. (2000) Häufigkeit und klinische Relevanz der Interaktionen und Nebenwirkungen von Hyperikumpräparaten. In Phytopharmaka in Forschung und klinischer Anwendung. VI. Hrsg. Rietbrock N., F. Donath, D. Loew, Roots I., Schulz V. S. 41–53. Steinkopff Verlag. Darmstadt

[91] Woelk H., Burkard G., Grünwald J. (1993) Nutzen und Risikobewertung des Hypericum-Extraktes LI 160 auf der Basis einer Drug-Monitoring-Studie mit 3250 Patienten. Nervenheilkunde 12: 308–313

[92] Albrecht M., Hübner W.D., Podzuweit H., Schmidt U. (1994) Johanniskraut-Extrakt zur Behandlung der Depression. Der Kassenarzt 41: 45–54

[93] Siegers C. P., Biel S., Wilhelm K. P. (1993) Zur Frage der Phototoxizität von Hypericum. Nervenheilkunde 12: 320–322

[94] Brockmüller J., Reum T., Kerb R., Hübner W. D., Roots I. (1997) Hypericin and Pseudohypericin: Pharmacokinetic s and effects on Photosensitivity in Humans. Pharmacopsychiat. 30 (suppl.) 94–101

[95] Schempp Ch. M. (2000) Photosensibilisierung durch Johanniskraut-praktisches und theoretisches Problem. Schweiz.Zschr. Ganzheits-Medizin 12:164

[96] Lantz M. S., Buchalter E., Giambanco V. (1999) St John's wort and antidepressant drug interactions in the elderly. J. Geriatr. Psychiatry Neurol. 12:7–10

[97] Gordon J. B. (1998) SSRIs and St. John's Wort: possible toxicity? Am. Fam Physican 62: 31

[98] Bou S., Hartmann K., Kubn M. (1999) Johanniskraut: Ein Enzyminduktor, SANZ-Streiflicht Nr. 40, 535–536

[99] Rätz A. E., von Moos M., Drewe J. (2001) Johanniskraut: Ein Phytopharmakon mit potentiell gefährlichen Interaktionen. Praxis, 90, 843–849

[100] Käufeler R., Meier B., Brattström A. (2000) Johanniskarutextrakt Ze 117 – klinische Wirksamkeit und Verträglichkeit. In Phytopharmaka in Forschung und klinischer Anwendung VI. Hrsg. Rietbrock N , F. Donath, D. Loew, Roots I., Schulz V. S. 83–89. Steinkopff Verlag. Darmstadt

[101] Will-Shahab L., Brattström A., Roots I., Kunter U., Labes D., Michler A. (2001). Vortrag Symposium „Phytopharmaka" VII, Abstrakt S. 15.

[102] Nebel A. Schneider B. J., Bader R. K., Kroll D. J. (1999) Potential metabolic interaction between St. Johns' wort and theophylline. Ann. Pharmacother. 33:502

[103] Ruschitzka F., Meier PJ., Turina M., Lüscher TF, Noll G. (2000) Acute heart transplant rejection due to St Johns's wort. Lancet 355: 548-549.

[104] Breidenbach T., Kliem V., Burg M., Rademacher J., Hoffmann MW, Klempauer J. (2000) Profound drop of cyclosporin. A whole blood trough levels caused by St John's wort (Hypericum perforatum). Transplantation 69: 2229-2230

[105] Mai I., Krüger H., Budde K. (2000) Hazardous pharmacokinetic interaction with the immunosupressant cyclosprorin. Int J Clin Pharm 38:500–502

[106] Beer A.M., Ostermann Th (2001) Johanniskraut: Interaktion mit Cyclosprorin gefährdet Nierentransplantat und erhöht die tägliche Medikationskosten Med Klin 96:480–484

[107] Johne A., Brockmöller J., Bauer St., Maurer A., Langheinrich M., Roots I. (1999) Pharmacokinetic interaction of digoxin with an her-

bal extract from St John's wort (Hypericum perforatum). Clin. Pharmacol Ther: 66:338–345
[108] Maurer A., Johne A., Bauer S. Brockmöller J., Donath F., Roots I., Langheinrich M., Hübner W.D. (1999) Interaction of St John's wort extract with phenprocoumon (abstract). Eur. J Clin Pharmacol 55 A 22
[109] Schulz V. (2001). Incidence and clinical relevance of the interactions and side effects of Hypericum preparations. Phytomedicine 8 (2), 152–160
[110] Obach R.S. (2000] Inhibition of human cytochrome P450 enzymes by constituents of St John's Wort, an herbal preparation used in the treatment of depression. J. Pharmacol Exp. Ther 294 (I), 88-95
[111] Markowitz J.S., De Vane C.L., Boulton D.W., Carson S.W., Nahas Z., Risch S.C. (1999) Effect of St. John's wort (Hypericum perforatum) on cytochrome P-450 2D6 and 3A4 activity in healthy volunteers. Life Sci.
[112] Ereshefsky B., Gewertz N., Lam Y.W., Vega L.M., Ereshefesky L. (1999) Determination of SJW differential metabolism at CYP2D6 and CYP3A4, using dextromethorphan probe methology. 39th. Annual Meeting Boca Raton, Florida 1–4 Juni.
[113] Gewertz N., Ereshefsky B., Lam Y.W., Benavides R., Ereshefsky L. (1999) Determination of the differential effects of St. John's wort on the CYP1A2 and NAT2 metabolic pathways using Caffeine probe methodology. 39th. Annual Meeting Boca Raton, Florida 1–4 Juni
[114] Nöldner M. (2001) Johanniskraut und Arzneimittelinteraktionen Dtsch. Apoth. Ztg. 14,: 43: 3627–3629
[115] Moore L.B., Goodwin B., Jones S.A., Wisley C.B., Serabjit-Singh C.J., Willson T.M., Collins J.L., Kliewer S.A. (2000) St. John's wort induced hepatic drug metabolism through activation of pregnane X receptor. Proc. Natl., Acad. Scvi. USA 97 (19), 7500–7502

4 Antidementiva

4.1 Definition, Pathogenese, Klinik

Unter Demenz versteht man klinisch-neuropsychologische Defizite verschiedener Ätiologien als Folge einer meist chronischen oder fortschreitenden Krankheit des Gehirns mit Störung höherer kortikaler Funktionen, wie Gedächtnis, Denken, Orientierung, Auffassung, Rechnen, Lernfähigkeit, Sprache und Urteilsvermögen. Das Bewusstsein ist nicht getrübt. Die kognitiven Beeinträchtigungen werden gewöhnlich von Veränderungen der emotionalen Kontrolle, des Sozialverhaltens oder der Motivation begleitet. Zugrunde gelegt werden Kriterien nach ICD10 und DSM IV. Nach ICD10 bestehen folgende Symptome:

- initial Störung des Kurzzeitgedächtnis gefolgt von Störungen des Langzeitgedächtnis,
- Beeinträchtigung mindestens eines von mehreren neuropsychologischen Teilbereichen wie Aphasie, Apraxie, Agnosie und Beeinträchtigung von Exekutivfunktionen,
- kognitive Defizite mit Verschlechterung des beruflichen oder sozialen Leistungsniveaus.

Zu unterscheiden sind primäres und sekundäres d.h. extrazerebrales (ca. 10 %) dementielles Syndrom. Zur primären Demenz-Gruppe gehören Patienten mit primär degenerativer Demenz (ca. 50 %), vaskulärer Demenz (ca. 10 %) und Mischformen (ca. 25 %) aus beiden. Sie äußern sich in Gedächtnisschwäche, wobei zunächst die Merkfähigkeit und später das Neu- und Altgedächtnis betroffen sind, in Konzentrationsschwäche und Vigilanzminderung, Denkstörungen, Auffassungsstörungen und Bewusstseinstrübung, Orientierungsstörungen, affektive Störungen und Persönlichkeitsveränderungen. Die Alzheimer-Krankheit ist eine primär und progressiv verlaufende neurodegenerative Erkrankung mit unbekannter Ätiologie und charakteristischen neuropathologischen und neurochemischen Merkmalen. Klinisch ist sie durch den fortschreitenden Gedächtnisverlust und Abbau kognitiver Leistung gekennzeichnet. Sie ist mit 2/3 aller Fälle die häufigste Ursache der senilen Demenz [1]. Zu unterscheiden ist die Alzheimer-Krankheit mit frühem Beginn d.h. vor dem 65. Lebensjahr mit vergleichsweise rascher Verschlechterung und deutlichen und vielfältigen Störungen der höheren kortikalen Funktionen von der Alzheimer-Krankheit mit spätem Beginn, d.h. nach dem 65. Lebensjahr, meist Ende des 70igsten Lebensjahrzehnts oder später mit langsamer Progredienz und Gedächtnisstörungen als Hauptmerkmal. Folgen sind hohe Kosten durch die Pflegebedürftigkeit und Krankenhausaufenthalte durch die Krankheit selbst bzw. sekundäre Komplikationen wie Verletzungsfolgen.

Ursache der vaskulären Demenz ist eine Infarktzierung des Hirngewebes als Folge einer vaskulären Krankheit, einschließlich der zerebrovaskulären Hypertonie. Die Infarkte sind meist klein, kumulieren aber in ihrer Wirkung. Die akute vaskuläre Demenz entwickelt sich meist rasch nach einem Schlaganfall als Folge von zerebrovaskulärer Thrombose, Embolie oder Blutung. Die Multiinfarkt-Demenz beginnt dagegen allmählich, nach mehreren transitorischen ischämischen Attacken (TIA) mit Anhäufung von Infarkten im Hirngewebe. Zur subkortikalen vaskulären Demenz zählen Hypertonie in der Anamnese und ischämische Herde im Marklager der Hemisphären. Im Gegensatz zur Demenz vom Alzheimer-Typ ist die Hirnrinde gewöhnlich intakt. Der Beginn liegt gewöhnlich im späteren Lebensalter.

Die Prävalenz der Demenz nimmt mit steigendem Alter exponentiell zu und beträgt bei 65-Jährigen 5–8 %, bei > 75-Jährigen 15–20 % und bei > 85-Jährigen bis zu 50 % [2]. Nach katamnestischen Studien beträgt der mittlere jährliche Leistungsverlust im Mini-Mental-Status-Test (MMST) durchschnittlich drei bis vier Punkte und auf der Alzheimer-Disease-Assessment-Scale (ADAS-Cog) sieben bis neun Punkte. Das Erkrankungsrisiko verdoppelt sich nahezu alle fünf Jahre. Derzeit liegt in Deutschland die Zahl der Erkrankten bei 0,8 bis 1,2 Millionen und steigt nach Hochrechnungen bis zum Jahre 2025 auf 2 Millionen. Die Lebenserwartung eines Alzheimer-Kranken beträgt ab Diagnosestellung 8–10 Jahre [3].

Im Rahmen der Früherkennung spielt der Hausarzt eine zentrale Rolle, da er im Allgemeinen langjährige Kontakte mit dem Patient und den Angehörigen hat, die gelebte Biographie des Betroffenen kennt und Informationen aus der näheren Umgebung erhält [4]. Anhand von Fragen zu Lern-, Merk-, Denk- und Urteilsfähigkeit, zu Aphasie, Apraxie und Agnosie können kognitive Beeinträchtigung und anhand von Fragen zu Emotialität, depressiver Verstimmung und zur Persönlichkeitsstruktur die Alltagsbeeinträchtigung frühzeitig erfasst werden. Zur Routinediagnostik gehören Eigen- und Fremdanamnese, internistische Untersuchung mit obligaten und fakultativen Laboruntersuchungen, EKG und Arzneimittelanamnese wie die Einnahme von Tranquilizern, Neuroleptika und Antidepressiva. Auszuschließen sind vor allem das Vorliegen eines Apnoesyndroms, schwerwiegende Herzrhythmusstörungen, dekompensierte Herzinsuffizienz, Elektrolytstörungen, Schilddrüsenfunktionsstörungen, rheologische Störungen (Polyzythämie), Drogen-Alkoholabusus, Vitamin B12-Mangel, Lues und AIDS [4]. Zu wichtigen bildgebenden Verfahren zum Ausschluss von raumfordernden oder vaskulären Prozessen und zur Diagnosesicherung der Alzheimer-Krankheit zählen das Computertomogramm (CT), das Magnetresonanztomogramm (MRT), die Single-Photonen-Emissionstomographie (SPECT) und Positronen-Emissionstomographie (PET). Unverzichtbar zur Diagnostik und Verlaufskontrolle sind die verschiedenen Testverfahren zur Überprüfung der Hirnleistung und der Alltagsbewältigung wie

- Bayer-Activities-of-Daily-Living-International-Scale (B-ADL),
- Brief-Cognitive-Rating-Scale (BCRS),
- Test zur Früherkennung von Demenzen mit Depressionsabgrenzung (TFDD),
- Syndrom-Kurz-Test (SKT),
- CERAD-Testbatterie (The Consortium to establish registry for Alzheimer's Disease),
- Alzheimer's Disease-Assessment-Scale, kognitiver Teil (ADAS-Cog).

An weiteren Testverfahren werden in der täglichen Praxis eingesetzt [4]:

- Zahlenverbindungstest (ZVT): Erfassung von Konzentration, Verarbeitungsgeschwindigkeit und psychomotorische Koordination,
- Mini-Mental-Status-Test (MMST): Erfassung kognitiver Störungen,
- Mehrfach-Wortschatz-Test (MWT): Erfassung des Leistungsvermögens,
- Cerebral-Insufficiency-Test (c.I.Test): Erfassung leichter Hirnleistungsstörungen,

Konzentrationsschwäche, Merkfähigkeitsstörungen,
- Nürnberger-Alters-Inventar (NAA): Selbst- und Fremdeinschätzung der Alltagskompetenz,
- Nürnberger-Beobachtungs-Skala (NAB): Erfassung der Beeinträchtigung der persönlichen Aktivität des täglichen Lebens,
- Geriatrische-Depressionsskala (GDS): Differentialdiagnose Depression.

Die klinischen Symptome beruhen auf einem diffusen Untergang von Neuronen in Hippocampus und zerebralen Kortex. Die Ätiopathogenese ist zwar noch weitgehend unbekannt, doch spricht heute vieles für ein Ungleichgewicht zwischen Erzeugung, Beseitigung und Akkumulation des Amyloid-Vorläuferproteins (APP), ein Membranprotein, und des am Cytoskelett beteiligten Proteins tau (τ). Charakteristisch für den neuropathologischen Befund sind die bereits von Alzheimer beschriebenen Amyloid-Ablagerungen, die durch Proteolyse des APP entstehen, sowie die aus hyperphosphoryliertem τ zusammengesetzten Neurofibrillen. Sie führen zum Absterben von Nervenzellen, zur Aktivierung von Mikrogliazellen mit vermehrter Produktion von toxischen Sauerstoffradikalen und zu lokalen Entzündungsreaktionen. Biochemisch spielt der Neurotransmitter Acetylcholin eine wichtige Rolle für eine funktionierende Gedächtnisleistung. Bei Patienten mit Alzheimer-Demenz sind Neurotransmitter, wie die Acetylcholinspiegel, vermindert. Hierauf beruht der pharmakotherapeutische Ansatz, durch Blockade des Enzyms Acetylcholinesterase den Abbau von Acetylcholin im Hippokampus und zerebralen Kortex zu hemmen.

Das Ziel der therapeutischen Maßnahmen ist die Verbesserung kognitiver Symptome (Gedächtnis, Lernen, Auffassung, Denk- und Konzentrationsfähigkeit), die Retardierung des Fortschreitens des geistigen Verfalls, die Verminderung der Beeinträchtigung im alltäglichen Leben, sowie die Verlangsamung der Krankheitsprogression über eine längere Zeit bei weitgehendem Erhalt der Alltagskompetenz sowie der Lebensqualität des Patienten (Tab. 4.1). Durch eine frühzeitige konsequente Therapie von Hirnleistungsstörungen mit Antidementiva kann die Prognose verbessert, der Betreuungsaufwand verringert und der Umgang mit dem Patienten erleichtert werden, wodurch die pflegenden Angehörigen vor körperlichen und seelischen Überlastungen geschützt, die Inanspruchnahme von ambulanten Pflegediensten reduziert, die Notwendigkeit einer Unterbringung im Pflegeheim hinausgezögert und Kosten verringert werden. Leistungsverschiebungen und -reduktionen sind jedoch nur bei leichten, und mittelschweren Fällen, kaum jedoch bei schweren Fällen zu erreichen.

Da bisher keine kausale Therapie einer beginnenden und manifesten primären demenzieller Erkrankungen zur Verfügung steht [5], sind ganzheitliche Therapieansätze für die Prognose der Demenzerkran-

Tab. 4.1 Therapeutische Ziele bei Demenz vom Alzheimer-Typ

Beginnende Demenz	Fortgeschrittene Demenz
• Verbesserung, Stabilisierung der kognitiven Leistungsfähigkeit • Erhalt, Wiederherstellung der Selbstständigkeit, Selbstversorgungsfähigkeit • Erhalt der Alltagskompetenz	• Geistige und körperliche Aktivierung • Verhinderung von Folgekomplikationen • Vermeidung der Pflegebedürftigkeit • Pflegeerleichterung • Körperliche und psychische Entlastung der Pflegenden

kung um so günstiger, je früher eine adäquate Behandlung erfolgt. Das Case-Management-Manual Demenz des BDA zeigt Möglichkeiten auf und gibt Hilfestellung für eine integrative Behandlung von Demenzerkrankten [6]. Nach Kanowski [7] ist die Demenztherapie ein kombiniertes Therapiekonzept und basiert auf sechs Säulen (siehe Kasten).

Die sechs Säulen der Demenztherapie nach Kanowski

Internistische Basistherapie
- kausal bei sekundären Demenzformen
- symptomatisch bessernd und stabilisierend bei primären Demenzen

Medikamentöse Therapie
- Therapie Antidementiva
- Psychopharmakotherapie

Zerebrales Training
- Selbständigkeits-, Selbsthilfetraining
- Hirnfunktionstraining
- Psychosoziales Training

Bewegungstherapie, körperliche Aktivität

Psychotherapeutische Beratung und Führung
- Beratung und Führung des Patienten und seiner betreuenden Angehörigen
- Vermittlung von Angehörigen-Selbsthilfegruppen

Vermittlung sozialer Hilfen

Vor Beginn einer antidementiven Medikation sollte geklärt werden, ob die Symptome nicht auf einer spezifisch zu behandelnden Grundkrankheit bei sekundär demenzieller Erkrankung beruhen. Für die Behandlung der primären Demenz vom Alzheimer- bzw. vaskulären Typ stehen bisher keine Arzneimittel zur Verfügung, die kausal in den Pathomechanimus eingreifen. Die derzeitigen chemisch definierten Substanzklassen wirken unspezifisch und symptomatisch über unterschiedliche Mechanismen (Tab. 4.2). Sie verbessern zwar kurzfristig den ADAS-cog.-Score, führen zu einem zeitweiligen Stillstand oder Verzögerung der Symptomenprogression und stabilisieren die Alltagskompetenz, sind aber nicht in der Lage, den pathologischen Prozess nachhaltig aufzuhalten. Das Ausmaß der Placebo-Verum-Differenz liegt zwischen 15–25 % [5, 8]. Bei einigen Arzneimitteln handelt es sich um sog. Alt-Arzneimittel, die sich noch im Nachzulassungsverfahren befinden. Zum Nachweis der Wirksamkeit haben Antidementiva (früher Nootropika) die Empfehlungen bzw. Richtlinien vom damaligen Bundesgesundheitsamt [9] bzw. vom CPMP [10] zu erfüllen. Sie stützten sich in der Regel auf drei Merkmalsgruppen bzw. Beobachtungsebenen [9, 10]:

- psychopathologischen Befund d.h. auf dem klinischen Gesamteindruck (Overall clinical response, as reflected by global assessment: global endpoint),
- kognitive Leistungsverfahren (Cognition, as measured by objective tests: cognitive endpoint),
- Verhalten, das in engem Zusammenhang mit der „Alltagsaktivität“ steht (Activities of daily living functional endpoint).

Die CPMP-Richtlinie verlangt zum Nachweis der Wirksamkeit eines Antidementivums eine statistisch signifikante Verbesserung des Patientenstatus auf der kognitiven Ebene sowie mindestens einer weiteren Ebene. Test- und Messverfahren sind nicht vorgegeben, sie sollten jedoch valide und anerkannt sein.

Tab. 4.2 Chemisch definierte Antidementiva und mögliche Wirkungsmechanismen

Substanzen	Mögliche Wirkungsmechanismen
Dihydroergotoxin	α-sympatholytisch, gefäßerweiternd, serotoninerg, dopaminerg
Nicergolin	α-sympatholytisch, gefäßerweiternd, Thrombozytenaggregation-Hemmung, Steigerung der Glucose-Sauerstoff-Verwertung
Nimodipin	Vasodilatation, Schutz der ZNS-Zellen vor Calciumüberladung
Piracetam	Vasodilatatorisch, hämorheologisch, verbessert zerebralen Glucosestoffwechsel und Sauerstoffumsatz in ischämischen Hirnarealen
Pyritinol	Hämorheologisch, steigert zerebralen Glucosestoffwechsel stabilisiert Struktur und Funktion der Zellmembran, verhindert Bildung freier Radikale
Memantin	NMDA-Antagonist, moduliert glutamaterge Neurotransmission
Tacrin, Donezepil, Rivastigmin	Hemmung der Acetylcholinesterase, Hemmung des Abbaus von Acetylcholin aus den verbleibenden Neuronen

4.2 Ginkgo-biloba-Extrakt

4.2.1 Wirkstoff, Extrakte, Droge

Ginkgo-biloba-Extrakte werden aus den getrockneten Blättern hergestellt, die in der großen Mehrzahl in ausgedehnten Plantagen geerntet werden. Nach dem Trocknen werden die Blätter durch einen von zwei patentrechtlich geschützten Prozessen extrahiert. Nur diese beiden Extrakte (**EGb 761** und **LI 1370**) sind derzeit in Deutschland zulassungsfähig, da der anerkannte wissenschaftliche Kenntnisstand mit diesen beiden Extrakten erarbeitet wurde. Unterscheiden können sich die Präparate in der speziellen Galenik, deren wichtiger Beitrag zur Wirksamkeit bei Phytopharmaka jedoch generell nicht systematisch untersucht ist. Beide Extrakte werden primär durch Extraktion der getrockneten Blätter mit Aceton-Wasser (60 + 40 m/m) hergestellt. Diese Rohextrakte werden dann zu Spezial-Trockenextrakten weiterverarbeitet, die wie folgt spezifiziert sind: DEV 35–67 : 1, standardisiert auf 22–27 % Flavonoidglykoside und 5–7 % Terpenlactone, davon 2,8–3,4 % Ginkgolide A, B, C sowie 2,6–3,2 % Bilobalid. Es sind weniger als 5 ppm Ginkgolsäuren enthalten. Ginkgolsäuren gelten als unerwünschte Begleitstoffe, weshalb ihre Konzentration in den Extrakten auf einen Oberwert (höchstens 5 ppm) begrenzt ist. Ihnen wird ein signifikantes Sensibilisierungspotenzial zugeschrieben, was für ein Arzneimittel, das über einen langen Zeitraum einzunehmen ist, nicht akzeptabel ist.

4.2.2 Experimentelle Pharmakologie und Pharmakokinetik

Extrakte aus *Ginkgo biloba* wurden ausführlich in vitro und tierexperimentell in vivo untersucht. In der Monographie der Kommission E zu standardisiertem Trockenextrakt aus Ginkgo-Blätter, extrahiert mit Aceton-Wasser [11] werden die experimentellen pharmakologischen Wirkungen wie folgt zusammengefasst:

- Steigerung der Hypoxietoleranz, insbesondere des Hirngewebes; Hemmung der Entwicklung eines traumatisch oder toxisch bedingten Hirnödems und Beschleunigung seiner Rückbildung; Verminderung des Retinaödems und von Netzhautzell-Läsionen; Hemmung der

altersbedingten Reduktion von muscarinergen Cholinozeptoren und α_2-Adrenozeptoren sowie Förderung der Cholinaufnahme im Hippocampus,
- Steigerung der Gedächtnisleistung und des Lernvermögens,
- Förderung der Kompensation von Gleichgewichtsstörungen,
- Förderung der Durchblutung, vorzugsweise im Bereich der Mikrozirkulation,
- Verbesserung der Fließeigenschaften des Blutes,
- Inaktivierung toxischer Sauerstoffradikale (Flavonoide),
- Antagonismus gegenüber PAF (Ginkgolide),
- Neuroprotektion (Ginkgolide A und B, Bilobalid).

Seit Erscheinen der Monographie im Jahr 1994 [11] liegen weitere In-vitro-Untersuchungen bzw. tierexperimentelle In-vivo-Befunde zum pharmakologischen Wirkprofil und zu pharmakologisch relevanten Inhaltsstoffen von *Ginkgo biloba* vor. Nach Bastianetto et al. [12] schützt der Zusatz des Spezialextrakts EGb 761 (10–100 µg/ml) gleichzeitig mit den β-Amyloidfragmenten (Peptide $A\beta_{25-35}$, $A\beta_{1-40}$) zur Zellkultur die Hippocampuszellen konzentrationsabhängig vor dem Zelluntergang, hemmt konzentrationsabhängig die durch die β-Amyloidpeptide induzierte Akkumulation von Sauerstoffradikalen und schützte in Konzentrationen von 25–100 µg/ml die hippocampalen Zellen vor den toxischen H_2O_2-Effekten. Die durch $A\beta_{25-35}$ induzierte Apoptose wurde durch den Extrakt sowohl bei Koadministration (10–100 µg/ml) als auch nach Zusatz des Extraktes (100 µg/ml) 8 Stunden später gehemmt (Abb. 4.1).

An einem Tiermodell, das pathologische zerebrale Veränderungen und Verhaltensstörungen erfasst, prüften Hoyer et al. [13] bei 12 Monate alten Ratten die Wirkung von EGb 761 auf die durch intrazerebroventrikuläre Injektion von Streptozotocin hervorgerufene Beeinträchtigung des Verhaltens, des Gedächtnisses und des zerebralen Energiestoffwechsels. Eine Gruppe erhielt an den Tagen 1, 3 und 20 Streptozotocin in einer subdiabetogenen Dosis von 0,25 mg intrazerebroventrikulär (Gruppe StZ), eine weitere Gruppe nach der ersten Verabreichung des Streptozotocins tgl. 50 mg/kg KG EGb 761 über 80 Tage (Gruppe StZ + EGb 761), die Kontrollgruppe an den Tagen 1, 3 und 20 künstliche Zerebrospinalflüssigkeit intrazerebroventrikulär (Gruppe CSF) und eine Gruppe hiervon zusätzlich 50 mg/kg KG EGb 761 (Gruppe CSF + EGb 761). Beurteilungsparameter waren das mit dem holeboard-Test erfasste Kurzzeit- (working memory) und Langzeit- (reference memory) Gedächtnis, das Verhalten im Passive-avoidance-learning-Test (Abb. 4.2), die spontane lokomotorische Aktivität sowie der

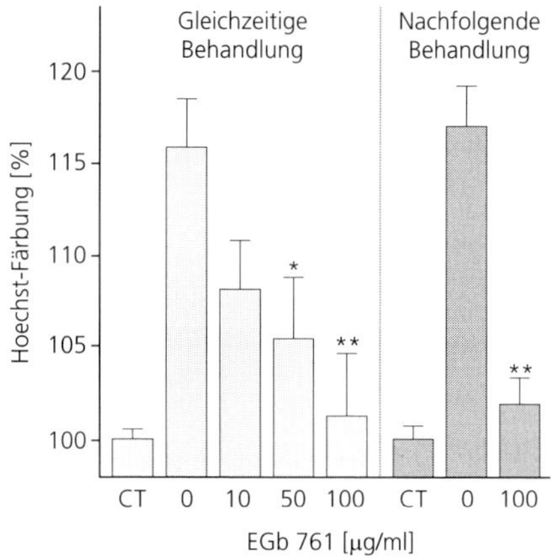

Abb. 4.1 Wirkung von EGb 761 auf die durch Aβ25-35-induzierte Apoptose bei gemischten Hippocampus-Zellkulturen der Ratte. Zusatz von EGb 761 entweder gleichzeitig mit Aβ25-35 oder 8 h nach Exposition der Zellkultur mit den Aβ-Peptiden. Bestimmung der apoptotischen Degeneration nach 24 h (Indikator: mit dem Farbstoff HOECHST 33343 angefärbte apoptotische Nuklei). Mittelwerte ± SEM von mindestens 3 separaten Experimenten, jedes vierfach durchgeführt. $^*p < 0{,}01$, $^{**}p < 0{,}01$ vs. Aβ25-35. Aus Lit. [12].

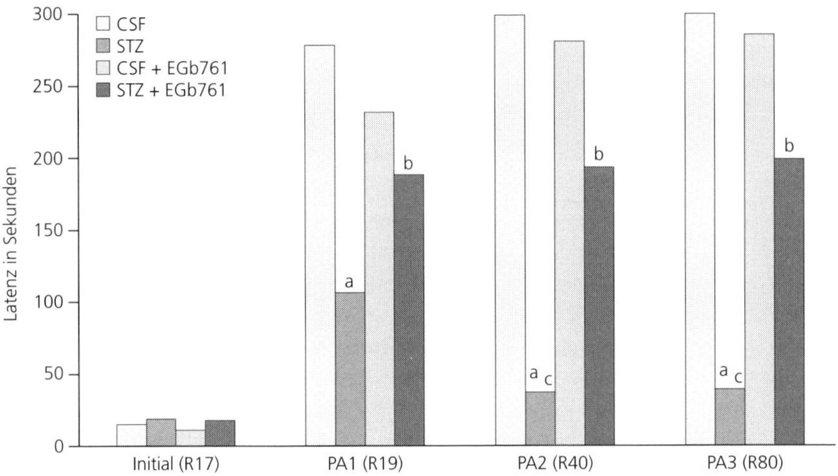

Abb. 4.2 Passive-avoidance-learning-Test, initial (R17), und an den Tagen R19, R40 und R80. $^{a}p \leq 0{,}05$ zwischen CSF und STZ; $^{b}p < 0{,}05$ zwischen STZ und STZ + EGb 761; $^{c}p \leq 0{,}05$ zwischen R19 und R40/R80. Aus Lit. [13].

Gehalt energiereicher Phosphate in der parietotemporalen Hirnrinde. EGb 761 verminderte signifikant die Streptozotocin-induzierte Abnahme des Kurz- und Langzeitgedächtnisses und reduzierte die Abnahme der step through-Latenzzeit im Passive-avoidance-Test. Die lokomotorische Aktivität wurde nicht beeinflusst und die am Versuchsende in der Hirnrinde gemessenen energiereichen Phosphate ATP, Kreatinphosphat sowie der gesamte Anteil an energiereichem Phosphat lagen in der StZ + EGb-761-Gruppe um 9 % höher als in der StZ-Gruppe.

Stoll et al. [14] untersuchten bei jungen (3 Monate), mittelalten (12 Monate) und alten (22 Monate) Mäusen die Wirkung von EGb 761 (100 mg/kg/die p.o., 3 Wochen) auf die Membranfluidität an den Vorderhirnzellen sowie das Kurz- und Langzeitgedächtnis im Passive-avoidance-learning-Test (Abb. 4.3). Bei den alten Tieren hemmte EGb 761 signifikant gegenüber den Kontrollen die altersbedingte Abnahme der Fluidität der neuronalen Zellmembranen ($p < 0{,}01$) und verbesserte das Kurzzeitgedächtnis ($p < 0{,}05$). Die mittelalten Tieren zeigten unter der Behandlung eine tendenzielle Steigerung des Kurzzeitgedächtnisses. Zwischen der Verbesserung von Membranfluidität und Kurzzeitgedächtnis durch EGb 761 bestand keine signifikante Korrelation, was auf zwei voneinander unabhängige Wirkmechanismen hinweist. Das Langzeitgedächtnis wurde durch EGb 761 nicht beeinflusst.

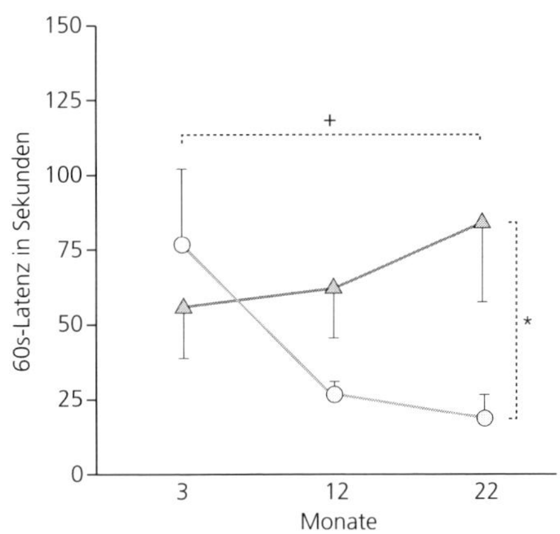

Abb. 4.3 60s-Latenz im Passive-avoidance-Test bei 3, 12 und 22 Monate alten Mäusen, behandelt mit EGb 761 (–▲–) bzw. 0,2 % Agarose –●– $^{*}p < 0{,}05$ bs. Kontrolle, $^{+}p < 0{,}05$ junge vs. alte Kontrolltiere. Aus Lit. [14].

Diese neueren experimentellen Befunde verbessern damit das Verständnis zur therapeutischen Wirksamkeit von *Ginkgo biloba* bei altersbedingten Hirnleistungsstörungen. Anhand dieser sowie älterer In-vitro- und In-vivo-Experimente lässt sich das polyvalente Wirkprinzip des Spezialextrakts EGb 761 wie folgt zusammenfassen [11–22]:

- **Rheologie:** Verbesserung der Mikrozirkulation, Senkung der Blutviskosität, Hemmung der Thrombozytenaggregation, Steigerung der Erythrozytenflexibilität, Senkung der Arteriolen-/Venenspasmen, Reduktion der Kapillarpermeabilität,
- **Radikalfänger:** Inaktivierung von Sauerstoffradikalen, Zellschutz vor β-Amyloid-Fragmenten,
- **Nootrop:** Verbesserung des zerebralen Energiestoffwechsels, der Glucose- und Sauerstoffaufnahme bzw. -utilisation, Steigerung der Konzentration energiereicher Phosphate,
- **PAF-Antagonismus:** Hemmung der Thrombozytenaggregation und der Erythrozytenadhäsion,
- **Hypoxietoleranz:** Steigerung der Toleranz der Nervenzellen gegen Ischämie und Hypoxie,
- **Antiödematös:** Hemmung der Ödembildung und/oder beschleunigte Rückbildung eines ischämischen, metabolischen und posttraumatischen Hirnödems,
- **Membranprotektion:** Schutz vor Läsion zerebraler Strukturen, Hemmung des programmierten Zelltods (Apoptose),
- **Biochemisch:** Hemmung der Rückbildung einer altersbedingten Reduktion muskarinerger Cholin- und α-Adrenorezeptoren, Förderung der Cholinaufnahme in den Hippocampus,
- **Kognition, Verhalten:** Verbesserung des experimentell beeinträchtigten Verhaltens sowie des Kurzzeit- und Langzeitgedächtnisses und des Lernvermögens.

4.2.3 Pharmakokinetik, klinische Pharmakologie und klinische Wirksamkeit

Bei Ratten wurde 1,5 Stunden nach oraler Verabreichung von 20 μCi ^{14}C-markiertem Spezialextrakt EGb 761 maximale Plasmakonzentrationen gemessen. Die Halbwertszeit wurde bei 4,5 Stunden ermittelt und die Resorptionsquote betrug 60 % [11, 19, 22]. Nach 72 Stunden waren 38 % der Gesamtradioaktivität über die Lunge, 22 % über den Urin und 29 % über die Faeces ausgeschieden. Der Extrakt reicherte sich zerebral im Bereich des Hippocampus, Hypothalamus und des Corpus striatum an. Außerdem wurde Radioaktivität in Linse, Glaskörper, Retina und in endokrinen Geweben wie Nebennieren und Schilddrüse gemessen [19, 22, 23].

Bei 12 Probanden wurde die Pharmakokinetik der Terpenlactone nach Einmalgabe von 100 mg EGb 761 i.v., 120 mg EGb 761 p.o. als Lösung, nüchtern, sowie von 120 mg EGb 761 p.o. Lösung nach Einnahme einer Standardmahlzeit untersucht [24]. Unter Nüchternbedingungen wurden von 120 mg EGb 761 p.o. maximale Plasmakonzentrationen nach 1,06 Stunden (Ginkgolid A) bzw. 1,17 Stunden (Ginkgolid B, Bilobalid) mit C_{max}-Werten von 33,29 ng/ml für Ginkgolid A, 16,46 ng/ml für Ginkgolid B und 18,81 ng/ml für Bilobalid erreicht. Die Eliminationshalbwertszeiten betrugen 4,50 Stunden für Ginkgolid A, 10,57 Stunden für Ginkgolid B und 3,21 Stunden für Bilobalid. Nach den ermittelten Flächen unter der Kurve (AUC) sind die Terpenlactone bei gleichzeitiger Nahrungsaufnahme vergleichbar gut bioverfügbar wie unter Nüchternbedingungen. Die Terpenlactone Ginkgolid B und Bilobalid zeigten beim Menschen nach oraler Applikation eine absolute Bioverfügbarkeit von mehr als 80 % (Ginkgolide A und B) bzw. 79 % (Bilobalid). Die Plasmaproteinbindung (Humanblut) beträgt für Ginkgolid A 43 %, für Ginkgolid B 47 % und für Bilobalid 67 % .

4.2.4 Klinische Wirksamkeit

Neben den chemisch definierten Substanzen, die entweder über die Beeinflussung der Neurotransmission (Acetylcholinesterase-Hemmer), der Glutamatmodulation (Memantin), als Calciumantagonisten (Nimodipin) oder unspezisch wirken (Nicergolin, Piracetam, Pyritinol) steht als einziges pflanzliches Arzneimittel ein monographiekonformer *Ginkgo-biloba*-Extrakt zur Verfügung. In zahlreichen humanpharmakologischen Studien wurden Wirkprofil, Pharmakokinetik und klinische Wirksamkeit von *Ginkgo-biloba*-Exktraken bei hirnorganisch bedingten Leitungsstörungen [25–33], Hirndurchblutungsstörungen [33–37], nicht näher definierten Hirnleistungsstörungen [37–39] sowie bei Patienten mit leichter und mittelschwerer Demenz [42–47] nach den Empfehlungen bzw. Richtlinien des damaligen Bundesgesundheitsamts [9] bzw. des CPMPs [10] untersucht. Seit dem Erscheinen der Monographie im Jahre 1994 [11] liegen weitere Studien (Tab. 4.3) mit EGb 761 bei primärer Demenz vor [45, 46, 47].

In einer 24-wöchigen, placebokontrollierten Doppelblindstudie mit einer 4-wöchigen Placebo-Run-in-Phase wurde die Wirksamkeit von 240 mg/Tag p.o. EGb 761 bei 216 Patienten mit leichter bis mittelgradiger Demenz vom Alzheimer-Typ oder mit Multiinfarkt-Demenz (DSM-III-R) geprüft [45]. Gemäß den CPMP-Richtlinien [10] wurden drei primäre Variablen gewählt: der Syndrom-Kurz-Test (SKT) zur Beurteilung der kognitiven Funktionen, die Nürnberger-Alters-Beobachtungsskala (NAB) zur Beurteilung der Alltagsbewältigung sowie Item 2 der Clinical-Global-Impressions (CGI) zur Beurteilung des klinischen Gesamteindrucks. Die Beurteilung erfolgte in Form einer Responderanalyse. Therapieresponder waren definiert durch eine Verbesserung in mindestens 2 der 3 Prüfelemente. Das kognitive Leistungsvermögen (SKT, Verbesserung um wenigstens 4 Punkte) verbesserte sich nach Verum um 38 % im Vergleich zu 18 % nach Placebo. Die Alltagsbewältigung (NAB, Verbesserung um wenigstens 2 Punkte) verbesserte sich um 33 % nach Verum gegenüber 23 % nach Placebo, und der klinische Gesamteindruck (CGI Item 2, Kriterien: „viel besser“ und „sehr viel besser“) stieg um 32 % nach Verum und 17 % nach Placebo. Die Unterschiede waren im SKT und CGI mit $p < 0{,}05$ signifikant (Tab. 4.3). Nach EGB 761 wurde bei 28 % der Patienten ein Therapierespons gegenüber 10 % nach Placebo (10 %) erzielt. Der Unterschied war signifikant ($p = 0{,}005$).

In der placebokontrollierten, doppelblinden Langzeitstudie über 52 Wochen mit einer 14-tägigen Placebo-Run-in-Phase von Le Bars et al. [46] wurde 120 mg/Tag p.o. EGb 761 bei 236 Patienten mit leichter bis mittelgradiger Alzheimer-Demenz – und bei 73 Patienten mit vaskulärer Demenz entsprechend den Diagnosekriterien des DSM-III-R und ICD-10 geprüft. Primäre Zielgrößen waren die Alzheimer's-Disease-Assessment-Scale/Cognitive Subscale (ADAS-Cog) zur Beurteilung des kognitiven Leistungsvermögens, das Geriatric-Evaluation-by-Relative's-Rating-Instrument (GERRI) zur Beurteilung der Alltagsbewältigung sowie die Skala-Clinical-Global-Impression-of-Change (CGIC) zur Beurteilung des klinischen Gesamteindrucks. Nach 52 Wochen ergaben sich sowohl für die Intent-to-treat-als auch für die Per-Protocol-Auswertung statistisch signifikante Resultate zugunsten von EGb 761. Bei den mit Verum behandelten Patienten wurde im Beobachtungszeitraum von 52 Wochen eine leichte Verbesserung der kognitiven Fähigkeiten (ADAS-Cog) und der Alltagsbewältigung (GERRI)

Tab. 4.3 Klinische Studien mit Ginkgo-biloba-Extrakten (EGb 761) bei primär degenerativer Demenz, vaskulärer Demenz und Mischformen aus beiden (DSM-III-R, ICD-10)

Autor	Fälle / Dosis	Dauer	Beurteilungskriterien
Weitbrecht et al. 1986	n = 20 Placebo n = 20 Ergot-Alkaloid 3 × 1,98 mg n = 20 EGb 761 120 mg p.o./d	3 Mo	Psychopathologische Ebene – Selbstbeurteilung-Skala, SCAG* Psychometrische Ebene – Kurzzeitgedächtnis* – Leistungsgeschwindigkeit* Verhaltensebene – Geriatrische Skala n. Crichton*
Kanowski et al. 1996	n = 99 Placebo n = 106 EGb 761 240 mg/d p.o	24 Wo	Psychopathologische Ebene – Clinical Global Impression (CGI)* Psychometrische Ebene – Syndrom, Kurztest (SKT)* Verhaltensebene – Alltagsaktivität, NAB
Haase et al. 1996	n = 20 Placebo n = 20 EGb 761 i.v. 200 mg 4 Tag/Wo.	4 Wo	Psychopathololgische Ebene – Clinical Global Impression (CGI)* – Self rating depressions scala* Psychometrische Ebene – Kurztest für Intelligenz (KAI)* Verhaltensebene – Alltagsaktivität NAB, NAA*
Le Bars et al. 1997	n = 154 Placebo n = 155 EGb 761 120 mg/d p.o	52 Wo	Psychopathololgische Ebene – Clinical Global Impression of Change Psychometrische Ebene – Alzheimers' Disease Assessment Scale* Verhaltensebene – Geriatric Evaluation by Relative's Rating Instruments (GERRI)*
Maurer et al. 1997	n = 10 Placebo n = 10 EGb 761 240 mg/d p.o	12 Wo	Psychopathololgische Ebene – Clinical Global Impression (CGI) Psychometrische Ebene – Syndrom, Kurztest (SKT)* – Alzheimers' Disease Assessment Scale – Zahlenverbindungstest

registriert, während bei den mit Placebo behandelten Patienten eine Verschlechterung auftrat. Die Intent-to-treat-Analyse ergab für die Verum-Gruppe einen um 1,4 Punkte besseren ADAS-Cog-Score (p = 0,04) und einen um 0,14 Punkte besseren GERRI-Score (p = 0,004) verglichen zur Placebo-Gruppe. Ähnlich war auch das Ergebnis bei der Per-protocol-Analyse. Die mit EGb 761 behandelten Patienten erzielten mit 27 % eine signifikante (p = 0,005) Verbesserung des ADAS-Cog-Scores um mindestens 4 Punkte gegenüber 14 % nach Placebo. Auf der GERRI-Skala wurden 37 % der Patienten der Verumgruppe und 23 % der Patienten der Placebogruppe als gebessert eingestuft (p = 0,003). In der CGIC-Skala bestand kein Unterschied.

In einer 12-wöchigen, placebokontrollierten Doppelblindstudie mit einer 7-tägigen Run-in-Phase, erhielten 20 Patienten mit leichter bis mittelschwerer Demenz vom Alzheimer-Typ (entsprechend DSM-III-R) täglich 240 mg EGb 761 p.o. [47]. Primärer Zielparameter war der Syndrom-Kurz-Test (SKT) zur Erfassung der kognitiven Leistung und als Begleitgrößen wurden der Zahlenverbindungstest, die Alzheimer's Disease Assessment Scale (ADAS) und CGI (Item 2) gewählt. Der Summenscore des SKT nahm unter EGb 761 im Mittel von 19,67 Punkten auf 16,78 Punkte signifikant ($p < 0{,}013$) ab, während er unter Placebo von 18,11 Punkten auf 18,89 Punkte anstieg. Bezüglich der Begleitgrößen bestand kein statistischer Unterschied, wenngleich für EGb 761 ein positiver Trend vorlag. Damit wurde gemäß CPMP-Richtlinien in dieser Studie nur auf einer Ebene – der kognitiven Leistung im SKT – eine signifikante Wirkung von EGB 761 nachgewiesen. Ein möglicher Grund könnte in der geringen Fallzahl zu suchen sein.

Die klinische Wirksamkeit von standardisiertem Ginkgo-biloba-Extrakt ist damit von unterschiedlichen Arbeitsgruppen auf den 3 Beobachtungsebenen Psychopathologie, Gedächtnisleistung und Alltagskompetenz geprüft und belegt. In einer Studie wurde die Wirksamkeit nur auf einer Ebene (psychometrischen) nachgewiesen [47]. Zwei Studien zeigen Wirksamkeit auf 2 Ebenen (der psychopathologischen und der psychometrischen Ebene bzw. der psychometrischen Ebene) und der Verhaltensebene [45, 46]. In 3 Studien wurde die Wirksamkeit auf allen drei Ebenen gezeigt [42, 43, 44]. Weiß und Kallischnigg [48] kommen 1991 nach Auswertung von 12 placebokontrollierten, aussagekräftigen Studien mit 10 bestätigenden und zwei nichtbestätigenden Studien zum Schluss, dass die therapeutische Wirksamkeit von EGb 761 bei der Indikation Hirnleistungsstörungen belegt ist. Im Jahre 1992 wurden in einer Metaanalyse 8 gut durchgeführte klinische Studien hinsichtlich der Wirksamkeit von Ginkgo-biloba-Extrakten bei leichter bis mittelschwerer, cerebraler Insuffizienz positiv bewertet [49], und in einer Übersicht wurden sämtliche bis dahin publizierten Studien u.a. im Hinblick auf Fallzahl, Studiendesign und Gesamtergebnisse zusammengestellt [50].

Strukturierte Reviews und Metaanalysen sind im Methodenranking der Evidenzbasierten Medizin mit der höchsten Wertung (Evidenzstufe 1) versehen. Da sie derzeit als Beleg einer rationalen Therapie angesehen werden, häufen sich derartige Übersichtsarbeiten. Ziel der Metaanalyse von Oken (51) war die Effektgrößen-Berechnung in Bezug auf die Verbesserung der kognitiven Leistung der Demenzerkrankungen. Dabei war der Ginkgo-Spezialextrakt EGb 761 wirksam und im Hinblick auf die Effektgröße mit dem Acetylcholinesterase-Hemmer Donezepil vergleichbar. In weiteren Analysen wurde die klinische Wirksamkeit von EGb 761 mit den Acetycholinesterase-Hemmern (AchE) Tacrin, Rivastigmin, Donezepil und Metrifonat verglichen und kommentiert [52–55]. Basis waren publizierte, randomisierte, placebokontrollierte Doppelblindstudien mit einer Mindestlaufzeit von 24–30 Wochen und der ADAS-Cog-Score als Hauptkriterium zur Erfassung der kognitiven Fähigkeit. Im Hinblick auf die Baseline-Daten sind die Studien mit Rivastigmin, Metrifonat und Donezepil nur bedingt mit Ginkgo-biloba vergleichbar, da in letzter Studie nach dem mittleren MMSE und den ADAS-Cog-Werten leicht dement und jüngere Patienten enthalten waren (s. Tab. 4.4). Alle Substanzen waren Placebo signifikant überlegen. Nach Rivastigmin, weniger nach Donezepil, war der placebobereinigte Effekt mit der höheren Dosis stärker im Vergleich zur niedrigeren Dosis. Die placebobereinigte Verbesserung im ADAS-Cog-Score betrug für Rivastigmin 1–4 mg

Tab. 4.4 Klinische Wirksamkeit von Antidementiva bei Alzheimer Demenz [54]

Autor Jahr	Fälle, Merkmale vor Studienbeginn	Präparat	ADAS-Cog			Mittlere Verzögerung
			Verum	Placebo		
Corey-Bloom et al. 1998	n = 699 MMST = 19,7 ADAS-Cog = 21,1	Rivastigmin 1– 4 mg/d Rivastigmin 6–12 mg/d	2,26* 0,31*	4,09	1,73 3,78	4–10 Monate
Rogers et al. 1998	n = 473 MMST = 19,0 ADAS-Cog = 26,0	Donezepil 5 mg/d Donezepil 10 mg/d	–0,67* –1,06*	1,82	2,49 2,88	3–9 Monate
Le Bars et al. 1997	n = 236 MMST = 21,2 ADAS-cog = 20,0	EGb 761 120 mg/d	–0,6*	1,1	1,7	7 Monate

MMST = Mini-Mental-Status-Test, ADAS-Cog = Alzheimer-Disease-Assessment-Scale/Cognitive, * sign.

1,73, für 6–12 mg 3,78, für Metrifonat 2,86, für Donezepil 5 mg 2,49, für 10 mg 2,88 und für Ginkgo-biloba 120 mg 1,7. Damit ist 120 mg/d Ginkgo-biloba zu 1–4 mg Rivastigmin gleichwertig und dem höher dosiertem Rivastigmin (6–12 mg) bzw. Donezepil (5–10 mg) um 1–2 ADAS-Cog-Punkte unterlegen. Die mittlere Verzögerung der Demenz gegenüber Placebo beträgt für Donecepil 4–10 Monate, für Rivastigmin 3–9 Monate und für Ginkgo-biloba ca. 7 Monate. Deutliche Unterschiede bestehen jedoch in der Verträglichkeit. Die Rate der Nebenwirkungen ist bei den AchE-Hemmern größer als bei Ginkgo-biloba-Extrakt, was eine schlechte Compliance und häufigere kostenaufwendige Kontrollen zur Folge hat.

Auch die WHO erkennt den Ginkgo-biloba-Extrakt als Antidementivum in der seit Januar 2000 gültigen neuen ATC-Klassifikation für Arzneimittel an. Damit ist die Wertigkeit von Ginkgo-Spezialextrakt in der Demenztherapie international testiert. Damit stehen dem Arzt verschieden, nach aktuellen Richtlinien klinisch geprüfte Arzneimittel für die Alzheimer-Patienten zur Verfügung.

Alle derzeitigen Antidementiva wirken lediglich prolongierend, verzögern jedoch den Verlauf der Demenz vom Alzheimertyp im Durchschnitt um sechs bis 10 Monate, ein wichtiger sozialmedizinischer und sozioökonomischer Tatbestand, da nicht nur Pflegekräfte sondern auch die Pflegekassen entlastet werden. Nach einer methodenkritischen Analyse publizierter Studien sollten nach Ihl [56] unter Abwägung von Nebenwirkungen Donezepil, Galantamin, Gingko-biloba EGb 761, Memantin und Rivastigmin bei Alzheimer Demenz und Gingko-biloba EGb 761 bzw. Memantin bei vaskulärer Demenz eingesetzt werden. Auch der am 17.4.2002 vom Bundesministerium für Familie, Senioren, Frauen und Jugend vorgestellte 4. Altenbericht [57] dokumentiert erstmalig die Lebenssituation der über 80-Jährigen in Deutschland, den Anstieg der sogenannten „Hochaltrigen" in den nächsten Jahren und zitiert neben den chemisch definierten Antidementiva den Gingko-biloba-Spezialextrakt EGb 761. Langzeitstudien über 12 Monate liegen derzeit nur von Gingko-biloba EGb 761 und Donezepil vor. Entscheidend ist der frühzeitige Einsatz bereits bei leichter Demenz. Hier bietet sich wegen der geringen Nebenwirkungsrate zunächst der Ginkgo-biloba-Extrakt in der täglichen Dosierung von 120–240 mg an. Die Therapie hat über einen längeren Zeitraum zu erfolgen, wobei zuvor abgeklärt werden sollte, ob die Krankheitssymptome nicht auf einer spezifisch zu behandelnden Grunderkrankung (sekundäre Demenz) beruhen, Präparate mit unterschiedlichen Mechanismen – nicht jedoch aus der gleichen Substanzklasse – können kombiniert werden. Lohnend wäre deshalb eine Studie mit der fixen Kombination von einem Acetylcholinesterase-Hemmer mit *Ginkgo-biloba*-Extrakt bei fortgeschrittener Demenz.

4.2.5 Dosierung, Anwendungsdauer

In der Monographie der Kommission E [11] ist das Anwendungsgebiet für standardisierte Ginkgo-biloba-Extrakte definiert: Danach sind diese Extrakte indiziert „zur symptomatischen Behandlung von hirnorganisch bedingten Leistungsstörungen im Rahmen eines therapeutischen Gesamtkonzeptes bei demenziellen Syndromen mit der Leitsymptomatik Gedächtnisstörungen, Konzentrationsstörungen, depressive Verstimmung, Schwindel, Ohrensausen und Kopfschmerzen". Zur primären Zielgruppe gehören Patienten mit demenziellem Syndrom bei primär degenerativer Demenz, vaskulärer Demenz und Mischformen aus beiden. Bevor die Behandlung mit dem Ginkgo-Extrakt begonnen wird, sollte geklärt werden, ob die Krankheitssymptome nicht auf einer spezifischer zu behandelnden Grunderkrankung (sekundäre Demenzen) beruhen.

Die Dosierung beträgt 120 bis 240 mg monographiekonformer Trockenextrakt in 2 oder 3 Einzeldosen täglich in flüssigen oder festen Darreichungsformen zum Einnehmen. Die Behandlungsdauer richtet sich nach der Schwere des Krankheitsbildes und soll 8 Wochen betragen. Ab einer Behandlungsdauer von 3 Monaten ist zu überprüfen, ob die Weiterführung der Behandlung gerechtfertigt ist.

Anforderungen an zulassungsfähige Ginkgo-biloba-Extrakte [58]
DEV: 35–67 : 1 (Standardisiert auf 22–27 % Flavonoidglykoside und 5–7 % Terpenlactone, davon 2,8–3,4 % Ginkgolide A, B, C sowie 2,6–3,2 % Bilobalid. Es sind weniger als 5 ppm Ginkgolsäuren enthalten. Als Auszugsmittel dient Aceton 60 %

4.2.6 Toxikologie, unerwünschte Wirkungen, Interaktionen

Folgende LD_{50}-Werte wurden bei Nagern für EGb 761 ermittelt [10, 18, 21]: Nach oraler Applikation: für die Maus: 7 725 mg/kg KG und für die Ratte: > 10 000 mg/kg KG. Nach intravenöser Applikation für die Maus: 1 100 mg/kg KG und für die Ratte: 1 100 mg/kg KG. Nach intraperitonealer Applikation für die Maus 1 900 mg/kg KG und für die Ratte 2 100 mg/kg KG. Die beobachtete Symptomatik war unspezifisch und bestand im wesentlichen in Muskelzuckungen, Krämpfen, Atonie und Adynamie [19].

Subchronische Toxizitätsstudien wurden bei der Ratte (15–100 mg/kg KG/d i.p.) für die Dauer von 12 Wochen und beim Hund (7,5–30 mg/kg KG/d i.v. bzw. 5 mg/kg KG/d i.m.) für die Dauer von 8 Wochen ermittelt. Studien zur chronischen Toxizität wurden über 6 Monate mit ansteigenden Dosen von 300, 400 und 500 mg/kg KG p.o. bei der Ratte bzw. 300 und 400 mg/kg KG p.o. beim Hund durchgeführt. Die Hunde reagierten auf den Extrakt empfindlicher als die Ratten. Nach der Dosis von 100 mg/kg KG p.o. wurden ab dem 60. Behandlungstag leichte transitorische, vasodilatatorische Effekte mit den Zeichen einer Zephalgie beobachtet. Nach der höchsten Dosis von 400 mg/kg KG waren die Störungen ausgeprägter und traten ab dem 35. Behandlungstag auf. Biochemisch, hämatologisch oder histologisch ergaben sich keine Anhaltspunkte für Leber- und Nierenfunktionsstörungen [19].

Die orale Verabreichung von 100, 400 und 1600 mg/kg KG/d bei der Ratte und von 100, 300 sowie 900 mg/kg KG/d beim Kaninchen zeigte keine teratogenen oder die Reproduktion beeinträchtigenden Wirkungen für EGb 761 [11, 19, 22].

In 4 Mutagenitäts-Tests, dem Ames-Test (*S.-typhimurium*-Stämme TA 1535, 1537, 1538, 98 und 100, Extraktdosis bis 10 mg/Platte, mit und ohne metabolische Aktivierung mit Rattenleber S9-Mix), dem Chromosomenaberrationstest (Humanlymphozyten, Extraktdosis bis zu 100 µg/ml), dem Host-Mediated-Assay (Maus, *S.-typhimurium*-Stamm TA 1537, Extrakt-Dosis bis zu 20 g/kg KG p.o.), dem Mikronukleus-Test (Maus, Extraktdosis bis zu 20 g/kg KG p.o.) wurde kein mutagenes Potenzial für EGb 761 nachgewiesen [11, 19, 22]. In einer Karzinogenitätsstudie über 104 Wochen erwies sich EGb 761 nach täglicher p.o. Gabe von 4, 20 und 100 mg/kg KG bei der Ratte als nicht kanzerogen [19].

In der Monographie [11] ist der Ginkgo-biloba-Extrakt durch einen unter 5 ppm liegenden Gehalt an Ginkgolsäuren charakterisiert. Für Ginkgolsäuren und verwandte Alkylphenole sind allergene Eigenschaften bekannt [11, 59, 60, 61]. Im Popliteal-Lymphknotentest bei der Maus führte die subplantare Injektion von 2 mg/Pfote eines wässrig-ethanolischen Extraktes aus getrockneten Ginkgoblättern (5,5 % Ginkgolsäuren) und einer Heptan-löslichen Fraktion (24,6 % Ginkgolsäuren) zu einer signifikanten lymphoproliferativen Reaktion und einer Vergrößerung des ipsilateralen Popliteal-Lymphknotens. Diese Reaktionen traten dosisabhängig vom Ginkgolsäuregehalt auf [62]. Im Hühner-Eitest besaß die mit Ginkgolsäure (16 %) und Biflavonoiden (6,7 %) angereicherte Fraktion eine LD_{50} von 1,8 mg/Ei = 33 ppm im Vergleich zu einer Fraktion mit 1 % Ginkgolsäure und 16 % Biflavoiniden mit einer LD_{50} von 250 mg/Ei = 4540 ppm. Aus embryotoxischen Überlegungen sollten deshalb Ginkgo-biloba Extrakte möglichst wenig Ginkgolsäure enthalten [63].

Die handelsübliche Injektionslösung von EGb 761 mit 16,7 mg Extrakt/ml der gebrauchfertigen Lösung ist nach i.v., i.a, i.m, s.c und paravenöser Applikation beim Kaninchen gewebsverträglich [19].

Gegenanzeigen für eine Therapie mit Ginkgo-biloba-Extraktpräparaten sind Überempfindlichkeit gegen Ginkgo-biloba-Zubereitungen. Eine Wechselwirkung mit Arzneimitteln, die die Blutgerinnung hemmen, kann nicht ausgeschlossen werden. In einer placebokontrollierten Doppelblindstudie an 50 Probanden über 7 Tage ergaben sich keine Hinweise auf Wechselwirkungen von EGb 761 (Tagesdosis 240 mg) mit Acetylsalizylsäure (Tagesdosis 500 mg). Bei Langzeitanwendung wurde über Einzelfälle von Blutungen berichtet, deren ursächlicher Zusammenhang mit der Einnahme von Ginkgo-biloba Zubereitungen nicht gesichert ist. Sehr selten können leichte Magen-Darm-Beschwerden, Kopfschmerzen oder allergische Hautreaktionen (Hautrötung, Juckreiz) auftreten. In Einzelfällen ist das Auftreten von Blutungen bei Langzeitanwendung von Ginkgo-Präparaten mit teilweise unbekannter Qualität beobachtet worden.

4.2.7 Risikogruppen, Schwangerschaft, Stillzeit, Pädiatrie

Risikogruppen sind nicht bekannt. Zur Anwendung bei Kindern liegt kein Erkenntnismaterial vor, weshalb Ginkgo-biloba-Extraktpräparate nicht bei Kindern < 12 Jahren angewendet werden sollen.

Literatur

[1] Elwood W. (1998) Forgotten economic implications of Alzheimer diesase. PharmacoEconomics & Outcomes News 167:3–4

[2] Reischies F. M, Geiselmann B., Geßner R., Kanowski S., Wagner M., Wernicke F. (1997) Demenz bei Hochbetagten- Ergebnisse der Berliner Altersstudie. Nervenarzt 68: 719–729

[3] Small G. W., Rabins P. V., Bary P. P, Buchholtz N. S., DeKosky S. T., Ferris Sh. (1997) Diagnosis and treatment of Alzheimer disease and related disorders. J Amer Med Ass 278:1363–1371

[4] Zimmer B. (2000) Die Rolle des Hausarztes in der Behandlung von Demenzpatienten. In. Phytopharmaka in Forschung und klinischer Anwendung V. Hrsg. Loew D., Blume H., Dingermann Th. Steinkopff-Verlag. 97–106

[5] Hoyer S., M. Fröhlich L. (1999) II Antidementiva, 1.2 Grundlegende pathobiochemische Aspekte der Pharmakotherapie In: Riederer p., Laux G., Pöldinger W. Hrsg. Neuro-Psychopharmaka, Band 5, Parkinsonmittel und Antidementiva Springer-Verlag Wien 463–468

[6] Case-Mangement Manual Demez (2000) BDA, Kybermed-Verlag Emsdetten

[7] Kanowski S. Möglichkeiten der Behandlung dementieller Erkrankungen. Arbeitskreis Gesundheit im Alter. VIII. Bonner Symposium 19. Juni 1996

[8] Möller H. J. (1999) II Antidementiva, 1.6 Methodische Grundlagen zur Evaluation der Wirksamkeit von Antidementiva In:. Riederer p., Laux G., Pöldinger W. Hrsg. Neuro-Psychopharmaka, Band 5, Parkinsonmittel und Antidementiva, Springer-Verlag Wien 508–516

[9] Bekanntmachungen des BGA Empfehlungen zum Wirksamkeitsnachweis von Nootropika im Indikationsbereich „Demenz" (Phase III) Bundesgesundheitsblatt 7, 1991, 342–350

[10] Committee for Proprietary Medicinal Products (CPMP) Note for guidance on medicinal products in the treatment of Alzheimer's disease (CPMP/EWP/553/95) London, 24. 7.1997

[11] Monographie: Trockenextrakt (35–67 : 1) aus Ginkgo-biloba-Blättern, extrahiert mit Aceton-Wasser. BAnz. Nr. 133 vom 19.7.1994

[12] Bastianetto S., Ramassamy C., Dore S., Christen Y., Poirier J., Quirion R. (2000) The ginkgo biloba extract (EGb 761) protects hippocampal neurons against cell death induced by β-amyloid. Eur. J. Neurosci. 12: 1882–1890

[13] Hoyer S., Lannert H., Nöldner M., Chatterjee S. S. (1999) Damaged neuronal energy metabolism and behavior are improved by Ginkgo biloba extract (EGb 761). J. Neural Transm. 106, 1171–1188

[14] Stoll S., Scheuer K., Pohl O., Müller W. E. (1996) Ginkgo biloba extract (EGb 761) independently improves changes in passive avoidance learning and brain membrane fluidity in the aging mouse. Pharmacopsychiat 29, 1996, 144–149

[15] Heiss W. F., Zeiler K. (1978) Medikamentöse Beeinflussung der Hirndurchblutung. Pharmakotherapie:137–144

[16] Otani M., Chatterjee S. S., Gabard B., Kreutzberg G. W. (1986) Effect on an extract of Ginkgo biloba on triethyltin-induced cerebral edema. Acta Neuropathol. 69:54–65

[17] Kriegelstein J., Oberpichler H. (1989) Ginkgo biloba und Hirnleistungsstörungen Pharm Z. 134:2279–2389

[18] Koch E., Chatterjee S. S. (1993) Experimentelle Grundlagen für die therapeutische Anwendung von Ginkgoextrakt EGb 761. Hämostaseologie 13: 11–27

[19] Spiess E., Juretzek W. (1993) Ginkgo. In: Hänsel R., Keller K., Rimpler H., Schneider Hrsg. Hagers Handbuch der pharmazeutischen Praxis, Band 5, Drogen E-O, Springer-Verlag Berlin 1993, 269–292

[20] Rupalla H., Oberpichler-Schwenk H., Kriegelstein J. (1995) Neuroprotektive Wirkungen des Ginkgo-biloba-Extrakts und seiner Inhaltsstoffe. In Phytopharmaka in Forschung und klinischer Anwendung. Hrsg. Loew D., Rietbrock N. Steinkopff Verlag. 17–27

[21] Folium Ginkgo WHO monographs on selected medicinal plants, Vol. I, 1999, 154–167

[22] Defeudis F. V. (1998) Ginkgo biloba extract (EGb 761). From chemistry to the clinic. Ullstein Medical, Wiesbaden

[23] Biber A., Koch E. (1999) Bioavailability of ginkgolides and bilobalide from extracts of Ginkgo biloba using GC/MS. Planta Med. 65, 1999, 192–19

[24] Fourtillan J. B., Brisson A. M., Girault J., Ingrand I., Decourt J. Ph., Drieu K., Jo Ph., Biber A. (1995) Propriétés pharmacocinétiques du Bilobalide et des Ginkgolides A et B chez le sujet sain après administrations intraveneuses et orales d'extrait de Ginkgo biloba (EGb 761) Thérapie 50, 1995, 137–144

[25] Gräßel E. (1992) Einfluss von Ginkgo-biloba Extrakt auf die geistige Leistungsfähigkeit. Doppelblindstudie unter computerisierten Messbedingungen bei Patienten mit Zerebralinsuffizienz. Forstschritte der Medizin 110:73–76

[26] Halama P. (1990) Therapie mit Ginkgo biloba bei Patienten mit cerebrovaskulärer Insuffizi-

enz und therapieresistenter depressiver Symptomatik. Was leistet der Spezialextrakt (EGb 761)? Ergebnisse einer placebokontrollierten randomisierten doppelblinden Pilotstudie. Therapiewoche 40:3760–3765
[27] Hofferberth B. (1989) Einfluss von Ginkgo biloba-Extrakt auf neurophysiologische und psychometrische Messergebnisse bei Patienten mit hirnorganischem Psychosyndrom. Eine Doppelblindstudie gegen Placebo. Arzneim. Forsch. 39 (II): 918–922
[28] Taillandier J., Ammar A., Rabourdin J. P., Ribeyre J. P., Pichon J., Niddam S., Pierat H. (1986) Traitement des troubles du vieilissement cerebral par l'extrait des Ginkgo biloba. Etude longitudionale multicentrique a double insu face au placebo. La Presse Medicale 15. N0 31:1583–1587
[29] Dieli G., La Mantia V., Saetta M., Costanzo E. (1981) Essai clinique a double insu du tanakan dans l'insuffisance cerebrale chronique. Il Lavoro Neuro Psichiatrico 68, fasc.
[30] Brüchert E., Heinrich S. E., Ruf-Kohler P. (1991) Wirksamkeit von Li 1370 bei älteren Patienten mit Hirnleistungsschwäche. Multizentrische Doppelblindstudie des Fachverbandes Deutscher Allgemeinärzte. Münch. med. Wschr, 133, Suppl. 1)–14
[31] Eckmann F. (1990) Hirnleistungsstörungen-Behandlung mit Ginkgo-biloba-Extrakt. Zeitpunkt des Wirkungseintritts in einer Doppelblindstudie mit 60 stationären Patienten. Fortschritte der Medizin 108:67–70
[32] Hofferberth B. (1991) Ginkgo-biloba Spezialextrakt bei Patienten mit hirnorganischem Psychosyndrom. Prüfung der Wirksamkeit mit neurophysiologischen und psychometrischen Methoden. Münch.med Wschr. 133, Suppl. 1: 30–33
[33] Schmidt U., Rabinovici K., Lande S. (2001) Einfluss eines Ginkgo-Spezialextraktes auf die Befindlichkeit bei zerebraler Insuffizienz. Münch.med. Wschr. 133 Suppl.1:15–18
[34] Hofferberth B. (1991) Simultanerfassung elektrophysiologischer, psychometrischer und rheologischer Parameter bei Patienten mit hirnorganischem Psychosyndrom und erhöhtem Gefäßrisiko – Eine placebokontrollierte Doppelblindstudie mit Ginkgo-biloba Extrakt EGb 716. In Stodtmeister R., und Pillumat L.E. (Hrsg). Mikrozirkulation in Gehirn und Sinnesorganen. Enke, Stuttgart 64–74
[35] Halama P., Bartsch G., Meng G. (1988) Hirnleistungsstörungen vaskulärer Genese. Randomisierte Doppelblindstudie zur Wirksamkeit von Ginkgo-biloba-Extrakt. Fortschritte der Medizin 106:408–412
[36] Eckmann F., Schlag H. (1982) Kontrollierte Doppelblindstudie zum Wirksamkeitsnachweis von Tebonin forte bei Patienten mit zerebrovaskulärer Insuffizienz. Fortschritte der Medizin 100,31–32, 1474–1478
[37] Bono Y., Mouren P. (1975) L'insuffisance circulatoire cerebrale et son traitement par l'extrait de Ginkgo biloba. Mediteranaee Medicale, 61
[38] Moreau Ph. (1975) Un nouveau stimulant circulatoire cérébral. La Nouvelle Presse Medicale 4 No. 33:2401–2402
[39] Schubert H., Halama P. (1993) Primär therapieresistente depressive Verrstimmung älterer Patienten mit Hirnleistungsstörungen. Wirksamkeit der Kombination mit Ginkgo-biloba Extrakt EGb 761 mit Antidepressiva. Geriatr. Forschung 3, No 1:1–9
[40] Stocksmeier U., Eberlein M. (1992) Depressive Verstimmung bei Hirnleitungsstörungen. Wirkung eines Ginkgo biloba Extraktes in Doppelblind-Studie überprüft. TW Neurologie Psychiatrie 6:74–76
[41] Israel L., Dell'Accio E., Martin G., Hugonot R. (1987) Extrait de Ginkgo biloba et exercises d'entrainement de la memoire. Evalution comparative chez des personnes agees ambulatoires. Psychologie Medicale, Vol 19, No. 8:1431–1439
[42] Hofferberth B (1994) The effficacy of EGB 761 in patients with senile dementia of the Alzheimer type, a double-blind, placebo-controlled study on different levels of investigation. Human Psychopharmacol 9:215–222
[43] Haase J., Halama P., Hörr R. (1996) Efficacy of short-term treatment with intravenously administered Ginkgo biloba special extract EGB 761 in Alzheimer-type and vascular dementia. Z Gerontol Geriat 29:302–309
[44] Weitbrecht W. U., Jansen W. (1986) Primär degenerative Demenz: Therapie mit Ginkgo-biloba-Extrakt. Placebo-kontrollierte Doppelblind- und Vergleichsstudie. Fortschr Med 104:199–202
[45] Kanowski S., Hermann W. M., Stephan K., Wierich W., Hörr R. (1996) Proof of efficacy of the Ginkgo biloba special extract EGb 761 in outpatients suffering from mild to moderate primary degenerative dementia of the Alzheimer type or multi-infarct dementia Pharmacopsychiatry 29: 47–56
[46] Le Bars P., Katz M., Berman N., Itil T., Freedman A., Schatzberg A. (1997) A placebo-controlled, double-blind, randomized trial of an extract of ginkgo biloba for dementia. JAMA 278:1327–1332

[47] Maurer K., Ihl R., Dierks T., Krebs E., Frölich L. (1997) Clinical efficacy of Ginkgo biloba special extract EGB 761 in dementia of the Alzheimer type. J Psychiat Res 31:645–655
[48] Weiß H., Kallischnigg G. (1991) Ginkgo-biloba-Extrakt (EGb 761). Meta-Analyse von Studien zum Nachweis der therapeutischen Wirksamkeit bei Hirnleistungsstörungen bzw. peripherer arterieller Verschlusskrankheit. Münch med Wschr. 133:138-142
[49] Kleijnen J., Knipschild P. (1992) Ginkgo biloba. The Lancet November 7:1136–1139
[50] Kleijnen J., Knipschild P. (1992) Ginkgo biloba for cerebral insufficiency. Br J clin Pharmac 34:352–358
[51] Oken B.S., Storzbach M., Kaye J.A. (1998) The efficacy of Gingko biloba on cognitive function in Alzheimer Disease. Arch. Neurol. 55–1409–1415
[52] Wettstein A. (2000) Cholinesterase inhibitors and Ginkgo extracts – are they comparable in the treatment of dementia? Phytomedicine 6, 2000, 393–401
[53] Wettstein A. (2001) Alzheimer und vaskuläre Demenz unterscheiden? Fortschritte der Medizin 119:139–140
[54] Schreiter Gasser U., Gasser T. (2001) Ein Vergleich von Cholinesterasehemmern und Ginkgo-Extrakt in der Behandlung der Alzheimer-Demenz. Fortschritte der Medizin 119:135–138
[55] Padberg F., Hampel H. Möller H.J. (2001) Alzheimerpatienten mit Antidementiva behandeln trotz unbeantworteter Fragen. Fortschritte der Medizin 119:141–143
[56] Arzneimittel-Richtlinien des Bundesverband Ärzte und Krankenkassen (1999)
[57] Ihl, R. (2002) Was bringen die neuen Antidementiva? MMW-Fortschr. Med. 144 Sonderheft 2, 24–29
[58] Altenbericht zum Thema „Hochaltrige und Demenz" (2002). Bundesministerium für Familie, Senioren, Frauen und Jugend Seite 270
[59] Dingermann Th. (2000) Transparenzkriterien für pflanzliche, homöopathische und antroposophische Arzneimittel. Karger Basel Freibeurg Paris London New York New Dehli Bangkok Singapore Tokyo Sydney
[60] Woerdenbag H.J., Van Beek T.A. (1997) Ginkgo biloba. In: De Semet P.A.G.M., Keller K., Hänsel R., Chandler R.,F. (eds.) Adverse Effects of Herbal Drugs, Vol. 3, Springer-Verlag Berlin 1997, 51–66
[61] Jaggy H., Koch E. (1997) Chemistry and biology of alkylphenols from Ginkgo biloba L. Pharmazie 52: 735–738
[62] Siegers C.P. (1999) Cytotoxicity of alkylphenols from Ginkgo biloba. Phytomedicine 6, 1999, 281–283
[63] Koch E., Jaggy H., Chatterjee S.S. (2000) Evidence for immunotoxic effects of crude Ginkgo biloba L. leaf extracts using the popliteal lymph node assay in the mouse. Int. J. Immunopharmacol. 22: 229–236
[64] Baron-Rupert G., Luepke N.P. (2001) Evidence for toxic effects of alkylphenols from Ginkgo biloba in the hen's egg test (HET). Phytomedicine 8(2) 133–138

5 Herzkreislauf

Cardia remedia (Kardiaka) ist ein Sammelbegriff für Arzneimittel mit Wirkungen auf den Herzmuskel, den Herzrhythmus und die Koronargefäße. Aufgrund des hohen Indikationsanspruchs und der Erwartungshaltung des Patienten nach wirksamen und im Hinblick auf das Nutzen-Risiko-Verhältnis unbedenklichen Arzneimitteln reicht das Argument der Erfahrungsmedizin nicht aus. Ärzte und kritische Patienten verlangen mit Recht wissenschaftliche Belege zur pharmakologischen Wirkung, klinischen Wirksamkeit und Qualität der eingesetzten Präparate.

5.1 Koronare Herzkrankheit

Bei der koronaren Herzkrankheit (KHK) handelt es sich um die klinische Auswirkung einer Koronarinsuffizienz als Folge eines Missverhältnisses zwischen dem Sauerstoffbedarf des Myokards einerseits und dem Sauerstoffangebot andererseits. Ursachen der Koronarinsuffizienz sind vorrangig Stenosen der extramuralen Koronargefäße oder ein Koronararterienspasmus. Übersteigt der Sauerstoffbedarf das Angebot, so resultiert hieraus die Myokardischämie mit dem charakteristischen Angina-pectoris-Schmerz nach körperlicher oder psychischer Belastung, der nach Abbruch der Belastung bzw. nach sublingualer Applikation von Nitroverbindungen innerhalb von Minuten abklingt oder zum akuten Herzinfarkt führt. Der Schmerz ist meist retrostenal, strahlt in die linke Schulter, den linken Arm oder in den Oberbauch aus und wird als krampfend, brennend und einschnürend empfunden. Die akute Beschwerdesymptomatik und vor allem die Gefahr eines Myokardinfarktes, von Herzrhythmusstörungen und eines plötzlichen Herztods erfordern effektive medikamentöse oder invasive Maßnahmen zur Verbesserung der Sauerstoffversorgung.

Bisher stehen keine pflanzlichen Arzneimittel bei koronarer Herzkrankheit bzw. bei stenokardischen Beschwerden zur Verfügung, welche die Vor- und Nachlast senken, die Koronargefäße erweitern, die Belastungstoleranz verbessern und damit Morbitität und Mortalität verhindern. Ein auf 10,5 % γ-Pyrone eingestellter Ammi-visnaga-Trockenextrakt (berechnet als Khellin, Auszugsmittel: Methanol/Wasser 70 : 30, 70–99 % nativer Extrakt, DEV 6,2–10 : 1) wurde am modifizierten Langendorff-Herzpräparat des Meerschweinchens getestet. Innerhalb der ersten Minuten wurde eine leichte (8,8 %) und kurzdauernde Steigerung der koronaren Perfusion beobachtet, die bei einer Konzentration von 20 µg/ml einsetzte[1]. Bei Ratten kam es nach Infusion von 1 mg/kg/min des Extraktes zu einer Erhöhnung des Herzminutenvolumens. Der Effekt hielt etwa 1 Stunde nach Absetzen der Infusion an. KCl- bzw. Noradrenalin induzierte Spasmen an der Aorta des Meerschweinchens wurden in einer Konzentration von 316 µg/ml um 46,3 % bzw. 64,9 % relaxiert. Die minimal toxische Dosis liegt bei der Ratte zwischen 10 und 150 mg/kg KG. Nach einer Dosis von 600 mg/kg KG wurde eine gering bis mittelgradige zentrolobuläre Hypertrophie des Leberparenchyms mit hepatozellulärer Degeneration nachgewiesen [1].

Die klinische Wirksamkeit bei Angina pectoris und Koronarinsuffizienz ist durch kontrollierte Studien nicht belegt. In Fallberichtssammlungen wurde bei einzelnen Patienten über einen Anstieg leberspezifischer Enzyme wie SGOT, SGPT, γ-GT und in Einzelfällen über einen schweren toxischen Leberschaden, einen reversiblen cholestatischen Ikterus und über pseudoallergische Reaktionen berichtet.

5.2 Herzrhythmusstörungen

Ursachen von Arrhythmien können Störungen der Erregungsbildung, der Erregungsausbreitung und der Erregungsrückbildung sein. Sie sind dann problematisch, wenn sie die Hämodynamik z. B. durch Abfall des Blutdrucks und/oder des Herzminutenvolumens gefährden oder Vorboten von Kammerflimmern mit dem Risiko eines plötzlichen Herztodes sind. Neben tachykarden können bradykarde Herzrhythmusstörungen und Irregularitäten auch ohne nennenswerte Frequenzalterationen auftreten. Das zentrale Nervensystem reagiert am empfindlichsten und schnellsten auf die reduzierte Förderleistung des Herzens mit Schwindel, Sehstörungen, Absenzen und Adams-Stokes-Anfällen, gefolgt von einer Minderdurchblutung des Myokards. Zur Behandlung von Herzrhythmusstörungen stehen wirksame Antiarrhythmika zur Verfügung, die nach Vaughan-Williams im Hinblick auf das spezifische Wirkprofil in 4 Klassen eingeteilt werden, je nachdem welche Effekte sie auf membranständige Ionenkanäle ausüben.

- Klasse I-Antiarrhythmika sind Lokalanästhetika und Natriumantagonisten. Sie werden in Unterklassen A, B, C weiter spezifiziert.
- Klasse II-Antiarrhythmika sind β-Rezeptorenblocker, Substanzen mit Verlängerung der Repolarisationszeit.
- Klasse III-Antiarrhythmika sind Kaliumantagonisten.
- Klasse IV-Antiarrhythmika sind Calciumantagonisten vom Verapamil-Diltiazemtyp.

Zu diesen nach sorgfältiger Nutzen-Risiko-Abwägung und strenger Indikationsstellung eingesetzten chemisch definierten Substanzen gibt es bisher keine Alternativen an Phytopharmaka.

5.3 Herzinsuffizienz

Definition und Einteilung. Die Herzinsuffizienz beruht auf einer toxischen oder entzündlichen Schädigung von Herzmuskelzellen und hat eine unzureichende Versorgung der Körperperipherie mit Sauerstoff und Nährstoffen zur Folge. Reichen die physiologischen hämodynamischen Kompensationsmaßnahmen wie eine Abnahme der Pumpleistung, eine Zunahme des enddiastolischen Volumens mit Hyperplasie von Muskelzellen und die neurohumoralen Kompensationsmechanismen wie Aktivierung des Sympathikus, Aktivierung des Renin-Aldosteron-Systems (RAAS), Anstieg der Noradrenalinausschüttung und Freisetzung von atrionatriuretischem Peptid (ANP) zur Steigerung der Myokardleistung und einer adäquaten Perfusion peripherer Organe nicht aus, dann droht die manifeste Myokardinsuffizienz. Nach der Stadieneinteilung [2] der New York Heart Association (NYHA) äußert sich die Herzinsuffizienz in leichter Einschränkung der körperlichen Leistungsfähigkeit mit Beschwerden bei mittlerer Belastung (NYHA II), erheblicher Einschränkung der körperlichen Leistungsfähigkeit mit Beschwerden bei geringster Belastung (NYHA III) und hochgradiger Einschränkung der Leistungsfähigkeit mit Beschwerden unter Ruhebedingungen und Verstärkung bei geringster Belastung (NYHA IV). Wegen untersucher- und patientenabhängiger Variabilität sowie fließender Übergänge zu den einzelnen Stadien, insbesondere von NYHA II zu III, hat sich die Behandlung weniger nach der formalen Stadieneinteilung als nach dem klinischen Zustandsbild des Patienten zu richten. Die New York Heart Association [2] teilt die klinischen Schweregrade wie folgt ein:

NYHA I: Herzkranke ohne Einschränkung der körperlichen Leistungsfähigkeit. Bei gewohnter körperlicher Bestätigung kommt es nicht zum Auftreten von Dyspnoe, anginösem Schmerz oder zu Palpitationen (*Patients with a cardiac disorder but without resulting limitations of physical activity. Ordinary physical activity does not cause undue fatigue, palpitation, dyspnoe or anginal pain*).

NYHA II: Patienten mit leichter Einschränkung der körperlichen Leistung. Diese Kranken fühlen sich in Ruhe und bei leichter Tätigkeit wohl. Beschwerden machen sich erst bei Belastung, d. h. stärkeren Graden der gewohnten Betätigung bemerkbar (*Patients with a cardiac disease resulting in slight limitation of physical activity. They are comfortable at rest. Ordinary physical activity results in fatique, palpitation, dyspnoe, or anginal pain*).

NYHA III: Patienten mit starker Einschränkung der körperlichen Leistung. Diese Kranken fühlen sich in Ruhe wohl, haben aber schon bei leichten Graden der gewohnten Tätigkeit Beschwerden. (*Patients with a cardiac disease resulting in marked limitation ot physical activity. They are comfortable at rest. Less than ordinary physical activity causes fatigue, palpitation, dyspnoe, or anginal pain*).

NYHA IV: Patienten, die keine körperliche Tätigkeit ausüben können, ohne dass Beschwerden auftreten. Die Symptome der Herzinsuffizienz treten in Ruhe auf und werden durch körperliche Belastung verstärkt. (*Patients with a cardiac disease resulting in inability to carry on any physical activity without discomfort. Symptoms of cardiac insufficiency or of the anginal syndrome may be present even at rest. If any physical activity is undertaken, discomfort is increased*).

Bei der akuten Herzinsuffizienz treten die Funktionsstörungen im Verlauf von Minuten und Stunden auf, während sich die chronische Herzinsuffizienz über Monate und Jahre entwickelt. Letzte ist hämodynamisch durch eine Verschlechterung der linksventrikulären Funktion gekennzeichnet. Die Messung der linksventrikulären Ejektionsfraktion (LVEF) ergibt Hinweise auf die Pumpleistung und die Schwere der Erkrankung. Sie korreliert invers mit der kardiovaskulären Mortalität und ist bei Verschlechterung ein prognostisch ungünstiges Zeichen [3]. Ätiologisch kommen kardiale und/oder extrakardiale Ursachen in Frage (Tab. 5.1). Meist handelt es sich um eine Linksherzinsuffizienz als Folge einer Abnahme der kontraktilen Muskelmasse, z. B. bei der koronaren Herzkrankheit, nach einem Herzinfarkt oder um eine arterielle Hypertonie. Eine Rechtsherzinsuffizienz ist meist Folge einer Lungenembolie, einer anderen Lungenerkrankung oder einer sekundären Überlastung des rechten Ventrikels durch eine Linksherzinsuffizienz.

Symptome äußern sich in Abhängigkeit vom Schweregrad als

- subjektive Symptome wie Müdigkeit, allgemeine Leistungsschwäche, Belastungs- bzw. Ruhedyspnoe, Kurzatmigkeit, Orthopnoe, Zyanose, Tachykardie, Beklemmungsgefühl, Ödeme, Nykturie,
- haemodynamische Befunde wie ein erhöhter ventrikulärer Füllungsdruck,

Tab. 5.1 Kardiale und extrakardiale Ursachen der Herzinsuffizienz

Ursachen	Kardial	Extrakardial
Drucküberlastung	Aortenstenose	Hypertonie
Volumenüberlastung	Aorteninsuffizienz, Mitralinsuffizienz, angeborene Vitien	Nierenversagen
Füllungsbehinderung	Mitralstenose	konstriktive Perikarditis
Erkrankungen der Herzmuskelzelle	hypertrophe, dilative Kardiomyopathie, Myokarditis	toxische, metabolische, endokrine Kardiomyopathie
Abnahme kontraktiler Muskelmasse	koronare Herzkrankheit Zustand nach Herzinfarkt	

eine inadäquate Steigerung des Herzminutenvolumens und einer erniedrigten Ejektionsfraktion.
- morphologische Veränderungen mit ventrikulärer Hypertrophie, Dilatation, Myokarddegeneration bis hin zu Myokard-Apoptosen und Myokard-Nekrosen,
- erhöhte Morbitität und Mortalität.

Behandlungsziele sind die Senkung der Vor- und Nachlast, die Normalisierung der kompensatorisch übersteuerten neurohumoralen Aktivität des Sympathikus und des Renin-Angiotensin-Systems zur Verbesserung der Myokardfunktion. Aufgrund der hohen Morbidität und Mortalität werden an ein Arzneimittel zur Behandlung der chronischen Herzinsuffizienz u. a. folgende Anforderungen gestellt [4]:

- Verlängerung der Überlebenszeit,
- Senkung der Morbidität,
- Verbesserung primärer Surrogate wie submaximale und/oder maximale Belastungskapazität, definierter subjektiver Beschwerden (NYHA- oder SAS-Skala) und damit der Lebensqualität,
- Verhinderung der Progression in prognostisch ungünstigere Stadien,
- Verbesserung bzw. Normalisierung der Pumpfunktion und damit der Perfusion lebenswichtiger Organe,
- Verbesserung sekundärer Surrogate wie hämodynamische Parameter, Ejektionsfraktion, anaerobe Schwelle und neurohumorale Parameter (Plasma-Noradrenalin, Renin, Aldosteron ANF).

Zunächst hat sich die Behandlung nach der kardialen Grundkrankheit (z. B. KHK, Hypertonie, Klappenfehler), Begleiterkrankungen, Nierenfunktion und Allgemeinzustand des Patienten zu richten. Neben einer kausalen Therapie kommen symptomatische medikamentöse Maßnahmen in Frage. Zur Verfügung stehen Substanzen, welche die Kontraktionskraft stärken oder das Herz durch Senkung der Vor- und Nachlast entlasten und das kompensatorisch übersteuerte neurohumorale System des Sympathikus und RAA-System normalisieren. Zur Therapie der chronischen Herzinsuffizienz sind insbesondere Arzneimittel geeignet, welche die Ejektionsfraktion steigern ohne Herzfrequenz und Blutdruck zu erhöhen.

5.4 Standardisierte herzglykosidhaltige pflanzliche Drogen und Extrakte

Als Drogen, die herzwirksame Glykoside enthalten, besitzen heute immer noch das Adoniskraut (Adonidis herba), das Maiglöckchenkraut (Convallariae herba), die Oleanderblätter (Oleandri folium) und die Meerzwiebel (Scillae bulbus) eine gewisse Relevanz. Dies ist in Anbetracht der Tatsache, dass die Glykoside als Reinsubstanzen in einer ansehnlichen Zahl von Arzneimittelspezialitäten zugelassen sind, kaum zu verstehen und deutlich zu kritisieren.

Die Problematik dieser Drogen besteht darin, dass sie alle mehr als ein herzwirksames Glykosid enthalten. Neben einem Hauptglykosid können bis zu 40 Nebenglykoside enthalten sein. Ferner enthalten Extrakte, wie allgemein üblich, auch andere Stoffe, die vor allem das kinetische Verhalten der Glykoside beeinflussen können. Was bei anderen Extrakten zum Vorteil der Phytopharmaka gegenüber der Reinsubstanzen ausgelegt werden kann, wird hier zum Problem. Denn eine zuverlässige Abschätzung der Bioverfügbarkeit, wie man sie bei Wirkstoffen mit einer so kleinen therapeutischen Breite fordern muss, wird gerade durch die natürliche Variabilität in den Begleitstoffen praktisch unmöglich. Um eine ausreichende Sicherheit mit herzglykosidhaltigen Extrakten zu gewährleisten, werden die einschlägigen Präparate sehr niedrig dosiert. Legt man die Kriterien an, wie sie für Reinglykoside gelten, muss man folgern, dass die Extraktpräparate unterdosiert werden. Davon zeugt auch, dass keines der Extraktpräparate – im Gegensatz zu den Präparaten mit Reinglykosiden – der Rezeptpflicht unterliegen.

5.4.1 Experimentelle Pharmakologie

Lange Zeit vor der Anwendung der Reinglykoside Digoxin und Digitoxin wurden alle herzwirksame Glykoside, als Digitaloide bezeichnet. Therapeutisch eingesetzt wurden Adonidis herba, Convallariae herba, Oleandri folium und Scillae bulbus. Herzglykosidhaltigen Pflanzenextrakte wirken qualitativ über den gleichen Rezeptor wie die Reinglykoside. Diese binden an die in der Plasmamembran lokalisierte Na^+-K^+-ATPase und hemmen diese, so dass intrazelluläres Natrium ansteigt. Im Gegenzug fällt die Kalium-Konzentration ab. Im Austausch von Natrium steigt das intrazelluläre Calcium wieder an und steigert damit die Kontraktionskraft des Herzens. Anhand von Experimenten zur Rezeptorbindung konnten Schwinger et al. [5] zeigen, dass ein definierter Extrakt aus den vier Drogen am gleichen Rezeptor bindet wie Digoxin. Sowohl der Extrakt als auch Digoxin verdrängten ^{3}H-Ouabain (3,3 mol/l) aus seiner spezifischen Rezeptorbindung. Spezifisch gebundenes ^{3}H-Ouabain (5,71 µmol/mg Protein) wurde durch 100 nM Glykoside im Extrakt bzw. Digoxin zu 100 % und durch 10 nM Glykoside im Extrakt bzw. Digoxin zu 50 % aus dem Rezeptor verdrängt. In vitro steigerte die Kombination aus Convallatoxin (0,0195 mmol/l), Cymarin (0,2111 mmol/l), Oleandrin (0,0165 mmol/l) und Proscillaridin (0,0362 mmol/l) im Konzentrationsbereich von 0,03–0,3 µmol/l dosisabhängig die isometrische Kontraktionskraft von Papillarmuskelstreifen am mäßiggradig insuffizienten (NYHA II–III) und am terminal insuffizienten menschlichen Myokard (NYHA IV). Nach Lehmann [6] besitzt die standardisierte Extraktkombination neben der positiv inotropen Wirkung zusätzlich eine dosisabhängige venokonstriktorische Wirkung an der Hinterextremität der narkotisierten Katze, die sich durch eine längere Wirkdauer von den kardialen Effekten unterscheidet. Die Übertragbarkeit dieser experimentellen In-vitro-Befunde als Beleg für die klinische Wirksamkeit am Patienten ist von der Bioverfügbarkeit des eingesetzten Extraktes und einer ausreichenden Konzentration am Wirkort, z. B. Herzmuskel, abhängig.

5.4.2 Pharmakokinetik

Der entscheidende Unterschied zwischen den Reinglykosiden und den herzglykosidhaltigen Pflanzenextrakten liegt in der Pharmakokinetik und beruht auf den physikochemischen Eigenschaften [7, 8]. Während die pharmakodynamische Wirkung vom steroidalen Aglykon (Genin) ausgeht, ist der Zuckeranteil für die pharmakokinetischen Eigenschaften verantwortlich. Reinglykoside sind wegen der niedrigen Anzahl an polaren Substituenten am Geninmolekül lipophil und in Wasser praktisch unlöslich. Viele Digitaloide aus den therapeutisch eingesetzten Arzneidrogen sind deutlich polarere Substanzen. Sie besitzen mehrere freien OH- oder Aldehyd-Gruppen, sind wasserlöslich und damit schlechter bioverfügbar. Denn Polarität und Resorptionsquote stehen in einer gewissen Beziehung, d.h. je apolarer das Glykosid desto höher die Resorptionsrate. In Tabelle 5.2 sind die wichtigsten pharmakokinetischen Kenngrößen von Digitoxin und Digoxin den pflanzlichen Herzglykosiden gegenübergestellt. Gegenüber Digitoxin mit einer Bioverfügbarkeit von 95–100 % und Digoxin von 60–80 % besitzt unter den herzglykosidhaltigen Pflanzenextrakten Convallatoxin mit ca. 10 % die geringste und Oleandrin mit 65–86 % die höchste Resorptionsquote. Für die Praxis sind die Abklingquote für das Dosierungsintervall bzw. die Erhaltungsdosis und die Ausscheidungswege für die Anwendung bei Patienten mit Nierenfunktionsstörungen von Bedeutung. Bei den herzglykosidhaltigen Pflanzenextrakten liegt die Abklingquote bei 30–50 %. Das Leitglykosid Cymarin wird überwiegend renal, Convallotoxin und Oleandrin renal/biliär und die Scilla-Glykoside überwiegend über die Galle ausgeschieden.

In der Therapie der akuten und chronischen Herzinsuffizienz spielen herzglykosidhaltige Pflanzenextrakte wegen der geringen und unregelmäßigen oralen Verfügbarkeit, fehlender Standardisierung, mangelhafter Kontrolle von Plasmaspiegeln im Rahmen der therapeutischen Einstellung und Erfassung von toxischen Plasmakonzentrationen im Blut gegenüber Digitoxin, Digoxin und ihren methylierten oder acetylierten Derivaten heute keine Rolle.

In unkontrollierten Studien wurde bei Patienten mit einer Herzinsuffizienz NYHA II–III mit der Radionuklidventri-

Tab. 5.2 Pharmakokinetische Kenngrößen von definierten Herzglykosiden und von Herzglykosiddrogen.

	Digitoxin	**Digoxin**	***Adonis vernalis***	***Convallaria majalis***	***Nerium oleander***	***Urginea maritima***
Glykoside	Reinglykosid Cardenolid	Reinglykosid Cardenolid	ca. 27 Cardenolid	40 Cardenolid	25 Cardenolid	ca. 30 Bufadienolid
Leitglykosid	Digitoxin	Digoxin	Cymarin	Covallatoxin	Oleandrin	Proscillaridin A
Resorptionsquote	95–100 %	60–80 %	15–47 %	10 %	86 %	20–30 %
Halbwertszeit	ca. 200 h	ca. 40 h	13–23 h		100–130 h	45–50 h
Abklingquote	7–10 %	20–25 %	35–60 %	40–50 %	40 %	50 %
Wirkdauer	10–21 Tage	4–8 Tage	2,8 Tage	16–20 h	2,65 Tage	2–3 Tage
Proteinbindung	90–97 %	20 %		16–23 %	50	85 %
Ausscheidung	renal biliär	überwiegend renal	überwiegend renal	renal biliär	überwiegend biliär	überwiegend biliär

kulographie nach Einmalgabe von Miroton®-Tropfen (6000 MSE = 3,16 mg Gesamtglykoside [9] bzw. vier-wöchiger Therapie von 3 × 60 Tropfen/Tag Miroton® [10] eine signifikante Zunahme der linksventrikulären Ejektionsfraktion und Senkung des enddiastolischen Volumens nachgewiesen. Die klinische Wirksamkeit bei der chronischen Herzinsuffizienz ist jedoch durch kontrollierte Studien nicht ausreichend belegt.

Vielfach finden herzglykosidhaltige Pflanzenextrakte in der täglichen Praxis eine Anwendung bei Patienten mit funktionellen Herzbeschwerden, beginnender bzw. leicht eingeschränkter Herzleistung mit Kreislauflabilität, Orthostasesyndrom und bei älteren Personen. Qualitativ standardisierte, monographiekonforme Präparate [11] sind probatorisch durchaus sinnvoll bei der Indikation leicht eingeschränkter Herzleistung mit Kreislauflabilität. Für feste Darreichungsformen beträgt die Tagesdosis 2–3 × 1 Dragée (270–450 MSE) bzw. für die Lösungen 3 × 20–30 Tropfen (310–465 MSE).

5.5 Crataegusblätter mit Blüten

5.5.1 Droge, Extrakt

Pharmakologisch, toxikologisch, klinisch-pharmakologisch und klinisch sind bisher nur Zubereitungen aus einem 70 %igen wässrig-methanolischen Extrakt oder aus einem 45 %igen wässrig-ethanolischen Extrakt, aus Weißdornblättern mit Blüten im Hinblick auf Wirkprofil und klinische Wirkung untersucht. Diese Extrakte sind entweder auf 2,2 % Flavonoide oder auf 18,75 % oligomere Procyanidine standardisiert.

5.5.2 Untersuchungen an isolierten Herzmuskelzellen.

Wie aus Konzentrations-Wirkungs-Untersuchungen an isolierten Herzmuskelzellen von weiblichen Sprague-Dawley-Ratten hervorgeht (Abb. 5.1), besitzt ein aus Blättern und Blüten hergestellter und auf 2,2 % Flavonoide standardisierter Weißdorn-Trockenextrakt bis zu einer Konzentration von 120 µg/ml eine positiv inotrope Wirkung (153 % gegenüber dem Kontrollwert). Die Isoprenalin (10^{-8} M)-induzierte Amplitudenerhöhung wird durch die fol-

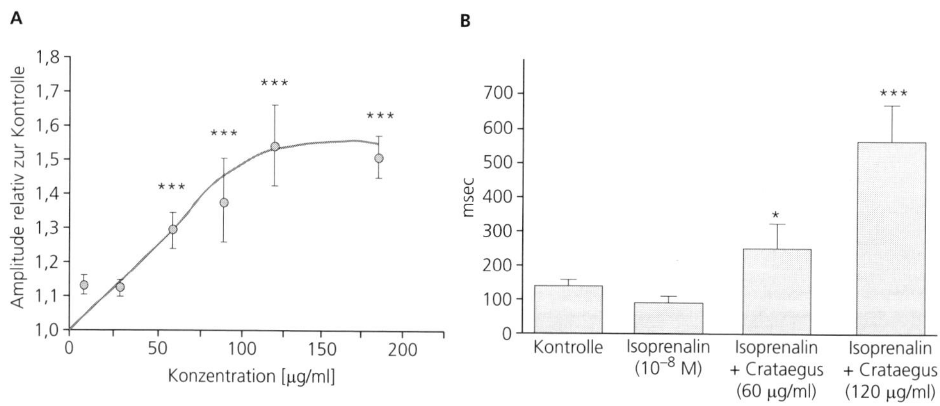

Abb. 5.1 Konzentrationsabhängige Wirkung des Crataegus-Extrakts auf die Kontraktionsamplitude isolierter Herzmuskelzellen (**A**) und Einfluss auf die apparente Refraktärzeit während Beta-Stimulation mit Isoprenalin und Zugabe von Crategus-Extrakten (**B**). Nach Lit. [11]

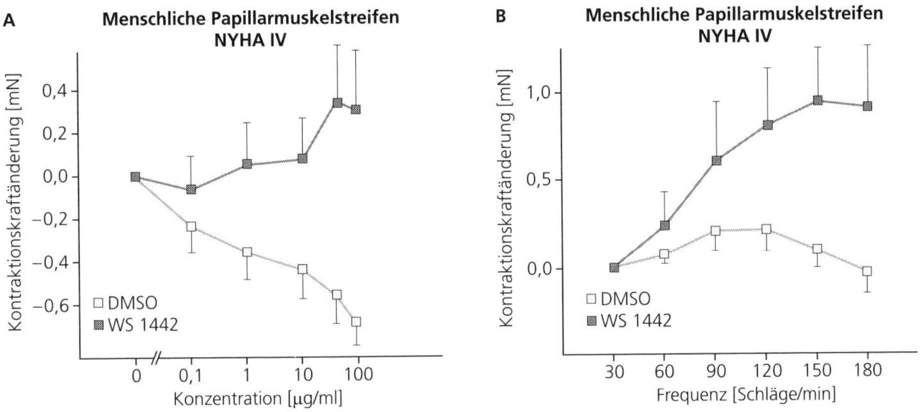

Abb. 5.2 Konzentrationsabhängige Wirkung des auf 18,75 % oligomere Procyanidine standardisierten Crataegus-Extrakts (WS 1442) auf die Kontraktionskraft menschlicher linksventrikulärer Papillarmuskelstreifen (**A**) und Änderung der Kontraktionskraft nach schrittweiser Erhöhung der Stimulationsfrequenz (**B**). Aus Lit. [15]

gende Einwirkung des Crataegus-Extrakts um bis zu 34 % erniedrigt. Als mögliche Erklärung für die teilweise Unterdrückung des Isoprenalin-Effektes wird ein partieller β-Agonist im Extrakt vermutet, der in hoher Konzentration die Wirkung des vollen Agonisten blockiert [12]. Ab einer Konzentration von 90 μg/ml verlängert der Crataegus-Extrakt die apparente Refraktärzeit und wirkt der durch den beta-adrenergen Agonisten Isoprenalin verursachten Verkürzung der Refraktärzeit entgegen (Abb. 5.1B). Für eine 50 %igen Amplitudenerhöhung benötigt der Crataegus-Extrakt nur 70 % Sauerstoff im Vergleich zu 120 % für Isoprenalin bzw. 130 % für Calcium. Bei einer Amplitudenzunahme von 50 % erhöhte sich der Energieverbrauch für das Ionencycling durch Isoprenalin oder durch Erhöhung der äußeren Calciumkonzentration um 250 % im Vergleich zu 57 % durch den Crataegus-Extrakt [12, 13]. Für eine Amplitudenerhöhung wird demnach durch den Extrakt weniger Calcium mobilisiert und damit geringere Calciummengen für die Actin-Myosin-Interaktion benötigt.

Dieser positiv inotrope Befund wurde am Papillarmuskel von Meerschweinchen nach Applikation von 10 mg/l des auf 2,2 % Flavonoide standardisierten Crataegus-Extrakts LI 132 bestätigt und aus der aktionsverlängernden Wirkung auf eine antiarrhythmische Wirkung geschlossen [14]. Nach Untersuchungen an glatten Muskelzellen von normalen und arteriosklerotischen menschlichen Koronarien hyperpolarisiert der auf 2,2 % Flavonoide standardisierte Crataegus-Extrakt im Konzentrationsbereich von 10^{-7} bis 10^{-4} Mol/l die Membran dosisabhängig und relaxiert die Wandspannung [15]. Am Modell des isolierten Rattenherzens wurde die Auswirkung einer 3monatigen Vorbehandlung mit einem auf 2,2 % Flavonoide standardisierten Crataegus-Extrakt auf die Freisetzung der Laktatdehydrogenase während Ischämie und Reperfusion untersucht. In der Ischämiephase (110 min) stieg die Enzymaktivität bei Kontrollen und behandelten männlichen Wistar-Ratten nur gering und erst mit Beginn der Reperfusion (30 min) deutlich an. Die Zunahme war bei den mit Crataegus vorbehandelten Tieren signifikant geringer, was auf einen kardioprotektiven Effekt hinweist [16].

Am menschlichen Myokard [17, 18] verdrängte der auf 18,75 % oligomere Pro-

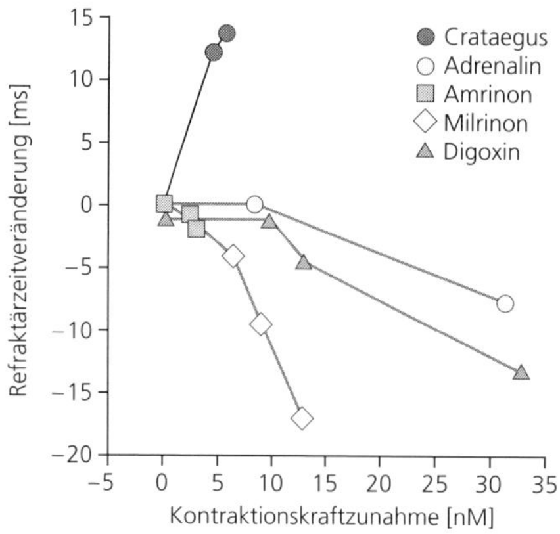

Abb. 5.3 Korrelation zwischen der Änderung der effektiven Refraktärzeit des Ventrikelmyokards und der Kontraktionskraftzunahme des Ventrikels. Dargestellt sind die Mittelwerte der Änderung zum Ausgangswert. Aus Lit. [22]

cyanidine standardisierter Crataegus-Extrakt (WS 1442) spezifisch gebundenes ^{3}H-Ouabain (IC_{50} = 0,032 mg/ml) konzentrationsabhängig von der sarkolemnalen Na^+/K^+-ATPase. Ein Einfluss auf die Aktivität der Adenylatcyclase wurde nicht beobachtet. Dafür steigerte der Extrakt in isolierten elektrisch stimulierten linksventrikulären Papillarmuskelstreifen insuffizienter menschlicher Herzen (NYHA IV) ab einer Konzentration von 10 µg/ml signifikant die Kontraktionskraft im Vergleich zur Kontrolle und verbesserte ab 100 µg/ml signifikant die Kraft-Frequenz-Beziehung (Abb. 5.2 A, B). Die positiv inotrope Wirkung war unabhängig von einer Aktivierung von cAMP und erfolgt vermutlich über eine Blockade der Na^+-K^+-ATPase.

5.5.3 Untersuchungen am perfundierten Meerschweinchenherzen

Koronardurchflusssteigernde Wirkungen am isolierten Meerschweichenherzen nach Langendorff wurden u. a. von Trunzler und Schuler [19] sowie von Gabard und Trunzler [20] nachgewiesen. Mävers und Hensel [21] wiesen eine Steigerung der lokalen Ruhedurchblutung des linken Ventrikels am wachen Hund durch Wärmeleitungsmessung nach. An narkotisierten Ratten bewirkte die intravenöse Gabe von 30 mg/kg KG bzw. 15 mg/kg KG beim narkotisierten Hund eines nicht näher definierten Crataegus-Extrates eine Abnahme des peripheren Widerstandes über einen Beobachtungszeitraum von 30 min bzw. 90 min. An isolierten nach Langendorff perfundierten Meerschweinchenherzen wurden durch gleichzeitige Registrierung von Kontraktionskraft, Spontanfrequenz, AV-Überleitungszeit, Koronarfluss und effektive Refraktärperiode das pharmakologische Wirkprofil verschiedener Inotropika mit dem auf 2,2 % Flavonoide standardardisierten Crataegus-Extrakt verglichen [22]. Die Kontraktionskraft wurde konzentrationsabhängig gesteigert, wobei der Crataegus-Extrakt bezüglich Wirkstärke und Maximaleffekte schwächer war als Adrenalin, Milrinon und Digoxin, aber stärker als Amrinon. Der Koronarfluss wurde nach Digoxin konzentrationsabhängig gesenkt, während die anderen Inotropika eine Flusssteigerung bewirkten. Die Wirkung von Crataegus lag zwischen Amrinon und Milrinon. Adrenalin, Amrinon, Milrinon und Digoxin steigerten konzentrationsabhängig die Spontanfrequenz, während der Crataegus-Extrakt weitgehend frequenzneutral blieb. Die AV-Überleitungszeit wurde durch Digoxin dosisabhängig verlängert und nahm unter Adrenalin, Amrinon, Milrinon und dem Crataegus-Extrakt ab. Adrenalin war am stärksten positiv dromotrop, gefolgt von Milrinon, Amrinon und dem Crataegus-Extrakt. Die effektive Refraktärzeit nahm konzentrationsabhängig am stärksten nach Adrenalin ab, gefolgt von Digoxin, Milrinon und Amrinon. Nur nach Gabe des Crataegus-Extrakts nahm die effektive Refraktärzeit zu. Die Korrelation von Refraktärzeit und inotroper Wirkung ergab für den Crataegus-Extrakt eine linearen Steigerung der Regressionsgeraden und für die anderen Inotropika einen annähernd linearen Abfall, was für einen antiarrhythmischen bzw. arrhythmogenen Effekt des Crataegus-Extrakts spricht (Tab. 5.3).

5.5.4 Untersuchungen am Ganztier

Die Wirkung von Crataegutt® wurde an narkotisierten Ratten am Modell der Ischämie (7 min der li. Koronararterie) – der Reperfusions-induzierten (15 min) Arrhythmie (klassifiziert nach der Lambeth-Konvention) und der Freisetzung der Kreatinphosphokinase (CPK) untersucht. In der Kontrolle traten in 88 % reperfusionsbedingte ventrikuläre Fibrillationen auf. Nach Gabe von 0,5 mg/kg bzw. 5 mg/kg Crataegutt®-Extrakt nahmen diese Ereignisse um 20 % ab. Die Dauer ventrikulärer Fibrillationen und Tachykardien war signifikant verringert. Die CPK-Freisetzung wurde nicht beeinflusst [23]. Bei Ratten verhinderte eine 6-tägige Vorbehandlung von 100 mg/kg KG/Tag eines auf 18,75 % oligomere Procyanidine standardisierten Crataegus-Extrakts (WS 1442) nach kurzfristiger Ischämie (7 min) der linken Koronararterie und Reperfusion (15 min) das Auftreten von Fibrillationen und reduzierte signifikant die ventrikuläre Tachykardie. Die Kreatinphosphokinase stieg nicht signifikant geringer an und der mittlere Blutdruckabfall war unmittelbar nach der Perfusion deutlich geringer und normalisierte sich rascher als in der Kontrolle. In der Kontrollgruppe starben zudem 8 von 16 Tieren gegenüber keinem Tier in der Crataegus-Gruppe [24]. In weiteren Experimenten wurden der Extrakt WS 1442 sowie drei quantitativ unterschiedliche Fraktionen A (12,5 % OPC), B (10,5 % OPC) und C (57,8 % OPC) in vitro auf die Hemmung der Lipidperoxidase, der Elastase-Aktivität und in vivo an Ratten auf kardioprotektive Eigenschaften am Ischämie-Reperfusionsmodell untersucht [25]. Die halbmaximale Hemmung (IC_{50}) der Lipidperoxidase betrug für den Crataegus Extrakt WS 1442 0,48 µg/ml, für die Fraktion A 0,94 µg/ml, für die Fraktion B 2,44 µg/ml und für die Fraktion C 0,30 µg/ml. Die IC_{50} für die Elastase-Aktivität betrug beim Crataegus-Extrakt WS 1442 4,75 µg/ml, bei der Fraktion A 4,71 µg/ml, bei der Fraktion B 20,7 µg/ml und bei der Fraktion C 0,84 µg/ml. Nach diesen Daten nehmen antioxidative Eigenschaften und Hemmung der Elastase-Aktivität mit dem OPC-Gehalt zu. Im Ischämie-Reperfusionsmodell verendete unter der OPC-reichen Fraktion C kein Tier und die Inzidenz ventrikulärer Fibrillationen wurden vollkommen unterdrückt. Eine ventrikuläre Tachykardie trat nur in 68,8 % mit einer mittleren Dauer von 4,0 sec auf, und ein Abfall des mittleren arteriellen Blutdrucks blieb aus. In der Kontrolle verstarben 43,8 % der Tieren es entwickelte sich in 100 % eine ventrikuläre Fibrillation und eine Kammertachykardie mit 43,9 sec Dauer sowie ein drastischer Abfall des mittleren arteriellen Blutdrucks. Diese Befunde belegen eine ausgeprägte antioxidative, elastasehemmende und kardioprotektive Wirkung der oligomeren Procyanidine bzw. des Crataegus-Extraktes WS 1442. Nach diesen In-vitro- und In-vivo-Experimenten unterscheidet sich das pharmakodynamische Wirkprofil der untersuchten Crataegus-Extrakte deutlich von anderen positiv inotropen Substanzen und lässt sich wie folgt zusammenfassen:

- Steigerung der Kontraktionskraft (positiv inotrop),
- weitgehende Frequenzneutralität auf Spontanfrequenz,
- Verkürzung der AV-Überleitungszeit (positiv dromotrop),
- Verlängerung der effektiven Refraktärzeit (negativ bathmotrop),

- Zunahme der Koronar- und Myokarddurchblutung,
- Erhöhung der Toleranz gegenüber Sauerstoffmangel,
- Senkung des peripheren Gefäßwiderstandes (afterload),
- Cardioprotektive Wirkung am Ischämiemodell.

5.5.5 Wirkungsmechanismus

Der Wirkungsmechanismus von Crataegus im Allgemeinen und von standardisierten Crataegus-Extrakten im Besonderen ist noch weitgehend unbekannt. Wie aus den experimentellen Daten hervorgeht, besitzen die untersuchten Spezialextrakte kardiale und periphere Wirkungen und unterscheiden sich deutlich von den bei der Herzinsuffizienz eingesetzten Digitalisglykosiden, ACE-Hemmern, β-Rezeptorenblockern, Vasodilatatoren und Diuretika. Auf molekularer Basis konnten eine Hemmung der Phosphodiesterase mit intrazellulärem Anstieg von cAMP [14, 22], eine Hemmung der membranständigen Na^+/K^+-ATPase [17, 18], eine β-antagonistische Wirkung [12, 13] und eine erhöhte Wahrscheinlichkeit der Kalium-Kanal-Offenheit [15, 26, 27] nachgewiesen werden. Crataegus ist deshalb zu den Pharmaka mit pharmakologischen Pleiotropie einzuordnen. Solche Substanzen greifen über mehrere Angriffspunkte in pathophysiologische Prozesse ein und besitzen damit ein breiteres pharmakologisches Wirkprofil als die meisten isolierten Einzelsubstanzen. Mögliche Ursache hierfür ist die komplexe Zusammensetzung von Extrakten als Vielstoffgemische mit agonistischen, synergistischen, komplementären, aber auch antagonistischen und toxischen Einzelfraktionen. Dies begründet auch den Nachweis von extraktspezifischen pharmakologischen bzw. toxikologischen Wirkungen und letztlich die Notwendigkeit, die klinische Wirksamkeit des konkret eingesetzten Extraktes zu belegen.

5.5.6 Pharmakokinetik

Human-pharmakokinetische Daten zur Resorption, Verteilung, zum Metabolismus und zur Elimination von Crataegus-Extrakten und der in ihnen vorkommenden oligomeren Procyanidine und Flavonoide liegen bisher nicht vor. Orientierende Untersuchungen erfolgten mit ^{14}C-markierten Catechinen, trimeren und oligomeren Procyanidinen und einer Procyanidin-Gesamtfraktion. Gemessen wurde die Radioaktivität, wobei keine Zuordnung zu einzelnen Inhaltsstoffen oder Metaboliten erfolgte. Nach Laparra et al. [28] werden 2 μCi an Mäusen oral verabreichter ^{14}C-Flavonoide rasch resorbiert. Die C_{max} beträgt 45 min und die Radioaktivität wird mit einer Halbwertszeit von ca. 5 Stunden eliminiert. Nach intraduodenaler Gabe von 0,15 μCi Flavonoiden an choledochotomierten cholecystectomierten Ratten erfolgte ebenfalls eine rasche Resorption. 14 % der Radioaktivität wurden innerhalb von 11 h biliär ausgeschieden. Autoradiographisch fanden sich die höchsten Konzentrationen im Blut, in der Leber, den Nieren und in der Galle. Ferner wurde die Radioaktivität in glycosaminglycanreichen Geweben wie Haut, Knorpel, Periost und Magen-Darmschleimhaut detektiert.

Hecker-Niedeck [29] untersuchte u. a. die Pharmakokinetik der Procyanidine aus verschiedenen Crataegus-Species. Nach Einbau markierter Vorstufen (^{14}C-Acetat) in die intakte Pflanze wurden radioaktiv markierte Procyanidine gewonnen. Bereits nach 3 Stunden waren sämtliche Verbindungen der OPC-Fraktion markiert. Mit diesen biogen markierten oligomeren Procyanidinen wurden folgende pharmakokinetische Ergebnisse erhalten.

Nach **Rezeptor-Wirkstoff-Bindungsstudien** am Cytosol von Meerschweinchenherzen wiesen alle Substanzen eine Affinität zum Rezeptor auf. Die höchste Bindungskapazität wurde für die Substanzen 6 (82,3 %), 7 (53,9 %) und 9 (91 %) ermittelt. Bei 2 bis 5 (22,5 %) handelt es sich vermutlich um dimere und bei 6, 7 und 9 um trimere Proycanidine. Die geringste Bindung besaß Catechin (17 %).

Mit dem **Dreiphasen-Resorptionsmodell** wurde nachgewiesen, dass die Verteilung der Procyanidine mit steigendem Polymerisationsgrad abnimmt. Die trimere Substanz 7 und die höher oligomeren Procyanidine befanden sich nach 5 h zu gleichen Teilen in der Membran- und in der Blutphase.

Nach dem Nachweis, dass Procyanidine die lipophile Barriere überwinden, erfolgten **Resorptionsversuche** an Mäusen in Stoffwechselkäfigen, wobei von den Catechinen die höchste Aktivität in der Atemluft erst nach 5 h gemessen wurde. Im Gegensatz dazu beobachtete man für die trimeren Procyanidin und höheren oligomeren Substanz die höchste Aktivität bereits nach einer Stunde.

Bei der **Verteilung** der Radioaktivität in einzelnen Organen wurden relativ hohe Konzentrationen von Catechin im Gehirn erst nach 7 Stunden gemessen. Das trimere Procyanidin ist in sämtlichen Organen nach 7 h stärker als nach 1 h angereichert. Bei den höher-polymeren Substanzen lag die Anreicherung nach 1 und 7 h etwa in der gleichen Größenordnung.

Nach peroraler Applikation wurden Catechine innerhalb von 7 h zu 21 % über die Atemluft und 35 % renal ausgeschieden. Bei dem trimeren PC und den höher oligomeren PCs fand sich der größte Teil der Radioaktivität in der Atemluft, der Haut und Muskulatur. Die Ausscheidung der Einzelsubstanzen nach peroraler Verabreichung entsprach dem Verlauf der i.v.-Gabe.

Bei den Catechinen wurden nach 1 h die größten relativen Konzentrationen in den Organen festgestellt, bei den trimeren und höher oligomeren PC nach 7 h Bei der OPC-Gesamtfraktion war der Verlauf nicht einheitlich. Nur der Herzmuskel wies eine deutliche Zunahme von der ersten bis zur 15. Stunde auf. Die höchsten relativen Konzentrationen fanden sich in Leber, Lunge und Niere. Im Herzmuskel konnte von allen applizierten Substanzen eine Anreicherung nachgewiesen werden, wobei das trimere PC den höchsten Wert aufwies. Die enterale Resorption dürfte bei 20–30 % liegen. Die Ausscheidung bei chronischer Fütterung erfolgt weitgehend über die Faeces.

5.5.7 Klinische Studien

Zur therapeutischen Wirksamkeit liegen aus den letzten Jahrzehnten zahlreiche klinische Studien mit unterschiedlichen *Crataegus*-haltigen Extrakten, unterschiedlichen Ausgangsdrogen, unterschiedlichen Darreichungsformen sowie unterschiedlichen Dosierungen vor. Vorrangig handelte es sich um Kasuistiken, um unkontrollierte Studien und um Anwendungsbeobachtungen, die in ihrer Planung, Durchführung und statistischen Auswertung nicht den heutigen Arzneimittelprüfrichtlinien entsprechen. Aufgrund der Heterogenität sind weder die Ergebnisse vergleichbar noch therapeutische Rückschlüsse möglich. Zu Recht wurden deshalb verschiedene Crataegus-Drogen wie Blüten [30], Blätter [31] und Früchte [32] negativ monographiert. Lediglich von einem wässrig-alkoholischen Auszug aus Weißdornblättern mit Blüten (Ethanol 45 % V/V oder Methanol 70 % V/V; Drogen-Extrakt-Verhältnis = 4 – 7 : 1; mit definiertem Flavonoid- oder Procyanidingehalt) liegen experimentelle und klinisch kontrollierte Studien nach dem heutigen Wissensstand vor. Die getesteten Extrakte enthielten 18,75 % oligomere Procyanidine (berechnet als Epicatechin) oder 2,2 % Flavonoide (berechnet als Hyperosid nach DAB).

Zur klinischen Wirksamkeit des Crataegus-Spezialextraktes WS 1442, der auf 18,75 % oligomere Procyanidine standardisiert ist, liegen inzwischen mehrere klinische Studien für die Indikation „chronische Herzinsuffizienz“ vor (Tab. 5.3). In einer offenen klinischen Studie untersuchte Lang [33] den Einfluss einer auf 15 mg oligomere Procyanidinen standardisierten Crataegus-Extraktlösung nach einmaliger i.v. Injektion auf die Hämodynamik bei 20 Patienten mit chronischer Herzinsuffizienz im Stadium NYHA II mittels Rechtsherzkatheter. Zielgrößen waren Herzfrequenz, systolischer und diastolischer Blutdruck, systolischer und diastolischer arterieller pulmonaler Druck, mittlerer pulmonalarterieller Druck, mittlerer Pulmonalkapillardruck, Herzzeitvolumen, Anspannungszeit, die Prä-Ejektions-Periode (Wessler-Index) und die linksventrikuläre Ejektionszeit. Im Verlauf der einstündigen Beobachtungszeit fielen Herzfrequenz, systemischer systolischer Blutdruck, systolischer und diastolischer Pulmonalarteriendruck, pulmonalarterieller Mitteldruck, Pulmonalkapillardruck (wedge press) und Anspannungszeit signifikant gegenüber dem Ausgangswert ab. Die hämodynamischen Druckparameter zeigten bereits 1 Stunde nach der i.v. Injektion (10 ml entsprechend 15 mg oligomere Procyanidine) im großen und kleinen Kreislauf eine signifikante Druckentlastung.

Eichstädt et al. [34] behandelten in einer offenen Studie 20 Patienten im Alter von 45 bis 63 Jahren mit angiographisch gesicherter Herzinsuffizienz NYHA II, meist nach Herzinfarkt, nach einer einwöchigen Auswaschphase 4 Wochen lang täglich mit 3 × 2 Kapseln (480 mg) mg eines Crataegus-Spezialextraktes aus Blättern mit Blüten (WS 1442). Die linksventrikuläre Ejektionsfraktion dieser Patienten war < 55 %. Die mittels computergestützter Radionuklidventrikulographie bestimmte Ejektionsfraktion stieg signifikant in Ruhe von 40,18 % auf 43,5 % und unter Belastung von 41,51 % auf 46,56 % an. Der Blutdruck fiel signifikant von 136,5/87,5 auf 134/83,5

Tab. 5.3 Klinische Studien mit standardisierten Extrakten aus Crataegusblättern mit Blüten bei NYHA II/III

Autor/Jahr	Design	Extrakt	Fälle	tägliche Dosis mg	Dauer Wochen	Parameter und Ergebnisse
Eichstädt et al. 1989	OF	WS 1442	20	480 mg*	4	EF ↑ #, AT ↑ #, RR ↓ +
Weikl, Noh 1992	OF	WS 1442	7	240 mg*	4	EF ↑ #, B-L-Score ↑ #
Leuchtgens 1993	DBP	WS 1442	30	160 mg*	8	DFP ↑ #, B-L-Score ↑ #
Weikl et al. 1996	DBP	WS 1442	136	160 mg*	8	DFP ↑ #, LB ↑ +, SB ↑ #
Bödigheimer et al. 1994	DBP	Li 132	85	300 mg**	4	AT ↑ +, DFP ↑ +, Beschwerde ↑ +
Schmidt et al. 1994	DBP	Li 132	74	600 mg**	8	AT ↑ #, DFP ↑ #, Beschwerde. Score ↑ #
Förster et al. 1994	DBP	Li 132	72	900 mg**	8	AS ↑ #, SB ↑ #,
Tauchert et al. 1994	DBC	Li 132	132	900 mg**	8	AT ↑ #, DFP ↑ #, Beschwerde. Score ↑ #
Zapfe 2001	DBP	WS 1442	40	240 mg**	12	AT+, DFP+
Eichstädt et al. 2001	DBP	WS 1442	40	480 mg **	4	EF Ruhe ↑ #, Belastung ↑ #,
Tauchert 2002	DPB	WS 1442	209	900/ 1800 mg**	16	AT ↑ #,

DBP= Doppelblind/Placebo, DBC= Doppelblind/Captopril (3x12,5 mg) , B-L-Score = Beschwerdeliste nach von Zerssen, LB= Lebensqualität, DFP= Druck-Frequenz-Produkt, AS= anaerobe Schwelle (Ergospirometrie), RR = Blutdruck, EF= Ejektionsfraktion, AT= Arbeitstoleranz (Fahrradergometrie) Standardisiert auf * OPC, ** Flavonoide, + = Tendenz, # = signifikant, ↑ = gebessert.

mm Hg in Ruhe und von 188,42/98,16 mm Hg auf 176,84/95,53 mm Hg unter Belastung. Die ergometrische Belastbarkeit erhöhte sich ebenfalls von 703,75 Watt × Minute auf 772,11 Watt × Minute signifikant, wobei die Belastungsfrequenz unverändert blieb. Die verbesserte Hämodynamik ging mit einer Verringerung von subjektiven Beschwerden in 65 % aus Sicht der Patienten und in 75 % aus ärztlicher Sicht einher. Dieser Befund wurde in einer placebokontrollierten randomisierten Studie bei 40 KHK-Patienten mit einer eingeschränkten linksventrikulären Ejektionsfraktion (LVEF < 55 %) nach 4-wöchiger Behandlung mit 3 × 2 Kapseln a 80 mg Crataegus-Extrakt WS 1442 bestätigt (35). Hauptzielgröße war die intraindividuelle Veränderung der LVEF unter ergometrischer Belastung, gemessen mit der Radionuklidventrikulographie. Beide Gruppen waren demographisch und im Hinblick auf Risikofaktoren und Grunderkrankung vergleichbar. Nach dem Crataegus-Extrakt WS 1442 stieg unter Ruhebedingungen LVEF signifikant um 2,5 % (von 45,3 % auf 47,8 %) und unter fahrradergometrischer Belastung um 1,5 % (von 47,9 % auf 49,5 %) an, während nach Placebo eine Verschlechterung um 0,3 % (von 46,3 % auf 46,0 %) bzw. 0,2 % (von 48,0 % auf 47,8 %) registriert wurde. Wurde als Maß für den Gesamteffekt die Veränderung der LVEF in Ruhe vor zum Belastungswert nach Studienende berechnet dann betrug die Zunahme für den *Crataegus*-Extrakt 4,1 % (von 45,3 % auf 49,4 %) und für Placebo 1,5 % (von 46,3 % auf 47,8 %). Nebenwirkungen traten nicht auf.

Nach Weikl und Noh [36] nahm bei 7 Patienten mit einer angiographisch gesicherten Ejektionsfraktion von < 55 % nach einer einwöchigen Auswaschphase mit Placebo unter einer vierwöchigen Behandlung mit 3 × 1 Kapsel des Crataegus-Extraktes WS 1442 (3 × 80 mg) die kernspintomographisch ermittelte linksventrikuläre Auswurffraktion im Mittel von 29, 8 % auf 40,45 % signifikant zu. Ferner besserten sich die subjektiven Beschwerden anhand des B-L-Scores nach von Zerssen. Die Herzfrequenz hingegen blieb unbeeinflusst. In einer multizentrischen (n = 5), placebokontrollierten Doppelblindstudie behandelten Weikl et al. [37] 136 Patienten mit einer Herzinsuffizienz NYHA II über acht Wochen mit täglich 2 × 1 Kapsel (2 × 80 mg) des Crataegus-Extraktes WS 1442. Konfirmatorische Zielgröße war die Änderung der Druckfrequenz-Produkt-Differenz (DFP) bei zweiminütiger 50-Watt-Belastung versus Ruhe und sekundäre Zielgrößen die Lebensqualität nach der LQ-Skala, subjektiven Hauptbeschwerden sowie eine Subgruppeneinteilung von Patienten mit mindestens zwei klinisch relevante Symptome wie Ödeme, Halsvenenstauung bzw. röntgenologisch beginnende Vergrößerung des linken Ventrikels. Einschlusskriterium war eine um weniger als 15 %ige Veränderung des DFP am Ende einer 14-tägigen Placebo-Run-in-Phase. Die Daten von 129 Patienten konnten ausgewertet werden. Unter dem Crataegus-Spezialextrakt erfolgte eine signifikante (p = 0,018) mediane Abnahme der DFP-Differenz um 6,2 gegenüber dem Ausgangswert, während unter Placebo der Wert um 0,1 zunahm. Im Hinblick auf die Lebensqualität, auf Leistungsfähigkeit und Symptomenbelastung war Verum im Trend Placebo überlegen. Die subjektive Symptomatik wurde nach Gabe des Crataegus-Spezialextraktes um 59 % gegenüber 44 % nach Gabe von Placebo verbessert. In der Subgruppe mit mindestens zwei zusätzlichen kardialen Symptomen war der Effekt deutlicher als in der Subgruppe mit weniger als zwei Symptomen.

In einer randomisierten kontrollierten Doppelblindstudie von Leuchtgens [38] erhielten 30 Patienten mit einer chronischen

Herzinsuffizienz NYHA II über acht Wochen entweder 2 × 1 Kapsel (2 × 80 mg) eines Crataegus-Extraktes aus Blättern mit Blüten (WS 1442) oder 2 × 1 Kapsel Placebo. Zielparameter waren Veränderungen des Druckfrequenzproduktes (DFP) unter standardisierter Belastung auf dem Fahrradergometer (Differenz 50 Watt versus Ruhe) und subjektive Beschwerden anhand des Gesamtscores der Beschwerdeliste nach von Zerssen (48 Items subjektiver Beeinträchtigung des Wohlbefindens). Unter Verum (-11,6) war das DFP kontinuierlich rückläufig und lag nach 8 Wochen signifikant ($p \leq 0{,}05$) unter Placebo (-4,9). In der Einzelanalyse wurde bei 13 von 15 Patienten der Verum-Gruppe und 3 von 15 Patienten der Placebo-Gruppe eine Verbesserung registriert. Auch im B-L-Score nahm das subjektive Wohlbefinden signifikant ($p = 0{,}05$) zu, und es verminderten sich die Beschwerden gegenüber dem Ausgangswert und Placebo.

Von Zapfe (39) wurden 40 Patienten in einer randomisierten Doppelblindstudie über 12 Wochen entweder mit 3 × 1 Kapsel (80 mg) Crataegus-Extrakt WS 1442 oder Placebo behandelt. Zielgrößen waren Arbeitstoleranz und Druckfrequenzprodukt. In der Verumgruppe stieg die Belastungsfähigkeit um 10,8 % von 616,3 W × min auf 682,5 W × min während nach Placebo der Wert um 16,9 % von 623,8 W × min auf 527,6 W × min abfiel. Der Effekt verfehlte die Signifikanz ($p = 0{,}06$). Ähnlich verbesserte sich auch das Druckfrequenzprodukt mit 14,4 mmHg/sec um 26,8 % nach Verum und mit 1,3 mmHg/sec um 2,7 % nach Placebo. Die Verträglichkeit war gut.

Tauchert (40) prüfte in einer randomisierten placebokontrollierten, dreiarmigen Doppelblindstudie bei 209 Patienten mit einer Herzinsuffizienz NYHA III den zusätzlichen Effekt von tägl. 900 mg bzw. 1800 mg Crataeagus-Extrakt WS 1442 zu fixen Diuretikakombination 25 mg Hydrochlorothiazid + 50 mg Triamteren über 16 Wochen. In beiden add-on-Verumgruppen verbesserten sich die fahrradergometrisch ermittelte Arbeitstoleranz und subjektiven Symptome signifikant gegenüber der mit Placebo behandelten Diuretikagruppe. Die Verträglichkeit war gut und sicher.

Die positiven Ergebnisse von placebokontrollierten klinischen Studien wurden in einer multizentrischen Studie unter den Bedingungen niedergelassener kardiologischer Praxen bei 1011 Patienten mit Herzinsuffizienz NYHA II bestätigt. Durch den Crataegus-Extrakt WS 1442 kam es zur Besserung der klinischen Symptome wie Leistungsminderung, Müdigkeit, Palpitationen, Belastungsdyspnoe, Anstieg der maximalen Arbeitstoleranz, Senkung des Druckfrequenzprodukts, Erhöhung der echokardigraphisch ermittelten Ejektionsfraktion. Aufgrund der unter maximaler Belastung beobachteten Abnahme der ST-Streckensenkung, Rhythmusstörungen und ventrikulären Extrasystolen wird auf eine verbesserte Myokarddurchblutung geschlossen. Der hochdosierte Spezialextrakt WS 1442 (2 × 450 mg) bietet sich damit als gut steuerbare, wirksame und verträgliche Therapiealternative bei Patienten mit NYHA II an (41).

Neben dem auf OPC standardisierten Crataegus-Extrakt WS 1442 wurde auch der auf Flavonoide standardisierte Crataegus-Extrakt LI 132 klinisch geprüft. In einer placebokontrollierten Cross-over-Studie verglichen Fischer et al. [42] die Wirkung von 900 mg eines auf 2,2 % Gesamtflavonoide standardisierten Crataegus-Extraktes (LI 132) mit 0,3 mg Methyldigoxin auf die cutane Mikrozirkulation bei 12 gesunden Probanden nach einmaliger Einnahme. Unmittelbar vor und nach 1, 3 und 6 Stunden wurden Hämatokrit, Aggregationsvermögen der Erythrozyten, Plasmaviskosität und Erythrozyten Fließgeschwindigkeit in den Finger-Nagelfalzkapillaren prä- und postischämisch bestimmt. Ferner wurden die Herzfrequenz und der Blutdruck gemessen. Von den untersuchten Parametern sank nach Einnahme des Crataegus-Extraktes der Hämatokritwert signifikant um 3,2 % nach 6 Stunden. Die Erythrozyten-Aggregation nahm nach Digoxin-Einnahme im Mittel um 19 % signifikant nach 3 Stunden zu. Alle übrigen Parameter blieben unverändert.

Zur klinischen Wirksamkeit des auf 2,3 % Gesamaflavonoide standardisierten Crataegus-Extraktes LI 132 bei Patienten mit chronischer Herzinsuffizienz liegen 4 klinische Doppelblindstudien vor (Tab. 5.3). In einer randomisierten, placebokontrollierten, multizentrischen (n = 12) Doppelblindstudie wurden 85 Patienten mit stabiler Herzinsuffizienz im Stadium II nach NYHA im Alter von 40–80 Jahren über 4 Wochen mit 3 × 100 mg Weißdorn-Extrakt behandelt [43]. Konfirmatorische Zielgrößen waren Leistungssteigerung unter standardisierter fahrradergometrischer Belastung. Die Belastung erfolgte in 25-Watt-Schritten bis maximal zu einer Herzfrequenz entsprechend 200 minus Lebensalter. Ferner wurden deskriptive Bewertungskriterien wie Blutdruck, Herzfrequenz, Druck-Frequenzprodukt (DFP) und klinischer Befund anhand von Score-Werten sowie die Verträglichkeit definiert. Je 6 Patienten in der Verum- bzw. Placebo-Gruppe wurden von der statistischen Auswertung ausgeschlossen. Nach 4-wöchiger Behandlung verbesserten sich die fahrradergometrische Arbeitstoleranz, das DFP und die klinische Symptomatik nicht signifikant, wohl aber tendenziell. Die Arbeitstoleranz nahm unter Verum von 88 Watt auf 101 Watt und nach Placebo von 94 Watt auf 97 Watt zu. Nach Verum traten in 2 Fällen Migräne, Übelkeit, Blähungen bzw. Herzklopfen auf. In der Placebo-Gruppe wurden in 2 Fällen Magenschmerzen bzw. Magenschmerzen, Völlegefühl und Übelkeit berichtet. Als mögliche Gründe für die unzureichende klinische Wirkungen könnten die niedrige Dosierung und die kurze Behandlungsdauer angeführt werden.

In einer weiteren randomisierten, placebokontrollierten, multizentrischen (n = 10) Doppelblindstudie mit 78 Patienten wurden 600 mg/die des gleichen Weißdorn-Extraktes (LI 132) gegen Placebo getestet. Nach einer Auswaschphase von 1 Woche wurden die Patienten über eine Behandlungsdauer von 8 Wochen behandelt. Einschlusskriterium war eine stabile Herzinsuffizienz im Stadium NYHA II (Arbeitstoleranz bei Studienaufnahme < 100 Watt). Das Alter der Patienten betrug 18–70 Jahre [44]. Auch hier war Leistungssteigerung unter standardisierter fahrradergometrischer Belastung konfirmatorische Zielgröße, und als Nebenzielgrößen wurden Blutdruck, Herzfrequenz, Druck-Frequenzprodukt (DFP), subjektive Befindlichkeit anhand eines Gesamtscore-Wertes von 8 typischen Beschwerden und Verträglichkeit definiert. Nach der Auswaschphase musste je 1 Patient aus der Verum-Gruppe und aus der Placebo-Gruppe ausgeschlossen werden. Zwei Verum-Patienten wurden wegen mangelnder Compliance und 1 Patient aus der Verum-Gruppe bzw. 3 aus der Placebo-Gruppe wegen nicht verwertbarer Ergometrie-Werte von der Auswertung ausgeschlossen. Nach 4- bzw. 56-tägiger Behandlung besserte sich die Arbeitstoleranz signifikant (von 79 auf 99 bzw. 107 Watt) gegenüber Placebo (von 71 auf 74 bzw. 76 Watt). Die Differenz fand insbesondere in den höheren Belastungsstufen 100 und 125 Watt statt. Unter der höchsten Belastung fielen unter Verum der systolischen Blutdruck von 171 auf 164 mmHg, die Herzfrequenz von 115 auf 110 Schläge/Minute und das Druckfrequenzprodukt von 198,2 auf 181,8 mm Hg × 100/min signifikant ab. Im Gesamtscore der subjektiven Beschwerden bestand zugunsten von Verum ein signifikanter Unterschied. Unter Verum traten bei einem Patienten zeitweise Übelkeit, bei einem Herzbeschwerden und nach Placebo Mundtrockenheit auf.

Förster et al. [45] behandelten in einer randomisierten, placebokontrollierten, unizentrischen Doppelblindstudie 72 Patienten mit stabiler Herzinsuffizienz Stadium NYHA II im Alter von 30–65 Jahren. Nach einer Auswaschphase von 1 Woche erhielten die Patienten über 8 Wochen entweder 900 mg/d Weißdorn-Extrakt LI 132 oder Placebo. Konfirmatorische Parameter waren Spiroergometrie unter Rampenbelastung und Steady-State-Bedingungen, der maximale Sauerstoffverbrauch (VO_2 max.) und die Belastungsdauer (anaerobe Schwelle). Als Nebenzielgrößen wurden Arbeitstoleranz, Blutdruck, Herzfrequenz, Druck-Frequenzprodukt (DFP), Besserung subjektiver Beschwerden und Verträglichkeit definiert. 1 Patient in der Verum-Gruppe und 2 Patienten in der Placebo-Gruppe schieden aus. Die Leistung im Steady-State stieg nach Verum von 409 ± 243 auf 510 ± 271 Watt × sec × 10^2 und nach Placebo von 303±146 auf 366 ±176 Watt × sec × 10^2. Der Unterschied war nicht signifikant. Dagegen stieg die Sauerstoffaufnahme bis zum Belastungsabbruch nur in der Verum-Gruppe signifikant an, nicht dagegen nach Placebo. Unter „Rampenbelastung" erreichten 18 von 24 Patienten in der Verum-Gruppe und 10 von 24 Patienten in der Placebo-Gruppe die anaerobe Schwelle. Dieser Unterschied war signifikant. Patienten in der Verum-Gruppe hatten signifikant häufiger eine verbesserte Sauerstoffaufnahme zum Zeitpunkt der anaeroben Schwelle (VO_2 AS) nach 8-wöchiger Behandlung als die Placebo-Patienten. Die Dauer der Belastung bis zum Auftreten der anaeroben Schwelle verlängerte sich nach Verum um durchschnittlich 30 Sekunden und blieb nach Placebo beim gleichen 2 Sekunden Zeitwert. Keine gesicherten Unterschiede bestanden beim Blutdruck, bei der Herzfrequenz, beim O_2-Puls und beim Atemäquivalent. Die subjektiven Beschwerden besserten sich unter Verum um 86 % signifikant gegenüber 47 % nach Placebo. Der Summenscore fiel, von 8,1 auf 5,3 (–34 %) und nach Placebo von 7,0 auf 6,6 (–6 %). Bedeutsame unerwünschte Arzneimittelwirkungen traten nicht auf.

In einer randomisierten referenzkontrollierten, multizentrischen (n = 14) Doppelblindstudie wurden bei 132 Patienten mit stabiler Herzinsuffizienz Stadium NYHA II 900 mg/d Weißdorn-Extrakt LI 132 mit 37,5 mg/die Captopril verglichen. Die Patienten waren 50–70 Jahre alt. Nach einer Auswaschphase von 1 Woche wurde über 8 Wochen therapiert [46]. Konfirmatorische Zielgröße waren Leistungssteigerung in der standardisierten fahrradergometrischen Arbeitstoleranz, und als Nebenzielgrößen wurden Blutdruck, Herzfrequenz, Druck-Frequenzprodukt bei max. Belastung (DFP), Besserung subjektiver Beschwerden wie Leistungsminderung, Abgeschlagenheit, Ermüdbarkeit, Belastungsdyspnoe, Ödeme und Verträglichkeit definiert. Wegen Reizhusten nach Captopril erfolgte bei einem Patienten ein Therapieabbruch, 7 Patienten wurden wegen unzulässiger Begleitmedikation bzw. Überschreiten des Kontrollzeitpunktes von der Auswertung ausgeschlossen. Die Arbeitstoleranz stieg in beiden Gruppen signifikant gegenüber dem Ausgangswert an. Unter LI 132 wurde ein Anstieg von 83 auf 97 Watt und unter Captopril ein Anstieg von 83 auf 99 Watt gemessen. Der Unterschied zwischen LI 132 und Captopril war nicht signifikant. Der Effekt betraf vor allem die Belastungsstufen 100–125 Watt. Die Herzfrequenz verringerte sich in der höchsten Belastungsstufe unter LI 132 von 111 auf 108 und unter Captopril von 111 auf 110. Die Blutdruckwerte änderten sich unter LI 132 nicht, verringerten sich jedoch unter Captopril von 174 auf 170 mm Hg systolisch und von 97 auf 94 mm Hg diastolisch. Die Mittelwerte beim DFP gingen in beiden Gruppen gleichermaßen zurück. Die Mittelwerte der Summenscores bei den subjektiven Beschwerden besserten sich in beiden Gruppen um 50 % signifikant gegenüber dem Ausgangswert ohne Unterschiede zwischen den beiden Gruppen. Bei je 3 Patienten traten Nebenwirkungen auf. Zweimal wurden gastrointestinale Beschwerden und Herzschmerzen nach LI 132 berichtet, und in der Captopril-Gruppe wurden zweimal Reizhusten, Kopfschmerzen und Schwindel beklagt.

In einer therapiebegleitenden Anwendungsbeobachtung wurden bei 940 niedergelassenen Ärzten Verträglichkeit und Wirksamkeit des Crataegus-Extraktes LI 132 in der Dosierung 3 × 300 mg/d bei 3664 Patienten mit Herzinsuffizienz im Stadium I (33,5 %) und II (66,5 %) nach NYHA geprüft [47]. Das mittlere Alter betrug 67 Jahre. Von 48 Patienten (1,3 %) wurden 72 unerwünschte Arzneimittelwirkungen angegeben, wobei ein Zusammenhang mit Crataegus bei nur 25 Fällen gesehen wurde. Bei 5 Patienten scheinen diese unerwünschten Arzneimittelwirkungen gesichert, bei 20 Fällen wahrscheinlich. Vorrangig handelte es sich dabei um Magen-Darm-Beschwerden, seltener um Herzklopfen, Kopfschmerzen, Schwindel, Kreislaufstörungen, Schlaflosigkeit und innere Unruhe. Die Wirksamkeit konnte bei 1476 Patienten beurteilt werden, die ausschließlich mit dem Weißdorn-Präparat LI 132 behandelt wurden. Sie erfolgte anhand eines Scores von neun für die Herzinsuffizienz typischen Symptomen. Zusätzlich wurden Blutdruck und Puls gemessen und hieraus das Druck-Frequenz-Produkt errechnet. Der Symptomenscore war nach 8-wöchiger Behandlung um 66,6 % gesunken. Bemerkenswerte Ergebnisse bestanden in der Subgruppe von Patienten mit einem stimulierten sympathoadrenergen System. Diese Patienten wiesen Symptome einer Borderline-Hypertonie, einer Tachykardie und Arrhythmie auf. Der initial erhöhte systolische Blutdruck fiel von 159,8 mm Hg auf 148,7 mm Hg und der diastolische Blutdruck von 89,1 mm Hg auf 83,9 mm Hg ab. Mit der Änderung der Blutdruck- und Pulswerte änderte sich nach 8 Wochen auch das Druck-Frequenz-Produkt von 117 mm Hg/min × 100 auf 105,7 mm Hg/min × 100. Bei 44 Patienten verbesserte sich die Arbeitstoleranz im Mittel um 22 % bzw. absolut um 16,2 Watt.

Legt man die eingangs postulierten Anforderungen an ein optimales Arzneimittel zur Behandlung der chronischen Herzinsuffizienz zugrunde, dann erfüllen normierte Crataegus-Extrakte zwar bisher wegen fehlender Langzeitstudien nicht das Endziel der Verlängerung der Überlebenszeit. Andererseits verbessern sie die primären Surrogate wie subjektive Beschwerden, Lebensqualität, Belastungskapazität, anaerobe Schwelle und Ejektionsfraktion (Tab. 5.3). Positive Therapieerfolge bei Patienten mit den charakteristischen Symptomen des aktivierten sympathoadrenergen Systems wie grenzwertige Hypertonie und Tachykardie bei einer Herzinsuffizienz NYHA II sind erste Hinweise dafür, dass standardisierte Crataegus-Extrakte auch einen positiven Einfluss auf sekundäre Surrogate haben könnten. Neben der inzwischen nachgewiesenen klinischen Wirksamkeit zeichnen sich Crataegus-Extrakte durch eine gute Verträglichkeit, durch fehlende Wechselwirkung mit anderen Arzneimitteln und durch eine große therapeutische Breite aus. Nach Zwischenanalyse der derzeit laufenden Drei-Jahres-Kohortenstudie zum Kosten-Nutzen-Verhältnis von Crataegutt® zeigt sich nach einem Jahr von 156 Matched-Pairs eine signifikante Besserung subjektiver Beschwerden wie

Leistungssteigerung, Belastungsdyspnoe, Palpitationen und Nykturie gegenüber der Standardtherapie (ROW = Rest of the World). Mit dem Endergebnis zur sozioökonomischen Effizienz, der Lebensqualität und Kosten je qualitätsadjustiertem Lebensjahr von Crataegutt® ist Ende 2002 zu rechnen (48). Eine endgültige Beurteilung wird erst nach Abschluss der SPICE (Survival-and-Prognosis, Investigation-of-Crataegus-Extract WS 1442 in CHF) möglich sein. Primärer Zielparameter in dieser Studie ist das Auftreten von kardialen Ereignissen (kombinierter Endpunkt aus Tod kardialer Ursache, nichttödlicher Myokardinfarkt und Krankenhauseinweisung wegen Progression der Herzinsuffizienz) bei Patienten mit NYHA II oder III mit einer Ejektionsfraktion von 35 % oder weniger [49].

5.5.8 Dosierung, Anwendungsdauer

Klinisch geprüfte, zugelassene und monographiekonforme Anwendungsgebiete sind [50]: *„Nachlassende Leistungsfähigkeit des Herzens entsprechend Stadium II nach NYHA.“* Als Tagesdosis kommen infrage 160 bis 900 mg nativer, wässrig-alkoholischer Auszug aus Weißdornblättern mit Blüten (Ethanol 45 % V/V oder Methanol 70 % V/V: Drogen-Extrakt-Verhältnis = 4–7: 1; mit definiertem Flavonoid- oder Procyanidingehalt) entsprechend 30 bis 168,7 oligomere Procyanidine, berechnet als Epicatechin oder 3,5 bis 19,8 mg Flavonoide, berechnet als Hyperosid nach DAB 10 in zwei oder drei Einzeldosen. Die Anwendungsdauer sollte mindestens 6 Wochen betragen. Gegen eine Langzeitanwendung bestehen keine Bedenken.

5.5.9 Nebenwirkungen und Gegenanzeigen

Schwerwiegende Nebenwirkungen sind bisher nicht bekannt geworden. Gelegentlich können Übelkeit, Schwindel und Tachykardie auftreten. Gegenanzeigen sind, von Überempfindlichkeit auf Crataegus bzw. seine Inhaltsstoffe abgesehen, nicht bekannt. Berichte über Wechselwirkungen mit anderen Arzneimitteln und Beeinflussung des Reaktionsvermögens liegen bisher nicht vor. Symptome der Intoxikation wurden bisher nicht beobachtet. Zur Anwendung bei Kindern liegen keine Unterlagen zur Dosierung, Verträglichkeit und Indikation vor. Crataegus-Extrakte sollten bei Kindern unter 12 Jahren nicht angewendet werden.

Zulassungsfähige Crataegus-Extrakte [51]

DEV (Auszugsmittel)	
4–6,6 : 1	(Ethanol 45 % oder
4–7 : 1	Methanol 70 %)

Menge Trockenextrakt pro Tag, bezogen auf das Mittel von DEV und empfohlener Drogenäquivalentmenge: 160–900 mg

5.5.10 Toxikologie, unerwünschte Wirkungen, Interaktionen

Die akute Toxizität eines auf oligomere Procyanidine standardisierten wässrig-alkoholischen Trockenextrakts aus Weißdornblättern mit Blüten (WS 1442) wurde an Ratten (Spraque-Dawley) und Mäusen (NMRI) ermittelt. Die subakute Toxizität wurde über 4 Wochen an Ratten in den Dosisstufen 25, 100 und 400 mg/kg KG und die chronische Toxizität über 26 Wochen an Ratten (30, 90 und 300 mg/kg KG) bzw. über 6 Monate an Beagle-Hunden untersucht [52, 53].

Bei Gabe bis zu 3 g/kg/KG des eingesetzten Crataegus-Extraktes WS 1442 traten bei Ratten und Mäusen nach oraler und intraperitonealer Applikation keine Todesfälle auf. Zu den Vergiftungssymptomen nach i.p.-Gabe zählten Koordinationsstörungen, Piloerektion und Sedierung. Die LD_{50} betrug bei Mäusen 1,170 mg/kg KG und bei Ratten 750 mg/kg KG. Die Tiere erholten sich rasch und verhielten sich nach 24 Stunden wieder normal [52, 53]. Pathologisch-anatomisch ergaben sich nach der 14-tägigen Beobachtungszeit keine Besonderheiten.

Bei der Prüfung der wiederholten Gabe des Crataegus-Extraktes WS 1442 an Ratten wurden bis zu einer Dosis von 300 mg/kg KG/Tag keine symptomatischen Besonderheiten, keine Beeinträchtigung der Futteraufnahme oder Gewichtsbeeinflussung festgestellt. Auch die anschließenden patho-histologischen Untersuchungen der Organe waren unauffällig. In der chronischen Toxizität erhielten Ratten über 26 Wochen oral 30 mg/kg, 90 mg/kg bzw. 300 mg/kg KG des Crataegus-Extraktes. Zielgrößen waren allgemeines Verhalten, Futter- und Wasserverbrauch, Körpergewicht, Ophtalmoskopie, Urinbefund sowie blutchemische und histologische Befunde wichtiger Organe. Dabei wurden keine klinischen, hämatologischen, laborchemischen und histologischen Gewebsveränderungen festgestellt. Futteraufnahme und Körpergewicht waren nicht beeinträchtig [52, 53].

Auch bei den Beagle-Hunden traten nach 6-monatiger oraler Applikation von 30, 90 und 300 mg/kg KG Crataegus-Extrakt, selbst nach der höchsten Dosis keine präparatebedingten klinischen, laborchemischen, pathologisch-anatomischen und histologischen Veränderungen auf.

Orale Dosen des wäßrig-ethanolischen Trockenextraktes WS 1442 zeigte bei Ratten und Kaninchen bis zu 1,6 g/kg KG keine teratogene Wirkung. Bei der Ratte beeinflusste der Extrakt weiterhin weder die Peri- und Postnatalentwicklung noch die Fertilität behandelter männlicher und weiblicher Ratten sowie ihrer F1-Generation.

Zur Karcinogenität liegt kein Erkenntnismaterial vor. Der NTP Technical Report [54] setzt sich sehr ausführlich mit der Genotoxizität und Karzinogenität von Quercetin und Flavonoiden auseinander. Nach ausführlicher Zusammenfassung aller mutagener Untersuchungen und Auswertung einer 2-Jahres-Kanzerogenese-Studie an Ratten mit Quercetin kommt der Report aus dem Jahre 1992 zum Schluss, dass zwischen Quercetin und der Induktion von Karzinomen im Magen-Darm-Trakt und im Bereich der ableitenden Harnwegen kein Zusammenhang besteht.

Auf Mutagenität wurden verschiedene Extraktzubereitungen im Ames-Test mit und ohne metabolische Aktivierung durch S9-Mix mit unterschiedlichen Ergebnissen geprüft. Ein Crataegus-Fluidextrakt zeigte in einer Konzentration von 160 µl/Platte bei metabolischer Aktivierung eine mäßig mutagene Aktivität mit dem Stamm TA 98. Die beobachteten Effekte mit dem Stamm TA 100 waren unbedeutend. Die mutagene Aktivität wird auf das in den Extrakten enthaltene Flavonol Quercetin und die Induktion von SCE vor allem auf dem Vorhandensein von Flavon-C-Glykosiden aber auch von Flavonaglyka zurückgeführt. Nach Schimmer [55] und Göggelmann et al. [56, 57] ist ein positiver oder negativer Befund, unabhängig vom verwendeten Testsystem, für sich allein genommen zur Beurteilung nicht ausreichend. Das Ergebnis der Mutationstestung einer Mischung wird von der Nachweisgrenze der Mutagene, von der Aktivität der nichtmutagenen Begleitstoffe und der Konkurrenz der Mutagene um Zielmoleküle bestimmt. Nur durch Erfassung möglichst vieler Komponenten kann die mutagene Potenz einer komplexen Mischung sicher erfasst werden. Aus Mutagenitätsuntersuchungen von Popp et al. [58] an 4 ethanolischen Extrakten (Tinctura Alchemillae, Extr. Crataegi, Extr. Myrtilli und Tinctura Hyperici) geht hervor, dass die mutagene Aktivität der einzelnen Extrakte nicht nur sehr stark untereinander variiert, sondern auch bezüglich des geprüften TA-Stammes und der Aktivierung mit S9-Mix. So war die mutagene Potenz beim Stamm TA 100fach schwächer ausgeprägt als beim Stamm TA 98 nach S9-Mix. Die Mutagenität korrelierte mit dem Gehalt an Quercetin. Unter diesem Gesichtspunkt sind zwar die positiv mutagenen Ergebnisse von Einzelkomponenten wie der Flavonole Quercitin, Kämpferol und Rhamnetin interessant [59, 60]. Wichtiger erscheint jedoch die Untersuchung des Gesamtproduktes. Im Vergleich zu der mit der Nahrung aufgenommenen Quercetinmenge ist der Gehalt der Droge an Quercetin jedoch äußerst gering, so dass ein Risiko für den Menschen praktisch ausgeschlossen werden kann.

Ausführlichere Daten zur Mutagenität liegen von dem Crataegus-Extrakt vor. Im Ames Test mit und ohne S9-Mix-Aktivierung ergaben sich bei den Stämmen TA 1535, 1537, 1538, 98 und 100 bis zu einer Dosis von 1,5 mg/Platte keine Hinweise auf eine Erhöhung von Revertantenzahlen. Der Mikronukleolusttest an der Maus war nach einmaliger oraler Verabreichung von 5 g/kg KG negativ. An in vitro kultivierten menschlichen Lymphozyten war der Crataegus-Extrakt (WS 1442) mit und ohne S-9-Mix-Aktivierung nicht klastogen und zeigte keine Zunahme der chromosomalen Aberrationen (52, 53). Zwischen der tierexperimentellen no-effect-Dosis von 300 mg/kg KG und der klinisch angewandten Dosis von 2,7 mg/kg KG besteht ein Sicherheitsfaktor von 100.

5.5.11 Risikogruppen, Schwangerschaft, Stillzeit, Pädiatrie

Aus der klinischen Anwendung von Crataegus-Präparaten und aus experimentellen Untersuchungen haben sich bisher keine Anhaltspunkte für Risiken in Schwangerschaft und Stillzeit ergeben

Literatur

[1] Monographie: Ammeos visnagae fructus. BAnz Nr. 71 vom 15.4.1994

[2] Criteria Committee of the New York Heart Association (1942) Nomenclature and criteria for Diagnosis of Diseases of the Heart. (S. 9–10 New York Heart Association. Hrsg. H. Pardee (Chairman), New York 1942

[3] The SOLVD Investigators (1991) Effect on enalapril on survival in patients with reduced left ventricular ejection fractions and congestive heart failure. N. Engl.J Med 325:293-302

[4] The task force of the working group on heart failute of the European Society of Cardiology (1997) Guidelines: The treatment of heart failure. European Heart Journal 18: 736–753.

[5] Schwinger R. H., Erdmann E. (1992) Die positiv inotrope Wirkung von Miroton. Z Phytother 13:91–95

[6] Lehmann H. D. (1984) Zur Wirkung pflanzlicher Glykoside auf Widerstandsgefäße und Kapazitätsgefäße. Arzneim Forsch 34:423–429

[7] Loew D. A., Loew A. D. (1994) Pharmakokinetik von herzglykosidhaltigen Pflanzenextrakten. Z Phytother 15:197–202

[8] Loew D. (1997) Phytotherapy in heart failure. Phytomedicine vol 4 (3):289–285

[9] Eichstädt H. W. (1989) Untersuchungen bei leichtgradig eingschränkter Pumpfunktion des linken Ventrikels unter Therapie mit Miroton. Perfusion 6: 246–247

[10] Koppenhagen K., Raab E., Grasmugg B. (1986) Nucelar medical investigation on the effect of Miroton on enddiastolic volume annd left ventricular ejection fraction. Meth and Find Exptl Clin Pharmacol 8(10): 643–645

[11] Monographie: Fixe Kombination aus Adoniskrautflüssigextrakt Maiglöckchenkrauttrockenextrakt, Meerzwiebeltrockenextrakt und Oleanderblättertrockenextrakt. BAnz vom 24.9. 2993 Nr. 180

[12] Pöpping S., Fischer Y., Kammermeier H. (1994) Crataegus-Wirkung auf Kontraktion und O_2-

Verbrauch isolierter Herzzellen. Münch. med. Wschr. 136 (Supl.) 39–46)
[13] Pöpping S., Rose H., Ionescu I., Fischer Y., Kammermeier H. (1995) Effect of a Hawthorn Extract on contraction and energy turnover of isolated rat cardiomyocytes. Arzneim Forsch 45:1157–1161
[14] Müller A., Linke W., Zhao Y., Klaus W. (1996) Crataegus extract prolongs action potential duration in guinea-pig papillary muscle. Phytomedicine 3: 257–262
[15] Siegel G., Casper U., Walter A., Hetzer R. (1994) Weißdornextrakt Li 132. Dosis-Wirkungs-Studien zum Membranpotential und Tonus menschlicher Koronararterien und des Hundepapillarmuskels. MMW 126, Suppl. 1: 47–56
[16] Al Makdessi S., Sweidan H., Müllner S., Jakob R. (1996) Myocardial protection by pretreatment with Crataegus oxyacantha. Arzneim-Forsch/Drug Res 46(I), 1:25–27
[17] Brixius K., Frank K., Münch G., Müller-Ehmsen J., Schwinger R.H. G. (1998) WS 1442 (Crataegus-Spezialextrakt) wirkt am insuffizienten menschlichen Myokard Kontraktionskraft-steigernd. Herz-Kreislauf 30:298–333
[18] Schwinger R.H. G, Pietsch M., Frank K., Brixius K. (2000) Crataegus-special extract WS 1442 increase force of concentration in human Myocadium cAMP-independently. Journal of Cardivascular Pharmacology 35: 700–707
[19] Trunzler G., Schuler E. (1962) Vergleichende Studien über Wirkungen eines Crataegus-Extraktes, von Digitoxin, Digoxin und g-Strophantin am isolierten Warmblütlerherzen. Arzneim. Forsch. 12: 198–202
[20] Gabard B., Trunzler G. (1983) Zur Pharmakologie von Crataegus. In Rietbrock N, B. Schnieders, J. Schuster (Hrsg). Wandlung in der Therapie der Herzinsuffizienz. 43–53. Friedr. Vieweg & Sohn. Braunschweig/Wiesbaden.
[21] Mävers W.H., Hensel H. (1974) Veränderung der lokalen Myokarddurchblutung nach oraler Gabe eines Crataegusextraktes bei nichtnarkotisierten Hunden. Arzneim. Forsch. 24: 783–785
[22] Joseph G., Zhao Y., Klaus W. (1995) Pharmakologisches Wirkprofil von Crataegus-Extrakt im Vergleich zu Epinephrin, Amrinon, Milrinon und Digoxin am isolierten perfundierten Meerschweinchenherzen. Arzneim Forsch 45: 1261–1265
[23] Kurcok A. (1992) Ischemia- and reperfusion-induced cardiac injury; effects of two flavonoids containing plant extracts possessing radical scavening properties. Naunyn-Schmiedeberg's Arch Pharmacol 345, Suppl RB 81, Abstr 322
[24] Krzeminski T., Chatterjee S.S. (1993) Ischemia- and early reperfusion induced arrhythmias: beneficial effects of an extract of Crataegus oxyacantha L. Pharm Pharmacol Lett 3: 45–48
[25] Chatterjee S.S., Koch E., Jaggy H., Krzeminski T. (1997) In-vitro- und In-vivo-Untersuchungen zur kardioprotektiven Wirkung von oligomeren Procyanidinen in einem Crataegus-Extrakt aus Blättern mit Blüten. Arzneim Forsch/Drug Res 47(I):821–825
[26] Siegel G., Casper U., Schnalke F. (1996) Molecular physiological effector mechanisms of Hawthorn extract in cardiac papillary muscle and coronary vascular smooth muscle. Phytotherapy Reserach 10: S195–198
[27] Siegel G. (1998) Weissdorn (Crataegus) bei Herzinsuffizienz. Schweiz Zschr Ganzheits-Medizin. 10:298–300
[28] Lapara J. et al. (1977) Etude pharmacocinetique des oligomeres flavonoliques. Plantes medicinales et phytotherapie 133–142
[29] Hecker-Niedek A.E.: Untersuchungen zur Biogenese, Markierung und Pharmakokinetik der Procyanidine aus Crataegus-Species. Inaugural-Dissertation Marburg 1983
[30] Monographie Crataegi flos (Weißdornblüten) BAnz Nr. 133 vom 19.7.1994.
[31] Monographie Crateagi folium (Weißdornbblätter). BAnz Nr. 133 vom 19.7.1994
[32] Monographie Crataegi fructus (Weidornfrüchte) BAnz Nr. 133 bom 19.7.1994
[33] Lang E. (1991) Einmalige i.v. Gabe eines Crataegus-Extraktes bei chronischer Herzinsuffizienz. Welche hämodynamische Akutwirkung? Therapiewoche 38, 2448–2454
[34] Eichstädt H., Bäder M., Danne O., Kaiser W. Stein U., Felix R. (1989) Crataegus-Extrakt hilft den Patienten mit NYHA-II Herzinsuffzienz. Therapiewoche 39: 3288–3296
[35] Eichstädt H., Störk Th., Möckjel M., Danne O., Funk P., Köhler St. (2001) Wirksamkeit und Verträglichkeit von Crataegus-Extrakt WS 1442 bei herzinsuffizienten Patienten mit eingeschränkter linksventrikulärer Funktion. Perfusion 14: 212-217
[36] Weikl A., Noh H.S. (1992) Der Einfluss von Crataegus bei globaler Herzinsuffizienz. Herz + Gefäße Heft 11: 516–524
[37] Weikl A., Assmus K.D., Neukam-Schmidt A., Schmitz J., Zapfe G. jun. Noh H.S., Siegrist J. (1996) Crataegus-Spezialextrakt WS 1442. Objektiver Wirksamkeitsnachweis bei Patienten mit Herzinsuffizienz NYHA II. Fortschritte der Medizin 114: 33–40

[38] Leuchtgens H. (1993) Crataegus-Spezialextrakt WS 1442 bei Herzinsuffizienz NYHA II. Fortschr. Med. 111: 352–354
[39] Zapfe G jun. (2001) Clinical efficacy of Crataegus extract WS 1442 in congestive heart failure NYHA class II. Phytomedicine Vol 8 (4) 262–266
[40] Tauchert M. (2002) Efficacy and safety of crataegus extract WS 1442 in comparison with placebo in patients with chronic stable New York Heart Association class-III heart failure. Am. Heart J. 143:910–915
[41] Tauchert M., Gildor A., Lipinski J. (1999) Einsatz des hochdosierten Crataegusextraktes WS 1442 in der Therapie der Herzinsufizienz Stadium NYHA II. Herz 24:465-474
[42] Fischer K., Jung F., Koscielny J., Kiesewetter H.: Crataegus-Extrakt vs. Methyldigoxin. Münch. med. Wschr. 136, Suppl. 35–38, 1994
[43] Bödigheimer K., Chase D.: Wirksamkeit von Weißdorn-Extrakt in der Dosierung 3 × 100 mg täglich. Multizentrische Doppelblind-Studie mit 85 herzinsuffizienten Patienten im Stadium NYHA II. Münch. med. Wschr. 136, Suppl. 1:7–11, 1994
[44] Schmidt U., Kuhn U., Ploch M., Hübner W. D.: Wirksamkeit des Extraktes LI 132 (600 mg/Tag) bei achtwöchiger Therapie. Placebokontrollierte Doppelblind-Studie mit Weißdorn an 78 herzinsuffizienten Patienten im Stadium II nach NYHA. Münch. med. Wschr. 136, Suppl. 13–19, 1994
[45] Förster A., Förster K., Bühring M., Wolfstädter H.D.: Crataegus bei mäßig reduzierter linksventrikulärer Auswurffraktion. Ergospirometrische Verlaufsuntersuchung bei 72 Patienten in doppelblindem Vergleich mit Placebo. Münch. med. Wschr. 136, Suppl. 21–26, 1994
[46] Tauchert M., Ploch M., Hübner W.D.: Wirksamkeit des Weißdorn-Extraktes LI 132 im Vergleich mit Captopril. Multizentrische Doppelblind-Studie bei 132 Patienten mit Herzinsuffizienz im Stadium II nach NYHA. Münch. med. Wschr. 136, Suppl. 27–33, 1994
[47] Schmidt U., Albrecht M., Podzuweit H., Ploch M., Maisenbacher J. (1999) Crataegus bei Herzinsuffizienz NYHA-Stadium I und II. Schweiz. Zschr. GanzheitsMedizin 11: 104–115
[48] Pfeil Th. (2001) Weißdornextrakt bei Herzinsuffizienz – Vorstellung der Zwischenergebnisse einer Drei-Jahres Studie. Wonca Europe 2001, in Tamopere
[49] Holubarsch Ch. J. F., Colucci W. S., Meinertz Th., Gaus W., Tendera M. (2000) SPICE-Studie: Survival and Prognoses: Investigation of Crataegus Extract WS 1442 in congestive heart failure (SPICE) – rationale study design and study protocol. Eurpoean Journal of heart failure 2:431–437
[50] Monographie: Crataegi folium cum flore. BAnz Nr. 133 vom 19.7.1994
[51] Dingermann Th. (2000). Transparenzkriterien für pflanzliche, homoöpathische und antroposophische Arzneimittel. Karger Basel Freiburg Paris London New York New Dehli Bangkok Singapore Tokoy Sydney
[52] Hagers Handbuch der Pharmazeutischen Praxis. 5. Aufl. Hrsg. Hänsel R., Keller K., Rimpler H., Schneider G. Drogen A–D, Springer Verlag Berlin 1992
[53] Schlegelmilch R., Heywood R. (1994) Toxicity of Crataegus (Hawthorn) Extract (WS 1442). Journal of the American College of Toxicology 13(2):103–111
[54] NTP Technical Report September 1992
[55] Schimmer O.: Prüfung von Pflanzenauszügen auf mutagene Potenz: Probleme bei der Testung komplexer Mischungen. Archiv der Pharmazie (1987). Abstrakt Jahrestagung der Deutschen Pharmazeutischen Gesellschaft Münster 9–13.September 1987)
[56] Göggelmann W., Schimmer O.: Mutagenic acticity of phytotherapeutical drugs. Genetic Toxicolgy of the Diet (1986) 63–72
[57] Göggelmann W., Koppers A., Meixelsperger B.: Mutagenity of commercial plant preparations and medicines in the Salmonella/Microsome test. Abstract. Archives of Pharmacology Suppl. 332 (1986) 84
[58] Popp R., Schimmer O.: Wirkung von Crataegus-Präparaten auf menschliche Lymphozytenkulturen. Abstrakt. Archiv der Pharmazie. (1988) D 12
[59] Schimmer O. et al. : The mutagenic potencies of plant extracts containing quercetin in Salmonella typhimurium TA 98 and TA 100. Mutation Research (1988) 201–208
[60] Schimmer O. Flavonoide. Deutsche Apotheker Zeitung (1986) 1811–1816

6 Periphere arterielle Verschlusskrankheit

6.1 Definition, Pathogenese, Klinik, Therapieziel

Definition. Bei den peripheren arteriellen Durchblutungsstörungen [1] handelt es sich um akut embolische (80–90 %) bzw. thrombotische (10–20 %) Gefäßverschlüsse oder um eine chronisch arterielle Verschlusskrankheit. Diese entstehen als Folge von Stenosen oder Verschlüssen der Aorta und der die Extremitäten versorgenden Arterien. Die Genese der chronisch arteriellen Verschlusskrankheiten kann entweder arteriosklerotisch (ca. 90 %) oder entzündlich (ca. 10 %) sein. Nach der Lokalisation werden unterschieden:

- Beckentyp (Befall von Aorta abdominalis, A. iliaca communis und -externa),
- Oberschenkeltyp (Befall von A. femoralis, A. poplitea),
- peripher-akraler Typ der unteren Extremitäten (Befall von A. tibialis anterior und -posterior, A. fibularis, Fuß- und Zehenarterien).

Zur Abschätzung des Schweregrades, dem Grad der Kompensation, der klinischen Symptomatik und der Standardisierung von Diagnose und Therapie wird die Periphere arterielle Verschlusskrankheit (pAVK) in vier klinische Stadien nach Fontaine eingeteilt:

Stadium I: Asymptomatische Stenose oder Verschluss mit Kompensation, die unter alltäglicher, selbst maximaler Belastung keine Beschwerden verursacht. Hinweise für eine AVK ergeben Palpation, Auskultation, Lagerungstest nach Ratschow, Dopplersonographie, Oszillographie und weiterführende angiologische Diagnostik (30-minütige Pause, Laufbandergometrie Geschwindigkeit 3 km/h, Steigung 12 %), Venenverschlussplethysmographie sowie Angiographie.

Stadium II: Belastungsschmerz (Claudicatio intermittens). Nach anfänglich beschwerdefreier Gehstrecke treten Schmerzen in Füßen, Waden und den Oberschenkeln auf, die zum Stehen bleiben zwingen und nach 2–5 Minuten wieder verschwinden. Vielfach erfolgt eine Unterteilung dieses Stadiums in IIa ohne erhebliche (> 200 m) und IIb mit erheblicher Einschränkung der Gehstrecke (< 200 m).

Stadium III: Ruheschmerz, der lageabhängig bei Horizontallagerung vorrangig im peripheren Versorgungsbereich der Beine auftritt und nach Herabhängen verschwindet. Im Spätstadium besteht ein Dauerschmerz auch beim Herabhängen der Beine. Vielfach erfolgt eine Unterteilung in Stadium IIIa mit einem Knöcheldruck > 50 mmHG bzw. IIIb mit einem Knöcheldruck < 50 mm HG.

Stadium IV: Ischämische Gewebsläsionen mit Nekrosen und Gangrän durch Versagen arterieller Kompensationsmechanismen. Die Schmerzen sind Ausdruck der lokalen Durchblutungsstörung oder Folgen von Sekundärinfektionen.

Die klinische Symptomatik hängt im Einzelfall von der Akuität, der Schwere der Durchblutungsstörung, der Lokalisation und einem funktionsfähigen Kollateralkreislauf ab. Die Diagnose stützt sich auf:

- die gezielte Anamnese nach Risikofaktoren, Begleiterkrankungen, Medikamenteneinnahme, subjektive Beschwerden, Entwicklung der Symptomatik, Kältegefühl, Parästhesien, Belastungs-

schmerz, schmerzbedingte Verkürzung der Gehstrecke, „Walking-trough"-Phänomen (Durchlaufphänomen durch langsames Gehen), sorgfältige Inspektion nach Farbdifferenz, Blässe, trophische Störungen,
- die klinische Untersuchung auf Temperaturdifferenz, pathologischer Pulsstatus, Auskultation der Arterien auf Stenosegräusche, Lagerungsprobe nach Ratschow, Bestimmung der schmerzfreien und maximalen Gehstrecke,
- die apparative Diagnostik wie Ultraschall-Doppler-Druckmessung, Oszillometrie, Oszillographie, Plethysmographie, zweidimensionale Ultraschalluntersuchung, farbkodierte Duplex-Sonographie und zur exakten Diagnosestellung insbesondere für therapeutische Konsequenzen im Stadium III und IV invasive bildgebende Verfahren wie Angiographie, digitale Subtraktionsangiographie (DAS) sowie Computertomographie.

Da es sich bei der pAVK um ein chronisch-progredientes Leiden mit hoher Morbidität und Mortalität handelt und bisher eine Kausaltherapie nicht möglich ist, wenn man einmal von der Beeinflussung der für die Arteriosklerose relevanten Risikofaktoren absieht, sind therapeutische Maßnahmen in einem möglichst frühen Stadium zwingend erforderlich. Die Behandlung hat Pathogenese, Akuität, Lokalisation, Schweregrad, Ausdehnung, Kompensationsgrad, Alter und Allgemeinzustand des Patienten zu berücksichtigen. Primäre Ziele sind die Verhinderung thromboembolischer Komplikationen bei degenerativen und entzündlichen Gefäßerkrankungen, Rezidivprophalaxe nach invasiven Eingriffen und die Beseitigung von Stenosen und Verschlüssen durch Wiederherstellung der Strombahn mit Normalisierung der Versorgung betroffener Gefäßareale. Weitere Therapieziele sind das Aufhalten der Progression, die Förderung körpereigener Kompensationsmechanismen, um die beeinträchtigte Lebensqualität der Patienten zu verbessern, sowie der Erhalt einer weitgehenden Beschwerdefreiheit solange, bis invasive Maßnahmen unumgänglich werden. Anstelle eines starren Therapieprinzips sind flexible Strategien erforderlich, was besonders für das Stadium II gilt. Durch alleiniges Gehtraining ist nur bei einem Drittel der Patienten ein Behandlungserfolg zu erzielen. Dagegen gelingt es vielfach, durch Kombination aus Gehtraining und der Behandlung mit vasoaktiven Substanzen einen additiven Effekt hinsichtlich der Verbesserung der Gehstreckenleistung zu erzielen.

Kommen lumeneröffnende Verfahren nicht in Frage, dann stehen neben der Beseitigung von Risiko- bzw. Einflussfaktoren (Rauchverbot, Diätberatung, Gewichtsreduktion), eine Behandlung zusätzlicher Grunderkrankungen (z.B. KHK, Herzinsuffizienz, Herzrhythmusstörung oder Diabetes mellitus), eine Anleitung zu vernünftiger Lebensweise, insbesondere aktives Gehtraining und der Einsatz bestimmter Arzneimittel zur Verfügung. Neben verschiedenen chemisch-definierten Substanzen kann auch ein standardisierter Extrakt aus Ginkgo biloba zur Prophylaxe und Therapie eingesetzt werden. Die Auswahl der Arzneimittel erfolgt nach der Lokalisation, der Zahl und dem Schweregrad der Gefäßstenosen und -verschlüsse und nach differentialtherapeutischen Gesichtspunkten. Sie setzt eine diagnostische Sicherung des Stadiums II der pAVK voraus und hat u.a. folgende Ziele:
- Unterstützung der Eröffnung und Stabilisierung von funktionstüchtigen Kollateralen,
- Förderung der Durchblutung im Bereich der Mikrozirkulation,
- Verbesserung der Hämorheologie durch Senkung der Blutviskosität, durch Sen-

kung erhöhter Fibrinogenwerte sowie durch Hemmung des plättchenaktivierenden Faktors (PAF) oder andere Faktoren, die eine Thrombozytenaggregation induzieren,
- Hemmung der Erythrozytenadhäsion und -aggregation sowie Steigerung der Erythrozyten- und Leukozytenflexibilität.

6.2 Experimentelle Pharmakologie und Pharmakokinetik

Nach experimentellen und klinisch-pharmakologishen Untersuchungen steigert ein standardisierter Ginkgo-biloba-Extrakt die Durchblutung im Bereich der Mikrozirkulation, hemmt die Thrombozyten- und Erythrozytenaggregation, senkt die erhöhten Fibrinogenwerte, die Vollblutviskosität und -elastizität sowie die Plasmaviskosität. Ferner reduziert der Extrakt eine erhöhte Kapillarpermeabilität und fördert die Freisetzung des „endothelial-derived-relaxing-factors" (EDRF). Hierdurch wird die Fließeigenschaft des Blutes verbessert, das Thromboxan-Prostazyklin-Gleichgewicht reguliert und die nutritive Versorgung der Endstrombahn verbessert [2–8].

6.3 Klinische Pharmakologie und klinische Wirksamkeit

Nach den Prüfrichtlinien der Deutschen Gesellschaft für Angiologie aus den Jahren 1992 und 1995 für Therapiestudien bei peripher-arterieller Verschlusskrankheit der Fontaine-Stadien II–IV [9, 10] ist die schmerzfreie Gehstrecke die primäre therapeutische Prüfgröße und die maximale Gehstrecke die sekundäre Zielgröße. Die therapeutische Wirksamkeit gilt dann als relevant, wenn der Verum-Placebo-Unterschied für die schmerzfreie Gehstrecke bei Studienende mindestens 30 % beträgt [9]. Nach CPMP-Richtlinien sind im Fontaine-Stadium II entweder die schmerzfreie Gehstrecke oder sowohl die schmerzfreie als auch die maximale Gehstrecke die primären Zielgrößen, wobei ein Gehstrecken-Unterschied von 30 % zwischen Verum und Placebo klinisch relevant ist [11].

Die therapeutische Wirksamkeit einer oralen Behandlung mit dem Ginkgo-biloba-Spezialextrakt EGb 761 wurde bei Patienten mit peripherer arterieller Verschlusskrankheit neben ärztlichen Anwendungsstudien in mehreren placebokontrollierten Doppelblindstudien geprüft. Tabelle 6.1 fasst eine Auswahl von Studien zusammen. Bereits in den älteren klinischen Studien [12, 13, 14, 15] wurden wichtige Kriterien der Prüfrichtlinien für Therapiestudien bei pAVK wie Placebo-run-in Periode, Randomisierung, definiertes Patientengut (Fontaine Stadium II), ausreichend lange Beobachtungsdauer, Parallelgruppenvergleich, Wirksamkeitskriterien wie schmerzfreie Gehstrecke oder maximale Gehstrecke sowie eine adäquate statistische Auswertung berücksichtigt. Schneider [16] setzt sich kritisch mit 9 kontrollierten Studie von Ginkgo-biloba-Extrakten bei der peripheren arteriellen Verschlusskrankheit auseinander. Diese Studien wurden seit Mitte der 70iger Jahre durchgeführt. Hiervon erfüllten 5 Placebo-kontrollierte Studien die Anforderungen für eine Meta-Analyse. Zu diesen Anforderungen gehören vergleichbare Studienziele, ähnliches Design und Homogenität der Wirkgrößen, in diesem Fall die auf die Standardabweichung bezogene Differenz in der mittleren Gehstreckenänderung zwischen Verum und Placebo. Es konnte Homogenität in allen Studien gezeigt werden. Der Schätzwert für die globale standardisierte Wirkungsgröße betrug 0,75 d.h. die mittlere Gehstrecke

Tab. 6.1 Kontrollierte klinische Studien mit dem Ginkgo-biloba-Spezialextrakt EGb 761

Autor	Fälle	Dosis, Dauer	Schmerzfreien Gehstrecke, Differenz zum Ausgangswert EGb Placebo	Maximalen Gehstrecke Differenz zum Ausgangswert EGb Placebo
Salz 1980	13 V 13 P	160 mg 6 Wochen	113,2 m*[b] 4,3 m[b]	keine Angaben
Bauer 1984	44 V 35 P	120 mg 6 Monate	64,3 m*[b] 30.0 m[b]	keine Angaben
Thomson 1990	20 V 17 P	120 mg 24 Wochen	38,1 m*[b] 33,2 m[b]	keine Angaben
Bulling, von Bary 1991	17 V 16 P	160 mg 24 Wochen	152,2 m*[b] 90,0 m[b]	306,2 m[b2] 138,0 m[b]
Blume 1996	30 V 26 P	120 mg 24 Wochen	41,0 m*[a] 8,0 m[a]	50,5 m[a] 15,5 m[a]
Peters 1998	52 V 57 P	120 mg 24 Wochen	45,1 m*[b] 20,9 m[b]	61,1 m[b] 25,0 m[b]
Blume 1998	21 V 19 P	160 mg 24 Wochen	37,7 m*[b] 3,7 m[b]	45,6 m[b] 5,4 m[b]
Schweizer, Hauptmann 1999	38 V 36 V	120 mg 240 mg 24 Wochen	60,6 m[b] 107,0 m*[b]	67,7 m[b] 138,7 m*[b]

V = Verum, P = Placebo, * = signifikant $p < 0{,}001$, [a] = Median, [b] = arithm. Mittel

wurde nach 4–6 wöchiger Behandlung mit dem Ginkgo-biloba-Extrakt um 3/4 der jeweiligen Standardabweichung hochsignifikant mehr verbessert als mit Placebo. Bei einer Standardabweichung von 100 m bedeutet dies eine Überlegenheit von 75 m.

In einer Übersichtsarbeit aus dem Jahre 1992 verglichen Letzel und Schoop [17] die bis zu diesem Zeitpunkt vorliegenden placebokontrollierten Doppelblindstudien von EGb 761 mit den zu Pentoxifyllin publizierten Ergebnissen. Kriterien waren kontrollierte Studien, Randomisierung, doppelblinde Durchführung, Festlegung der Hauptzielgrößen (schmerzfreie Gehstrecke auf dem Laufband), sinnvolle Fallzahlen und adäquate statistische Auswertung. Sieht man von ähnlichen methodischen Schwierigkeiten ab, dann unterschieden sich die jeweiligen Studien in ihrer Qualität nicht. Der Gehstreckenzuwachs war sehr variabel. Die relative Zunahme zum Ausgangswert betrug 45 % für EGb 761 und 57 % für Pentoxifyllin. Unterschiede in der Wirksamkeitsdokumentation und der klinischen Wirksamkeit beider Substanzen wurden nicht gefunden.

Diese Ergebnisse wurden durch neuere klinische Studien [18–21, 23] entsprechend den Prüfrichtlinien für Therapiestudien im Fontaine-Stadium bestätigt [9, 10]. Nach einer 2-wöchigen Placebo-run-in-Phase erhielten in einer randomisierten Doppelblindstudie 60 austrainierte Patienten mit einer pAVK im Fontaine-Stadium IIb über 24 Wochen entweder 120 mg/Tag p.o. Ginkgo-biloba-Extrakt oder Placebo. Primäre Zielgröße war die Differenz der am Laufband (Gehgeschwindigkeit 3 km/h, Steigung 12 %) gemessenen schmerzfreien Gehstrecke vor und nach 8, 16 und 24 Wochen. Als sekundäre Größen wurden die

Differenzen für die maximale Gehstrecke, die relative Verbesserungen der schmerzfreien und maximalen Gehstrecken, der Doppler-Index vor und nach Therapie sowie die subjektive Beurteilung des Patienten nach der Therapie definiert. In der Verum-Gruppe erfolgten 2 und nach Placebo 4 Abbrüche. Gründe waren u.a. die Rücknahme der Einwilligung, eine Verschlechterung der Beschwerden oder das Nichterscheinen zu den Kontrollen. Bei den austrainierten Patienten wurde durch den Ginkgo-biloba-Extrakt eine zusätzlich signifikante Verlängerung der Gehstrecke von im Median 41 m gegenüber 8 m unter Placebo erreicht. Auch bei der prozentualen Veränderungen bestand zu allen Zeitpunkten eine signifikante Überlegenheit der mit EGb 761 behandelten Patienten; einem medianen Anstieg von 42,1 % in der EGb-761-Gruppe stand in der Placebo-Gruppe eine Veränderung von 8 % gegenüber. Die maximale Gehstrecke hatte nach 24-wöchiger Behandlung im Median signifikant um 50,5 m in der EGb 761-Gruppe gegenüber 15,5 m in der Placebo-Gruppe zugenommen. Beim Doppler-Index bestanden keine Unterschiede. Nach der visuellen Analogskala von –5 bis +5 hatten sich die subjektiven Beschwerden nach Behandlung mit dem Ginkgo-biloba-Spezialextrakt im Median um 2,9 signifikant gegenüber einem Median von 0 nach Placebo gebessert [18].

Schoop et al. [19] berichten über eine 24-wöchigen placebokontrollierten, doppelblinde Multicenter-Studie bei 222 Patienten mit pAVK Stadium IIb nach Fontaine. Die tägliche Dosis des Ginkgo-biloba-Spezialextrakts betrug 120 mg/Tag p.o. bzw. Placebo. Im Gesamtkollektiv bestand ein trendmäßiger Vorteil für Verum und in der Subgruppenanalyse eine Zunahme der schmerzfreien Gehstrecke von mehr als 75 m gegenüber dem Ausgangsbefund. Nach Ausschluss von Patienten mit „Walking-through-Phänomen" betrug die Zunahme der schmerzfreien Gehstrecke unter Ginkgo biloba 72 m und unter Placebo 42 m. Der Unterschied war signifikant.

In einer weiteren multizentrischen (n = 5) placebokontrollierten Doppelblindstudie erhielten 111 Patienten mit pAVK im Stadium II nach Fontaine nach einer 2-wöchigen Placebo-run-in-Phase über einen Zeitraum von 24 Wochen EGb 761 (120 mg/Tag p.o.) bzw. Placebo. Primäre Zielgröße war die Differenz der auf dem Laufband (3 km/h Geschwindigkeit und 12 % Steigung) bestimmten schmerzfreien Gehstrecke vor und nach 8, 16 und 24 Wochen. Wegen fehlender Daten von je einem Patienten in jeder Gruppe erfolgte die Intention-to-treat-Analyse anhand von 109 Fällen. Nach Gabe des Ginkgo-biloba-Extrakts nahm die schmerzfreien Gehstrecke von initial 108,5 m auf 153,2 m und nach Placebo von 105,2 m auf 126,6 m zu. Die mittlere Differenz zum Ausgangswert betrug 45,1 m unter Verum und 20,9 m unter Placebo. Der Gruppenunterschied war an allen 3 Kontrollterminen signifikant. Die maximale Gehstrecke war nach Studienende unter EGb 761 ebenfalls signifikant um 61,1 m gegenüber Placebo um 25,0 m verlängert. Die Doppler-Indices blieben in beiden Gruppen nahezu unverändert [20].

Unter Berücksichtigung der Prüfrichtlinien für Therapiestudien bei pAVK verglichen Blume et al. [21] bei 41 Patienten mit pAVK im Fontaine-Stadium IIb in einer randomisierten Doppelblindstudie mit vorgeschalteter 2-wöchiger Placebo-run-in-Phase für die Dauer von 24 Wochen EGb 761 (160 mg/Tag p.o.) mit Placebo. Primäre Zielgröße war die auf dem Laufband (Geschwindigkeit 3 km/h, 12 % Steigung) ermittelte schmerzfreie Gehstrecke nach 8, 16 und 24 Wochen. Als sekundäre Parameter wurden die Veränderung der maximalen Gehstrecke, der Dopplerindex sowie die subjektive Beurteilung der Patienten definiert. Zwei Patienten in der Placebogruppe widerriefen die Einwilligung zur Studie. Die mittlere schmerzfreie Gehstrecke nahm unter EGb 761 von 81,4 m auf 119,1 m und unter Placebo von 74,0 auf 77,7 m zu. Der Unterschied war ab der 8. Woche signifikant. Die relative Differenz der Veränderungen der schmerzfreien Gehstrecke unter EGb 761 bzw. Placebo betrug bei Studienende + 47,7 % bzw. + 14,3 % und erfüllte damit die in den Prüfrichtlinien definierte Mindestdifferenz von 30 % gegenüber Placebo. Zu allen Untersuchungsterminen nahm in der Verum-Gruppe auch die maximale Gehstrecke gegenüber Placebo signifikant zu. In der subjektiven Beurteilung des Therapieerfolges durch die Patienten war Verum Placebo signifikant überlegen. Der Dopplerindex veränderte sich im Therapieverlauf nur unwesentlich.

Ziel einer randomisierten Doppelblindstudie bei 74 Patienten mit pAVK des Fontaine-Stadiums IIb war der Beleg der Überlegenheit einer höheren Tagesdosis von 240 mg EGb 761 gegenüber der monographiekonformen Tagesdosis [22] von 120 mg [23]. Nach einer 2- bis 4-wöchigen Placebo-run-in-Phase erhielten 38 Patienten 120 mg EGb 761/Tag p.o. und 36 Patienten 240 mg EGb 761/Tag p.o. für die Dauer von 24 Wochen. Primäre Zielgröße war die Differenz der auf dem Laufband (Geschwindigkeit 3 km/h, 10 % Steigung) ermittelten schmerzfreien Gehstrecke vor und nach der Therapie. Als sekundäre Parameter wurden die maximale Gehstrecke, die Schmerzintensität, die Normalisierungszeit des Knöcheldrucks nach Belastung, die Arm-Knöchel-Dopplerdruck-Differenz und der Arm-Knöchel-Doppler-Druckquotient definiert. Die schmerzfreie Gehstrecke hatte unter der Dosis von 120 mg um 60,6 mg und nach 240 mg um 107 m signifikant zugenommen. Der mittlere Ausgangswert der maximalen Gehstrecke lag in der 120 mg-Gruppe bei 182,6 m und in der 240 mg-Gruppe bei 168,5 m. Er verbesserte sich somit im Mittel signifikant um 67,7 m in der 120-mg-Gruppe gegenüber 138,7 m in der 240-mg-Gruppe. Die höhere Dosis war damit wirksamer als die in der Monographie vorgegebene Dosis. In den anderen Prüfgrößen bestanden keine Gruppenunterschiede.

6.4 Dosierung, Anwendungsdauer

Anwendungsgebiete für zugelassene bzw. monographiekonforme Extrakte aus Ginkgo biloba sind: Verbesserung der schmerzfreien Gehstrecke bei peripherer arterieller Verschlusskrankheit im Stadium II nach Fontaine (Claudicatio intermittens) im Rahmen physikalisch-therapeutischer Maßnahmen, insbesondere Gehtraining. Die Dosierung beträgt 120–160 mg Ginkgobiloba-Extrakt in 2 oder 3 Einzeldosen täglich. Die Besserung der Gehstreckenleistung setzt eine Behandlungsdauer von mindestens 6 Wochen voraus [22].

Derzeit zulassungsfähige Ginkgo-biloba-Extrakte
DEV: 35–67 : 1 (stand.: auf 22–27 % Flavonoidglykoside und 5–7 % Terpenlactone, davon 2,8–3,4 % Ginkgolide A, B, C sowie 2,6–3,2 % Bilobalid. Es sind weniger als 5 ppm Ginkgolsäuren enthalten.). Auszugsmittel: Azeton 60 %
Menge Trockenextrakt pro Tag: 120–240 mg

6.5 Toxikologie, unerwünschte Arzneimittelwirkungen, Interaktionen

Siehe Gegenanzeigen und sonstige Angaben zu standardisiertem Ginkgo-biloba-Spezialextrakt unter dem Kapitel „Hirnleistungsstörungen“.

6.6 Risikogruppen, Schwangerschaft, Stillzeit, Pädiatrie

Siehe Gegenanzeigen und sonstige Angaben zu standardisiertem Ginkgo-biloba-Spezialextrakt unter dem Kapitel „Hirnleistungsstörungen",

Literatur

[1] Loew D., Rietbrock N. (2001) Periphere Durchblutungsstörungen. In Klinische Pharmakologie. 4. Auflage. Hrsg.: Rietbrock N., Staib H., Loew D. Steinkopff-Verlag Darmstadt

[2] Anadere I., Chmiel H., Witte S. (1984) Hemorheological findings in patients with completed stroke and the influence of a Ginko biloba extract. Clin Hemorheol 5:411–420

[3] Artmann G., Degenhardt R., Wolff H., Grebe R., Schmid-Schönbein H. (1991) Pilotstudie über membranpharmakologische Wirkungen von Ginkgo-biloba-Extrakt: Parameter-Exploration in vitro und Reduplikation der Effekte nach enteraler und parenteraler Zugabe von Rökan. In: Kemper FH, Schmid-Schönbein H (Hrsg) Rökan – Ginkgo biloba EGb 761 – Pharmakologie, Bd 1. Springer, Berlin, S 47–62

[4] Költringer P., Eber O., Lind P., Langsteger W., Wakonig P., Klima G., Rothlauer W. (1989) Mikrozirkulation und Viskoelastizität des Vollblutes unter Ginkgo-biloba-Extrakt. Eine plazebokontrollierte, randomisierte Doppelblind-Studie. Perfusion 1:28–30

[5] Ernst E., Marshall M. (1992) Der Effekt von Ginkgo-biloba-Spezialextrakt EGb 761 auf die Leukozytenfilterabilität – eine Pilotstudie. Perfusion 8:241–242

[6] Grebe R., Artmann G., Wolff H., Degenhardt R., Schmid-Schönbein H. (1991) Hochauflösende mikrorheologische Methoden zum Studium pharmakodynamischer Wirkungen von Ginkgo-biloba-Extrakt an menschlichen Erythrozyten. In: Kemper FH, Schmid-Schönbein (Hrsg) Rökan – Ginkgo biloba EGb 761 – Pharmakologie, Bd 1. Springer, Berlin, S 31–45

[7] Guinot P., Caffrey E., Lambe R., Darragh A. (1989) Tanakan inhibits platelet-activating-factor induced platelet aggregation in healthy male volunteers. Haemostasis 19:219–233

[8] Heidrich H., Allenberg J., Cachovan M. et al. (1992) Prüfrichtlinien für Therapiestudien im Fontaine-Stadium II–IV bei peripher-arterieller Verschlusskrankheit. VASA 4:333–338

[9] DeFeutis F. V. (1998) Ginkgo biloba extract (EGb 761): From chemistry to the clinic. Ullstein Medical, Wiesbaden

[10] Deutsche Gesellschaft für Angiologie. Prüfrichtlinien für Therapiestudien im Fontaine-Stadium II–IV bei peripher-arterieller Verschlusskrankheit. VASA 21, 1992, 333–337, VASA 22, 1993, 190

[11] Deutsche Gesellschaft für Angiologie. Prüfrichtlinien für Therapiestudien im Fontaine-Stadium II–IV bei peripher-arterieller Verschlusskrankheit. VASA 24, 1995, 107–113, VASA 25, 1996, 73–75

[12] CPMP Efficacy Working Party. Note for guidance on the clinical investigation of medicinal products in the treatment of chronic peripheral arterial occlusive disease CPMP/EWP/233/95 final

[13] Salz H. (1980) Zur Wirksamkeit eines Ginkgo-biloba-Präparats bei arteriellen Durchblutungsstörungen der unteren Extremitäten. Kontrollierte Doppelblind-crossover-Studie. Ther Geg 119:1345–1356

[14] Bauer U. (1984) 6-month double-blind randomized clinical trial of Ginkgo biloba extract versus placebo in two parallel groups in patients suffering from peripheral arterial insufficiency. Arnzneim-Forsch/Drug res 34:716–720

[15] Thomson G. J. L., Vohra E. K., Carr M. H., Walker M. G. (1990) A clinical trial of Gingko biloba extract in patients with intermittent claudicatio. Int. Angiol, 9: 75–78

[16] Bulling B., Bary S. (1991) Behandlung der chronischen peripheren arteriellen Verschlusskrankheit mit physikalischem Training und Ginkgo-biloba-Extract 761. Med Welt 42:702–708

[17] Schneider B. (1992) Ginkgo-biloba-Extrakt bei peripheren arteriellen Verschlusskrankheit. Arzneim. Forsch. 42:428–436

[18] Letzel H., Schoop W. (1992) Ginkgo-biloba-Extrakt EGb 761 und Pentoxifyllin bei Claudicatio intermittens. Sekundäranalyse zur klinischen Wirksamkeit. VASA 21:403–410

[19] Blume J., Kieser M., Hölscher U. (1996) Placebokontrollierte Doppelblindstudie zur Wirksamkeit von Ginkgo-biloba-Spezialextrakt EGb 761 bei austrainierten Patienten mit Claudicatio intermittens. Vasa 25, 3:265–274

[20] Schopp W., Breddin K., Diehm C., Gruss J., Held K., Horsch S., Rieger H., Rudofsky G., Salzmann G., Trübenstein G., Wuppermann T.

(1996) Klinische Prüfung mit Ginkgo biloba-Spezialextrakt EGb 761 bei Patienten mit peripherer arterieller Verschlusskrankheit im Stadium II b bach Fontaine im Vergleich zu Placebo Schweizerische Gesellschaft für Angiologie, 29. Jahrestagung Kartause Ittingen, Warth/TG, 1.–2. Nov. 1996

[21] Peters H., Kieser M., Hölscher U. (1998) Demonstartion of efficacy of ginkgo biloba special extract EGb 761 on intermittent claudication – a placebo controlled double blind multicenter trial. VASA 27,106–110

[22] Blume J., Kieser M., Hölscher U. (1998) Ginkgo-Spezialextrakt EGb 761® bei AVK – Plazebokontrollierte Doppelblindstudie bei Patienten mit pAVK im Stadium IIb nach Fontaine, Fortschr. Med. 116, 1998, 36–37

[23] Monographie „Trockenextrakt (35–67:1) aus Ginkgo-biloba-Blättern, extrahiert mit Aceton-Wasser", Bundesanzeiger Nr 133 vom 19.07.1994

[24] Schweizer J., Hauptmann C. (1999) Comparison of two dosages of Ginkgo biloba extract EGb 761 in patients with peripheral arterial occlusive disease Fontaine's stage IIb. A randomised, double-blind, multicentric clinical trial Arzneim.-Forsch. 49, 900–904

7 Chronische Veneninsuffizienz

7.1 Einteilung, Definition, Pathogenese, Klinik

Die systematische Einteilung der Venenerkrankungen (Tab. 7.1) umfasst die primär degenerativen, dilatierenden Erkrankungen des oberflächlichen Systems (primäre oder genuine Stammvarikosis), der transfascialen Venen (Perforansinsuffizienz), der subfascialen Venen (Leitveneninsuffizienz), die retikuläre Varikosis und die Besenreiservarikose. Hinzu kommen entzündlich thrombosierende Erkrankungen der oberflächlichen Venen (oberflächliche Thrombophlebitis) und der tiefen Venen (Phlebothrombose) sowie als seltenere Ursachen venöse Abflussstörungen durch Klappenagensie oder Angiodysplasien. Im Rahmen dieser Einteilung ist die chronische Veneninsuffizienz (CVI) als Komplikation und Folgeschaden sowohl einer venösen Drainagestörung bei primärer Stammvarikosis mit Insuffizienz der Perforansvenen als auch klinischer Ausdruck eines postthrombotischen Syndroms einzuordnen. Seltene Ursachen sind chronische Rückflussstörungen infolge Insuffizienz der Muskelpumpe z.B. bei Querschnittslähmung, kongenitales Fehlen von Venenklappen oder Rechtsherzinsuffizienz. Einflussgrößen und Risikofaktoren für primäre Varizen sind anlagebedingte Bindewebsschwäche, hormonelle Einflüsse, Schwangerschaft, Ovulationshemmer, Übergewicht, Bewegungsmangel sowie stehende und sitzende Tätigkeiten. Ätiopathogenetisch handelt es sich bei der CVI um die Folgen einer chronisch venösen Rückstauung in den unteren Extremitäten infolge eines anhaltenden Druckanstiegs unter Orthostase mit venöser Abflussstörung [1, 2]. Der Druckanstieg führt zu charakteristischen Veränderungen im Bereich der Endstrombahn und des perikapillären Interstitiums mit den Folgen einer Makro- und Mikroangiopathie. Überschreitet der Filtrationsdruck den interstitiellen und kolloidosmotischen Druck, dann kommt es zum Flüssigkeitsaustritt ins Gewebe, der sich klinisch zunächst als teigiges Unterschenkelödem äußert. Mit fortschreitendem Ödem wird die nutritive Durchblutung gestört, wodurch sich das Endothel verändert und für Makromoleküle durchlässiger wird. Das Ödem wird zunehmend eiweißreicher. Zusätzlich kommt es zu zellulären Störung an den postkapillären Venolen durch leukozytäre Überaktivierung der Endothelzellen, zur Aktivierung von Plättchen, neutrophilen Granulozyten, T-Lymphozyten, Monozy-

Tab. 7.1 Systematische Einteilung der Venenerkrankungen (nach Marshall 1)

Degenerative, dilatierende Venerkrankungen
– des oberflächlichen Systems (primäre Varizen)
– des transfaszialen Systems (Perforansinsuffizienz)
– des tiefen Systems (tiefe Varikosis, Leitveneninsuffizienz)
Entzündliche, thrombosierende Venenerkrankungen
– des oberflächlichen Systems (oberflächliche Thrombophlebitis)
– des tiefen Systems (tiefe Venenthrombose)
Anlageanomalien
– arteriovenöse Kurzschlüsse u. a.
Komplikationen und Folgezustände der Venenerkrankungen
– akut: Lungenembolie
– subakut: Stauungs- und Kollateralvarizen (sekundäre Varikosis)
– chronisch: chronische Veneninsuffizienz (CVI), chronische Stauungsinsuffizienz, postthrombotisches Syndrom mit CVI

ten, Cyclooxygenaseprodukten und zur Bildung von toxischen Sauerstoffradikalen, die ihrerseits die Zellmembran angreifen und zerstören.

Mehrere epidemiologische Studien verschiedener Arbeitsgruppen haben übereinstimmend auf die wichtige sozialmedizinische und sozioökonomische Bedeutung von Venenerkrankungen hingewiesen [3–12]. Nach einem Vergleich von 5 Epidemiologiestudien beträgt die Prävalenz der Varikosis in der deutschen Durchschnittsbevölkerung 31 % bei Männern und 54 % bei Frauen. Dies bedeutet, dass in Deutschland etwa 8,5 Millionen Menschen an einer chronischen Veneninsuffizienz leiden. Die CVI äußert sich klinisch je nach Stadium in verschiedenen Variationen und subjektiv mit den typischen Beschwerden wie müde, schwere, geschwollene Beine, Spannungsgefühl, Schmerzen, Wadenkrämpfe und Juckreiz (Tab. 7.2). Die Symptomatik nimmt tagsüber bei statischer Belastung und besonders in der warmen Jahreszeit zu. Der klinische Befund ist abhängig von der Dauer und dem Ausmaß der chronischen Rückstauung.

Zweifelsohne handelt es sich nicht um eine lebensbedrohliche Erkrankung. Dennoch besitzt die CVI aufgrund möglicher Folgeschäden einen Krankheitswert und muss als behandlungsbedürftig eingestuft werden. Denn aus einer akuten Komplikation können eine Thrombophlebitis und tiefe Beinvenenthrombosen resultieren. Die Chronifizierung führt zu irreversiblen trophischen Hautveränderungen wie Stauungsödem, akrale Cyanose, Ekzem, Siderosklerose, Dermatosklerose bis hin zum offenen bzw. abgeheilten Ulcus cruris mit physischer und psychischer Belastung für den Patienten. Daraus wiederum resultieren hohe Kosten für die Versicherungsgemeinschaft und Frühberentung des Patienten. Ohne adäquate Behandlung schreitet die Erkrankung vom Stadium I über das Stadium II in die Stadien IIIa und IIIb fort. Die Diagnose erfolgt zunächst durch Inspektion, Palpation, klinische Tests zur Prüfung der Suffizienz verschiedener Venenstämme im Liegen und im Stehen sowie durch Beinumfangmessung und kann durch apparative Verfahren wie Doppler-Sonographie, Venenverschlussplethysmographie, Duplex-Sonographie und Phlebographie abgesichert werden.

Therapieziele bei der CVI sind Ausschaltung der venösen Hypertonie, Normalisierung der gestörten Kapillarpermeabilität, Verbesserung der Zirkulation, Förderung der Lymphdrainage; Beseitigung von Entzündungen, Stauung, Schwellung, trophischen Hautschäden; Verhinderung der Progredienz in ein höheres Stadium und Verhinderung von Komplikationen wie Entwicklung eines Eiweißödems mit nachfolgender Dermatolipofasziosklerose und Ulcus cruris. Dies erfordert eine frühzei-

Tab. 7.2 Stadien-Einteilung der CVI nach Widmer/Marshall

CVI-Stadium I	CVI-Stadium II	CVI-Stadium III
Objektiv – Corona phlebectatica – Reticuläre Varizen – Knöchelödem – Unterschenkelödem **Subjektiv** – Schweregefühl – Spannungsgefühl – Schmerzen	**Objektiv** – Ödeme – Hautdystrophie – Siderosklerose – Atrophie blanche – Dermatosklerose **Subjektiv** – Schmerzen – Spannungsgefühl	**Objektiv** – abgeheiltes Ulcus cruris (a) – florides Ulcus cruris (b)

tige und konsequente Therapie. Neben allgemeinen Maßnahmen wie Hydrotherapie, Hochlagerung der Beine, Venengymnastik, Aktivierung der Muskelpumpe durch Bewegung und Lymphdrainage kommen als invasive Verfahren eine Sklerotherapie, die operative Varizenausschaltung und als nichtinvasive Prinzipien die Kompression in Frage. Als medikamentöse Maßnahmen lassen sich Diuretika, Ödemprotektiva und unter Umständen topische Präparate einsetzen. Hierbei handelt es sich nicht um konkurrierende, sondern um sich ergänzende Behandlungsprinzipien, die unter Beachtung von Kontraindikationen individuell einzusetzen sind. Als Kontraindikationen für die Kompression sind eine schwere periphere arterielle Verschlusskrankheit, eine dekompensierte Herzinsuffizienz, eine koronare Herzkrankheit, eine pulmonale und portale Hypertonie bzw. eine schwere arterielle Hypertonie zu beachten. Ferner scheidet die Kompression aus bei Adipositas bzw. bei Erkrankungen des Bewegungsapparates, da die Patienten die Kompression nicht selbst anlegen können. Zum Nachweis der Wirksamkeit von Interventionsmaßnahmen gehören der Nachweis venentonisierender Effekte, die Wiederherstellung des venösen Rückflusses, eine Verbesserung von trophischen Störungen wie Pigmentverschiebung, phlebarthrotisches Stauungssyndrom, Dermatosklerose, Gewebsnekrosen, Ulcus cruris sowie Aufhalten der Progredienz.

Nach den Richtlinien des Bundesausschusses der Ärzte und Krankenkassen über die Verordnung von Arzneimitteln in der vertragsärztlichen Versorgung (AMR vom 31.August 1993 bzw. in den ergänzten Fassungen), dürfen nach 17.2. Venentherapeutika (Ödemprotektiva) zur topischen und systemischen Anwendung z.B. bei chronischer Veneninsuffizienz nur unter der Voraussetzung verordnet werden, dass zuvor allgemeine nichtmedikamentöse Maßnahmen genutzt wurden. Dazu gehören physikalische Maßnahmen, eine der Krankheit angemessene Lebensführung und körperliches Training [13].

Unter Ödemprotektiva werden Substanzen verstanden, welche die Durchlässigkeit der Gefäßwände für Flüssigkeit und Eiweiß in der Endstrombahn erschweren, die Mikrozirkulation verbessern, das durch Extravasation bedrohte Gewebe schützen, vorhandene Ödeme ausschwemmen, die Entstehung eines Ödems aufhalten und den Lymphtransport fördern und somit die subjektiven Beschwerden wie Spannungs- und Schweregefühl in den Beinen, Schmerzen und Wadenkrämpfe mildern. Nach dem Statement des Berufsverbandes der praktizierender Phlebologen vom 22.5. 1993 [14] kommen als Anwendungsgebiete für ödemprotektive Stauungssymptome (zum Beispiel Ödeme, Schmerzen, schwere und müde Beine, Spannungsgefühl) infolge einer venösen Hypertonie mit und ohne Zeichen der CVI infrage. Ödemprotektiva dienen dabei vor allem zur Stabilisierung eines erreichten Entstauungszustandes.

Das Stufenschema sieht hierbei vor:

1. **Nicht spontan reversible Ödeme**
   a. Primär Entstauung mit Kompression und/oder Diuretika laut Empfehlung des Berufsverbandes vom 22.5.1993 [14].
   b. Fortführung der Therapie mit Ödemprotektiva und/oder mit Kompressions-Therapie abhängig vom Beschwerdebild und Stadium der Erkrankung
2. **Spontan reversible Ödeme**
   Ödemprotektiva, soweit Beschwerdebild und Krankheitsfortschritt es notwendig erscheinen lassen.

Bezüglich der Anwendungsdauer unterscheidet man:

3. **Intervalltherapie**
   a. Überbrückung bis zur möglichen Durchführung invasiv-kausaler Maßnahmen wie Varizenchirurgie und/oder Sklerotherapie.
   b. orthostatisch und/oder thermisch bedingte periphere Stauungsbeschwerden
   c. periphere Ödeme im Rahmen einer hormonellen Behandlung und /oder eines prämenstruellen Syndroms.
4. **Mögliche Dauertherapie**
   a. bei primärer und sekundärer CVI
   b. bei Ablehnung invasiver Maßnahmen im Rahmen der freien Therapieentscheidung des Patienten

Pflanzliche Venenmittel werden traditionell seit dem Mittelalter eingesetzt. Heute werden an pflanzliche Fertigarzneimittel hohe Anforderungen im Hinblick auf Qualität, Wirksamkeit und Unbedenklichkeit gestellt, die nur von wenigen Präparaten erfüllt werden. Aus phytochemischer Sicht kommen 4 Gruppen von pflanzlichen Inhaltsstoffen infrage, die mehr oder weniger gut pharmakologisch und klinisch untersucht sind und nachfolgend abgehandelt werden.

Literatur

[1] Marshall M. (1987) Praktische Phlebologie. Springer Berlin Heidelberg New York London Tokyo

[2] Marshall M., Loew D.: Diagnostische Maßnahmen zum Nachweis der Wirksamkeit von Venenpharmaka. Phlebol. 23: 85–91, 1994

[3] Eberth-Willerhausen W., Marshall M.: Prävalenz, Risikofaktoren und Komplikationen peripherer Venenerkrankungen in der Münchner Bevölkerung. Hautarzt 1984, 35 : 68–77

[4] Fischer H.: Venenleiden: Eine repräsentative Untersuchung in der Bevölkerung der Bundesrepublik Deutschland. (Tübinger Studie). Urban und Schwarzenberg München 1981

[5] Gantenbein B.: Die Häufigkeit von Varizen der unteren Extremität in der allgemeinmedizinischen Sprechstunde. Z. ärztl. Fortbild. 1980, 74: 593–595

[6] Hackel F., Voigt H., Hänisch H-Ch., Großer L.: Ergebnisse der Wurzener Studie 1971: Epidemiologie der Venenerkrankungen bei Männern. Zschr. inn. Med. 1971, 29: 611–615

[7] Heede G.: Prävarikose epidemiologische Symptome bei Schülern im Alter 8–18 Jahren. Vasomed aktuell 1990, 2:8–10

[8] Schultz-Ehrenburg U., Weindorf N., von Uslar D., Hirsche H.: Prospektive epidemilogische Studie über die Entstehungsweise der Krampfadern bei Kindern und Jugendlichen. Phlebol. Proktol. 1989, 18: 3–11

[9] Schultz-Ehrenburg U., Weindorf N., Matthes U., Hirche H.: New epidemiological findings with regard to initial stages of varicose veins (Bochum I–III). Phlebologie 1992, 234–236

[10] Widmer L. K, Stählin H. B., Nissen C., Da Silva A.: Venen-, Arterien-Krankheiten, koronare Herzkrankheit bei Berufstätigen, prospektiv-epidemiologische Untersuchung, Baseler Studie I–III 1959–1978. H. Huber Verlag: Bern, Stuttgart, Wien

[11] Wienert V., Willer H.: Epidemiologie der Venenerkrankungen. Schattauer Stuttgart New York 1992

[12] Winkler M., Heinemann L.: Zur Epidemiologie der Venenerkrankung – Ergebnisse einer epidemiologischen Studie. Z. ges. inn Med. 1981, 36: 459–462

[13] Richtlinien des Bundesausschuss der Ärzte und Krankenkassen über die Verordnung von Arzneimitteln in der vertragsärztlichen Versorgung (Arzneimittel – Richtlinie/AMR) vom 31. August 1993. (1994) Deutsches Ärzteblatt 91, A-139

[14] Berufsverband praktizierender Phlebologen. Statement zur Anwendung von Diuretika und Ödemprotektiva bei Stauungsödemen. Ärzte Zeitung/Forschung und Praxis 164/ S. 10–11, 1993

7.2 Rosskastaniensamen Trockenextrakt

7.2.1 Wirkstoff, Extrakte, Droge

Rosskastaniensamenextrakte werden durch Extraktion von Rosskastaniensamen der Stammpflanze *Aesculus hippocastanum* mit Ethanol- bzw. Methanol-Wasser-Mischungen gewonnen. Derzeit sind in Deutschland Trockenextrakt-Präparate im Markt, die durch Extraktion mit Ethanol 50 %, Ethanol 60 %, Ethanol 68 % und Methanol 80 % gewonnen wurden. Diese Vielfalt in den Herstellungsverfahren scheint für Rosskastanienextrakte nicht so dramatisch zu sein, wie für Extrakte aus anderen pflanzlichen Drogen, da man glaubt, das Saponingemisch Aescin als wirksamkeitsbestimmende Inhaltsstoffgruppe definieren zu können. Somit sollten heute alle Rosskastanienextrakt-Präparate auf Aescin normiert sein. Selbst im Arzneibuch ist eine Monographie Eingestellter Rosskastaniensamentrockenextrakt (Hippocastani extractum siccum normatum) enthalten. Die zu 3–5 % in der Rohdroge enthaltenen Saponine werden in den Trockenextrakten auf 16–20 % ankonzentriert. Berechnet wird die Saponinmenge als Aescin (β-Aescin).

7.2.2 Experimentelle Pharmakologie und Pharmakokinetik

Zum pharmakologischen Wirkprofil liegen vorrangig Untersuchungen mit reinem Aescin, dem wirksamen Bestandteil im Saponingemisch, aber auch mit eingestelltem Rosskastaniensamenextrakt vor. In den klassischen Entzündungsmodellen bei verschiedenen Tierspezies, ausgelöst durch Carrageenan, Dextran, Ovalbumin, Kaolin, Bradykinin und Histamin, wurde eine dosisabhängige antiphlogistische und antiexsudative Wirkung nach Vorbehandlung mit reinem Aescin und mit einem eingestellten Rosskastaniensamenextrakt unter anderem im Vergleich zu Acetylsalizylsäure und Phenylbutazon nachgewiesen [1–5]. Hierbei war der untersuchte Rosskastaniensamenextrakt wirksamer als der von Aescin befreite Extrakt [6].

Am Modell der Formalin-induzierten Peritonitis hemmte Aescin dosisabhängig die Permeation von kleinen Molekülen stärker als die von Makromolekülen [7]. Die gefäßabdichtende Wirkung von Aecin wurde an Modellen mit Tusche- oder Evans-blue-Injektion als Indikatoren gezeigt, und im Petechientest wurde an der Ratte die Kapillarresistenz belegt [4,6]. Für eine gefäßabdichtende Wirkung von Aescin spricht eine dosisabhängige Antagonisierung des Bradykinineffektes [7].

Die antiexsudative Wirkung wurde humanpharmakologisch in 2 randomisierten placebokontrollierten Studien an Probanden [8] bzw. Patienten mit chronischer Veneninsuffizienz [9] anhand der Venenverschlussplethysmographie bestätigt. Nach oraler Gabe von 300 mg [8] mg bzw. 600 mg [9] eines eingestellten Rosskastaniensamenextrakts sank der transkapilläre Filtrationskoeffizient um 22 % gegenüber dem Ausgangswert [23], während dieser Koeffizient nach Placebo leicht anstieg. Als Wirkungsmechanismus wird eine Hemmung von lysosomalen Enzymen diskutiert. Aescin hemmt die Hyaluronidase, die für den Abbau von Hyaluronsäure, ein Hauptbestandteil der extravaskulären Matrix, verantwortlich ist. Bei Patienten mit einer Varikosis wurde ein signifikanter Anstieg von 60–120 % der Hydrolasen β-N-Acetylglucosaminidase, β-Glucuronidase und Arylsulphatase im Serum gemessen [10]. Und in zwei klinischen Studien [10, 11] wurde eine signifikante Reduktion der Enzymaktivität nach 12-tägiger Behandlung mit 900 mg eines eingestellten Rosskastaniensamenextrakts gefunden. Nach Enghofer [3] beruht die Wirkung weniger auf dem direkten Enzymeinfluss als auf der Protektion der Proteoglykane durch Hemmung der Enzymfreisetzung.

An isolierten tierischen und menschlichen Venen bewirkte Aescin (ab 0,1 mg/ml) und ein eingestellter Rosskastaniensamenextrakt (ab 0,2 mg/ml) eine langsam einsetzende nicht streng dosisabhängige Kontraktion [12], die trotz mehrfachen Auswaschens nicht reversibel war. Ähnliche venentonisierende Effekte an isolierten Venen wurden für den Extrakt im Dosisbereich von 0,2–1 mg/ml bzw. für Aescin im Konzentrationsbereich 1 ng/ml bis 1 mg/ml beschrieben [13,14]. Dieser Effekt war vergleichbar mit dem von Serotonin und stärker als der von Acetylcholin und Vasopressin.

An Extremtitätengefäßen und isolierten Arterien und Venen wirkte Aescin biphasisch. Auf eine vorübergehende initiale Dilatation folgt eine Tonisierung, die an den kapazitativen und großen Gefäßen stärker ist als an arteriellen Gefäßen [15]. Diese in vitro venentonisierenden Befunde wurden humanpharmakologisch durch Prüfung auf Venenkapazität, Venentonus und Durchblutung der Extremitäten nach oraler Einnahme von 300 mg Extrakt (entspr. 90 mg Aescin) im Vergleich zu Placebo bestätigt [16]. Mit der ^{133}Xenon-Apparence-Methode wurde bei Patienten mit varikösen Venen nach Einnahme von 1800 mg Extrakt über 12 Tage ein signifikanter Anstieg der Strömungsgeschwindigkeit um 30 % gegenüber dem Ausgangswert und eine Abnahme der Vollblutviskosität um 5 % gemessen, was eine verbesserte Hämodynamik zur Folge hatte und mit dem Rückgang von subjektiven Beschwerden korrelierte [17].

Zur tierexperimentellen Pharmakokinetik liegen nur Untersuchungen mit Tritium-markiertem reinem Aescin nach oraler, parenteraler und topischer Anwendung vor [18, 19, 20, 21], die nur mit Einschränkung auf den Extrakt und den Menschen übertragbar sind. Danach wird Aescin nach oraler Gabe in allen Abschnitten des Verdauungstraktes vorrangig im Duodenum mit einer Rate von 10–15 % resorbiert und als unverändertes Aescin bzw. in Form von Metaboliten biliär und renal ausgeschieden. Der prozentuale Anteil an Metaboliten ist nach oraler Gabe von Aescin deutlich höher als nach intravenöser Applikation. Aescin ist plazentagängig und geht in die Milch über.

7.2.3 Human- Pharmakokinetik

Für Rosskastaniensamenextrakt wird als wirksames Prinzip das Triterpensaponingemisch, das als Aescin berechnet wird, angesehen. Dabei bleiben die im Gesamtgemisch quantitativ variablen Anteile der einzelne Saponine unberücksichtigt [22, 23]. Ausreichend empfindliche kaltanalytische Nachweismethoden scheiterten bisher wegen der schlechten chromophoren Eigenschaften und wegen der Komplexität der Aescin-Saponine, so dass als Ausweg derzeit nur eine radioimmunologische Nachweismethode für β-Aescin (RIA, ELISA) in biologischen Flüssigkeiten zur Verfügung steht. Damit eröffnete sich für generische Phytopharmaka aus Rosskastaniensamenextrakten die Möglichkeit des Äquivalenznachweises zum Innovatorpräparat, mit dem der Nachweis der klinischen Wirksamkeit erfolgte. Inzwischen liegen 7 humanpharmakokinetische Studien mit einem Rosskastaniensamenextrakt und einem Gehalt an Triterpenglykosiden entsprechend 50 mg Aescin vor [24]. Im Serum wurde β-Aescin als pharmakologisch gleichwirkende Leitsubstanz des Gesamtwirkstoffes Aescin mit dem selben auf ein definiertes β-Aescin validierten RIA (LOD 336 pg/ml; LOQ 500 pg/ml Serum) unter identischen analytischen Bedingungen bestimmt [25, 26]. In 3 Studien wurde nach Einmalgabe das Referenzpräparat in Form der Retardkapseln mit magensaftlöslichen Dragees [27], magensaftresistenten Tabletten bzw. Pellets [28] sowie einer Retardtablette und einer Lösung [29] verglichen (Abb. 7.1). Im Hinblick auf die Bioäquivalenzparameter C_{max} und AUC bestand eine Suprabioverfügbarkeit. Die Grenzen für das 90 %ige Konfidenzintervall wurden deutliche überschritten. Zu erwartende, signifikant höhere t_{max}-Werte für die als Retardzubereitungen charakterisierten Fertigarzneimittel konnten nicht

Abb. 7.1 Punktschätzer und Konfidenzintervalle für AUC und C_{max} nach single-dose- und multiple-dose-Gabe verschiedener Rosskastanien-Darreichungsformen.

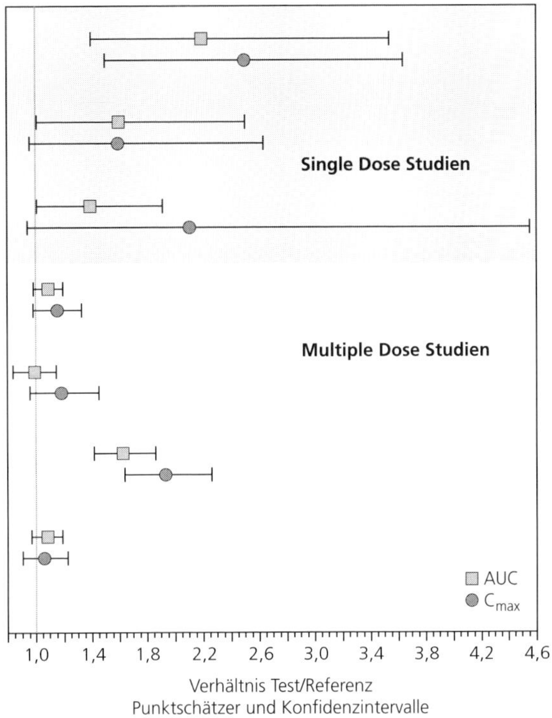

beobachtet werden. In allen drei Studien bestand eine hohe inter- und intraindividuelle Variabilität, weshalb das Saponingemisch als „high variable substance" einzuordnen ist und pharmakokinetische Studien im steady state durchzuführen sind.

Dies erfolgte in 4 Studien nach Mehrfachverabreichung analog zusammengesetzter RKSE-Fertigarzneimittel [29, 30, 31, 32], wobei wiederum die Retardkapsel als Referenzpräparat mit galenisch unterschiedlichen Darreichungsformen wie Retardtablette [29], schnellfreisetzender magensaftresistenter Filmtablette [30], schnellfreisetzendem Dragee [31] und nichtretardierter Filmtablette [32] verglichen wurden (Abb. 7.1). Für die Retardtablette wurden dem Referenzpräparat annähernd gleiche Werte für C_{max}, AUCt, PTF und t_{max} erreicht. Punktschätzer bzw. 90 % Konfidenzintervall betrugen für C_{max} 1,16 (0,98–1,36), für AUCt 1,09 (0,98–1,21) und für PTF 1,17 (1.02–1,33), woraus Bioäquivalenz geschlossen wird [29]. In der Untersuchung mit einer schnell freisetzenden magensaftresistenten Filmtablette wurden Werte für Punktschätzer und 90 %-Konfidenzintervall von AUCt 0,98 (0,84–1,14), für C_{max} 1,18 (0,96–1.45) und für PTF 1,42 (1,12–1,79) erhalten. Test und Referenz waren bioäquivalent [30]. Dagegen konnte beim Vergleich mit einem schnellfreisetzenden Dragee trotz biopharmazeutischer Äquivalenz bei gleichem Versuchsdesign keine Bioäquivalenz nachgewiesen werden [31]. Mit dem Testpräparat wurden höhere C_{max}- und AUC-Werte erreicht als mit dem Referenzpräparat. Punktschätzer und 90 %iges Konfidenzintervall betrugen für AUC 1,62 (1,42–1,85), für C_{max} 1,93 (1,64–2,26) und für PTF 1,48 (1,28–1,72). In einer weiteren identisch angelegten Studie [32] wurde eine nichtretardierte Filmtabletten mit dem Referenzstandard verglichen. In der ANOVA nach log-Transformation unterschieden sich Test und Referenzpräparat nicht voneinander. Punktschätzer und 90 %-Konfidenzintervall betrugen für AUC 1,07 (0,96–1,19), für C_{max} 1,05 (0,90–1,21) und für PTF 0,93 (0,79–1,09), woraus Bioäquivalenz abgeleitet werden konnte. Die terminale Eliminationshalbertszeit lag in allen Studien zwischen 10 und 36 Stunden. Die Plasmaproteinbindung betrug 84 %. Reines Aescin ist trotz des hohen Molekulargewichts voll dialysierbar [33].

Die Inkonstanz der inneren Zusammensetzung des in den jeweiligen Fertigarzneimitteln eingesetzten RKS-Extrakte [22, 23] sowie der nicht extraktspezifisch validierte Immunoassay zur Quantifizierung der β-Aescin-Fraktion dürfte der Hauptgrund für die unterschiedlichen pharmakokinetischen Ergebnisse sein. Daraus folgt zwangsläufig, dass es bei Messungen von unterschiedlichen RKS-Extrakten oder Aescinen mit einem nicht spezifisch validierten RIA zu Messungenauigkeiten kommen muss. Somit sind RIA-Untersuchungen solcher Stoffgemische mit unterschiedlichen Antikörpern/Immunogenen oder Tracern nicht vergleichbar. Durch diese analytischen Unzulänglichkeiten erscheint die Frage, ob Aescin als 'highly variable drug' einzustufen ist, vorerst nicht eindeutig beantwortet. Ein möglicher, jedoch aufwendiger Ausweg in dieser Situation wäre zunächst die jeweilige extraktspezifische Validierung des etablierten RIAs. Ansonsten bleibt nur die Entwicklung eines in biologischen Flüssigkeiten ausreichend empfindlichen, nicht immunreaktiven, kaltanalytischen Assays (z. B. LC-MS/MS) für Aescin [34].

7.2.4 Klinische Pharmakologie und klinische Wirksamkeit

Für einen auf 16–20 % Aescin eingestellten Rosskastaniensamen-Trockenextrakt wurden in human-pharmakologischen Untersuchungen und in randomisierten placebo- bzw. referenzkontrollierten Doppelblindstudien bei Patienten mit chronischer Veneninsuffizienz eine Verringerung der transkapillären Filtration, die Besserung subjektiver Beschwerden, eine Beinvolumenabnahme und eine Umfangsreduktion durch Volumenmessung mittels Wasserplethysmographie nachgewiesen. Zur klinischen Wirksamkeit liegen 8 randomisierte placebokontrollierte Studien bei Patienten mit chronischer Veneninsuffizienz aus den Jahren 1976 bis 1992 mit unterschiedlicher Qualität vor (Tab. 7.3).

Methodenkritisch weisen die frühen Studien (9, 35–41) Mängel auf. Zu diesen zählen ein oft inhomogenes Krankengut, das Fehlen konkreter Angaben zur Therapiedauer und zum Stadium der Krankheit, weiche subjektive Parameter, Messungenauigkeiten bei der Beinvolumenbestimmung sowie bei der Reproduzierbarkeit der physikalischen Messmethoden. Gerechterweise muss darauf hingewiesen werden, dass erst in den letzten Jahrzehnten adäquate Methoden zum Design und zur Durchführung von klinischen Studien etabliert wurden, moderne Untersuchungsverfahren mit genauerer topographisch-anatomischer Zuordnung von Venenerkrankungen zur Verfügung stehen und die qualifizierte phlebologische Ausbildung und Diagnostik verbessert wurde, wodurch die Studien im Hinblick auf Ein-Ausschlusskriterien homogener und valider wurden.

Aussagekräftiger sind die neueren klinischen Studien [42–45] mit Parallelgruppen, Vergleich zur Kompression und zu Placebo, längerer Beobachtungszeit, hohen Patientenzahlen, objektiven Hauptzielgrö-

Tab. 7.3 Randomisierte Placebo-kontrollierte klinische Studien mit Rosskasteniensamen-Extrakt bei Patienten mit CVI

Autor	Design	Fälle Dropouts	Dosis	Dauer	Stadium	Endpunkt/ Ergebnisse
Neiss et al. 1976	Cross-over	233/7	2 × 1 Kaps.	20 Tage	k. A.	Sign. Rückgang von Ödem, Schmerzen, Juckreiz, Müdigkeit, Schweregefühl
Friedrich et al. 1978	Cross-over	118/23	2 × 1 Kaps.	20 Tage	CVI I–III	Sign. Rückgang von Ödem, Schmerzen, Juckreiz, Müdigkeit, Schweregefühl
Bisler et al. 1986	Cross-over	24/2	1 × 2 Kaps.	k.A.	CVI I–III	Abnahme des Filtrationskoeffizienten um 22 % unter Verum, nicht nach Placebo
Rudofsky et al. 1986	Parallel-Gruppen	40/1	2 × 1 Kaps.	4 Wo.	CVI I–II	Sign.Umfangsreduktion (Wasserplethysmographie), Besserung subj. Beschwerden
Lohr et al. 1986	Parallel-Gruppen	80/6	2 × 1 Kaps.	8 Wo.	k. A.	Sign. Umfangreduktion nach Odemprovokation, Besserung subj. Beschwerden
Steiner 1990	Cross-over	20	2 × 1 Kaps.	2 Wo.	CVI I	Sign. Umfangsreduktion (Wasserplethysmographie)
Pilz 1990	Parallel-Gruppen	30/2	2 × 1 Kaps	20 Tage	CVI I–II	Sign. Umfangreduktion 0,8 cm Verum gegenüber, 0,1 cm Placebo
Diehm et al. 1992	Parallel-Gruppen	40/1	2 × 1 Kaps.	6 Wo.	k.A.	Sign. Umfangsreduktion (Wasserplethysmographie), 84 ml Verum, 4 ml Placebo

k. A. = Keine Angaben

Tab. 7.4 Randomisierte Referenz-kontrollierte klinische Studien mit Rosskastaniensamen-Extrakten bzw. Hydroxyethylrutosid (HR) bei Patienten mit CVI

Autor	Design	Fälle Dropouts	Dosis	Dauer	Stadium	Endpunkt/ Ergebnisse
Erdlen 1989	Parallel-Gruppen	30	2 × 1 Kaps. 2 × 1 Kaps HR	4 Wo.	CVI I–II	Sign. Rückgang von Fesselumfang um 0,4 cm in beiden Gruppen
Kalbfleisch et al. 1989	Parallel-Gruppen	33/3	1 × 1 Kaps. 1 × 1 Kaps HR	8 Wo.	CVI I–II	Sign. Rückgang von Waden-, Fesselumfang vor und nach Ödemprovokation, Besserung subjekt Beschwerden
Erler 1991	Parallel-Gruppen	40	2 × 1 Kaps. 2 × 1 Kaps HR	8 Wo.	CVI I–II	Sign. Rückgang von Waden- und Fesselumfang vor und nach Ödemprovokation
Diehm et al. 1996	3 armige Parallel-Gruppen	240	2 × 1 Kaps. Kompression Placebo	12 Wo	k.A.	Sign.Umfangsreduktion (Wasserplethysmographie), 43,8 ml nach Verum und 46,7 ml nach Kompression.
Rehn et al. 1996	3-armige Parallel-Gruppen	155/18	2 × 1 Kaps. 2x1 Kaps. HR bzw. 1 x 1 Kaps	12 Wo.	CVI II.	Sign.Umfangreduktion (Wasserplethysmographie) 28,2 ml nach Verum, 57,9 nach Hydroxyethylrutosid

k. A = keine Angaben

ßen und a priori Festlegung des Äquivalenznachweises nach dem „Intention-to-treat"-Prinzip (Tab. 7.4). In einem „Critera based systematic review" kommen Pittler et al. [46] nach Auswertung von 13 publizierten klinischen Studien in Medline, Embase, Bios, Ciscom und in der Cochrane library (bis einschließlich Dezember 1996) zu dem Schluss, dass für den untersuchten Rosskastaniensamen-Extrakt die klinische Wirksamkeit und die Unbedenklichkeit zur Kurzzeitbehandlung belegt ist. Für die längere Anwendung sind jedoch weitere kontrollierte Studien u.a. im Vergleich zur Kompression erforderlich. Insgesamt kann die klinische Wirksamkeit von qualitativ hochwertigen Rosskastaniensamenextrakten bei den frühen Stadien I und II als belegt angesehen werden vor allem dann, wenn eine Kompression kontraindiziert ist oder der Strumpf nicht getragen wird, bilden diese Extrakte eine wertvolle Therapie-Alternative. Darüber hinaus verstärken sie als Zusatzmedikation zur Kompression den ödemprotektiven Effekt insbesondere bei den höheren CVI-Stadien. Offen sind vor allem Fragen zur Dosisfindung, zur Anwendungsdauer, zur Verträglichkeit bei einer Langzeitbehandlung und zum Benefit bei Kombination mit der Kompression bei höheren CVI-Stadien. Ferner sind wichtige Fragen zur galenischen Darreichungsform offen. Schnellfreisetzende, magensaftresistente und retardierte Arzneiformen wurden bisher noch nicht gegeneinander getestet.

7.2.5 Dosierung, Anwendungsdauer

Nach der Monographie zu Hippocastani semen der Kommission E im früheren BGA [47] beträgt die Tagesdosis 100 mg Aescin entsprechend 2 × 230–312,5 mg Extrakt. Nach der ESCOP Monographie [48] werden 50–150 mg Aescin, aufgeteilt in 2 Dosen, empfohlen. Die deutsche Monographie [47] bezieht sich auf eine retardierte Arzneiform, wohingegen die ESCOP Monographie [48] auf eine flüssige oder feste orale Darreichungsform verweist.

Derzeit zulassungsfähige Rosskastaniensamen-Extrakte (normiert auf Aescin) [49]

DEV (Auszugsmittel)
4,5–5,5 : 1 (Ethanol 50%)
5 –8 : 1 (Methanol 80%)
4,5–7,1 : 1 (Ethanol 60%)
5,3–7,7 : 1 (Methanol 80%)
5 –7 : 1 (Ethanol 68%)

Menge Aescin pro Tag:
100 mg (gemäß Empfehlung der Kommission E)
50–150 mg (gemäß Empfehlung der ESCOP)

7.2.6 Toxikologie, unerwünschte Wirkungen, Interaktionen

Die akute Toxizität von Rosskastanienextrakt wurde an Nagern und Nichtnagern untersucht. Die LD_{50} betrug nach oraler bzw. intravenöser Applikation bei der Maus 990 bzw. 138 mg/kg KG, bei der Ratte 2150 bzw. 165 mg/kg KG, beim Meerschweinchen 1120 mg/kg KG bzw. 465 mg/kg KG und beim Kaninchen 1530 mg/kg Kg bzw. 180 mg/kg KG [50]. Nach täglicher intravenöser Verabreichung von 9, 30 und 90 mg/kg KG über 8 Wochen verstarben in der hohen Dosisgruppe 8 von 30 Ratten. Nach der mittleren Dosis stieg der Trinkwasserverbrauch an, 9 mg wurden symptomlos vertragen. Der no-effect-level wird mit 30 mg/kg KG angegeben; dies entspricht der 7fachen Dosis, die für den Menschen empfohlen wird [51]. Eine 34-wöchige Verabreichung von 10, 40 und 80 mg/kg KG an Hunden (8fache Humandosis) und 100, 200 und 400 mg/kg KG an Ratten (40fache Humandosis) führte zu keinen toxischen Effekten und Organstörungen. Nierentoxische Wirkungen sind dagegen von reinem Aescin bekannt. Bei Ratten und Kaninchen sind Dosen bis zu 100 mg/kg KG nicht embryotoxisch und teratogen. Nach 300 mg/kg KG wurde bei Kaninchen ein reduziertes Körpergewicht der Foeten registriert. Der untersuchte Extrakt war im Ames-Test ohne S9-Mix-Aktivierung negativ, hingegen schwach positiv nach S9-Mix-Aktivierung. Dies könnte auf Quercetin als zusätzlichen Inhaltsstoff in den Extrakten zurückzuführen sein. Eine schwach mutagene Wirkung für Quercetin ist bekannt [52].

Zu den wichtigsten, gelegentlich beim Menschen auftretende unerwünschte Arzneimittelwirkungen zählen Juckreiz, Übelkeit, Erbrechen und Magenbeschwerden. Zur Interaktion von Rosskastaniensamenextrakt mit anderen Arzneimitteln liegt kein Erkenntnismaterial vor. Da reines Aescin die antikoagulatorische Wirkung von Marcumar® durch Verdrängung aus der Eiweißbindung verstärkt, ist eine Wechselwirkung mit Antikoagulantien zu beachten.

7.2.7 Risikogruppen, Schwangerschaft, Stillzeit, Pädiatrie

Zu möglichen Risikogruppen zählen Patienten mit eingeschränkter Nierenfunktion. Trotz fehlender embryotoxischer und foetotoxischer Hinweise sollten Rosskastaniensamenextrakte in der Schwangerschaft und Stillzeit nicht ohne ärztlichen Rat eingenommen werden. Die Anwendung bei Kindern ist wegen fehlender Indikation und fehlender klinischer Studien unbegründet.

Literatur

[1] Vogel G., Marek M. L.: Zur Pharmakologie einiger Saponine. Arzneim. Forsch. 12: 815–825, 1962

[2] Vogel G., Marek M. L., Oertner R.: Untersuchungen zum Mechanismus der therapeutischen Wirkung des Rosskastaniensamenextrakts Aescin. Arzneim. Forsch. 20: 699–703, 1970

[3] Enghofer E., Seibel K., Hammersen F.: Die antiexsudative Wirkung von Rosskastaniensamenextrakt. Therapiewoche 34: 4130–4144, 1984

[4] Girerd R. J., DiPasquale G., Steinetz B. G., Beach V. L., Pearl W.: The anti-edema properties of aescin. Arch.Int. Pharmacodyn. 133: 127–137, 1961

[5] Damas P., Volon G., Damas J., Lecomte J.: Sur l'action antioedeme de l'escin. Bull Soc. Roy Sci Liege. 45: 436–442, 1976

[6] Lorenz D., Marek M. L.: Das therapeutische Prinzip der Rosskastanie. Arzneim. Forsch. 10: 263–272, 1960

[7] Rothkopf M., Vogel G.: Neue Befunde zur Wirksamkeit und zum Wirkungsmechansimus des Rosskastaniensaponins Aescin. Arzneim. Forsch. 26: 225–235, 1976

[8] Pauschinger P., Wörz E., Zwerger E.: Die Messung der Filtrationskoeffizienten am menschlichen Unterschenkel und seine pharmakologische Beeinflussung. Med. Welt 32: 1953–1955, 1981

[9] Bisler H., Pfeifer R., Klücken N., Pauschinger P. (1986) Wirkung von Rosskastaniensamenextrakt auf die transkapilläre Filtration bei chronischer venöser Insuffizienz. Dtsch med Wschr 111:1321–1329

[10] Kreysel H. W., Nissen H. P., Enghofer E.: Erhöhte Serumaktivität lysosomaler Enzyme bei Varikosis. Beeinflussung durch einen Rosskastaniensamenextrakt. Therapiewoche 2: 1098–1104, 1983

[11] Kreysel H. W., Nissen H. P., Enghofer E.: A possible role of lysosomal enzymes in the pathogenesis of varicosis and the reduction in their serum activity by Venostasin. VASA 4: 377–382, 1983

[12] Lochs H., Baumgartner H., Konzett H.: Zur Beinflussung des Vennetonus durch Rosskastanienextrakte. Arzneim. Forsch. 24: 1347–1350, 1974

[13] Balansard P., Joanny P., Bouyard P.: Comparison de l'activite toniveineuse de l'extrait sec de marron d' Inde et de l'association phopsholipides essentiels et extrait sec de marron d' Inde. Therapie 30: 9087–917, 1975

[14] Annoni P., Mauri A., Marincola F., Resele L. F.: Venotonic activity of escin on the human saphenous vein. Arzneim. Forsch. 29: 672–675, 1979

[15] Felix W.: Zur peroralen Wirksamkeit von Venenpharmaka. Therapiewoche 11: 1083–1089, 1986
[16] Ehringer H.: Zum venentonisierenden Prinzip des Rosskastanienextrakts, Wirkung von reinem Rosskastanienextrakt und von Aescin auf Venenkapazität, Venentonus und Durchblutung der Extremitäten. Med. Welt 19: 1781–1785, 1968
[17] Klemm J.: Strömungsgeschwindigkeit von Blut in varikösen Venen der unteren Extremitäten. Einfluss eines Venentherapeutikums (Venostasin). Münch. med. Wschr. 124:579–582, 1982
[18] Lang W.: Untersuchungen zur perkutanenen Absorption von ^{3}H-Aescin bei Maus und Ratte. Arzneim. Forsch. 24: 71–76,1974
[19] Lang W.: Studies on the percutaneous absorption of ^{3}H Aescin in pigs. Res. exp. Med. 169: 175–187, 1977
[20] Lang W., Mennicke W.H.: Pharmakokinetische Untersuchungen mit tritiiertem Aescin an Maus und Ratte. Arzneim. Forsch. 22: 1982–1932, 1972
[21] Henschler D., Hempel K., Schultze B., Maurer W.: Zur Pharmakokinetik von Aescin. Arzneim. Forsch. 21: 1682–1692, 1971
[22] Wagner H., Reger H., Bauer R. (1985) Saponinhaltige Drogen und Fertigarzneimittel. DAZ 25 : 1513–1518
[23] Denzel K., Hofmann A. (1997) Abschlussbericht: Untersuchung zum Freisetzungsverhalten von galenisch unterschiedlichen RKSE-Zubereitungen. Phytos GbRmbH, Neu-Ulm, Interne Dokumentation Bionorica GmbH
[24] Loew D., Schroedter A., Schankl W., März R. W. (2000) Measurement of the biovailability of Aescin-containing extracts. Methods Findings Exp. Clin. Pharmacol 22 (7): 537–542
[25] Kunz K., Schaffler K., Biber A., Wauschkuhn C.H. (1991) Bioverfügbarkeit von β-Aescin nach oraler Gabe zweier Aesculus-Extrakt enthaltender Darreichungsformen an gesunden Probanden. Pharmazie 46: 145
[26] Kunz K., Validation Report, IBFR, München 1996
[27] Schrader E., Schwankl W., Sieder C., Christoffel C. (1995) Vergleichende Untersuchungen zur Bioverfügbarkeit von β-Aescin nach oraler Einmalverabreichung zweier Rosskastaniensamenextrakt enthaltender, galenisch unterschiedlicher Darreichungsformen. Pharmazie 50, 623–627
[28] Dittgen M., Zimmermann H., Wober W., Höflich C., Breitbarth H., Timpe C. (1996) Untersuchung zur Bioverfügbarkeit von (β-Aescin nach oraler Verabreichung verschiedener Darreichungsformen. Pharmazie 51: 608–610
[29] Oschmann R., Biber A., Lang F., Stumpf H., Kunz K. (1996) Pharmakokinetik von β-Aescin nach Gabe verschiedener Aesculus-Extrakt enthaltender Formulierungen. Pharmazie 51: 577–681
[30] Kunz K., Lorkowski G., Petersen G., Samcova E., Schaffler K., Wauschkuhn C.H. (1998) Bioavailability of escin after administration of two oral formulations containing Aesculus extracts. Arzneim. Forsch/Drug Res. 48 (II): 822–825
[31] Schrödter A., Loew D., Schwankl W., Rietbrock N. (1998) Zur Validität radioimmunologisch bestimmter Bioverfügbarkeitsdaten von β-Aescin in Rosskastaniensamenextrakten. Arzneim. Forsch/Drug Res. 48 (II): 905–909
[32] Loew D. et al. (1999) Unveröffentliche Ergebnisse
[33] Lang W.: Untersuchungen zur Dialysierbarkeit von Aescin. Arzneim. Forsch. 34: 221–223, 1984
[34] Sörgel F., Kinzig-Schippers M., Rüsing G., Kellner M.E. (1996) Bioäquivalenzuntersuchungen von Phytopharmaka – Grundlagen, Design, statistische Auswertung und moderne bioanalytische Methoden. In Loew D, Rietbrock N (Hrsg.) Phytopharmaka in Forschung und klinischer Anwendung II. Steinkopff Verlag 45–48
[35] Neiss A., Böhm C. (1976) Zum Wirkungsmechanismus von Rosskastaniensamenextrakt beim varikösen Symptomenkomplex. MMW 118: 213–216
[36] Friedrich H. C., Vogelsberg H., Neiss A. (1978) Ein Beitrag zur Bewertung von intern wirksamen Venenpharmaka. Z Hautkr 53:369–374
[37] Lohr E., Garaninin G., Jesau P., Fischer H. (1986) Ödempräventive Therapie bei chronischer Veneninsuffizienz mit Ödemneigung. MMW 128:579–581
[38] Steiner M., Hillemanns H. G. (1986) Untersuchung zur ödemprotektiven Wirkung eines Venentherapeutikums. MMW 128:551–552
[39] Rudofsky G., Neiß A., Otto K., Seibel K.: Ödemprotektive Wirkung und klinische Wirksamkeit von Rosskastaniensamenextrakt im Doppelblindversuch. Phlebol. Proktol. 15: 47–54, 1996
[40] Pilz E.: Ödeme bei Venenerkrankungen. Med. Welt 40: 1143–1144, 1990
[41] Diehm C., Vollbrecht D., Amendt K., Comberg U. (1992) Medical edeme protection – clinical benefit in patients with chronic deep vein insufficiency. Vasa 21:188–192

[42] Erdlen F.: Klinische Wirksamkeit von Venostasin im Doppelblindversuch. Med. Welt 40: 994-996, 1989
[43] Kalbfleisch W., Pfalzgraf H.: Ödemprotektiva: äquipotente Dosierung, Rosskastaniensamenextrakt und 0-β-hydroxyethylrutosid im Vergleich. Therapiewoche 39: 3703–3707, 1989
[44] Diehm C., Trampisch H. J., Lange S., Schmidt C. (1996) Comparison of leg compression stocking and oral horse-chestnut seed extract therapy in patients with chronic venous insufficiency. The Lancet 347: 292–294
[45] Rehn D., Unkauf M., Klein P., Jost V., Lücker P. W.: Comparative clinical efficacy and tolerability of oxerutins amd horse chestnut extract in patients with chronic venous insufficiency. Arzneimittelforschung 46: 483–487, 1996
[46] Pittler M. H., Ernst Edzard E. (1998) Horse-Chestnut seed extract for chronic venous insufficiency Arch Dermatol 134: 1356–13601
[47] Monographie zu Hippocastani semen; Rosskastaniensamen/Trockenextrakt. BAnz Nr. 71 vom 15.4.1994
[48] ESCOP Monographie; Hipposatani semen, Horse-chestnut Seed Oktober 1999
[49] Dingermann Th. (2000) Transparenzkriterien
[50] Liehn H., Franco P. A., Hampel H., Hofrichet G.: A toxicological study of extractum Hipocastani semen (EHS). Panminerva Med 14: 84–91, 1972
[51] Hitzenberger G.: Die therapeutische Wirksamkeit des Rosskastaniensamenextraktes. Wiener md Wschr. (17), 385–389, 1989
[52] Schimmer O., Krüger A., Paulini H., Haefele F.: An evaluation of 55 commercial plant extracts in the Ames mutagenicity test. Pharmazie 49: 448–451, 1994

7.3 Mäusedornwurzelstock (Rusci aculeati rhizoma)

7.3.1 Wirkstoff, Extrakte, Droge

Das Rhizom des Mäusedorns (*Ruscus aculeatus* L.) wird zur Herstellung von Extraktpräparaten verwendet, die als Venentherapeutika eingesetzt werden. Die Droge enthält 4–6 % Steroidsaponine, deren Hauptaglyka die Spirostanole Neoruscogenin und Ruscogenin sind. Die Kommission E hatte folglich auch die Dosierung von Ruscus-Extrakten auf 7 bis 11 mg dieser Steroidsaponine (berechnet als Ruscogenin) definiert. Dies wird allerdings von den Zulassungsbehörden derzeit nicht akzeptiert, da Ruscogenin nicht als wirksamkeitsbestimmender Inhaltsstoff angesehen wird. Daraus ergibt sich ein Problem, denn entgegen der normalen Praxis der Kommission E wurde eine wirksame Tagesdosis an Droge seinerzeit nicht festgelegt.

7.3.2 Experimentelle Pharmakologie und Pharmakokinetik

Zur Pharmakodynamik von Rusci aculeati rhizoma liegen experimentelle Untersuchungen mit den isolierten Reinsubstanzen Ruscogenin bzw. Neoruscogenin, einem Mäusedornwurzel-Extrakt bzw. der fixen Kombination mit Trimethylhesperidinchalkon und Ascorbinsäure vor. Ruscogenin und Neoruscogenin waren im Dosisbereich von 20–80 mg/kg KG nach intraperitonealer, nicht jedoch nach oraler, Verabreichung in verschiedenen Modellen (Kaolin, Dextran, Histamin, Serotonin, Hyaluronidase-induziertem Rattenpfotenödem) gegenüber der Kontrolle signifikant antiphlogistisch und antiproliferativ (Granulombeutel) wirksam. Durch Versuche an adrenalektomierten Tieren wurden glucocortikoide bzw. mineralcorticoide Effekte ausgeschlossen [1]. Die antiphlogistische Wirkung von Ruscogenin wurde am Carrageenan- und Bierhefeödem der Rattenpfote bestätigt, und am Kaninchenohr wurde ein Einfluss auf die gestörte Kapillarpermeabilität gezeigt. Im Dosisbereich von 100, 200, 300 mg/kg KG reduzierte der eingesetzte Ruscus-Extrakt das Formol- bzw. Kaolin-induzierte Rattenpfotenödem um 23,1 %, 40,7 % und 47 % und führte nach rektaler Applikation von 279 mg/kg KG bei Mäusen zu einem etwa gleich starken Ödemrückgang wie 165 mg/kg KG i.p. Phenylbutazon [2]. Anhand von myographischen Untersuchungen wurde an isolierten Präparaten der V. saphena bzw. A. femoralis von Hunden ein 8fach stärkerer venentonisierender Effekt als arterientonisierender Effekt nachgewiesen [3-5]. Erkrankte und erschlaffte Venen reagierten auf den Extrakt in der gleichen Stärke wie gesunde Venen. Aus Untersuchungen am eiweißreichen Ödem des Hinterlaufs der Katze nach Etacrynsäure mit einem Ruscus-Extrakt und Ruscogenin wird geschlossen, dass die eigentliche Wirkung vom Steroidglycosid ausgeht, da es in erheblich niedriger Dosis den gleichen Effekt hatte wie der Extrakt [6].

Zur tierexperimentellen Pharmakokinetik von Ruscus-Extrakt liegen keine publizierten Daten vor. Lediglich von einem 1,6 %igen Ruscus-Extrakt wurde nach topischer Applikation eine Penetration in die tiefe gefäßführende Schicht der Haut und eine Reservoirfunktion der oberen Hautschicht gezeigt [7].

7.3.3 Human-Pharmakokinetik

Zur Bioverfügbarkeit, zum Metabolismus und zur Elimination von Ruscogenin bzw. Neoruscogenin liegen keine humanpharmakokinetischen Untersuchungen vor.

7.3.4 Klinische Pharmakologie und klinische Wirksamkeit

Zur Wirkung und klinischen Wirksamkeit sind vorrangig Untersuchungen bei Probanden bzw. Patienten mit primärer Varikosis und chronischer Veneninsuffizienz mit einem Kombinationsprodukt eines Trockenextrakts aus Mäusedornwurzelstock und Trimethylhesperidinchalkon publiziert [8–15]. Wenige Studien wurden mit Ruscus-aculeatus-Monoextrakt und kaum Studien mit einem auf Ruscogenin standardisierten Ruscus-Trockenextrakt durchgeführt. Beurteilungskriterien waren subjektive Beschwerden wie Schwere- und Spannungsgefühl, Schmerzen, Brennen und Juckreiz in den Beinen und abendliches Anschwellen der Beine. Als objektive Parameter wurden Umfangsmessungen sowie apparative Untersuchungsverfahren wie Venenverschlussplethysmographie und Lichtreflexions-Rheographie erhoben. Nach den zum Teil älteren Studien ist die klinische Wirksamkeit der fixen Kombination mit Mäusedornwurzelstock bei chronischer Veneninsuffizienz durchaus belegt. Das experimentell erhobene Wirkprofil steht in Einklang mit den klinisch-pharmakologischen Untersuchungen an Probanden und Patienten. Unabhängig von diesen positiven Daten sind jedoch klinische Studien mit einem auf Ruscogenin standardisierten Monoextrakt aus Mäusedornwurzelstock erforderlich.

7.3.5 Dosierung, Anwendungsdauer

Nach der Monographie zu Mäusedornwurzelstock [16] wird ein nativer Gesamtextrakt, entsprechend 7–11 mg Gesamtruscogeninen (bestimmt als Summe von Neoruscogenin und Ruscogenin) zur unterstützenden Therapie von Beschwerden bei chronisch venöser Insuffizienz wie Schmerzen und Schweregefühl in den Beinen, nächtlichen Wadenkrämpfen, Juckreiz und Schwellungen sowie zur unterstützenden Therapie von Beschwerden bei Hämorrhoiden wie Juckreiz und Brennen empfohlen.

Handelsübliche Trockenextrakte aus Mäusedornwurzelstock (normiert auf Ruscogenin) [17]:

DEV (Auszugsmittel)
5–8,5 : 1 (Ethanol 80 %)
4,5–6 : 1 (Ethanol 95 %)
6 –9 : 1 (Ethanol 96 %)

Menge Ruscogenin pro Tag: 7–11 mg

7.3.6 Toxikologie, unerwünschte Wirkungen, Interaktionen

Ausführliche Daten zur Toxikologie von Rusci aculeati rhizoma gehen aus einer Dissertation [18] hervor. Beim Meerschweinchen liegt die LD_{50} zwischen 1,5 und 2 g/kg KG Ruscus-Extrakt. Unterhalb dieser Dosis wurden keine toxikologischen Reaktionen festgestellt. Beim Hund liegt die LD_{50} bei 1,2 g/kg KG i.v. Zeichen der Intoxikation sind Abfall der Herzfrequenz und des Blutdrucks, Hyperventilation und präfinale Apnoe [18]. In den offenen und kontrollierten klinischen Studien mit der fixen Kombination aus Mäusedornwurzelstock und Trimethylhesperidinchalkon sind als unerwünschte Arzneimittelwirkungen in seltenem Fällen Magenbeschwerden und Übelkeit aufgetreten.

7.3.7 Risikogruppen, Schwangerschaft, Stillzeit, Pädiatrie

Risikogruppen sind nicht bekannt. Wegen fehlender embryotoxischer und foetotoxischer Untersuchungen sollten Trockenextrakte aus Rusci aculeati rhizoma nicht in der Schwangerschaft und Stillzeit eingenommen werden. Die Anwendung bei Kindern ist wegen fehlender Indikation und klinischen Studien unbegründet.

Literatur

[1] Cahn J. J. et al.: Antiphlogistic and anti-inflammatory activity of F 191. Int. Symp. on nonsteroidal drugs Amsterdam 293,1965

[2] Chevillard L. et al.: Activité antiinflammatoire d'extraits de fragon epineux,. Med, Pharmacol Exp. 12: 109,1965ir

[3] Moscarella C.: Contribution a l'etude pharmacidynamic du ruscus aculeatus L. Montpellier Edition Poly. Offset 1966

[4] Tarayre J. R.: Etude de quelque proprietes pharmacologiques d'une association vasculotrope. Annales Pharmaceutiques 34, 1976

[5] Marcelon G. et al.: Effect of Ruscus aculeatus on isolatad canine cutaneous veins. Gen. Pharm 14,103, 1983

[6] Felix W. et al.: Protective effect of ruscus against injury of vascular endothelium and vascular smooth muscle caused by etacrynic acid. Inter Angio 3 Suppl. 1,77,1984

[7] Stüttgen G.: Studies on pharmacokinetics and analytical pharmacology of a cream containing an extract of Ruscus aculeatus (Phlebodril). Inter Angio 3,91,1984

[8] Berg D.: Venenpräparate in Intervallen gegeben. Ärtzlich Praxis 88, 3462 1985

[9] Capelli R. et al.: Use of extract of Ruscus aculeatus in venous disease in the lower limbs. Drugs Exptl. Clin. Res. 14,277,1988

[10] Clemens R.: Beeinflussung des venösen Rückstroms durch Phlebodril. Phlebol. u. Proktol. 15.1 1986

[11] Rudowsky G. et al.: Zur Wirkung eines Kombinationspräparates auf die Venenkapazität. Fortschr. Med. 254,1217,1982

[12] Rudowsky G.: Plethysmographic studies of venous capacity and venous outflow and venotropic therapy. Inter Angio 3,95,1984

[13] Rudowsky G. et al.: Plethysmographische Untersuchungen eines Venentherapeutikum bei wärmebedingten hämodynamischen Veränderungen. medwelt 36,145,1985

[14] Thebault J. J.: Untersuchungen zur Wirkung eines Phlebotonikums. Forschr. d. Medzin. 25, 1206,1983

[15] Weindorf W. et al.: Kontrollierte Studie zur oralen Venentonisierung der primären Varikosis mit Ruscus aculeatus und Trimethylhesperidinchalcon. Z. Hautkr. 62, 28,1987

[16] Monographie Rusci aculeati rhizom; Mäusedornwurzelstock. BAnz, Nr. vom 12.7.1991

[17] Dingermann Th. (2000) Transparenzkriterien

[18] Caujolle F. et al.: Die pharmakologischen Eigenschaften des Extrakts von Ruscus aculeatus. L. Ann. Pharm. Franc. 11,109,1953

7.4 Steinkleekraut (Meliloti herba)

7.4.1 Wirkstoff, Extrakte, Droge

Die Droge stammt von *Melilotus officinalis* oder von *Melilotus altissima*. Das Kraut wird im Juli und August gesammelt und sollte möglichst schnell bei Temperaturen unter 35 °C getrocknet werden. Der Gehalt an Cumarin wird mit 0,9 % angegeben. Daneben sind weitere phenolische Inhaltsstoffe, Kohlenwasserstoffe, Alkohole, Carbonylverbindungen, Carbonsäuren und Saponine enthalten. Um einen Cumarinverlust zu vermeiden, muss die Droge in dicht schließenden Gefäßen gelagert werden.

7.4.2 Experimentelle Pharmakologie und Pharmakopkinetik

Zur Droge und Zubereitungen aus Steinkleekraut liegt kaum experimentelles Erkenntnismaterial vor. In den klassischen Modellen wie dem Carrageenan-, Dextran-, Ovalbumin-, Kaolin-Ödem [1–4], dem Granulombeutel [5], dem traumatischen Rattenpfotenödem [6, 7], der traumatischen Flüssigkeitslunge [8–10], dem thermischen Ödem [11, 12, 13–16], der experimentellen Arthritis [17, 18, 19–21] und der venösen Stauung des Hinterbeins des narkotisierten Kaninchens als Modell für die chronisch venöse Insuffizienz [22] wurde vorrangig von Cumarin, dem wesentlichen Bestandteil von Steinkleekraut bzw. der fixen Kombination aus Melilotus/Rutin gegenüber der Kontrolle sowie chemisch definierten Antiphlogistika eine dosisabhängige signifikante antiödematöse, antiexsudative, antiphlogistische und antiproliferative Wirkung nachgewiesen. Mit dem Einfluss auf den Lymphtransport haben sich mehrere Arbeitsgruppen [23, 24–28, 29–32] befasst. Sie konnten einen verbesserten Lymphtransport an normalen, arteriell-, venös- und lymphogen gestörten experimentellen Modellen zeigen. Ebenfalls wurden positive Effekte bei der Thrombophlebitis und eine Zunahme des venösen Rückflusses gezeigt. An isolierten Lymphangionpräparaten des Meerschweinchens wirkte Cumarin (10^{-8} bis 10^{-10} M) nicht nur auf die Lymphgefäße, sondern auch auf den myogenen Gefäßautomatismus und besaß einen dreifachen myotropen Effekt, wobei Rhythmus und Tonus aktiviert und folglich Pulsfrequenz, Gefäßamplitude sowie der Tonus der Lymphgefäße gesteigert wurden [33].

In weiteren Modellversuchen erwies sich Cumarin als aktives Antioxidans zum Schutz vor freien Sauerstoffradikalen und hemmte in hohen Konzentrationen (>1,5 mM) die enzymatisch katalysierte Bildung von Sauerstoffradikalen. In einer 10-fach niedrigeren Konzentration (0,074 mM) wird der „respiratory burst“ von aktivierten Leukozyten nahezu reversibel, ohne Avitalisierung der Zellen und Einfluss auf die Phagozytose von Granulozyten, gehemmt.

Als möglicher Wirkungsmechanismus wird die Stimulierung der intrazellularen und extrazellulären Proteolyse bei den experimentellen eiweißreichen Ödem- und Entzündungsmodellen mit beschleunigtem Rückgang der Ödeme und ein Abtransport von makromolekularen Plasmaproteinen sowie Phagozytose durch Makrophagen diskutiert [34]. Zusammen mit Proteinen aus geschädigtem Kapillarendothel wird Cumarin von Monozyten und lokal vorhandenen Makrophagen aufgenommen. Cumarin soll darüber hinaus das retikuläre System stimulieren [35] und den Abbau von Proteinen fördern, wobei Cumarin selbst nicht wirkt, sondern erst in Verbindung mit dem Gewebe und den Zellen [36–39].

7.4.3 Human-Pharmakokinetik

Zur Pharmakokinetik der Droge bzw. Zubereitungen aus Meliloti herba liegt kein Erkenntnismaterial vor. Bei Extrakten aus Meliloti herba handelt es sich um komplexe Gemische aus mehreren Einzelsubstanzen mit den Hauptinhaltsstoffen Cumarin in glykosidisch gebundener Form, 3,4 Dihydrocumarin (Melilotin), o-Cumarsäure, Scopeletin sowie weiteren Bestandteilen wie Kaempferol, Quercetin und Saponine, die bisher im Einzelnen pharmakokinetisch nicht untersucht sind. Ausführliche pharmakokinetische Untersuchungen liegen lediglich von der Reinsubstanz Cumarin vor. Cumarin wird nach oraler Gabe rasch aus dem oberen Gastro-Intestinaltrakt resorbiert, wobei nur 2–6 % die systemische Zirkulation erreichen. Es unterliegt dann einem ausgeprägten first-pass-Metabolismus und wird rasch zu 7-Hydroxycumarin und 7-Hydroxycumarinkonjugaten metabolisiert. Die Proteinbindung beträgt ca. 35 % für Cumarin und 47 % für 7-Hydroxycumarin. Cumarin wird zu 27 % an Erythrozyten gebunden und zu 90 % als 7-Hydroxycumaringlucuronid renal ausgeschieden. Die biologische Halbwertszeit beträgt für Cumarin 1,02 h und für 7-Hydroxycumarin 1,15 h [40–42]. Von Scopeletin sind keine humanpharmakokinetische Daten bekannt. Quercetin wird von mitochondrialen Enzymen in Leber und Niere rasch metabolisiert und renal als Hydroxyphenylessigsäure, 3-Methoxy-4-Hydroxyphenylessigsäure und 3,4-Dihydroxyphenylessigsäure ausgeschieden [43].

7.4.4 Klinische Pharmakologie und klinische Wirksamkeit

Für die Droge und für definierte Zubereitungen aus Meliloti herba liegen keine klinischen Studien zum Wirkprofil und zur chronischen Veneninsuffizienz vor. Lediglich in einer Studie [44] wurde eine Wirkung von 200 mg Cumarin/Tag über 4 Wochen mit Placebo bei 15 Patienten mit chronischer Veneninsuffizienz und bei 15 gesunden Probanden verglichen. Unter Verum kam es zu einem signifikanten Volumenrückgang, einer Verbesserung der klinischen Symptome und einer erhöhten Clearance des metabolisierbaren Tracers. Die Ergebnisse sind nicht auf die Droge und Zubereitungen übertragbar. In den meist älteren Studien wurde die fixe Kombination Meliloti herba/Rutin bei Venenerkrankungen Lymphstauung und anorektalen Erkrankungen geprüft.

7.4.5 Dosierung, Anwendungsdauer

In der Monographie zu Meliloti herba vom 13.3.1990 [45] werden als Anwendungsgebiete „Beschwerden bei chronisch venöser Insuffizienz wie Schmerzen und Schweregefühl in den Beinen, nächtliche Wadenkrämpfe, Juckreiz und Schwellungen sowie zur unterstützenden Behandlung der Thrombophlebitis, des postthrombotischen Syndroms, von Hämorrhoiden und Lymphstauungen“ und äußerlich bei Prellungen, Verstauchungen und bei oberflächlichen Blutergüssen aufgeführt. Die klinische Wirksamkeit ist aber durch kontrollierte Studien nicht belegt, so dass keine Angaben zur wirksamen Dosis und Anwendungsdauer gemacht werden können. Ebenfalls lassen sich die Angaben in der ESCOP-Monographie zur Indikation, Dosis und Anwendungsdauer nicht nachvollziehen [46].

7.4.6 Toxikologie, unerwünschte Wirkungen, Interaktionen

Zur Toxikologie von Steinkleekraut bzw. Zubereitungen aus der Droge liegt kein Erkenntnismaterial vor. Ausführliche toxikologische Untersuchungen liegen von Cumarin vor. Nach reproduktionstoxikologischen Untersuchungen ist nach hohen Dosen von Cumarin (64- bzw. 128fache Humandosis) mit reversiblen Leberschäden zu rechnen [47, 48]. Für Cumarin ergeben sich keine Anhaltspunkte für eine Teratogenität und Störung der Fertilität [49]. Cumarin ist im Ames-Test nach Metabolisierung mit S9-Mix mutagen. Im Chinese-Hamster-Ovary-Test ohne metabolische Aktivierung war die Schwesterchromatidaustauschrate erhöht, die Chromosomenaberrationsrate nur nach Aktivierung erhöht [50]. Wegen des Verdachts auf Karzinogenität [51] von Cumarin wurde 1988 ein Stufenplanverfahren der Stufe I eingeleitet und die maximal zulässige Dosis auf 3–

5 mg beschränkt. Ausführliche Angaben zu unerwünschten Arzneimittelwirkungen von Meliloti herba fehlen. In den älteren Studien mit der fixen Kombination Meliloti herba/Rutin wird über Übelkeit, Erbrechen, Kopfschmerzen, Schwäche, in seltenen Fällen über allergische Reaktionen, Hepatitiden, Anstieg der Leberenzyme, Lebertoxizität und Cholestase [52–54] berichtet. Eine Wechselwirkung anderer Wirkstoffe mit Cumarinen ist nicht ausgeschlossen.

7.4.7 Risikogruppen, Schwangerschaft, Stillzeit, Pädiatrie

Angesichts der nicht ausreichend untersuchten Toxizität, der Mutagenität und des Verdachts auf Karzinogentität ist die Anwendung in Schwangerschaft und Stillzeit kontraindiziert. Zu Risikogruppen zählen u. a. Patienten mit Leberfunktionsstörungen bzw. Lebererkrankungen. Nach derzeitigem Stand der wissenschaftliche Erkenntnisse ist unter Abwägung des Nutzen-Risikos die Anwendung von Zubereitungen aus Meliloti herba nicht mehr berechtigt.

Literatur

[1] Benoit P. S., Fong H. H. S., Svoboda G. H., Farnsworth N. R. (1976) Biological and phytochemical evaluation of plants; Lloydia 39/2: 160–171

[2] Dunn C. J., Koh M. S., Willoughby A. A., Giroud J. P. (1986) The value of multifactorial screening for anti-inflammatory activity as shown by coumarin. J. Path.Vol. 122: 201–207

[3] Földi-Börcsök E. (1977) Wirkung von Benzopyron auf die durch Rinderserum-Albumin herbeigeführte exsudative Peritonitis bei der Ratte; Arzneim. Forsch. 27: 378–379

[4] Földi-Böresök E., Bedall F. K., Rahlfs V. W. (1971) Die antiphlogistische und ödemprotektive Wirkung von Cumarin aus Melilotus officinalis; Arzneim. Forsch. 21/12: 2025–2030.

[5] Kellner M., Kovach A. G. B., Földi M. (1965) Über die antiphlogistische Wirkung des Melilotusextraktes Esberiven; Ärztl. Forsch 15: 326–328

[6] Dauber K.E. (1982) Vergleichende tierexperimentelle Untersuchungen verschiedener peroral verabreichter antiphlogistisch wirksamer Medikamente am posttraumatischen Rattenpfotenödem. Dissertation

[7] Uhlig G. (1981) Antiphlogistische Wirksamkeit verschiedener Pharmaka (Vergleichende tierexperimentelle Untersuchungen Über die antiphlogistische Wirksamkeit verschiedener Pharmaka auf das posttraumatische Ödem).; Z Allg Med 57/1: 44–48

[8] Eckert P. (1976) Experimentelle Untersuchungen zur Pathophysiologie der Flüssigkeitslunge. Langenbecks Arch. Chir. 340: 249–262

[9] Eckert P., Pfeiffer M., Riesner K., Eichen R. (1976) Die Beeinflussung der posttraumatischen Lungenkontusion durch Benzopyron. Ergebnisse der Angiologie. 221–229

[10] Casley-Smith J. R., Eckert P., Földi-Börcsök E. (1976) The fine structure of pulmonary contusion and the effect of various drugs. Br. J. exp. Path. 57: 487–496

[11] Casley-Smith J. R., Földi-Börcsök E., Földi M. (1973) The electron microscopy of the effects of treatment with Coumarin, (Venalot) and by thoracic duct cannulation on thermal injuries. Br. J. exp. Pathg. 54, 1:1–5

[12] Casley-Smith J. R., Window J. (1976) Quantitative morphological correlations of alterations in capillary permeability, following Histamine and moderate burning, in the mouse diaphragm; and the effects of Benzopyrones; Microvasc Res 11: 279–305

[13] Piller N. B. (1975) A comparison of the effectiveness of some anti-inflamatory drugs on thermal oedema. Br. J. exp. Path. 56: 554–560

[14] Piller N. P. (1977) Benzopyrone treatment of mild thermal oedema: Determination of the most effective doses. Arzneim. Forsch. 27: 1138–1141

[15] Piller N. B. (1976) The effect of Benzo-Pyrones on the maximal swelling volume and resolution of thermally induced oedma in the rat: A determaination of their optimal frequency of administration. Folia Angiologica 24: 5/6: 160–165

[16] Piller N. B. (1975) The resolution of thermal oedema at various temperatures under Coumarin treatment; Brit J exp Path 56: 83–91

[17] Beuscher N. (1977) Beeinflussung einer rheumatoiden Modellkrankheit durch ein Benzopyron-Präparat; Z Rheumatol 36: 285–293

[18] Piukovich I., Zoltan Ö. T., Traub A., Földi M. (1966) Weitere Untersuchungen über die the-

rapeutische Beeinflussung der experimentellen Thrombophlebitis. Arzneim. Forsch. 16: 94–95
[19] Szabo G., Magyar Z. (1977) Medikamentöse Beeinflussung des experimentellen Aszites durch Benzopyrone. Arzneim. Forsch. 27, 1: 112–113
[20] Szabo G., Magyar Z. (1977) Wirkungsmechanismus von Benzopyronen beim experimenterllen Aszites. Arzneim. Forsch. 27: 1064–1069
[21] Szabo G., Magyar Z. (1977) Wirkungen einer Benzopyrone-Kombination auf das akute thrombophlebitische Ödem. Arzneim. Forsch. 27, 12: 2332–2335
[22] Borzeix M. G., Angignard J., Dedieu F., Dupont J. M., Miloradovich T., Leutenegger E. (1995) Effect of a combination of Coumarin derivatives and rutoside on venous and lymphatic circulation during severe constriction of the caudal vena cava in rabbits. Arzneim. Forsch. 45, 262–266
[23] Fabian G. (1983) Investigations into the lymphatic vessels and their valves in the forelimb of the pig. Lympholygy 10: 172–180)
[24] Földi M., Kovach A. G. B., Varga L., Zoltan Ö. T. (1962) Die Wirkung des Melilotus-Präparates Esberiven auf die Lymphströmung. Ärztl. Forsch. 16, 2:99–102
[25] Földi M., Zoltan Ö. T. (1965) Experimentelle Thrombophlebitis un deren therapeutische Beeinflussung. Arzneim. Forsch. 15, 8:901–903
[26] Földi M. (1966) Tierexperimentelle Untersuchugen zur Beeinflussung des erkrankten arteriellen, venösen und Lymphgefäßsystems. Ringelh. Biol. Umsch. 8: 3556–368
[27] Földi M., Zoltan Ö. T., Piukovich I., Györi I. (1970) Das Verhalten des Hämatokrit-Wertes bei einer experimentellen Lymphangiothrombophlebitis. Arzneim. Forsch. 20, 11a: 1633–1635
[28] Földi-Börcsök E. (1977) Wirkung von Benzopyron auf die durch Rinderserum-Albumin herbeigeführte exsudative Peritonitis bei der Ratte; Arzneim. Forsch. 27: 378–379
[29] Casley-Smith J. R., Földi-Börcsök E. Földi M. (1974) Fine structural aspects of lymphoedema in various tissues and the effects of treatment with Coumarin and Troxerutin; Brit J exp Path 55: 88–93
[30] Casley-Smith J. R., Földi-Börcsök E., Földi M. (1973) The electron microscopy of the effects of treatment with Coumarin, (Venalot) and by thoracic duct cannulation on thermal injuries. Br. J. exp. Pathg. 54, 1: 1–5
[31] Casley-Smith J. R. (1976) The actions of the benzo-pyrones on the blood-tissue-lymphsystem; Folia Angiol 24, 2:7–22
[32] Casley-Smith J. R., Clodius L., Piller N. B., Földi M. (1977) A model of lymphoedema in the rabbit's Ear. Chir. plastica (Berl.) 4: 5–14
[33] Mislin H. (1971) Die Wirkung von Cumarin aus Melilotus officinalis auf die Funktion des Lymphangions. Arzneim. Forsch. 21: 852–853
[34] Bolton T., Casley-Smith J. R. (1975) An in vitro demonstration of proteolysis by macrophages and its increase with Coumarin; Experientia 31/3: 271–273
[35] Piller N. B. (1977) An integration of the modes of actio of Coumarin. Arzneim. Forsch. 27: 1135–1138
[36] Piller N. B. (1977) Further evidence for the induction of proteolysis by Coumarin in rats with various high protein oedmas. Arzneim. Forsch. 27: 860–864
[37] Piller N. B. (1977) The induction of controlled proteolysis in high protein oedemas by Coumarin; Lymphologie 1/2: 39–43
[38] Piller N. B (1978) The induction of controlled proteolysis in high protein oedemas by Coumarin; Lymphologie 1/2: 30–34
[39] Piller N. B. (1979) The induction of controlled proteolysis in high protein oedemas by Coumarin; Lymphologie 1/2: 111-1730-34
[40] Ritschel W. A., Brady M. E., Tan H. S. I., Hoffmann K. A., Yitu T. M., Grummich K. W. (1977) Pharmacokinetics of Coumarin and its 7-Hydroxy-Metabolites upon intravenous and peroral administration of Coumarin in man. Eur. J. clin. Phramacol. 12, 457–461
[41] Ritschel W. A., Brady M. E., Tan H. S. I. (1979) First-pass effect of coumarin. Internat. J. of clinical Pharmacology and Biopharmacy. 17: 9–103
[42] Ritschel W. A., Grummich K. W., Kaul S., Hardt T. J. (1981) Biopharmaceutical parameters of Coumarin and 7-Hydroxycoumarin. Die Pharmazeutische Industrie.43:271–276
[43] Booth A. N., Murray Ch. W., Jones F. T., deEds F. (1950) The metabolic fate of rutin and Quercetin in the animal body. J. Biol. Chem. 223: 251–257
[44] Casley-Smith J. R. (1992) Behandlung chronischer Veneninsuffizienz mit 5,6-Benzo-(alpha)-pyron. Therapiewoche Schweiz. 8, 9, 671–678
[45] Monographie Meliloti herba; Steinkleekraut BAnz vom 13.3.1990
[46] ESCOP Monographie zu Meliloti herba. Juli 1997
[47] Preuss-Ueberschär C., Ueberschär S., Grote W. (1984) Reproduktionstoxikologische Un-

tersuchungen an Ratten nach oraler Verabreichung eines Benzopyron-Präparates; Arzneim. Forsch. 34(II)/10: 1305–1313

[48] Preuss-Ueberschär C., Ueberschär S. (1988) Licht- und elektronenmikroskopische Untersuchungen zur Hepatotoxizität von Benzopyronen in Abhängigkeit von Dosis und Anwendungsdauer. Arzneim. Forsch. 38 (II)/ 9: 1318–1326

[49] Grote W., Weinmann I. (1973) Überprüfung der Wirkstoffe Cumarin und Rutin im teratologischen Versuch an Kaninchen. Arzneim. Forsch. 23,9:1319–1320

[50] NTP 1992a, Draft Technical, Report/R422, NIH Publikcation No. 92–3153

[51] 174. NN, (1993) NTP technical report on the toxicology and carcinogenesis studies of coumarin in F3344/N rats and B6C3F1 mice; US Department of Health and Human Services. National Toxicology Program Nr. 422, CAS No. 91-64-5

[52] BGA (1994) Lebertoxische Wirkungen von Cumarinen. Arzneimittel-Schnellinformationen des BGA; Pharm Ind 56/4: IV/92

[53] Cox D., O'Kennedy R., Thornes R.D. (1989) The rarity of liver toxicity in patients treated with Coumarin (1,2-Benzopyrone). Human. Toxicol. 8:501–506

[54] NN, (1994) Hepatitis nach Cumarinen; Arznei-Telegramm Heft 1: 15–16

7.5 Buchweizenkraut (Fagopyri esculenti herba)

7.5.1 Wirkstoff, Extrakte, Droge

Buchweizenkraut, gewonnen aus *Fagopyrum esculentum,* ist eine reine Industriedroge. Das Kraut wird geerntet, noch ehe die Fruchtbildung erfolgt ist. Der Trocknungsprozess sollte genau kontrolliert werden und möglichst zügig durchgeführt werden, um den Rutinverlust so gering wie möglich zu halten. Buchweizenkraut wird als Rohstoff zur Rutin-Gewinnung verwendet. Die Blätter enthalten bis zu 8 %, die Blüten bis zu 4 % Rutin. In den Stängeln sind nur ca. 0,4 % Rutin enthalten, weshalb eine Stängel-reiche Droge als minderwertig gilt.

7.5.2 Experimentelle Pharmakologie und Pharmakokinetik

Dem Rutosid, das man früher auch als Vitamin P bezeichnete, wird ein Einfluss auf eine erhöhte Permeabilität der Kapillargefäße und auf Blutungszustände im Rahmen der Skorbutbehandlung zugeschrieben, zumal Rutin und Vitamin C gemeinsam in Pflanzen vorkommen. Experimentelle Nachprüfungen zeigten jedoch, dass 50 bzw. 100 mg Rutin und Quercetin keinen Einfluss auf die Überlebenszeit und auf die Hämorrhagie bei Meerschweinchen nach einem experimentell erzeugten Skorbut im Vergleich zur unbehandelten Kontrolle bzw. zur mit Vitamin C behandelten Gruppe hatten [1].

Die ödemprotektive und gefäßabdichtende Wirkung von Rutin geht vorrangig aus älteren Versuchen an verschiedenen Tierspezies nach parenteraler Gabe hervor [2]. Am Modell von Saugdruck induzierten Petechien bei der Ratte waren die Permeabilität und Kapillarresistenz von Rutin (100 mg/kg KG i.m.) und verschiedenen Derivaten über die Normalwerte bis 24 Stunden erhöht, wobei die stärkste Wirkung nach Gabe von Rutin-Calcium registriert wurde [3]. In umfangreichen Untersuchungen zur Beeinflussung der Kapillarpermeabilität und Gefäßabdichtung an unterschiedlichen experimentellen Modellen wurden von verschiedenen Arbeitsgruppen eine Reduktion einer erhöhten Kapillarpermeabilität und eine gefäßabdichtende Wirkung bestätigt [4–8]. Als Wirkungsmechanismus wird die Hemmung der Hyaluronidase, ein wesentlicher Bestandteil der Basalmembran der Gefäßendothelien, durch Rutin diskutiert [4, 9, 10, 11]. Der Rutin-Effekt auf die Hyaluronidase war stärker als der von Heparin, Saponinen oder Echinacin [12].

Durch quantitative Fluoreszenzmessung konnte gezeigt werden, dass 100 bzw.

200 mg i.v. verabreichtes Rutin bei Kaninchen eine starke kutane Vasokonstriktion bewirkt und die Wirkung von Adrenalin verlängert. Rutin und Adrenalin wirken an unterschiedlichen Rezeptoren, da die Vasokonstriktion von Rutin durch die gleichzeitige Gabe eines Sympathicolytikum (SKF 668A) nicht beeinflusst wurde. In Kombination mit SKF 688A wurde hingegen die Vasokonstriktion verstärkt [13]. Am Modell der Inzisions-ausgelösten Hämorrhagie mit quantitativer Messung der Blutungszeit verkürzten Adrenalin und Noradrenalin (1 µg/kg s.c -30 min) die Blutungszeit um ca. 38 % und Rutin bzw. verschiedene Derivate (orale Vorbehandlung über 8 Tage Rutin 0,8 g/kg) um 25 % [14].

Viele natürliche Flavonoide wie Quercetin, Rutin und Catechin besitzen antioxidative Eigenschaften und sind schwache Hemmer der Cyclooxygenase und Lipoxygenase. Die potentesten Vertreter bewirken in einem Konzentrationsbereich von 10^{-3}M eine vollständige Enzymhemmung. Im Bereich von 10^{-4}M hingegen fällt die Aktivität bereits stark ab [15]. Bei fettreich gefütterten Kaninchen wurde der Einfluss von Buchweizenkrautextrakt auf die Lipidperoxidation und auf die Bildung von freien Radikalen untersucht. Bei der fettreich ernährten Gruppe war die Plasmakonzentration von Malondialdehyd (Produkt der Lipidperoxidation) gegenüber der unbehandelten Kontrolle um 121 % erhöht und nach der Diät mit Buchweizenkrautextrakt um 11 % erniedrigt, während äquivalente Mengen reines Rutosid ineffektiv waren. Die Radikalfängereigenschaft des Ascorbinsäuresystems wurde nur durch Buchweizenextrakt stimuliert [16].

In einem weiteren Versuch mit einer fettreichen Diät wurden in der unbehandelten Gruppe bis zu 86,5 % fettreiche Plaques auf der Aortenintima registriert. Dieser Wert reduzierte sich nach Gabe von Buchweizenkraut auf 68,5 % [17]. Damit wurden frühere Befunde von Heinitz [18] bestätigt, der ebenfalls nach Gabe von Rutin über 26 Wochen eine geringere Atheromatose nach Cholesterinfütterungsversuchen bei weißen Leghornhühnern nachgewiesen hatte.

Zum ödemprotektiven Effekt von Buchweizenkraut liegt eine experimentelle Studie bei künstlich erzeugtem Stauungsödem an weiblichen Zwergschweinen im Vergleich zu Placebo und einem Rutosid-Aescin-Referenzpräparat mit dem Nachweis einer verbesserten Gewebenachgiebigkeit unter Druck und Gewebsentquellung vor [19]. Insgesamt ist die experimentelle Pharmakologie von Buchweizenkraut schlecht belegt und wird lediglich mit Befunden zu Rutin begründet.

Die Hauptinhaltsstoffe des Buchweizenkrauts, das Rutin und dessen Aglykon Quercetin sind vielfach tierexperimentell pharmakokinetisch untersucht. Rutin und Quercetin werden nach oraler Gabe rasch metabolisiert und renal eliminiert. Nach oraler Verabreichung von 2–2,5 g Quercetin an Kaninchen wurden im Urin als Abbauprodukt die 3,3-Dihydroxyphenylessigsäure gefunden [20]. Der renal eliminierte Anteil betrug 25 % des verabreichten Quercetins. Zur Aufklärung des intermediären Stoffwechsels von Rutin und Quercetin wurden die Substanzen in vitro mit [21] Organhomogenaten aus Ratten und Kaninchen inkubiert. Im Cyclophorasesystem (Mitochondrien) wurde Rutin durch ein Leberhomogenat im Mittel zu 36 % und durch ein Nierenhomogenat im Mittel zu 40 % abgebaut. Die gesamte Rutin-abbauende Aktivität scheint in den Mitochondrien oder in anderen Membranen lokalisiert zu sein, da das Cytoplasma praktisch inaktiv ist. Leber und Niere enthalten aktive Enzyme, die Rutin und Quercetin unter aeroben Bedingungen abbauen. Selbst hohe Dosen (0,2 bis 2,0 g/kg) werden fast quantitativ umgesetzt, so dass nur geringe Mengen an unveränderter Substanz und 3,4 Dioxyphenlyessigsäure renal ausgeschieden werden. Nach oraler Gabe von ^{3}H-markiertem Rutin wurden im Urin von Ratten 3-Hydroxyphenylessigsäure, 3-Methoxy-4-hydroxyphenessigsäure, 3,4-Dihydroxyphenylessigsäure, 3,4 Dihydroxytoluen und 3-(*m*-Hydroxyphenyl)propionsäure identifiziert. Unverändertes Rutin und Quercetin wurden nicht gefunden.

Versuchen mit Rutin nach intraperitonealer Gabe oder nach oraler Gabe bei Neomycin-vorbehandelten Ratten legen einen ausgeprägten Metabolismus von Rutin durch die intestinale Darmflora nahe [22]. Aufgrund von weiteren Untersuchungen an Ratten, Kaninchen, Meerschweinchen und am Menschen kommen als Hauptmetaboliten Meta-hydroxy-phenylessigsäure, 3-Methoxy-4-hydroxyphenylessigsäure und 3,4-Dihydroxyphenylessigsäure infrage [18, 23].

7.5.3 Pharmakokinetik

Anhand des Kochschen Zweikammersystems wurde die Bioverfügbarkeit von Trihydroxyethylrutin, von reinem Rutin und einer wässrigen Rutinlösung untersucht [24]. Während Trihydroxyethylrutin aus saurem Milieu nicht resorbiert wurde, konnte ein guter Übergang von reinem Rutin und wässrigem Rutin aus Buchweizenextrakt aus „saurem Magensaft (pH 1,2)“ in die „Blutphase (pH 7,4)“ nachgewiesen werden. Die Freisetzung von Rutosid und seiner Begleitstoffe aus einer Teezubereitung wurde nach DAB-Vorschrift geprüft. Es wurde eine Übergangsrate zwischen 60 und 90 % je nach Zubereitungsart festgestellt. Durch Änderung der pH-Werte, die den Verhältnissen im Gastrointestinaltrakt entsprechen, kommt es zu keinen erkennbaren Abbaureaktionen des Rutins. Der Gehalt an Rutin verändert sich bei unterschiedlichen pH-Werten aufgrund unterschiedlicher Löslichkeiten. Bei pH 8 (Dünndarmmilieu) war der Gehalt am geringsten. Aus diesen Versuchen und der chemischen Stabilität wird auf eine hohe Bereitstellung von Rutin zur Resorption geschlossen [25].

Nach oraler Gabe von 60 bis 2250 mg über 7 bis 14 Tage [26] konnten im 24 h Sammelurin von Probanden nur geringe bzw. vernachlässigbare Mengen von Rutin gefunden wurden. Da in den Faeces kein Rutosid nachzuweisen war, wird auf eine vollständige Metabolisierung geschlossen. Diese Ergebnisse wurden in einer anderen Studie bestätigt [27], wo bei 4 Personen nach oraler Gabe von 50 mg/kg KG Rutin die renal eliminierte Menge nur etwa 0,5 % der verabreichten Dosis betrug. Mit der GC-MS wurden bei 10 gesunden Probanden nach oraler Gabe von 2 verschiedenen Tablettenformulierungen mit 12,5 mg Rutin und einem Melilotus-Extrakt mit 0,5 mg Cumarin die Blutspiegel von 4 Metaboliten (3, 4-Dihydroxytoluen, 3-Hydroxyphenylessigsäure, 3,4-Dihydroxyphenylessigsäure und 3-Methoxy-4-hydroxyphenylessigsäure) bestimmt. Die Gesamtdosis betrug 75 mg Rutin. Nach 4–8 h stiegen die Plasmaspiegel der Metaboliten an, erreichten nach 8–12 h das Maximum und fielen danach langsam bis 20–35 h nach Applikation ab. Die Halbwertszeit betrug 11 h. Die renale Gesamtausscheidung der Metaboliten betrug 50,5 % der verabreichten Dosis [28].

In einer offenen randomisierten Pilotstudie erhielten nach einer 3-tägigen Run-in Phase mit einer standardisierten und flavonoidarmen Kost 4 gesunde männliche Probanden 3 × tägl. den Auszug eines Teebeutels und 4 Probanden 3 × tägl. den Auszug aus drei Teebeuteln aus Buchweizenkraut (ca. 100 mg Rutin in 200 ml Teeaufguss) und 2 Probanden 3 Tage lang 3 × 2 Tabletten eines Rutinosidpräparates mit je 50 mg Rutin. Im Serum wurden die Konzentrationen von Rutin bestimmt. Die maximalen Konzentrationen lagen zwischen 0,1–0,4 µg/ml, wobei bei 2 Probanden die predose Proben positiv waren. Im Urin wurde kein Rutin, wohl aber 3,4-Dihydroxyphenylessigsäure und 4-Hydroxy-3-methoxyphenylessigsäure gefunden.

7.5.4 Klinische Pharmakologie und klinische Wirksamkeit

Die experimentellen Befunde einer erhöhten Kapillarresistenz nach Rutin wurden in verschiedenen klinisch-pharmakologischen und klinischen Studien überprüft. Bei Patienten mit einer thrombopenischen Purpura, mit pulmonaler, retinaler Haemorrhagie bzw. mit medikamentös erhöhter Kapillarfragilität wurden am Unterarm Petechien durch einen Unterdruck erzeugt und der Petechien-Index errechnet (normal 8, erhöht >13). Rutin in der Dosis von 3 × 20 mg bzw. 40 mg Rutin erhöhte die Kapillarresistenz [29]. 14 Hypertoniker wurden mit 2 × 20 mg Rutin über 12 bis 16 Monaten behandelt und mit dem Göthlin-Test wurde die Kapillarresistenz überprüft. Die verminderte Resistenz normalisierte sich bei 8 Patienten in 2 Monaten und blieb in 3 Fällen erhöht. Ein Patient starb 2 Wochen nach Therapiebeginn an einem Schlaganfall und 2 Patienten erschienen nicht mehr zur Nachuntersuchung [30]. Ähnliche Ergebnisse mit dem Göthlin-Test wurden von 34 Patienten mit essentieller und von 6 Patienten mit nephrogener arterieller Hypertonie mitgeteilt [31]. In einer offenen Studie erhielten 12 Diabetiker mit retinalen Hämorrhagien und erhöhter Kapillarfragilität 3 × 20 mg bzw. 40 mg Rutin über 2 Monate und 5 Patienten zusätzlich Ascorbinsäure. Die Kapillarpermeabilität wurde mit der Fluoreszenz-Methode nach Lange und die Kapillarfragilität nach der von Wright und Lilienfeld modifizierten Methode geprüft. Lediglich bei 3 von 12 Patienten wurde die Kapillarfragilität deutlich und in einem Fall geringfügig verbessert [9]. Mit dem Kapillarresistometer wurde bei 44 Patienten mit herabgesetzter Kapillarresistenz der Effekt von 120 bis 300 mg Rutin pro Tag überprüft. 22 Patienten reagierten mit einer Zunahme der Resistenz, die unter der Behandlung normal blieb und 6 Wochen nach Absetzen von Rutin auf pathologische Werte absank [32]. Bei 120 Schwangeren wurden Kapillarresistenz (Unterdruckmethode mit Saugglocke) und Kapillarpermeabilität (venöse Stauung nach Göthlin) nach 4 wöchiger Behandlung mit 300 bis 500 mg Rutinon pro Tag überprüft. Die Gesamtdosis lag zwischen 6,9 und 14 g. Die verminderte Kapillarresistenz und erhöhte Permeabilität mit latenter Ödembereitschaft in der Schwangerschaft wurde durch Rutin normalisiert [33].

Zu Buchweizenkraut selbst liegen nur wenige experimentelle, klinisch-pharmakodynamische und randomisierte klinischen Studien vor. Mills [34] untersuchte bei Patienten mit Symptomen der Veneninsuffizienz den Einfluss von Buchweizenkraut auf die gestörte Mikrozirkulation anhand eines milden Saugmodells am Unterschenkel mit der Laser-Doppler-Methode. Die Tagesdosis betrug 2,28 g Buchweizenkraut entsprechend 120 mg Rutin über 6 Wochen. Von 37 Patienten beendeten 24 zufriedenstellend die Studie mit dem Nachweis einer verbesserten Mikrozirkulation und einem kapillarabdichtenden Effekt. Die Wirksamkeit eines Buchweizenkraut-Tees wurde bei Patienten mit chronisch venöser Insuffizienz Stadium I und II in einer randomisierten, monozentrischen, placebokontrollierten Studie untersucht [35]. Nach einer 2-wöchigen Placebo-run-in-Phase tranken 67 Patienten über 12 Tage entweder 3 × täglich einen Tee mit 1,8 g Buchweizen oder Placebo. In der anschließenden Nachbeobachtungsperiode wurde über 4 Wochen Placebo getrunken.

In der Verum-Gruppe lagerten sich im Fuß und Unterschenkel fast 100 ml Wasser weniger ein als in der Placebogruppe. Der Effekt war statistisch signifikant und nach 4 Wochen nicht mehr vorhanden. Gleichzeitig besserten sich auch die subjektiven Beschwerden anhand des Befindlichkeitsscores, ermittelt aus Spannungs- und Schweregefühl, aus Schwellung, Schmerzen, Parästhesien, Wadenkrämpfen, brennenden Füßen und Juckreiz. In einer weiteren monozentrischen, randomisierten placebo-kontrollierten Studie wurde bei 81 Patienten mit chronisch venöser Insuffizienz im Stadium I und II die Wirksamkeit von 500 mg Buchweizenkraut-Tabletten und 30 mg Troxerutin nach einer 2-wöchigen Placebo-run-in-Phase über 12 Wochen und einer anschließenden 4-wöchigen Placebo-Nachbeobachtungsphase untersucht [36]. Die früheren Effekte der Ödemreduktion konnten bestätigt werden. Unter Verum nahm das Volumen um 60 ml Wasser ab, während es in der Placebogruppe konstant blieb. Ebenso änderte sich der subjektive Befindlichkeitsscore nur in den beiden Verum-Gruppen.

In einer multizentrischen Phase-IV-Studie, an der 26 allgemeinärztliche oder internistische Praxen teilnahmen, wurden Wirksamkeit und Verträglichkeit von Fagorutin (mindestens 4 % Rutin) bei 166 Patienten mit Mikrozirkulationsstörungen verschiedener Genese z. B. Venenerkrankungen (n = 65), peripheren Durchblutungsstörungen (n = 47), Diabetes mellitus (n = 30), Herz-Kreislauferkrankungen (n = 15) und sonstige Erkrankungen (n = 9) untersucht. Zielgrößen waren Schmerzen, Krämpfe, Schweregefühl in den Beinen, Kribbeln oder Stechen sowie die klinische Beurteilung der Beine mit vergleichender Messung der Wade und des Mittelfußes. Ferner wurde die Beurteilung des Ergebnisses durch die Prüfärzte ausgewertet. Bereits nach 6 Wochen stellte sich eine Besserung bei 64,5 % der Patienten ein, nach 9 wöchiger Behandlung erfolgte nur noch eine geringe Steigerung auf 70 % [37]

Experimentell und klinisch-pharmakologisch ist der Effekt von Buchweizenkraut auf die Kapillarabdichtung und Gefäßfragilität nur unzureichend belegt. Die Übertragung der mit Rutin durchgeführten experimentellen und klinisch-pharmakologische Studien auf Buchweizenkraut erscheint zwar plausibel, ist aber wegen Inäquivalenz der Zusammensetzung nicht berechtigt. Zum pharmakologischen Wirkprofil sind weitere Untersuchungen zwingend. Aus den neueren klinischen Studien ergeben sich Hinweise auf eine Wirksamkeit von Buchweizenkraut bei Patienten mit chronisch venöser Insuffizienz in den Frühstadien I und II. Aber auch hier ist eine Überprüfung mit adäquaten apparativen Verfahren im Vergleich zur Kompression in Langzeitstudien notwendig.

7.5.5 Dosierung, Anwendungsdauer.

Zur Dosierung und Anwendungsdauer liegen keine exakten Angaben vor. Basierend auf den klinischen Erfahrungen werden 3 × tägl. eine Tasse Teeaufguss (1 Aufgusstablette enthält 1,8 g Buchweizenkraut) vor der Mahlzeit oder 3 × 2 Tabletten (1 Tabl. enthält 500 mg Buchweizen und 30 mg Troxerutin) empfohlen.

7.5.6 Toxikologie, unerwünschte Wirkungen, Interaktionen

Buchweizenkrautextrakt wurde männlichen und weiblichen NMRI-Mäusen in 0,8 % igem wässrigen Hydroxypropyl-methylcellulose-Gel (Typ E 4 M) in einem konstanten Volumen (50 ml/kg KG) per Schlundsonde einmalig verabreicht. Die Nachbeobachtungszeit betrug 4 Wochen. Die LD_{50} (24 h und 14 Tage) betrug für männliche Mäuse 24 500 mg/kg p.o., für weibliche Mäuse (25 500 mg/kg p.o.). Die niedrigste toxische Dosis wurde mit 14 700 mg/kg p.o. ermittelt. Zu den Symptomen gehörten Sedierung, Ataxie, Dyspnoe, Mydriasis und Bauchlage. In höheren Dosen (21 500 mg/kg) traten Springkrämpfe, Seitenlage und nach 31 600 mg/kg tonische Krämpfe auf. Die niedrigste tödliche Dosis wird mit 215 000 mg/kg p.o. angegeben. Die Sektion der überlebenden und toten Tiere war ohne spezifischen pathologischen Befund [38]. Zur subakuten, chronischen Toxizität, Reproduktionstoxikologie, Mutagenität und Kanzerogenität liegt kein Erkenntnismaterial vor. Phototoxische Reaktionen (Fagopyrismus) auf das Kraut des Buchweizens ist von Weidentieren bekannt. Die „Lichtkrankheit" äußert sich bei hellhäutigen Tieren bzw. an wenig und unbebeharten Körperteilen in Rötung, Schwellung und Entzündungen. Verantwortlich ist das Naphthodianthronderivat Fagopyrin, das wie das strukturell ähnliche Hypericin im Johanniskraut photosensibilisierend wirkt. Wegen des geringen Übertritts von Fagopyrin in wässrigen Tee, ist nicht mit einer phototoxischen Reaktion auch nach längerer Einnahme von Buchweizenkraut zu rechnen.

7.5.7 Risikogruppen, Schwangerschaft, Stillzeit, Pädiatrie

Zu Risikogruppen gehören unter Umständen hellhäutige Personen. Überempfindlichkeit gegenüber Buchweizenkraut und Lichtempfindlichkeit gilt als relative Kontraindikation. In Einzelfällen sind asthmatische Attacken bei Benutzung von Kopfkissen, die mit Buchweizen-Spreu gefüllt waren, beschrieben. Die Attacken traten unmittelbar nach Kontakt mit dem Kopfkissen auf und waren leichter bis schwerer Natur. Sowohl der Auslassversuch als auch der Scratch-Test waren positiv [39]. Daneben können Juckreiz und Urtikaria nach Kontakt mit Buchweizen auftreten. Wegen unzureichender toxikologischer Untersuchungen sollten Zubereitungen aus Buchweizenkraut nicht in der Schwangerschaft und Stillzeit eingenommen werden. Die Anwendung bei Kindern ist wegen fehlender Indikation und klinischer Studien unbegründet.

Literatur

[1] Ambrose A., de Eds F.: The value of rutin and quercetin in scurvy. J. Nutrition 38, 305–317 (1949)

[2] Kuschinsky G., Dupont W., Hennes R.: Über den Einfluss des Rutins auf die Permeabilität der Gefäße. Naunyn-Schmiedebergs Archiv. Bd. 207, 138–142 (1949)

[3] Muschaweck R.: Über die Wirkung von Rutin, Methylrutin und Rutinestern auf die Permeabilität der Hautkapillaren bei der Ratte. Arch. exper. Path. Pharmakol. 209, 279–305 (1950)

[4] Leibetseder J.: Tierexperimentelle Untersuchungen zum Problem Capillarpermeabilität unter Verwendung von Flavonoiden und Radioisotopen. Zbl. f. Veterinärmedizin 7, 599–649 (1963)

[5] Bickel E., Dieckhoff: Der Einfluss des Rutins auf die gefäßabdichtende Wirkung des „Dextran Dessau". Zschr. Inn. Med. 9, 510–512 (1954)

[6] Ambrose A., de Eds F.: Effect of rutin on permeability of cutaneous capillaries. J.Pharmacol. exp.Therap. 90, 359–363 (1947)

[7] Graebner H. F. et al.: Rasch ablaufende Erholung radiogener Permeabilitätsänderung an der Subcutis nach örtlicher Bestrahlung und deren Beeinflussung durch Rutin. Strahlentherapie 146, 226–240 (1973)

[8] Gabor M.: Pharmacologic effects of flavonoids on blood vessels. Angiologica 9, 355–374 (1972)

[9] Levitt L. et al.: Rutin therapy for increased capillary fragility and retinopathy associated with diabetes mellitus. Am.J.Med. Sci. 215, 130–135 (1948)

[10] Hollenhorst R., Wagner H.P.: The effect of rutin in the control of bleeding into the retina. Amer J.Med.Sci. 217, 223–231 (1949)

[11] Matis P.: Verhütung dicumarolbedingter Gefäßschädigung durch Rutin, unter besonderer Berücksichtigung der Thrombembolieprophylaxe. Dtsch. Med. Wschr. 74, 790–794 (1950)

[12] Büsing K. H.: Hyaluronidashemmung als Wirkungsmechanismus einger therapeutisch nutz-

barer Naturstoffe. Arzneim. Forsch. 5, 320–322 (1955)
[13] Schiller A. A.: Mechanism of action of Vitamin P Flavonoid (Rutin) on the cutaneous Circulation. Amer J. Physiol.165, 293–305 (1951)
[14] Radouco-Thomas S. et al.: A method for measurement of bleeding time.The hemostatic effect of some flavonoids. Life Sciences 3, 465–471 (1964)
[15] Wurm G., Baumann J., Geres U.: Beeinflussung des Arachidonsäurestoffwechsels durch Flavonoide. DAZ. 122, 2062–2068 (1982)
[16] Wojcicki J., Barcew-Wisniewska B., Samochoviec L., Rozewicka L.: Extractum Fagopyri reduces atherosclerosis in high-fat diet fed rabbits. Pharmazie. 50, 560–562, 1995
[17] Wojcicki J., Samochoviec L., Gonet B., Juzwiak S., Dabrowska-Zamojcin E., Katdonska M., Tustanowski S.: Effect of buckwheat extract on free radical generation in rabbits administered high-fat diet. Phytother. Res. 9, 323–326,1995
[18] Heinitz M.: Experimentelle Untersuchungen zur Beeinflussung der Fütterungsatherosklerose bei Hühnern durch intravenös applizierte definierte Wirkstoffe. Ärztl. Forsch. 17, 181–188 (1963)
[19] Wanderka H.: Prüfung des Phytotherapeutikums „Fagorutin“ am künstlich erzeugten Stauungsödem. Zeitschr. angew. Phytother. VI, 225–233, 1981
[20] Murray Ch.W. et al.: Absorption and metabolism of rutin and Quercetin in the rabbit: J. Am. Pharm. Ass. 43, 361–364 (1954)
[21] Lang K., Weyland H.: Über den Stoffwechsel des Rutins und Quercetins. Biochem. Zeitschr. 327, 109–117 (1955)
[22] Baba Sh. et al.: Studies on drug metabolism by use of isotopes XXVII: Urinary metabolites of rutin in rats and the role of intestinale microflora in the metabolism of rutin. J.Pharm.Sci. 72, 1155–1158 (1983)
[23] Booth A. N. et al.:The metabolic fate of rutin and Quercetin in the animal body. J. Biol. Chem. 223, 251–257 (1966)
[24] Schilcher H., Müller A.: Fagopyrum esculentum Moench – a new pharmaceutically useful flavonoid plant. Proc. Int. Bioflav.Symp. 523–528 (1981)
[25] Porter W.L. et al.: Determination of added rutin in urine: Arch. Biochem. 21, 1155–1158 (1983)
[26] Clark W. G., MacKay E. A.:The absorption and excretion of rutin and related flavonoid substances. Jama 143, 1411–1415 (1950)
[27] Sawai Y et al.: Serum Concentration of rutoside metabolites after oral administration of a rutoside formulation to humans. Arzneim. Forsch. 37, 729–732 (1987)
[28] Hagels H., Schilcher H.: Untersuchungen zur Bioverfügbarkeit von Rutin und anderen Flavonoiden nach oraler Gabe von Buchweizen-Tee. Z. für Phytotherapie. Suppl. Abstraktband 6, S. 223
[29] Shanno R.: Rutin a new drug for the treatment of increased capillary fragility. Am.J. Med. Sci. 539–543 (1943)
[30] Griffith J.Q. et al.: Effect of Rutin on increased capillary fragility in man. Proc.Soc. Exp. Biol. and Med. 55, 228–229 (1944)
[31] Schmidt H. et al.: Untersuchungen Über Kapillarfragilität und deren Beeinflussung durch Rutintherapie. Dtsch. Med. Wschr, 75, 790–794 (1949)
[32] Küchmeister H., Schärfe W.: Das Kapillerresistometer, ein Apparat zur Messung der Kapillarresistenz und seine klinische Anwendung. Dtsch. Med. Wschr, 75: 315–319 (1959)
[33] Burger H.: Über die Beeinflussung der Kapillarresistenz und die Kapillarpermeabilität in der Schwangerschaft durch Rutin. Z. Geburtsh. Gyn. 135, 182–193 (1951)
[34] Mills S. Y.: Do plant flavonoids have pharmacological activity? Controlles clinical observations of the effects of buckwheat leaf on the microcirculation. Unveröffentlicher Bericht vom 28.7.1993
[35] Ihme N., Kiesewetter H., Jung F., Hoffmann H., Birk A., Müller A., Grützner K. J.: Leg oedema protection from buckwheat herb tea in patients with chronic venous insufficiency a single centre, randomised double blind, placebo-controlled clinical trial. Eur. J., Clin. Pharmacol. 50: 443–447 (1996)
[36] Kiesewetter H., Grützner K., Müller A., Hoffmann K. H., Bik A.: Efficacy of a buckwheat herb/troxerutin combination in patients with chronic venous insufficiency: a double-blind, placebo-controlled, paralell-group clinical, study
[37] Schilcher H. et al.: Klinische Studie mit einem Phytopharmakon zur Behandlung von Mikrozirkulationsstörungen. Ärztezeitschr.f.Naturheilverf. 31, 819–826 (1990)
[38] Patz B., Grützner K. I.: Toxikologie von Buchweizenkraut. In: Buchweizen. Hrsg. Müller-Schiebel-Schlosser. Wissenschaftliche Verlagsgesellschaft mbH Stuttgart 1998
[39] Matsumara T. et al.: Six cases of buckwheat asthma induced by buckwheat flour attached to buckwheat chaff in pillows. J.of Asthma Res.1, 219–227 (1964)

8 Erkrankungen der Atemwege

8.1 Definition, Pathogenese, Klinik

Den unkomplizierten Infekten der oberen und unteren Atemwege, kommt aus sozialmedizinischer und sozioökonomischer Sicht eine wichtige prophylaktische und therapeutische Bedeutung zu. Wenngleich sie zunächst reine Befindlichkeitsstörungen und keine schwerwiegenden Krankheiten sind und ohne medikamentöse Maßnahmen abklingen, beeinträchtigen sie das Befinden und die Arbeitsfähigkeit der Betroffenen und können insbesondere bei Risikogruppen zu Komplikationen führen. Hierdurch gewinnt die Erkrankung erhebliche Relevanz für die Volkswirtschaft und für die Solidargemeinschaft der Versicherten. Im Falle der Nicht- oder unzureichenden Behandlung ist eine Chronifizierung nicht auszuschließen. Weiterhin ist zu beachten, dass einzelne Symptome z. B. Husten im Zusammenhang mit schwerwiegenden Erkrankungen wie Bronchialkarzinom, Herzinsuffizienz oder Einnahme von ACE-Hemmern auftreten und einer differentialdiagnostischen Abklärung bedürfen [1, 2].

Ursache der unkomplizierten Infekte sind eine Vielzahl respirationstrakttypischer Viren [3, 4, 5] wie Adenoviren, Rhinovirus, Coronavirus, Parainfluenzavirus, Pneumovirus und Influenzavirus (Tabelle 8.1). Auch Viren wie Herpesvirus, Enterovirus, Morbilivirus, REO-Virus mit Hauptmanifestationsort außerhalb des Respirationstraktes können die Atemwegsschleimhaut infizieren. Infektionsorte sind die Schleimhaut der Nase (Rhinitis), des Rachens (Pharyngitis), des Kehlkopfes (Laryngitis), der Trachea (Tracheitis) und der Bronchien (Bronchitis). Nach Tyrell [3] besteht ein gewisser Zusammenhang zwischen einzelnen Viren und dem Infektionsort. So sind Rhinoviren und Coronaviren vorrangig bei Rhinitis und Erkältungskrankheiten und Enteroviren bzw. Adeno-

Tab. 8.1 Häufigste virale Erreger bei Erkrankungen der oberen Atemwege [4]

Erreger	Antigen-Typen	Häufigkeit	Typische Krankheitsbilder
Rhinoviren	< 110	25–30 %	Rhinitis
Coronaviren	3 humanpathogen	> 20 %	Rhinitis
Parainfluenzaviren	4	5 %	Laryngitis, Pseudokrupp
Influenzaviren	3	5 %	Grippe
Adenoviren	33	5 %	Pharyngitis, Tonsillitis, Konjunktivitis
Herpes simplex Virus	–	4 %	Stomatitis aphtosa
Coxsackie A Virus	–	<1 %	Herpangina
Epstein Barr Virus	–	<1 %	Infektiöse Mononukleose
Hämophilus influenzae	–	5–10 %	Epiglottis
RS-Virus	1	5 %	Bronchitis

viren bei der Pharyngitis anzutreffen. In unseren Breitengraden treten Atemwegsinfekte gehäuft im Herbst, Winter und Frühling auf. Faktoren wie Kälte und Abwehrstatus können die Infektion begünstigen. Ursächlich ist jedoch das infektiöse Agens. Eine abgelaufene Virusinfektion hinterlässt zwar kurzfristig eine Immunität, doch kann es durch die Vielzahl von Viren jederzeit zu Neuinfektionen durch andere Viren mit ähnlicher, aber auch unterschiedlicher Symptomatik kommen, die dann als Rezidiv angesehen wird. Nicht selten folgt als Komplikation einer respiratorischen Virusinfektion eine bakterielle Infektion [2].

Der grippeartige Infekt beginnt im Allgemeinen mit unspezifischen Symptomen wie Kratzen im Hals, Niesen, Triefnase, Schnupfen, Heiserkeit, Halsschmerzen, Kopfschmerzen, Glieder- und Muskelschmerzen, Abgeschlagenheit, Unwohlsein, Husten, Frösteln und Fieber. Die Symptome treten zu ca. 70 % innerhalb der ersten Stunden auf mit einem Maximum am zweiten Tag und einer Gesamtdauer einzelner Symptome von 7 bis 14 Tagen. Am ersten Tag stehen Kratzen im Hals, Kopfschmerzen, Niesen und Triefnasen an erster Stelle [6]. Sie werden ab dem dritten Tag vom Schnupfen und später vom Husten abgelöst.

Differentialdiagnostisch ist der grippeartige Infekt von der echten Virusgrippe (Influenza) durch Influenzavirus A oder B zu unterscheiden, deren Ursache ebenfalls Viren sind. Nur eine rechtzeitige Impfung mit inaktivierten Grippeviren, die den jeweiligen Erregern angepasst sind, bietet einen Schutz. Nach überstandener Influenza besteht eine Immunität nur gegen den krankheitsauslösenden Virusstamm. Anhand des unterschiedlichen Schweregrades der Symptome und des Verlaufs lassen sich ein grippeartiger Infekt und eine Virusgrippe klinisch unterscheiden (Tab. 8.2).

Die Nase zählt zu den am ersten und am häufigsten betroffenen Regionen. Charakteristische Symptome sind Niesreiz, Brennen, Juckreiz und Trockengefühl in der Nase, gefolgt von einer katarrhalischen Symptomatik mit Anschwellen der Nasenschleimhaut, starker seröser Sekretion und Beeinträchtigung der Riechfunktion. Hierdurch wird die Nasenatmung mehr oder weniger beeinträchtigt, so dass der Patient auf alleinige Mundatmung übergeht. Da Kinder und insbesondere Säuglinge a priori kleinere Lumina besitzen, sind diese ganz besonders betroffen. Im Verlauf der

Tab. 8.2 Symptome bei grippalem Infekt und Influenza [2]

	Erkältung (z. B. Rhinoviren)		Grippe (Influenzaviren)	
Wichtige Symptome	**% Patienten**	**Schweregrad**	**% Patienten**	**Schweregrad**
Schnupfen	80–100	schwer	20–30	mild
Kopfschmerzen	25	mild	85	schwer
Halsschmerzen	50	mild – mäßig	50–60	mäßig – schwer
Abgeschlagenheit, Unwohlsein	20–25	mild – mäßig	80	schwer
Husten	40	mild – mäßig	90	schwer
Frösteln	10	mild	90	schwer
Fieber > 37 °C	0–1	–	95	–
Muskelschmerzen	10	mild	60–75	mäßig – schwer

Infektion steigt die Viskosität des Sekretes, und je nach Ausmaß der Schleimhautschädigung manifestiert sich die Epitheldesquamation durch Zelldetritus. Es kommt zur morphologischen Schädigung und funktionellen Störung des Flimmerepithels mit Beeinträchtigung der mukoziliären Clearance und der Gefahr einer bakteriellen Superinfektion.

Zur wichtigsten und häufigsten Komplikation gehört der Befall der Nasennebenhöhlen. Sind Drainage und Ventilation der Nasennebenhöhlen und/oder der Eustachischen Röhre betroffen, können Sinusitiden im Bereich der Kieferhöhle, der Stirnhöhle, der Siebbeinzellen und der Keilbeinhöhle sowie Mittelohrentzündungen auftreten. Zu den charakteristischen Symptomen gehören Druck im Kopf, Kopfschmerzen, ein- bzw. beidseitige Mittelohrschwerhörigkeit und Otalgie [7]. Sinusitiden sind in 80 % der Fälle Folgen einer Rhinitis. Ursache ist der ödematöse Verschluss der Ausführungsgänge der Nasennebenhöhlen, wodurch vorhandene saprophytäre Keime pathogen werden und eine Entzündung auslösen. Eine inadäquate Therapie der Sinusitis kann durch die Ausbreitung der Entzündung zu endokraniellen Komplikationen führen. Primäre Maßnahmen haben zum Ziel, die Schleimhäute abzuschwellen, um eine Verbesserung der Ventilation zu erreichen, und eine Skretolyse zu induzieren, um eine Drainage zu erleichtern.

Schreitet die Infektion (Abb. 8.1) nach distal fort, dann kommt es zur Entzündung der Pharynxregion (Pharyngitis) mit den Symptomen Kratzen im Hals, Halsschmerzen, Trockenheitsgefühl, Schluckbeschwerden und Reizhusten. Eine akute Pharyngitis kann aber auch bakteriell bedingt sein, weshalb unter Umständen Antibiotika indiziert sind.

Häufig ist bei einer viral-respiratorischen Infektion die Kehlkopfschleimhaut

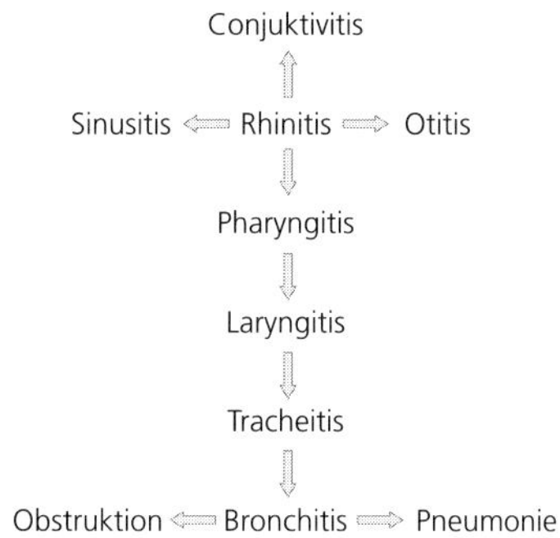

Abb. 8.1 Verlauf und Komplikationen einer Infektion im Bereich der Atemwege.

mitbetroffen. Differentialdiagnostisch kann die Laryngitis bakteriell bedingt sein oder eine allergische Genese bzw. eine inhalative Ursache haben, z. B. durch irritative (Rauchen), chemische (Dämpfe) und thermische Noxen. Bei mehr als dreiwöchiger Therapieresistenz ist an pathologische Kehlkopfprozesse, z. B. Malignome zu denken. Krupp und Pseudokrupp müssen differentialdiagnostisch von der unkomplizierten Laryngitis unterschieden werden. Die entzündliche Schwellung der Stimmbänder äußert sich in Heiserkeit bis zur Aphonie. Die chronische Laryngitis ist selten infektionsbedingt. Kehlkopfintoxikationen müssen ausgeschlossen werden.

Die Tracheobronchitis ist zunächst die wichtigste Erkrankung der unteren Atemwege. Sie äußert sich initial in trockenem, bellendem, schmerzhaftem und später in produktivem Husten mit anfänglich wässrigem und zunehmend schleimig eitrigem Auswurf. Ursache der Tracheobronchitis sind meist Viren, aber auch bakterielle Primärinfektionen, z. B. durch *Bordatella pertussis*, *Streptococcus pneumoniae*, *Hämophilus influenzae* oder durch atypischen Bakterien wie *Mycoplasma pneumoniae* und *Chlamydia pneumoniae.* Die Viren schädigen das Flimmerepithel und hemmen den mukoziliären Selbstreinigungsprozess, wodurch sich Bakterien, vorwiegend *Hämophilus* und Pneumokokken, auf der Schleimhaut ansiedeln und eine bakterielle Superinfektion auslösen. Schreitet die Infektion bis zu den Alveolen fort, dann kommt es zu Lungenparenchymerkrankung mit entzündlicher Schwellungen der Alveolarwände und mit Extravasation von Flüssigkeit. Hieraus resultiert ein erschwerter Gasaustausch, der sich subjektiv in Luftnot und objektiv in Zyanose und Rechtsherzbelastung äußert.

Aufgrund verschiedener Virenarten mit stets variierender Struktur, dem unterschiedlichen Befall der Atemwege und den verschiedenen Symptomen sind auch die medikamentösen Maßnahmen primär symptomatisch. Ein Arzneimittel, das alle Beschwerden gleichzeitig und kausal abdeckt, gibt es nicht. Die Behandlung von Erkrankungen der oberen und unteren Atemwege bzw. Lungenparenchymerkrankungen haben daher differenziert zu erfolgen. Ausschlaggebend sind Ursachen, Lokalisation, Schwere der Erkrankung, klinische Symptomatik sowie objektive, labordiagnostisch und apparativ erhobene Befunde. Phytopharmakologisch stehen nur symptomatisch wirkende Drogen mit antitussiver, sekretolytischer, expektoriender und bedingt antibakterieller Wirkung bei Erkrankungen der oberen und unteren Atemwege zur Verfügung. Lungenparenchymerkrankungen können nicht mit Phytopharmaka therapiert werden.

8.2 Wirkstoff, Extrakte, Droge

Eine Vielzahl von Drogen und Drogen-Inhaltsstoffen wird traditionell bei Erkrankungen der Atemwege eingesetzt. Dazu zählen

- Schleimdrogen: Lichen islandicus (Isländisches Moos), Althaeae radix (Eibischwurzel), Althaeae folium (Eibischblätter), Althaeae flos (Eibischblüten), Malvae folium (Malvenblätter), Malvae flos (Malvenblüten), Verbasci flos (Wollblumen), Plantaginis lanceolatae herba (Spitzwegerichkraut), Foenugraeci semen (Bockshornkleesamen), Farfarae folium (Huflattichblätter), Farfarae flos (Huflattichblüten),
- Ätherische Öl-Drogen und -öle: Eucalypti aetheroleum (Eukalyptusöl), Thymi herba (Thymiankraut), Thymi aetheroleum (Thymianöl), Foeniculi fructus (Fenchelfrüchte), Foeniculi aetheroleum (Fenchelöl), Anisi fructus (Anisfrüchte), Anisi aetheroleum (Anisöl), Picae aetheroleum (Fichtennadelöl), Pini aetheroleum (Kiefernnadelöl), Pini pumilionis aetheroleum (Latschenkiefernöl), Menthae piperitae folium (Pfefferminzblätter), Menthae piperitae aetheroleum (Pfefferminzöl), Terebinthinae aetheroleum (Terpentinöl), Salviae folium (Salbeiblätter), Salviae aetheroleum (Salbeiöl), Cajeputi aetheroleum (Kajeputöl) und „Myrtol“
- Saponin-Drogen: Hederae folium (Efeublätter), Primulae radix (Schlüsselblumenwurzel), Senegae radix (Senegawurzel), Saponariae rubrae radix (gemeines Seifenkraut), Saponariae albae radix (weiße Seifenwurzel), Liquiritiae radix (Süßholzwurzel), Violae tricoloris herba (Stiefmütterchenkraut), Quillaiae cortex (Seifenrinde)
- sowie der Wurzelextrakt von *Pelargonium reniforme/P. sidoides*, einer südafrikanischen Geranienart.

Die wichtigsten Inhaltsstoffe und die primären Wirkungen dieser Drogen sind weiter unten in Tabellen zusammengefasst (Tab. 8.4, 8.5 und 8.8).

8.3 Phytopharmaka bei grippalem Infekt

Bereits bei den ersten Anzeichen einer Erkältungskrankheit kommen neben Allgemeinmaßnahmen wie Vermeiden von körperlicher Belastung und Sport vor allem Ruhe, Schwitzen und reichlich heiße Getränke z. B. aus Holunderblüten, Lindenblüten oder Mädesüßblüten/-kraut in Frage [8]. Ziel dieser Maßnahmen sind Ersatz des Flüssigkeitsverlustes durch das Schwitzen bzw. durch subfebrile Temperaturen und eine Kreislaufstabilisierung.

Bei beginnendem oder bestehenden Schnupfen bieten sich ätherische Öle bzw. hieraus isolierte Reinsubstanzen wie Menthol (Hauptkomponente im Pfefferminz- und Minzöl), Cineol (Hauptbestandteil im Eukalyptusöl), trans-Anethol (in Anisöl), Thymol (in Thymianöl) oder Fenchon (in Fenchelöl) an. Von diesen ätherischen Ölen ist Menthol, insbesondere das natürliche (–)-Menthol, experimentell und klinisch-pharmakologisch am besten untersucht. Menthol verbessert bei topischer Anwendung als Nasenspray oder nach Inhalation subjektiv die Nasenluftpassage ohne klinisch nachweisbare Abschwellung der Nasenschleimhaut bzw. Abnahme des Atmungswiderstandes. Der subjektiv als kühlend und erweiternd empfundene Effekt von Menthol, Kampfer und Eukalyptusöl in der Nase kann mit der Erregung von Thermorezeptoren in der Nasenschleimhaut und der Weiterleitung über den Nervus trigeminus erklärt werden. Das Empfinden ähnlicher Effekte im Larynx nach Inhalation wird über die Weiterleitung durch afferente Nerven erklärt [9–13] und beruht auf einer Depolarisation der Kälterezeptoren durch Hemmung des Calciumeinstroms in die Zelle [14, 15]. Hierdurch wird zwar in der Regel der Verlauf des Schnupfens nicht abgekürzt. Es wird jedoch der Eindruck einer verbesserten Nasenatmung erweckt. Zusätzlich scheint die Schlagfrequenz des Flimmerepithels die Sekretproduktion gesteigert zu werden Eukalyptusöl hatte in einer Probandenstudie bei 26 männlichen und 6 weiblichen Probanden zwar keinen Effekt auf den nasalen Widerstand wurde jedoch als kühlend empfunden (16). In einer einfachblinden Studie bei 234 Patienten mit akuten Atemwegserkrankungen verbesserte vaporisiertes Eukalyptusöl signifikant die Nasenatmung über vier Stunden gegenüber Placebo (17).

Entscheidend für die Behandlung des Schnupfens sind sinnvolle pharmazeutische Darreichungsformen. Da sich lipophile Substanzen technologisch nur in lipophile Grundlagen einarbeiten lassen, werden vielfach Vaseline, Wollwachsalkohole und fette Öle als Nasensalbe und -öle verwendet [18]. Derartige Darrreichungsformen sind unphysiologisch und ungeeignet, da sie die Zilienbewegung durch die hohe Viskosität der hydrophoben Grundlage behindern, sich mit dem Nasenschleim vermischen und Nährboden für Bakterien sind. Vorteilhafter sind Gele, Lösungen oder Inhalationen (Dampfbäder) bzw. perkutane Einreibungen, wodurch die Wirkstoffe eingeatmet werden und so an die Nasenschleimhäute gelangen. Kampfer, Menthol, Pfefferminzöl, Minzöl bzw. andere stark riechende ätherische Öle dürfen wegen der Gefahr eines reflektorischen Glottiskrampfes, eines Bronchospasmus, asthmaähnlicher Zustände bis hin zum Atemstillstand bei Säuglingen und Kleinkindern nicht im Bereich des Gesichts und speziell der Nase aufgetragen werden.

Isländisches-Moos-Präparate	
DEV (Auszugsmittel)	**Tagesdosis***
2–4 : 1 (Wasser)	1,5 g
* Menge Trockenextrakt pro Tag, bezogen auf das Mittel von DEV und empfohlener Drogenäquivalentmenge)	
Andornkraut-Präparate	
1 : 1 (Ethanol 30 %)	Fluidextrakt 4,5 g

8.4 Pflanzliche Antitussiva

Husten ist primär ein physiologischer Schutzreflex zur Gesunderhaltung des bronchopulmonalen Systems und kann durch viele Faktoren ausgelöst werden. Dazu gehören beispielsweise inhalatives Rauchen, mechanische oder chemische Reize, Allergene und Infektionen der Atemwege. Dazu gehören aber auch mesenteriale, pulmonale oder kardiale Erkrankungen. Schließlich kann Husten auch psychogen bedingt sein.

Sensorische Nerven, die den Hustenreflex auslösen, befinden sich im Oropharynx, in den großen Bronchien, vorrangig jedoch in der Trachea (Tab. 8.3). Mechanorezeptoren finden sich vorrangig im Bereich der oberen Atemwege, Chemorezeptoren mehr in den unteren Atemwegen und in den Bronchien [19]. Durch die Irritation werden afferente Nerven bzw. Rezeptoren stimuliert, welche die Hustenschwelle in der Medulla oblongata herabsetzen.

Antitussiva unterdrücken den Hustenreiz. Sie wirken entweder zentral auf das Hustenzentrum in der Medulla oblongata oder peripher auf die Hustenrezeptoren im Bereich der Atemwege. Bei einem chronisch trocken oder produktiven Husten, der über 8 Wochen besteht, ist eine sorgfältige Spezialdiagnostik wie eine Lungenfunktionsprüfung, CT-Thorax, Endoskopie, mikrobiologische und serologische Labordiagnostik, Allergiediagnostik und eine Lungenszintigraphie zum Ausschluss von organischen Ursachen erforderlich. Eine symptomatische Therapie über längere Zeit eines nicht abgeklärten Husten ist der häufigste Fehler in der täglichen Praxis.

Im Rahmen der viralen Infektion kommt es zunächst zu einem trockenen, bellenden, schmerzhaften Husten, der mit steigender Schleimproduktion in einen produktiven, sog. feuchten Husten übergeht. Dabei wird zunächst ein wässriges und mit zunehmender Sekundärinfektion ein schleimig-eitriges Sekret abgehustet. Hieraus leiten sich zwei therapeutisch Ansätze ab:

Tab. 8.3 Verteilung und Bedeutung der Hustenrezeptoren [17]

Organ	Art des Rezeptors	Lokalisation	Stimulus	Wirkung
Larynx	1. Mechanorezeptoren	Taschenfalten im Larynx	Mechanische Stimuli, Zigarettenrauch, kalte Luft, mechanische und chemische Stimuli	Husten
	2. C-Fasern	Taschenfalten im Larynx		Husten
Trachea Bronchien	1. Mechanorezeptoren	Schleimhaut der Trachea und Bronchien	Mechanische Stimuli, und Zigarettenrauch	Husten
	2. Dehnungsrezeptoren	Glatte Muskulatur der Pars membranacea von Trachea und Bronchien	Inspiration	Modulation des Hustenreflexes Hering-Breuer Reflex
	3. C-Fasern	Epithel der Trachea und Bronchien	Entzündung und chemische Stimuli	

- Der Einsatz von Antitussiva, zur Unterdrückung des trockenen Hustens.
- Die Anwendung sekretolytischer, sekretomotorischer Expektorantien beim produktiven Husten.

An pflanzlichen Antitussiva stehen sog. Schleimdrogen und ätherische Öle zur Verfügung. Einige Mucilaginosa enthalten neben Schleimstoffen zusätzlich antimikrobielle Substanzen. Der Wirkungsmechanismus beruht auf der Ausbildung einer schützenden Schleimschicht auf den empfindlichen Mechanorezeptoren im Oropharynx, wodurch die Reizwirkung von der Schleimhaut ferngehalten werden soll. Topographisch anatomisch reicht der reizmildernde Effekt lediglich bis zum Pharynx. In Tabelle 8.4. sind die wichtigsten Schleimdrogen mit pharmakologisch relevanten Inhaltsstoffen und Wirkungen zusammengefasst. Wichtig sind vernünftige Darreichungsformen z.B. Lutschbonbons, Lutschpastillen und bedingt Gurgellösungen. Durch das langsame Lutschen werden kontinuierlich Schleimstoffe zur Abdeckung der Rezeptoren freigesetzt. Ferner wird die Speichelsekretion angeregt und der Schluckreflex unterdrückt.

Durch direkte Effekte ätherischer Öle auf Mechano- und Kälterezeptoren in Nase, Pharynx und Larynx, bieten sich ätherische Öldrogen bzw. Reinsubstanzen wie Menthol als Antitussiva u.a. in Form von Hustenbonbons bzw. zur Inhalation an. Sie hemmen die respiratorische Aktivität über die Stimulation von Kälterezeptoren bzw. wirken auf Rezeptoren, welche

Tab. 8.4 Wichtige Schleimdrogen bei trockenem Husten [2]

Droge	Relevante Inhaltsstoffe	Pharmakologische Wirkungen
Lichen islandicus (Isländisches Moos)	ca. 50 % Schleim (Lichenin, Isolichenin), Usninsäure	Reizmildernd, schwach antibakteriell
Althaeae radix (Eibischwurzel) und Althaeae folium (Eibischblätter)	bis 15 % Schleim (Galaktorhamnane, Glucane, Arabinogalaktane)	Reizmildernd, die mukoziliäre Aktivität hemmend, phagozytosesteigernd
Althaeae flos (Eibischblüten)	bis 6 % Schleim	Reizmildernd
Malvae folium (Malvenblätter) und Malvae flos (Malvenblüten)	bis 10 % Schleim (Hydrolyseprodukte: Glucose, Arabinose, Rhamnose, Galaktose)	Reizmildernd
Verbasci flos (Wollblumen)	bis 3 % Schleim, Flavonoidglykoside, Saponine	Reizmildernd
Plantaginis lanceolatae herba (Spitzwegerichkraut)	ca. 6 % Schleim, Iridoidglykoside (darunter Aucubin), Phenolcarbonsäuren	Reizmildernd, adstringierend, antibakteriell
Foenugraeci semen (Bockshornkleesamen)	20–30 % Schleim (Mannogalaktane), Saponine, ätherisches Öl	Reizmildernd
Farfarae folium (Huflattichblätter) und Farfarae flos (Huflattichblüten)	bis 8 % Schleim (Hydrolyseprodukte: Glucose, Galaktose, Arabinose, Xylose, Uronsäure), potentiell kanzerogene Pyrrolizidinalkaloide in Spuren	Antiphlogistisch

Tab. 8.5 Wichtige Ätherischöldrogen bei trockenem und produktivem Husten [2]

Droge/ätherisches Öl	Hauptwirkstoffe	Pharmakologische Wirkungen
Eucalypti aetheroleum (Eukalyptusöl)	70 % Cineol	expektorierend, sekretomotorisch, schwach spasmolytisch, lokal hyperämisierend
Thymi herba (Thymiankraut), Thymi aetheroleum (Thymianöl)	30–70 % Thymol	sekretomotorisch, spasmolytisch, antibakteriell
Foeniculi fructus (Fenchelfrüchte), Foeniculi aetheroleum (Fenchelöl)	50–70 % trans-Anethol, 10–23 % Fenchon	sekretolytisch, expektorierend, antibakteriell
Anisi fructus (Anisfrüchte), Anisi aetheroleum (Anisöl)	90 % trans-Anethol	expektorierend, spasmolytisch, antibakteriell
Piceae aetheroleum (Fichtennadelöl)	20–45 % Bornylacetat, α- und β-Pinen, α- und β-Phellandren	sekretolytisch, antibakteriell, lokal hyperämisierend
Pini aetheroleum (Kiefernnadelöl)	α-Pinen 10–50 %, Camphen 12 %, β-Pinen 10–25 %, Limonen bis zu 10 %	sekretolytisch, antibakteriell, expektorierend, lokal hyperämisierend
Pini pumilionis aetheroleum (Latschenkiefernöl)	α- und β-Phellandren	sekretolytisch, antibakteriell, expektorierend
Menthae piperitae folium (Pfefferminzblätter), Menthae piperitae aetheroleum (Pfefferminzöl)	40–55 % Menthol, 10 % Ester des Menthols, 10–35 % Menthon	sekretolytisch, spasmolytisch, antibakteriell, kühlend
Terebinthinae aetheroleum (Terpentinöl)	α- und β-Pinen	sekretolytisch, antibakteriell, lokal hyperämisierend
Salviae folium (Salbeiblätter), Salviae aetheroleum (Salbeiöl)	1,8-Cineol, α- und β-Thujon	sekretolytisch, expektorierend, antibakteriell
Cajeputi aetheroleum (Kajeputöl)	bis zu 65 % Cineol	expektorierend
Niauliöl	Cineol	expektorierend
Myrtol	Cineol, α-Pinen, Limonen	expektorierend

den Husten triggern. Ferner regen sie die Speichelsekretion und den Schluckreflex an und unterdrücken dadurch den Husten. In Tabelle 8.5 sind ätherische Öldrogen mit den wirksamkeits-relevanten Inhaltsstoffen und pharmakologischen Wirkungen aufgeführt.

Ursache des produktiven Hustens ist meist eine akute oder chronische Bronchitis mit den in Tab. 8.6 aufgelisteten charakteristischen Symptomen.

Zur Behandlung des produktiven Hustens stehen Expektoranzien zur Verfügung. Sie fördern den Schleimauswurf

Tab. 8.6 Symptome bei akuter und chronischer Bronchitis

Akute Bronchitis	Chronische Bronchitis
Brustschmerz	Husten
Trockener bzw. produktiver Husten	Auswurf
Initial schleimig-zäher, glasiger, später schleimig-eitriger Auswurf	Hyperkrinie bzw. Dyskrinie Atemnot
Diffuse Rasselgeräusche, Giemen, Pfeifen	
Krankheitsgefühl, Temperatur, Gliederschmerzen	

durch Stimulation von dünnflüssigem Schleim. Ferner tragen sie zur Verflüssigung des zähflüssigen Schleims bei und beschleunigen so den Abtransport durch das Flimmerepithel. Sie werden in Sekretolytika, Mukolytika und Sekretomotorika eingeteilt (Tab. 8.7). Arzneilich werden bei respiratorischen Erkrankungen der unteren Atemwege natürliche (phytogene) ätherische Öldrogen, synthetisch hergestellte, naturidentische Einzelsubstanzen wie Cineol, trans-Anethol und Menthol, saponinhaltige Drogen, sowie der Wurzelextrakt von *Pelargonium reniforme/P. sidoides* verwendet.

Ätherische Öle wirken direkt auf die sekretorischen Drüsen der Bronchialschleimhaut, indem sie den Schleimauswurf durch Stimulation der Sekretion von dünnflüssigem Schleim, durch Verflüssigung des festen Schleims und/oder durch Beschleunigung des Abtransports durch das Flimmerepithel fördern. Bronchialschleim mit unphysiologischer Viskosität behindert die bronchiale Clearance. Expektoranzien unterstützen den physiologischen Selbstreinigungsmechanismus der Atemwege. Sie vermindern den Rückstau von zähflüssigem Sekret, verbessern den Abtransport und sind deshalb bei festsitzendem und schlecht abzuhustendem Schleim indiziert. Voraussetzung ist jedoch ein intakter Hustenreflex.

Zu wichtigen sekretolytischen Drogen gehören **ätherische Öle** mit direkter Wirkung auf die sekretorischen Drüsen der Bronchialschleimhaut. Relevante klinische und pharmakologische Daten liegen zu Anisöl, Eukalyptusöl, Pfefferminzöl, Kiefernnadelöl, Myrtol, Thymianöl und Fenchelöl vor (Tab. 8.5). Einige ätherische Öle besitzen zusätzlich spasmolytische, antimikrobielle und antiinflammatorische Wirkungen. Sie verbessern die bronchiale Clearance [20] und besitzen hyperämisierende Eigenschaften. 1,8-Cineol hemmt signifikant die Produktion von LTB4 und PGE2 aus Monozyten. Bei Patienten mit Asthma bronchiale zeigten diese Wirkstoffe auch antiinflammatorische und bronchodilatatorische Eigenschaften [21]. Aufgrund ihrer Lipophilie werden sie von Haut und Schleimhäuten gut resorbiert, weshalb sie zur äußerlichen Anwendung als Salbe, Creme, Badezusatz oder zur Inhalation geeignet sind. Nach perkutaner Anwendung gelangen sie einmal über das vaskuläre System in die Bronchien und erreichen zum anderen nach Inhalation auch direkt die Bronchien, wo sie expektorierend, sekretomotorisch und bronchospasmolytisch wirken. Römmelt et al. [22] zeigten, dass nach einem 30 min Vollbad in 450 l Badewasser mit 150 ml Fichtennadel-Ba-

Tab. 8.7 Einteilung der Expektorantien

Sekretolytika	→	Stimulation der Bronchialsekretion
Mukolytika	→	Veränderung physiko-chemischer Eigenschaften des Bronchialsekretes (Viskosität wird gesenkt)
Sekretomotorika	→	Förderung der Sekretbewegung und des Abhustens (mukoziliäre Clearance)

deöl bereits nach 10–15 min erstes und nach 20–30 min das Maximum an α- und β-Pinen, Camphen und Limonen in der Atemluft messbar waren. Da ätherische Öle nach oraler Anwendung in hoher Konzentration Magenbeschwerden verursachen und wegen der spasmolytischen Wirkung am Ösophagussphinkter ein unangenehmes Aufstoßen auslösen, sollten möglichst magensaftresistente Darreichungsformen zur Anwendung kommen.

Zu weiteren Expektoranzien gehören **saponinhaltige Drogen**. Ihre expektorierende und sekretolytische Wirkung wird reflektorisch über den gastropulmonalen Reflex erklärt. Durch Reizung der Schleimhäute des Magens werden über sensorische Fasern des Parasympathikus die seromukösen Drüsen der Bronchien stimuliert und der transepitheliale Ionen- und Wassertransport gesteigert, wodurch es zur Sekretverflüssigung kommt [23, 24]. Wegen der oberflächenaktiven und permeabilitätsverändernden Eigenschaften an Biomembranen wirken Saponine in hoher Konzentration lokal schleimhautreizend und systemisch vielfach hämolytisch. Die am häufigsten in Fertigarzneimitteln verwendeten saponinhaltigen Drogen sind in Tabelle 8.8 zusammengestellt.

Bei kurzfristiger Anwendung sind Zubereitungen aus den genannten Saponindrogen toxikologisch unbedenklich. In höherer Dosierung und bei längerer Anwendung können jedoch aufgrund der Magen-Darm-Schleimhautreizungen typische Beschwerden auftreten. Von einigen saponinhaltigen Drogen sind zusätzlich antiinflammatorische bzw. antiödematöse Wirkungen und spasmolytische Effekte nachgewiesen.

Darüber hinaus hat sich der Wurzelextrakt von *Pelargonium reniforme/sidoides* bei Jugend- und Kindern zur Behandlung von akuten und chronischen Infektionen

Tab. 8.8 Wichtige saponinhaltige Drogen bei produktivem Husten [2]

Droge	Hauptwirkstoffe	Pharmakologische Wirkungen
Hederae helicis folium (Efeublätter)	ca. 5 % Saponingemisch: Hederacosid C, α-Hederin, Hederacosid B, Flavonglykoside, Phenolcarbonsäuren	expektorierend, spasmolytisch
Primulae radix (Schlüsselblumenwurzel)	4–10 % eines Saponingemisches mit Hauptsaponin Primulasäure A, Phenolglykoside: Primulaverin, Primverin	expektorierend, schwach antiphlogistisch, sekretolytisch
Senegae radix (Senegawurzel)	8–10 % eines Saponingemisches: mind. 8 verschiedene Senegasaponine, Salicylsäureverbindung: Primverosid	expektorierend
Saponariae rubrae radix (Gemeines Seifenkraut)	2–5 % eines Saponingemisches mit Gypsogenin als Aglykon	expektorierend
Saponariae albae radix (Weiße Seifenwurzel)	bis zu 20 % Saponingemisch mit Hauptsaponin Gypsosid A	expektorierend
Liquiritiae radix (Süßholzwurzel)	2–15 % Glycyrrhizin als Hauptsaponin, Flavonoide, darunter Liquiritin	expektorierend, sekretolytisch, antiödematös, antiphlogistisch, spasmolytisch
Violae tricoloris herba (Stiefmütterchenkraut)	Saponingemisch, Salicylsäureverbindung: Violutosid	expektorierend, schwach antiphlogistisch
Quillaiae cortex (Seifenrinde)	ca. 10 % Saponine mit Quillajasäure als Aglykon	expektorierend

der oberen und unteren Atemwege wie Sinusitiden, Angina tonsillaris und Bronchitis bewährt (25–29).

Die aufgeführten antitussiven bzw. expektorierend wirkenden Drogen kommen weniger in Monopräparaten als vielmehr in fixen Kombination vor. Vorrangig handelt es sich um freiverkäufliche Präparate im Rahmen der Selbstmedikation. Hier ruht gerade beim Apotheker die große Verantwortung bei der Beratung und Auswahl von qualitativ hochwertigen und wirksamen Präparaten.

Anders sieht es bei den Komplikationen aus. Bei den oberen Atemwegen sind Sinusitiden die häufigste Komplikation. In 80 % der Fälle entstehen sie als Folge einer Rhinitis. Ursache ist der ödematöse Verschluss der Ausführungsgänge der Nasennebenhöhle mit Sekretstau und sekundärer bakterieller Infektion. Primär therapeutische Maßnahmen sind deshalb Abschwellung der Nasenschleimhäute und Sekretolyse zur Drainage sowie Verbesserung der Ventilation. Der Nachweis hat in randomisierten klinischen Studien im Vergleich zur Standardtherapie bzw. zu Placebo zu erfolgen. Klinisch relevante Zielparameter sind Röntgen- oder Sonographiebefund, klinische Befunde der Nasenschleimhaut und der Nasennebenhöhlen sowie subjektive Beschwerden. Für bestimmte pflanzliche Drogen sind antivirale, antimikrobielle, antiphlogistische, sekretolytische und spasmolytische Wirkungen experimentell belegt. Dies trifft unter anderem für den Wurzelextrakt von *Pelargonium reniforme/ sidoides* zu, der auf Grund seiner antibakteriellen und antiviralen Wirkung eine symptomatisch und kausalgerichtete Behandlung ermöglicht (30, 31). Von einigen Monopräparaten und fixen Kombinationen wie Sinupret® wurde in randomisierten Doppelblindstudien die Wirksamkeit bei akuten und chronischen Entzündungen der Nasennebenhöhlen gegenüber chemisch definierten Sekretolytika als äquivalent und gegenüber Placebo als signifikant überlegen belegt [32]. Positive klinische Ergebnisse von Anwendungsbeobachtungen bei Atemwegs- und HNO-Infektionen liegen auch vom Pelargonium Wurzelextrakt vor (25). Derartige pflanzliche Arzneimittel bieten sich deshalb bei unkomplizierten Nasennebenhöhlenentzündungen als Alternative zu chemisch definierten Präparaten bzw. als Comedikation mit Antibiotika bei komplizierteren Infektionen an.

Leitsymptom der akuten und chronischen Bronchitis ist der Husten. Dieser kann durch eine entzündliche Infiltration der Tracheo-Bronchialschleimhaut durch Viren oder durch eine bakterielle Superinfektion ausgelöst werden. Selten ist er primär bakteriell bedingt oder durch akut toxische Reize wie Ozon-, Stickstoffoxid-, Chlorgas-Exposition usw. verursacht. Der Spontanverlauf einer unkomplizierten akuten Bronchitis erstreckt sich über Wochen. Da es sich meist um eine virale Ätiopathogenese handelt, sind Antibiotika primär nicht indiziert. Ihr Einsatz ist erst bei einer eitrigen, bakteriell bedingten Superinfektion gerechtfertigt. Zur wichtigen symptomatischen Grundmaßnahme der Bronchitis gehört eine ausreichende Flüssigkeitszufuhr, um die Sekretion, das Herabsetzung der Viskosität und die Verflüssigung des Schleims zu fördern. Dadurch wird das Abhusten deutlich erleichtert. Unterstützend können pflanzliche Sekretolytika eingesetzt werden, insbesondere Thymian-Extrakt, Efeublätter-Extrakt, Primelwurzel-Extrakt bzw. ätherische Öle (33, 34). In einer randomisierten Doppelblindstudie bei 60 Patienten mit einem produktiven Husten war ein Thymus-Syrup 3 × täglich in der Selbstbeurteilung gleich stark wirksam wie Bromhexin (35). Bei Kindern und Erwachsenen haben sich Efeublätter-Extrakte bewährt. Hierzu liegen neben Pilotstudien und Anwendungsbeobachtungen mehrere randomisierte placebokontrollierte Doppelblindstudien bei chronischer bzw. chronisch-obstuktiver Bronchitis und Bronchialasthma mit ethanolischen und ethanolfreien Extrakten vor [36–38]. Die Besserung von subjektiv Beschwerden und objektiven Befunden bei akuter bzw. akut exazerbierter Bronchitis wie Kopf-Hals-Gliederschmerzen, Husten und Auswurf bei Kindern ist auch von Pelargonium – Wurzelextrakt belegt [25–29]. In einer multizentrischen, prospektiven, randomisierten, kontrollierten, offenen Studie wurde von Pelargonium-Wurzelextrakt ein rascheres Abklingen von bronchitistypischen Symptomen wie Husten, Auswurf, Rasselgeräuschen und Brutschmerz nachgewiesen als nach Acetylcystein [28]. Eine länger als 8–10 Tage dauernde akute Bronchitis sollte diagnostisch abgeklärt werden. Häufig ist der Auswurf gelblich bis grünlich, und über den Lungen ist ein Rasseln und Giemen zu auskultieren. Aus der unkomplizierten ist dann eine komplizierte Bronchitis geworden. Antibiotika sollten bei einem eitrigen Auswurf und bei Symptomen eingesetzt werden, die länger als eine Woche bestehen. Ferner sollten ältere Personen, Patienten mit Bronchiektasen, mit schwerem Asthma bronchiale, mit eingeschränkter Immunkompetenz bzw. Risikopatienten wie Diabetiker, Patienten mit einer Herzinsuffizienz, nach einer Organtransplantation, Leukämie- und Tumorpatienten mit Antibiotika behandelt werden. Ihr primäres Ziel ist es, die häufig auftretenden sekundären bakteriellen Pneumonien zu verhindern. Die Dauer sollte jedoch auf wenige Tage begrenzt werden.

8.5 Indikation, Dosierung, Anwendungsdauer

Schleimdrogen, Ätherischöldrogen, saponinhaltige Drogen und der Wurzelextrakt aus *Pelargonium reniforme/sidoides* sind wichtige pflanzliche Arzneimittel in der Selbstmedikation nach sorgfältiger Beratung durch den Apotheker. Sie können aber auch bei unkomplizierten Infekten der oberen und unteren Atemwege verordnet werden. Ihr Wirkprofil hängt von den pharmakologische, relevanten Inhaltsstoffen ab (Tab. 8.9). Ist nach 8 bis 10 Tagen keine wesentliche Besserung eingetreten ist eine ärztliche Abklärung dringend geboten.

Als Expektoranzien eingesetzte handelsübliche Extrakte

Efeublätter-Präparate

DEV (Auszugsmittel)	Tagesdosis*
3,7–4,7 : 1 (Ethanol 60 %)	70 mg
5 –7,5 : 1 (Ethanol 30 %)	50 mg
3 –6 : 1 (Ethanol 60 %)	65 mg
6 –7 : 1 (Ethanol 40 %)	45 mg
4 –8 : 1 (Ethanol 30 %)	50 mg
1 : 1 (Ethanol 70 %, 65 % oder 45 %)	300 mg
1 : 5 (Ethanol 50 %)	1500 mg
1 : 10 (Ethanol 45 %)	3000 mg

Eukalyptusöl-Präparate

Menge Eukalyptusöl pro Tag:	ca. 400 mg

Fenchelöl-Präparate

Menge Fenchelöl pro Tag:	0,1–0,6 mg

Thymiankraut-Präparate

DEV (Auszugsmittel)	Tagesdosis*
8–12 : 1 (Ethanol 96 %)	1000 mg
6–10 : 1 (Ethanol 70 %)	1250 mg
Fluidextrakt (Arzneibuch-Monographie)	1–2 g mehrmals täglich

* Menge Extrakt pro Tag, bezogen auf das Mittel von DEV und empfohlener Tagesdosis Arzneidroge

Tab. 8.9 Phytopharmaka bei Erkrankungen der oberen und unteren Atemwege

Indikation	Schleimdrogen	Ätherischöldrogen	Saponindrogen
Schnupfen	–	+	–
Mund-Rachen- Hals-Entzündung	++	++	–
Trockener Husten	++	++	–
Produktiver Husten	–	++	++

8.6 Toxikologie, unerwünschte Wirkungen, Interaktionen

Zu den aufgeführten Schleimdrogen liegt kaum bzw. nur älteres Erkenntnismaterial zur Toxikologie vor. Da es sich um lokal wirkende und kaum resorbierbare Substanzen handelt, sind systemische Nebenwirkungen nicht zu erwarten. Eine Ausnahme bilden Zubereitungen aus Huflattichblättern – und Blüten wegen des Gehalts an mutagenen und potentiell karzinogenen Pyrrolizidinalkaloiden (PA) mit einem 1,2-ungestättigten Necin-Gerüst einschließlich deren N-Oxide. Nach aktuellem Erkenntnisstand dürfen Huflattischblätterhaltige Arzneimittel unabhängig von der Darreichungsform einen Grenzwert von 1 µg PA pro maximal deklarierter Tagesdosis nicht überschreiten. Damit ist der im Stufenplanverfahren zu PA vom 5.6.1992 aufgeführte Grenzwert von 10 µg nicht mehr gültig.

Von einigen zitierten ätherisch- ölhaltigen und saponinhaltigen Zubereitungen liegen zum Teil Daten zur akuten Toxizität, chronischen Toxizität, Reproduktionstoxizität, Mutagenität, bedingt Kanzerogenität, Immuntoxizität und lokalen Toxizität vor z.B. Pfefferminzblätter [39], Eukalyptusölblätter [40], Thymiankraut [41–43], Kiefernnadelöl, Latschenkiefernöl [44], gereinigtem Terpentinöl [45] und Efeublättern [46–51].

Mögliche Nebenwirkungen und Vergiftungserscheinungen nach Einnahme bzw. äußerer Anwendung sind im wesentlichen auf den Gehalt an ätherischen Ölen zurückzuführen. Bei topischer Anwendung größerer Mengen können Brennen, Rötung und Hautreizungen auftreten, die nach gründlichem Abwaschen mit Wasser und Seife abklingen. Inhalation von hochkonzentrierten Zubereitungen lösen Husten und Atemnot aus. Die häufigsten Nebenwirkungen nach oraler Einnahme sind Übelkeit, Erbrechen, starke Bauchschmerzen, Kopfschmerzen und bei Überdosierung Schwindel, Schläfrigkeit, Benommenheit, Atemnot, bedrohliche Kreislaufreaktionen, Krämpfe und im Extremfall Bewusstlosigkeit. Spezifische Gegenmittel sind nicht bekannt, lediglich symptomatische Maßnahmen wie Zufuhr von reichlich Flüssigkeit, medizinische Kohle (3 Esslöffel, mindestens ca. 15 g), Magenspülung ggf. nach Intubation und bei zentralen Krämpfen Diazepam. Wegen der Gefahr einer Aspirationspneumonie kein Erbrechen auslösen und auf keinen Fall Milch oder alkoholische Getränke verabreichen, welche die Resorption fördern.

Nebenwirkungen von efeuhaltigen Zubereitungen beruhen im wesentlichen auf dem Gehalt an Saponinen. Bei äußerer Anwendung großer Mengen können an Haut und Schleimhäuten lokale Reizerscheinungen wie Brennen, Rötung, Hautirritationen und allergische Kontaktdermatitis auftreten. Durch gründliches Abwaschen mit Wasser und Seife klingen die Erscheinungen ab. Eine orale Überdosierung führt zu Übelkeit, Erbrechen, Magenschmerzen, Diarrhöe und Erregung. Spezifische Gegenmittel sind nicht bekannt. Als Gegenmaßnahmen ist die Zufuhr von reichlich Flüssigkeit zu empfehlen.

8.7 Risikogruppen

Bei Säuglingen und Kleinkindern sollten Zubereitungen aus ätherischen Ölen nicht im Bereich des Gesichts, speziell der Nase aufgetragen werden, da Reizung der Schleimhäute zu Krämpfen von Glottis (Kratschmer Reflex) oder Bronchien führen können. Auf Überempfindlichkeit gegen die entsprechenden Drogen ist zu achten. Mitunter kann ein Bronchospasmus verstärkt werden. Gelegentliche Nebenwirkungen sind lokale Hautreizung nach topischer Applikation und Magenbeschwerden nach Einnahme von ätherischen Ölen in Form nicht magensaftresistenter Darreichungsformen.

Literatur

[1] Loew D. (1994) Die Erkältungskrankheit in der Selbstmedikation. Apotheker Journal 16:22–30

[2] Loew D., Schrödter A., Schilcher H. (1997) Phytopharmaka bei katarrhalischen Erkrankungen der oberen und unteren Atemwege. In: Loew D, Rietbrock N (Hrsg) Phytopharmaka III. Forschung und klinische Anwendung. Steinkopff, Darmstadt 179–190

[3] Tyrell D. A. J. (1992) Die banale Erkältungskrankheit. In: Tyrell DAJ: Erkältungskrankheit. Ein Lehrbuch für die Praxis. Gustav Fischer, Stuttgart Jena New York. 5–11

[4] Gwaltney J. M. (1979) The common cold. In: Mandell G, Douglas RG, Bennet JR (eds) Principles and practice of infectious diseases. Wiley & Sons, New York, pp 429–462

[5] Avila R. (1993) Aetiology and pathophysiology of the common cold, In: Eccles R (ed.) Europharmacy 93. Common cold study forum. Royal of Medicine Services, London New York

[6] Canestrani D. A., Cohen S. D. (1992) Results of the Cold surveillance study. Presented at the European Rhinology Society meeting, International Symposion on infection and allergy of the nose, Rome 6.–10. October, 1992. Abstract

[7] Göbel H., Baloh R., Heinze-Kunh K., Heinze A., Maune St. (2001) Kopfschmerzen bei Erkrankungen der Ohren, Nase und Nasennebenhöhlen. Deutsches Ärzteblatt 98: C310–315

[8] Loew D. (1996) Was leisten Phytopharmaka bei Erkältungskrankheit. Forschung und Praxis. 210: 16–20

[9] Fox N. (1927) Effect of camphor, eucalyptol and menthol on the vascular state of the mucous membrane. Arch Otolaryngol 112–122

[10] Eccles R., Jones A. J. (1983) The effect of Menthol on nasal resistance to air-flow. J Laryngol Otol 705–709

[11] Eccles R., Lancashire B., Tolley N. S. (1987) The effect of aromatics on inspiratory and expiratory nasal resistance to airflow. Clin Otolaryngol 11–14

[12] Eccles R., Tolley N. S. (1988) The effect of nasal anaesthesia upon nasal sensation of airflow. Acta Otolaryngol 152–155

[13] Eccles R. (1993) Menthol for cough and nasal congestion – a clinical update. In: Eccles R (ed) Europharmacy 93. Common cold study forum. Royal Society of Medicines Services, London New York

[14] Isenberg C., Schäfer K., Braun H. A. (1986) The effect of menthol on discharge pattern of cold receptors. Pflügers Arch 400 R 17 Abstract

[15] Schäfer K., Braun H. A., Isenberg C. (1986) Effcet of menthol on cold receptor activity. Journal of General Physilogy. 757–776

[16] Burrow A., Eccles R., Jones AS (1983) The effect of camphor, eucalyptus and menthol vapour on nasal resistance to airflow and nasal sensation Acta Otolaryngol 96:157–161

[17] Food and Drug Administration (1994) Final Monograph for OTC nasal decongestant drug products. Federal Register 59: 41189–43391

[18] Hänsel R. (1991) Phytopharmaka. 2 Auflage Springer Berlin, Heidelberg, New York, London, Paris, Hong-Kong, Barcelona, Budapest

[19] Eller J., Lode H. (1992) Pathophysiologie des Hustens In: Tyrell DAJ: Erkältungskrankheit. Ein Lehrbuch für die Praxis. Gustav Fischer, Stuttgart Jena New York, 163–173

[20] Kaspar P., Repges R., Dethlevsen U., Petro E. (1994) Sekretolytika im Vergleich. Änderung der Ziliarfrequenz und Lungenfunktion nach Therapie mit Cineol mit Ambroxol. Atemwegs-Lungenkrankheit. 605–614

[21] Juergens U. R., Stöber M., Schmidt-Schilling L., Kleuver T., Vetter H. (1998) Antiiflamma-

tory effects of Eucalyptol (1,8 Cineol) in bronchial Asthma. Inhibition of Arachidonic acid metabolism in human blood monocytes ex vivo. Eur J med Res 3:407–412

[22] Römmelt H., Schnitzer W., Swoboda M., Senn E. (1988) Pharmakokinetik ätherischer Öle nach Inhalation mit einer trepenhaltigen Salbe. Z. Phytotherapie. 14–16

[23] Ziment I. (1989) Drugs modifying the sol-layer and hydration of mucus. In: Braga PC., Allegra L. (Eds). Drugs in bronchial Mucology 293–322. Raven Press Ltd.

[24] Ziment I. (1994) Agents that affect mucus and cough. In: Witek TJ., Schachter EN Pharmacology and Therapeutics in rsepiratory Care. Chapter 10:239–257. WB Sunders Conpany USA

[25] Heil, Ch., Reitermann U. (1994) Atemwegs- und HNO-Infektionen. TW Pädiatrie 7: 523–525

[26] Haidvogl M., Schuster R., Heger M. (1996). Akute Bronchitis im Kindesalter. Zeitschr für Phytotherapie 17:300–313

[27] Dome L., Schuster R. (1996). Umckaloabo-eine phytotherapeutische Alternative bei akuter Bronchitis im Kindesalter? Ärztezeitschrift für Naturheilverfahren 37, 3: 216–222.

[28] Blochin B., Heidvogl M., Heger M. (1999) Umckaloabo im Vergleich zu Acetylcystein bei Kindern mit akuter Bronchitis. Der Kassenarzt. 49/50:46–50

[29] Blochin B., Heger M. (2000). Umckaloabo versus symptomatischer Therapie in der Behandlung der akuten Angina catarrhalis. Päd. 6: 2–8

[30] Kayser O., Kolodziej H. (1997) Antibacterial activity of extracts and constituents of Perlargonium sidoides and Perlargonium reniforme. Planta Medica 63:508–510

[31] Kolodziej H., Kayser O. (1998) Pelargonum sidoides DC. Zeitschr. für Phytotherapie 19: 141–151

[32] März R.W. (1998) Evaluation of a Phytomedicine. Clinical, pharmacological and toxicological Data of Sinupret. Thesis Universiteit Utrecht, Hesperlein, Erlangen

[33] März R.W., Matthys H. (1997) Phytomedice in the treatment of disease of lower respiratory tract. What is proven? In Phytopharmaka in Forschung und klinischer Anwendung. Loew D., Rietbrock N. (Hrsg). Steinkopff Verlag Darmstadt 161–178

[34] Ernst E., März R., Sieder Ch. (1997) A controlled multi-centre study of herbal versus synthetic secretolytic drugs for acute bronchitis. Phytomedicine Vol. 4(4) 287–293

[35] Knols G., Stal PC., van Ree JW. (1994) Produktive hoest: tijm of broomhexine? Huisarts en Wetnschap 37:392–394

[36] Meyer-Wegener J., Liebscher K., Hettich M., Kastner H. G. (1993) Efeu versus Ambroxol bei chronischer Bronchitits. Z. Allg. Med 69:61–66

[37] Gulyas A. et al. (1997) Konsequente Therapie von chronisch-obstruktiven Atemwegserkrankungen bei Kindern. Atemw. Lungenkrkh. 10:155–157

[38] Mansfeld HJ., Höhre H., Repges R., Dethlefsen U. (1998) Therapie des Asthma bronchiale mit Efeublätter-Trockenextrakt. Münch Med Wschr. 40.26–30

[39] Hagers Handbuch der Pharmazeutischen Praxis (1993). Hrsg. Hänsel R., Keller K., Rimpler H., Schneider G. Springer Verlag Berlin Heidelberg New York London Paris Tokyo Hong Kong Barcelona Budapest, Drogen E-O S. 828

[40] Hagers Handbuch der Pharmazeutischen Praxis (1993). Hrsg. Hänsel R., Keller K., Rimpler H., Schneider G. Springer Verlag Berlin Heidelberg New York London Paris Tokyo Hong Kong Barcelona Budapest, Drogen E-O S. 117

[41] Von Skramlik E. (1959) Über die Giftigkeit und Vertäglichkeit von ätherischen Ölen. Pharmazie 14: 435–445

[42] Qureshi S., Shah AH., Al-Yahya MA, Ageel AM. (1991) Toxicity of Achillea fragrantissima and Thymus vulgaris in mice. Fitoterapia 62:319–323

[43] Zani F., Massimo G., Benvenuti S., Bianchi A., Albasini A., Melegari M. (1991) Studies on the genotoxic properties of essential oils with bacillus subtilis rec-assay and salmonella microsome reversion assay. Plnata Med 57:237–241

[44] Hagers Handbuch der Pharmazeutischen Praxis (1994). Hrsg. Hänsel R., Keller K., Rimpler H., Schneider G. Springer Verlag Berlin Heidelberg New York London Paris Tokyo Hong Kong Barcelona Budapest, Drogen P-Z S.163

[45] Hagers Handbuch der Pharmazeutischen Praxis (1994). Hrsg. Hänsel R., Keller K., Rimpler H., Schneider G. Springer Verlag Berlin Heidelberg New York London Paris Tokyo Hong Kong Barcelona Budapest, Drogen P-Z S. 171.

[46] Hagers Handbuch der Pharmazeutischen Praxis (1993). Hrsg. Hänsel R., Keller K., Rimpler H., Schneider G. Springer Verlag Berlin Heidelberg New York London Paris Tokyo Hong Kong Barcelona Budapest, Drogen E-O, S. 398–407.

[47] Timon-David P., Julien J., Gasquet M., Balansard G., Bernard P. (1989) Recherche d'une activité antifongique de plusiuers principes ac-

tifs. Extrait du lierre grimpant: Herdera helix L. Ann Pharm Fr. 38:545–552
[48] Lanza JP, Steinmetz MD., Pellegrin E., Morque M. (1980) Actions toxique et pharmacodynamique sur le rat d'extrait de lierre grimpant (Hedera helix L). Plantes medicinales et phytotherapie XIV:221.229
[49] Elias R., De Meo M'., Vidal-Ollivier E., Laget M., Balansard G., Dumentil G. (1990) Antimutagenic activity of some saponins isolated from, Calendula officinalis L., C. arvensis L. and Herdera helix. Mutagenesis 5:327–331
[50] Danloy S., Quetin-Leclerq J., Coucke P., De Pauw-Gillet MC., Elias R., Balansard G., Angenot L., Bassleer R. (1994) Effects of α-hederin, a saponin extracted from Hedera Helix, on cells cultured in vitro. Planta Med 60:45–49
[51] Amara-Mokrane YA, Lehucher-Michel MP., Balansard G., Dumenil G., Botta A: (1996) Protective effects of α-hederin, chlorophylline and ascorbic acid towards the induction of micronuclei by doxorubicin in cultured human lymphocytes. Mutagenesis 11:161–171

9 Beeinflussung des Immunsystems

Zahlreiche Faktoren gelten als Auslöser einer Erkältungskrankheit. Dazu zählen beispielsweise kalte und feuchte Wettereinflüsse, Zugluft, überhitzte Räume, ungeeignete Kleidung, körperlicher oder psychischer Stress, mangelnder Schlaf bzw. ungenügende Erholungsphasen sowie mangelnde Hygiene. Auch Drogenkonsum, übermäßiger Alkoholgenuss, eine Vorschädigung im Bereich der Atemwege z.B. durch Rauchen oder durch chronische Inhalation von Reizstoffen, die Einnahme von Arzneimittel mit negativem Einfluss auf das Immunsystem gelten als häufige Ursachen für rezidivierende Erkältungskrankheiten. Nach der Definition der WHO liegen rezidivierende Infektionen der oberen Atemwege dann vor, wenn Atemwegsinfekte mit einer Häufigkeit von mehr als 3 Infekten pro Jahr auftreten. Sie werden als chronisch bezeichnet, wenn die Symptome länger als 3 Monate innerhalb eines Jahres bestehen (American Thoracic Society, 1980).

Wegen des noch ungenügend ausgebildeten Immunsystems sind besonders Kleinkinder und Kinder betroffen. Als folge einer allgemeinen Abwehrschwäche kann es zu einer viralen Infektion, vorrangig durch Rhinoviren kommen. Als Reaktion auf die Infektionen stehen dem Menschen unspezifische und spezifische Abwehrmechanismen zur Verfügung (Tab. 9.1). Frühzeitig versuchen zunächst unspezifische Phagozyten und humorale Faktoren (Lymphokine und Serumfaktoren wie Lysozym) die eingedrungenen Erreger zu vernichten bzw. die Infektion lokal zu begrenzen und spezifische Abwehrzellen zu stimulieren. Hier kommt den antikörperbildenden B-Lymphozyten und den T-Lymphozyten im Rahmen der spezifischen Immunantwort eine zentrale Rolle zu. Voraussetzung ist jedoch die intakte Reaktionsbereitschaft des Immunsystems. Ist das körpereigene Abwehrsystem gestört oder nur unzureichend aktivierbar, dann droht als Komplikation die bakterielle Sekundärinfektion mit Befall der oberen und unteren Atemwege und dem klinischen Korrelat der Tracheobronchitis. Im schlimmsten Fall kommt es zur Bronchopneumonie.

Die physiologische Immunantwort kann durch pflanzliche Immunstimulanzien unterstützt werden. So kann eine vorhandene Abwehrschwäche kompensiert und ein immunologischer Infektionsschutz induziert werden. Eine solche Immunstimulation ist indiziert bei Patienten mit angeborener

Tab. 9.1 Abwehrmechanismen des Immunsystems

Unspezifische Mechanismen	Spezifische Mechanismen
Barriere	**Humoral**
– Haut, Schleimhäute	– Antikörperproduzierende B-Lymphozyten (IgA, IgG)
– Sekrete (Speichel, Magensaft-HCl)	**Zellulär**
Phagozyten	– Aktivierung immunkompetenter B- und T-Lymphozyten (T-Helfer-, T-Suppressor-Zellen)
– Granulozyten	
– Makrophagen	
– Natürliche Killerzellen (NK)	
Komplementsystem	
Lymphokine/Zytokine	

oder erworbener Immunschwäche, bei gehäuft auftretenden Erkältungen und rezidivierenden Infekte im Bereich der oberen Atemwege, die durch Allgemeinmaßnahmen, z. B. durch körperliches Training, durch vitaminreiche Ernährung oder durch eine gesunde Lebensführung nicht reduziert werden können.

9.1 Wirkstoff, Extrakt, Droge

Zu den Arzneipflanzen mit immunstimulierendem Potenzial zählen u. a. *Echinacea purpurea, Echinacea pallida, Baptisia tinctoria* und *Thuja occidentalis.*

9.2 Klinische Anwendung von pflanzlichen Immunstimulanzien

Von allopathischen Präparaten liegen experimentelle und klinische Daten zu Echinaceae purpureae herba, Echinaceae pallidae radix bzw. einer fixen Kombination aus Echinaecae purpurea herba, Baptisiae tinctoriae radix und Thujae occidentalis herba vor. In vitro an Zellkulturen sowie tierexperimentell und humanpharmakologisch in vivo wurde der Einfluss auf das spezifische und auf das unspezifische Immunsystem untersucht. Sowohl für Mono-Extrakte als auch für die fixe Kombination wurden u. a. folgende Wirkungen nachgewiesen [1–18]:

- Steigerung der unspezifischen Abwehr durch Mobilisation und Phagozytoseaktivität von Granulozyten (Carbon-Clearance-Test),
- Aktivierung der Makrophagen mit Phagozytose und Freisetzung von Interleukin 1,
- Stimulation von zytotoxischen T-Zellen und T-Helferzellen (insbesondere CD-4^{+}-Helfer Zellen),
- Erhöhung der Produktion der Interleukine IL-1, IL-2, IL-3, IL-6, sowie der Interferone IFN-α, IFN-ß, IFN-γ, und der Zytokine TNF-α. TNF-β,
- Beschleunigte Ausdifferenzierung von B-Lymphozyten zu antikörperbildenden Plasmazellen (IgM),
- Hemmung der körpereigenen und der bakteriell gebildeten Hyaluronidase,
- Antivirale Aktivität.

Die mitunter diskrepanten experimentellen Befunde beruhen u. a. darauf, dass zum einen unterschiedliche Echinacea Arten und zum anderen sehr unterschiedlich hergestellte Extrakte getestet wurden. Dies geht vor allem aus Untersuchungen von Bauer et al. [10] hervor. Am Modell der Carbon-Clearance besaß unter den geprüften Echinacea Arten *Echinacea purpurea* und unter den Auszügen der Chloroform-Extrakt den stärksten Effekt. Der wässrige Extrakt war kaum wirksam (Abb. 1a, 1b).

Nach klinisch-pharmakologischen Untersuchungen unterstützen und stimulieren Echinacea-purpurea-Extrakte die unspezifische humorale und zelluläre Immunabwehr. So konnte in einer placebokontrollierten humanpharmakologischen Doppelblindstudie bei 42 Triathleten nach 4-wöchiger oraler Einnahme von 8 ml Echinacin die Anzahl der immunkompetenten Zellen vor dem Wettkampf signifikant gegenüber Placebo gesteigert werden. Nach dem Wettkampf war der Gehalt an IL-6 im Blut und Urin in der Verum-Gruppe erhöht. Die Menge an dem löslichen Zytokinrezeptor IL-2R war hingegen signifikant vermindert. Dies wird als Hinweis auf eine erhöhte IL-6-Freisetzung aus den Makrophagen und eine Produktion des IL-2R in Monozyten/Makrophagen [19] gedeutet. In einer weiteren Doppelblindstudie erhielten 24 Probanden über 5 Tage 3 × täglich 30 Tropfen eine Echinacea Tinktur (DEV 1:5, Ethanol 55 %VV). Die am 5.

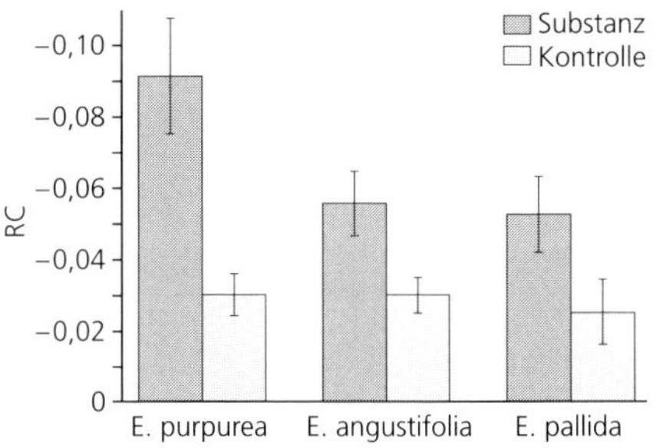

Abb. 9.1 Carbon-Clearance durch ethanolische Echinacea-Wurzelextrakte: Regressionskoeffizienten (RC) der Kohleelimination (log E gegen t) im Vergleich zur Kontrolle. Aus Lit. [10].

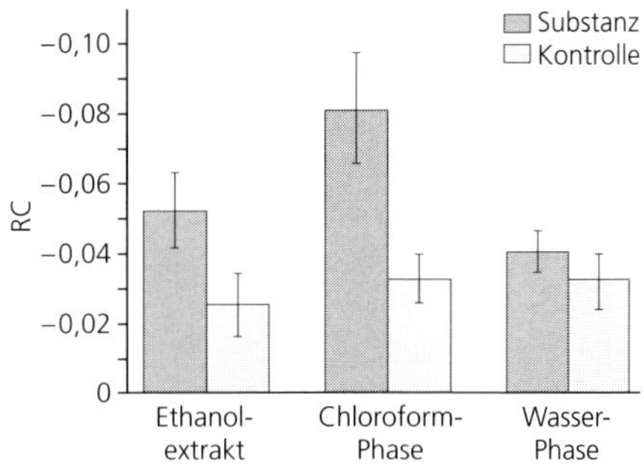

Abb. 9.2 Carbon-Clearance durch Echinacea-pallida-Wurzelextrakt und daraus hergestellte Fraktionen; Regressionskoeffizienten (RC) der Kohleelimination (log E gegen t) im Vergleich zur Kontrolle. Aus Lit. [10].

Tag gemessene Phagozytose war unter Verum auf 120 % gegenüber 20 % nach Placebo angestiegen. Der Effekt war reversibel und nach 6 Tagen nicht mehr nachweisbar [20]. Nach i.v. Injektion von 1 mg und 5 mg Echinacea-Polysaccharid (EPO VIIa/EPS) bei 32 Probanden stiegen Leukozyten, polymorphkernige Granulozyten und TNF-α stärker an als unter Placebo [21]. Von den Inhaltsstoffen Umckalin sowie 6,8-Dihydrox-5,7dimetoxycumarin und Gallussäure aus den Wurzeln von *Pelargonium reniforme/sidoides* konnten antivirale bzw. immunmodulatorische Eigenschaften nachgewiesen werden. Im MMT-Test kam es zur Makrophagenaktivierung, im Grieß-Assay regte der Pelargonium-Wurzelextrakt die Produktion von NO an, im Encephalomyokarditis (EMC)- Viren/Fibroblasten-Modell zeigte sich ein zytoprotektiver Effekt und an spezifischen Zelllinien eine schwache Stimulation zur TNF-α-Sekretion (22).

Diese klinisch-pharmakologisch induzierte Immunreaktion war Anlass, die klinische Wirksamkeit von Immunstimulanzien bei Erkältungskrankheiten bzw. bei Patienten mit banalen oder rezivierenden Erkrankungen der oberen Atemwege zu prüfen. Sieht man von Erfahrungsberichten, offenen nicht-kontrollierten und retrospektiven Studien ab, so belegen inzwischen einige randomisierte, placebo-kontrollierte Studien den Nachweis der klinischen Wirksamkeit von Spezialextrakten u. a. aus Echinacea bzw. bestimmter fixer Kombinationen. Vorrangig geprüft wurde der Einfluss auf den Verlauf von Erkältungskrankheiten bzw. auf den Verlauf banaler Infekte der oberen Atemwege.

In der randomisierten Doppelblindstudie von Dorn [23] erhielten 100 Patienten mit akuten Infekten der oberen Atemwege am ersten und zweiten Tag 30 mg und vom dritten bis sechsten Tag 15 mg des Kombinationspräparats Resistan® oder Placebo. Die Beurteilung der Wirksamkeit erfolgte anhand von sieben Erkältungssymptomen. Im achttägigen Beobachtungszeitraum nahmen die Score-Werte in beiden Gruppen signifikant ab. Der Effekt war in den Kriterien Halsschmerzen, Rachenrötung, Schnupfen und Husten nur nach Verum signifikant. Diese Ergebnisse wurden in einer placebokontrollierten Doppelblindstudie bei 609 Studenten einer Universität im Rahmen einer Erkältungsprophylaxe im Winterhalbjahr 1989/90 durch 8-wöchige Einnahme von Resitan® insofern bestätigt, als nach Verum 15 % weniger Erst- und 27 % weniger Rezidivinfekte auftraten als nach Placebo. Bei einer infektgefährdeten Untergruppe wurde die Infektanfälligkeit um nahezu 20 % gesenkt [24].

Bei 108 Patienten mit erhöhter Infektanfälligkeit wurden über 8 Wochen in einer Doppelblindstudie 2 × 4 ml Echinacea-purpurea-Presssaft mit Placebo auf den Verlauf und Schwergrad von rezidivierenden Atemwegsinfekten geprüft [25]. Unter der prophylaktischen Gabe kam es im Intervall lediglich zu einem auffälligen, nichtsignifikanten Rückgang von Infekten (Verum 35,2 %, Placebo 25,9 %) und einer Verlängerung der mittleren Zeit bis zum Auftreten eines Infektes (Verum 40 Tage, Placebo 25 Tage).

In einer monozentrischen dreiarmigen placebokontrollierten Studie [26] konnte für einen ethanolischen (55 %, V/V) Extrakt aus *Echinacea purpurea* (DEV 1 : 5) nach 450 mg/Tag an den Tagen 3–4 und an den Tagen 8–10 keine und nur nach 900 mg/Tag eine signifikante Überlegenheit gegenüber Placebo bei einer Reihe von Parametern nachgewiesen werden.

In einer GCP-konformen Doppelblindstudie erhielten 120 Patienten mit beginnender unkomplizierter Erkältung 10 Tage bzw. bis zum Abklingen der Symptome Echinacin® oder Placebo [27]. Unter Echinacin® entwickelten die Patienten signifikant weniger das Krankheitsvollbild als nach Placebo, und in der Subgruppe war die Zeitdauer bis zur Genesung (median 5 Tage vs. 10 Tage) ebenfalls signifikant zu Gunsten von Verum verkürzt.

In einer randomisierten dreiarmigen Doppelblindstudie wurden nach der Intention-to-treat-Analyse bei 246 Patienten mit einer Erkältung 3 × 2 Tabletten Echinaforce® (6,78 mg Echinacea-purpurea-Trockenextrakt, 95 % Kraut und 5 % Wurzel) mit einem Echinacea-Konzentrat (47,27 mg gleicher Extrakt), einem Echinacea purpurea Spezialextrakt (29,60 mg Wurzel) und Placebo verglichen [28]. Hauptzielgröße war die Reduktion von 12 definierten Erkältungssymptomen. Echinaforce® und der konzentrierte Echinacea-Extrakt waren dem Echinacea-Spezialextrakt und Placebo signifikant überlegen.

Unter den Bedingungen der täglichen Hausarztparaxis wurde bei 263 akut erkälteten Patienten die fixe Kombination Esberitox® (*Thuja occidentalis, Baptisia tinctoria* und *Echinacea purpurea + E. pallida*) über 7 bis 9 Tage mit Placebo in der Dosierung 3 × 3 Tabletten pro Tag verglichen. Hauptzielgröße war ein Gesamtwirksamkeitsnachweis aus der Summe der standardisierten AUC-Werte der primären Endpunkte (Rhinitis-Score, Bronchitis-Score, allgemeines Wohlbefinden, klinischer Gesamteindruck). Verum war Placebo in den primären Zielgrößen generell, am ausgeprägtesten jedoch nach frühzeitiger Einnahme signifikant überlegen [29].

In einer Übersicht nimmt Schneider [30] zum Problem des Wirksamkeitsnachweises von immunstimulierenden Arzneimittel Stellung und verweist auf die klare Definition von Zielgrößen, Planung, ordnungsgemäßer Durchführung und Auswertung von klinischen Studien und auf die Möglichkeit der zusammenfassenden Bewertung durch Meta-Analysen. Am Beispiel von vier klinischen Studien bei Patienten mit viralen bzw. bakteriellen Atemwegserkrankungen wird der Nachweis der Wirksamkeit von Immunstimulanzien erbracht.

Trotz verschiedener Kritiken auch an neueren klinischen Studien ist für bestimmte pflanzliche Arzneispezialitäten der Nachweis der klinischen Wirksamkeit ausreichend belegt. Im Gegensatz zur früheren Auffassung ist die Feststellung wichtig, dass die Anwendung von Immunstimulanzien bei beginnenden Erkältungssymptomen und nur über kurze Zeit erfolgen soll. Dies belegen eindeutig die neueren Studien. Pflanzliche Immunstimulanzien sollten deshalb bei den ersten Anzeichen einer Erkältung und nicht länger als 8 bis 10 Tage eingenommen werden.

9.3 Dosierung, Anwendungsdauer

Klinisch geprüfte Echinacea-haltige Arzneimittel sind zur kurzfristigen bzw. Intervallbehandlung von beginnenden Erkältungssymptomen bzw. banalen Infekten der oberen Atemwege sinnvoll.
Die Dosierung ist präparatespezifisch. Im Allgemeinen reicht eine Anwendungsdauer von 5–8 Tagen aus, eine längere Einnahme über 10 Tage bis hin zu 4–6 Wochen ist weder klinisch-pharmakologisch noch durch klinische Studien begründet, zumal ein negativer Einfluss auf das Immunsystem insbesondere nach Hochdosierung bzw. bei infektanfälligen Patienten bisher nicht ausgeschlossen ist.

Echinacea-Extrakte bzw. fixe Kombinationen sind in folgenden Spezifikationen im Handel:

Fixe Kombination
Derzeit sind Präparate in EU-Mitgliedsstaaten nach der Richtlinie 65/65/EWG zugelassen, für die präparatespezifisch die Indikation lautet:

- Zur Steigerung der körpereigenen Abwehr,
- Therapie von Atemwegsinfekten,
- Begleittherapie zu einer Antibiotika-Behandlung,
- Infektanfälligkeit aufgrund einer temporären Abwehrschwäche,
- Fieberbläschen (Herpes simplex).

Diese Präparate enthalten einen Extrakt (1 : 11, Auszugsmittel Ethanol 30 %) aus folgender Drogenmischung:
- Thujae occidentalis herba 4 mg
- Echinaceae (purp./pallid 1 + 1) radix 15 mg
- Baptisiae radix tinctura 20 mg

Handelsübliche Echinaceakraut-Presssaft-Präparate	
Verhältnis von Frischpflanze zu Presssaft	1,5–2,5 : 1
Verhältnis von Frischpflanze zu Tockenpresssaft	31,5–53,6 : 1 (für getrockneter Presssaft)
Menge Presssaft pro Tag (im Mittel)	6 ml (ca. 7,5 ml der Darreichungsform!)
	256,5–354 mg (für getrockneten Presssaft)
Handelsübliche Echinaceawurzel-Extrakt-Präparate	
DEV (Auszugsmittel)	**Tagesdosis***
5–7 : 1 (Ethanol 50 %)	0,15 g Extrakt
4–7 : 1 (Ethanol 50 %)	0,165 g Extrakt
6,1–7,2 : 1 (Ethanol 30 %)	0,135 g Extrakt
7–11 : 1 (Ethanol 50 %)	0,1 g Extrakt
1 : 5	4,5 g Extrakt
1 : 6,66	6 g Extrakt

* Menge Extrakt pro Tag, bezogen auf das Mittel von DEV und empfohlener Tagesdosis Arzneidroge

9.4 Toxikologie, unerwünschte Wirkungen, Interaktionen

Experimentell erwies sich ein Presssaft aus *Echinacea purpurea* nach einmaliger oraler und mehrmaliger intravenöser Applikation an Ratten und Mäusen als praktisch untoxisch. Die LD_{50} lag bei Ratten >15 000 mg/kg p.o. bzw. >5 000 mg/kg i.v. und bei Mäusen > 30 000 mg/kg p.o. bzw. >10 000 mg/kg i.v. Bei Ratten traten nach 4 wöchiger oraler Gabe (800, 2 400 und 8 000 mg/kg p.o.) weder pathoanatomisch noch labordiagnostisch präparatespezifische toxische Wirkungen auf. Mutagenitätstests an *Salmonella typhimurium* TA 98, TA100, TA 1535, TA 1537 und TA 1538 mit/ohne S-9 Mix, an Säugerzellen in vitro sowie an Mäusen in vivo verliefen negativ. In einer In-Vitro-Kanzerogenitätsstudie kam es zu keiner malignen Transformation von Hamsterembryozellen [31].

In Einzelfällen können Überempfindlichkeitsreaktionen wie z.B. Hautausschlag, Juckreiz, selten Gesichtsschwellung, Atemnot, Schwindel, Blutdruckabfall auftreten.

9.5 Risikogruppen, Schwangerschaft, Stillzeit, Pädiatrie

Zu Risikogruppen gehören Patienten mit bekannter Überempfindlichkeit gegen Korbblütler, Patienten mit fortschreitenden Systemerkrankungen wie Tuberkulose, Leukämie bzw. Leukämie-ähnlichen Erkrankungen (Leukosen), Patienten mit entzündlich rheumatischen Erkrankungen, Patienten mit multipler Sklerose oder AIDS- sowie Patienten mit einer chronischen Virus- oder einer Autoimmunerkrankung. Wegen nicht ausreichender Untersuchungen sollten pflanzliche Immunstimulanzien nicht in der Schwangerschaft, Stillzeit und bei Kindern unter 12 Jahren eingenommen werden. Bei Fieber, Atemnot sowie länger anhaltenden oder unklaren Beschwerden ist ein Arzt aufzusuchen.

Literatur

[1] Koch F. E., Haase H. (1952) Eine Modifikation des Spreading-Tests im Tierversuch, gleichzeitig ein Beitrag zum Wirkungsmechanismus von Echinacin. Arzneim. Forsch. 2:464–467

[2] Büsing K. H. (1955) Hyaluronidasehemmung als Wirkungsmechanismus einiger therapeutisch nutztbarer Naturstoffe. Arzneim. Forsch 5:320–322

[3] Chone' B. (1965) Gezielte Steuerung der Leukozyten-Kinetik durch Echinacin. Ärztl. Forsch. 19:611–612

[4] Orinda D., Diederich J., Walcker A. (1973) Antivirale Aktivität von Inhalsststoffen der Composite Echinacea purpurea. Arzneim. Forsch. 23:1119–1120

[5] Wacker A., Hilbig W. (1978) Virushemmnug mit Echinacea purpurea. Planat Med 33: 89–102

[6] May G., Willhuhn G. (1978) Antivirale Wirkung wässriger Pflanzenextrakte in Gewebskulturen. Arzneim. Forsch. 28:1–6

[7] Tymper K. D. (1981) Der immunologische Wirkungsnachweis von Pflanzenextrakten 2: 181–184

[8] Stimpel M., Proksch A., Wagnet H., Lohmann-Matthes M. L. (1984) Macrophage activation and induction of macrophage cytotoxicity by purified polysaccharide fraction from the plant Echinacea purpurea. Infect Immun 46:845–849

[9] Wagner H., Proksch A., Riess-Mauerer I., Vollmar A., Odenthal S., Stupper H. (1985) Immunstimulierend wirkende Polysaccharide (Heteroglykane) aus höheren Pflanzen. Arzneim. Forsch. 35: 1069–1075

[10] Bauer R. Wagner H.. (1988) Echinacea – Der Sonnenhut – Stand der Forschung. Zeitschrift für Phytotherapie 9: 151–159

[11] Bauer R., Jurcic K., Pulmann J.,Wagner H. (1989) Immunologische in-vivo und in-vitro Untersuchungen mit Echinacea-Extrakten. Arzneim. Forsch 38:276–281

[12] Bauer R. Remiger P., Jurcic K., Wagner H. (1989) Beeinflusung der Phagozytose-Aktivität durch Echinacea-Extrakte. Z. Phytotherapie 10:43–48

[13] Luettig B., Steimüller C., Gifford GE., Wagner H., Lohmann-Matthes M. L. (1989) Macrophage activation by the polysaccharide arabinogalactan isolated from plant cell cultures of Echinacea purpurea. J. Natl. Cancer Inst. 81 (9): 669–675

[14] Beuscher N., Bodinet C., Willigmann I., Egbert D. (1995) Immunmoduliernde Eigenschaften von Wurzelextrakten verschiedener Echinacea-Arten. Zeitschrift für Phytotherapie 16:157–166

[15] Neth R., Drize N., Gohle S., Offerhgeld R., Reski R., Schrum S. (1995) Phtyotherapeutische Forschung: Thuja ocidentalis L. Z. Allg. Med. 71:522–530

[16] Roesler J., Emmendörffer A., Steinmüller C., Luetigg B., Wagner H., Lohmann-Matthes M. L. (1991) Application of purified polysaccharides from cell cultures of the plant Echinacea purpurea to test subjects mediates activation of the phagocyte system. Int. J. Immunopharm 13(7): 931–941

[17] Stotzem Cd., Hungerland U., Mengs U. (1992) Influence of Echinacea purpurea on the phagocytosis of human granulocytes. Med Sci. Res 20:719–720

[18] Bodinet C., Freudenstein J. (1999) Effects of an orally applied aqueous-ethanolic extract of a mixture of Thujae occidentalis herba, Baptisiae tinctoriae radix, Echinaceae purpureae radix and Echinaceae pallideae radix on antibody response against sheep red blood cells in mice. Planta Medica 65: 695–699

[19] Berg A., Northoff H., König D., Weinstock C., Grathwohl D., Parnham M. J., Stuhlfauth I., Keul J. (1998) Pretreatment with Echinacea purpurea modulates the effects of exhaustive exercise on immunological variables in triathletes. J.Clin Res 1:367–380

[20] Jurcic K., Melchart D., Holzmann M., Martin P., Bauer R., Doenecke A., Wagner H. (1988) Zwei Probandenstudien zur Stimulierung der Granulozytenphagozytose durch Echinacea Extrakt-haltige Präparate. Z. Phytoptherapie 10:67–69

[21] Melchart D., Worku F., Linde K., Flesche C., Eife R., Wagner H. (1993) Erste Phase-I-Untersuchung von Echinacea Polysaccharid (EP-VIIa/EPS) bei i.v. Applikation. Erfahrungsheilkunde 6:318–323

[22] Kolodziej H., Kayser O. (1998) Pelargonum sidoides DC. Zeitschr. für Phytotherapie 19: 141–151

[23] Dorn M. (1989) Milderung grippaler Infekte durch ein pflanzliches Immunstimulans. ngm 2:314–319

[24] Schmidt U., Albrecht M., Schenk N. (1990) Pflanzliches Immunstimulans senkt Häufigkeit grippaler Infekte. ngm 3:277–281

[25] Schöneberger D. (1992) Der Einfluss der immunstimulierenden Wirkung von Presssaft aus herba Echinaceae purpureae auf den Verlauf und Schwergrad von Erkältungskrankheiten. Forum Immunologie 8:1–2

[26] Bräunig B., Dorn M., Knick E. (1992) Echinaceae purpureae radix: zur Stärkung der körpereigenen Abwehr bei grippalen Infekten. Zeitschrift für Phytotherapie. 12: 7–13

[27] Hoheisel O., Sandberg M., Bertram S., Bulitta M., Schäfer M. (1997) Echinagard treatment shortens the course of common cold: a double-blind placebo controlled clinical trial. Eur J Clin Res 9:261–268

[28] Brinkeborn R. M., Shah D. V., Degenring F. H. (1999) Echinaforce and other Echinacea fresh plant preparations in the treatment of the common cold. Phytomedicine 6(1)1–5

[29] Hentschel C., Schnitker J., Kohnen R., Köhler G., Lindauer I., Henneicke-von Zepelin H. H. (2000) Akute virale Atemwegsinfekte: Wirksamkeit und Sicherheit eines phytotherapeutischen Kombinationspräparats in der Erkältungsbehandlung. Fortschritte der Medizin 118: 25–33

[30] Schneider B. (1992) Probleme des Wirksamkeitsnachweises bei imunstimulierenden Arzneimitteln, dargestellt am Beispiel eines pflanzliche Immunmodulators. Erfahrungsheilkunde 396–400

[31] Mengs U., Clare C. B., Poiley J. A. (1991) Toxicity of Echinacea purpurea. Arzneim. Forsch. 41 (II): 1076–1081

10 Magen-Darm-Erkrankungen

10.1 Definition, Pathogenese, Klinik des Reizmagen-Reizdarm-Syndroms

Bei der Vielfalt und Häufigkeit gastrointestinaler Beschwerden sind Zuordnungen zu definierten Krankheitsentitäten oft schwierig und vielfach willkürlich. Dieses gilt insbesondere für funktionelle Störungen. Aber gerade hier wären bestmögliche Definitionen zu fordern, denn je präziser einzelne funktionelle Syndrome formuliert sind, um so gezielter sind diagnostische und therapeutische Maßnahmen möglich. Die Diagnose einer funktionellen Störung sollte positiv als primäre Diagnose formuliert werden und weniger als Ausschluss bzw. auf der Basis fehlender laborchemischer, sonographischer und endoskopischer Nachweise einer organischen Erkrankung. Aus gastroenterologischer Sicht lassen sich derzeit mit unterschiedlicher Sicherheit die folgenden funktionellen Störungen als klinische Entitäten formulieren:

- Transportstörungen des Ösophagus,
- gastroösophageale Refluxkrankheit,
- Reizmagen,
- biliäre Funktionsstörungen,
- Reizdarm-Syndrom,
- habituelle Obstipation,
- anorektale Funktionsstörungen.

Dabei gibt es fließende Übergänge, Überlagerungen und simultane Störungen mehrerer Systeme, wobei vieles auf einen gemeinsamen pathogenetischen Hintergrund hindeutet. Die Prävalenz des Reizmagen-Syndroms wird in den westlichen Industrieländern mit 20–30 % angegeben [1, 3–6], wobei nur jeder zweite Patient den Arzt aufsucht. Frauen sind häufiger betroffen als Männer. Nach den revidierten Rom-II-Kriterien ist das Reizmagen-Syndrom (im angelsächsischen Sprachraum „Non-Ulcer Dyspepsie“ NUD) definiert als eine mehr als 3 Monate bis Jahre persistierende bzw. rezidivierende Dyspepsie [1, 2, 7, 8]. Dabei fehlen Nachweise organischer Ursachen nach endoskopischer Abklärung und es fehlen Hinweise auf eine erleichterte Stuhlentleerung bzw. Stuhlunregelmäßigkeit mit Überschneidung zum Reizdarm-Syndrom [9, 10]. Folgende Symptome sind für das Reizmagen-Syndrom typisch:

- epigastrische Schmerzen,
- Druckgefühl, Völlegefühl,
- frühzeitiges Sättigungsgefühl,
- Aufstoßen, Übelkeit, Erbrechen,
- retrosternales Brennen,
- geblähter Leib.

Verschiedentlich je nach Leitsymptom wird das Reizmagen-Syndrom in Subtypen unterteilt [11, 12] wie Dyspepsie vom Refluxtyp, Dyspepsie vom Ulcustyp mit Sodbrennen, saures Aufstoßen, Nüchternschmerz, Dyspepsie vom Motilitätstyp mit verzögerter Magenentleerung und unspezifische Dyspepsie. Sodbrennen kann ein Begleitsymptom des Reizmagens sein. Ist es jedoch das führende Symptom, dann gehört es zum Formenkreis der gastroösophagealen Refluxkrankheit. Analoges gilt für im Oberbauch empfundene Blähungsneigung, die als führendes Symptom dem Reizdarm (irritables Darmsyndrom) zuzuordnen ist. Die synonym mit Reizmagen verwendete Diagnose „Gastritis“ sollte gemieden werden, da Magenschleimhautentzündungen mit den morphologischen Diagnosen Gastritis A, B und C heute als organische Erkrankungen belegt sind. Die Symptome wechselnde Oberbauchbeschwerden, postprandiales Völlegefühl, Übelkeit und vorzeitiges Sättigungsgefühl sind zunächst unspezifisch [13–15], aber zur Differenzierung abdomineller Schmerzzustände hilfreich. Alarmsymptome wie Gewichtsverlust, Anämie, Fieber, Blut im Stuhl oder ein auffälliger abdominaler Tastbefund schließen ein Reizmagen-Syndrom aus.

Zur Basisdiagnostik gehören routinemäßig abdominelle Sonographie, Ösophago-Gastro-Duodenoskopie sowie als Routinelaboruntersuchungen Blutbild, SGPT, alkalische Phosphatase, Lipase, CRP und Urinstatus. Die Frage, ob das klinische Bild eines Reizmagens ohne Alarmsymptome zunächst empirisch behandelt werden sollte oder gleich der gezielten Diagnostik zu unterziehen ist, wird unterschiedlich beurteilt und all zu oft unter dem Aspekt von Kosten diskutiert. Patienten fühlen sich häufig unverstanden und konsultieren weitere Ärzte. Folgen von Mehrfachuntersuchungen zum Ausschluss organischer Ursachen ist eine zunehmende Verunsicherung des Patienten. Es ist wichtig, den Patienten frühzeitig und bestmöglich über das Wesen funktioneller Beschwerden und deren mögliche Ursachen zu informieren [1].

Differentialdiagnostisch sind strukturelle Erkrankungen wie Erosionen und Ulzera im Magen und Duodenum, bevorzugt bei den unter 45- bis 50-Jährigen sowie Magentumore ab dem 45sten Lebensjahr abzugrenzen. Wichtig ist eine subtile Arzneimittelanamnese, da häufig Arzneimittel wie Analgetika und NSARs Auslöser von Beschwerden sein können. Eine zu wenig beachtete Differentialdiagnose ist die diabetische Gastroparese im Rahmen einer diabetischen Polyneuropathie. Erkrankungen des Pankreas sowie der ableitenden Gallenwege bieten weitere klinische Auffälligkeiten und lassen sich durch Laborveränderungen verifizieren. Nicht zu vergessen sind depressive Erkrankungen mit einer bunten gastrointestinalen Symptomatik insbesondere einer Obstipation.

Die Ätiopathogenese funktioneller Störungen ist trotz intensiver Untersuchung, vornehmlich der gastrointestinalen Motilität, bisher nicht ausreichend geklärt. Einzelne Studien zeigen auffällig veränderte Motilitätsparameter (darunter eine gastrale Entleerungsstörung, eine antrale Hypomotilität, eine reflektorische Hyperaktivität der glatten Muskulatur oder eine Distension). Diese sind weder regelmäßig nachweisbar noch mit Symptomen korreliert [16-18]. Interessanter sind Befunde einer gestörten viszeralen Perzeption. Bei betroffenen Patienten besteht bei einer im physiologischen Bereich liegenden Volumen- und Druckbelastung des Magens eine erhöhte Aktivität viszeraler Afferenzen bezüglich der Schmerzempfindung im spinal und/oder zentral-nervösen Bereich [19], da andere reflektorische Mechanismen intakt sind [15, 20]. Vergleichbare luminale Dehnungsreize finden sich beim Reizdarm-Syndrom, was auf eine gemeinsame Pathogenese beider Funktionsstörungen hinweist [21].

10.2 Drogen und Extrakte

Ist das Reizmagen-Reizdarm-Syndrom von Spasmen geprägt, kann Pfefferminzöl eingesetzt werden. Dieses wird durch Wasserdampfdestillation aus Pfefferminzblättern gewonnen. Die Droge stammt ausschließlich aus kontrolliertem Anbau. Aus diesem Grund wurde diese Pflanze auch umfassend züchterisch bearbeitet. Dies wirkt sich auch auf die Qualität des ätherischen Öls aus. Die bedeutendste Minz-Qualität ist aber immer noch die vor mehr als 200 Jahren entstandene Mitcham-Minze. Die Hauptkomponente des Minzöls ist Menthol, das zu 50–60 % im Öl enthalten ist. Daneben sind mehr als 80 weitere Substanzen enthalten, von denen die wichtigsten Methon und Cineol sind. Auch Kümmelöl kann bei Reizmagen-Reizdarm-Syndroms spastischer Ausprägung verordnet werden. Prägt allerdings das Leitsymptom Obstipation das Reizmagen-Reizdarm-Syndrom, sind Füll- und Quellmittel indiziert. In Frage kommen Weizenkleie, Leinsamen, Flohsamen und Flohsamenschalen.

10.3 Therapie des Reizmagen-Reizdarm-Syndroms

Auf Grund der vielschichtigen Symptomatik gibt es keine Monotherapie, sondern polypragmatische symptomenorientierte Ansätze. Bei einem Großteil der Patienten treten zumeist kurzfristig wieder Beschwerden auf. Hinzu kommt ein hoher Anteil an Placebo-Effekten, weshalb neben der Fachkompetenz in besonderer Weise die Persönlichkeit des Arztes gefordert ist. Wichtig ist die Arzt-Patienten-Beziehung durch überzeugende Aufklärung über auslösende Ursachen, Art und Wesen der Störung, wobei der Eindruck vermieden werden muss, dass funktionelle Störungen unbedeutend und wenig belastend für die Betroffenen sind [1]. Entscheidungen über eine psychiatrische Behandlung sind so früh wie möglich zu treffen, wenngleich es sich um Einzelfälle handelt. Größer ist die Gruppe, die allein oder begleitend einer Psychotherapie bedarf. Eine Nahrungsmittelanalyse mit daraus ableitbaren Empfehlungen kann nützlich und wirksam sein. In der Ernährungsberatung ist eine spezifische Diät in der Regel nicht erforderlich. Im Hinblick auf die intestinalen Perzeptionsstörungen scheinen eine ausgewogene eher fettarme Kost und häufigere kleinvolumige und niedrigkalorische Mahlzeiten geeigneter zu sein, als Mahlzeiten, die die maximale Flüssigkeitskapazität des Magens überschreiten und ggf. zu einer „Überdehnung" des Magens führen. Die Arzneimitteltherapie [1, 22] ist im Allgemeinen flankierend, zeitlich begrenzt und hat sich nach den vorrangigen Beschwerden zu richten (Tab. 10.1).

Von den chemisch definierten Substanzen kommen bei Patienten mit Sodbrennen, saurem Aufstoßen, Hyperazidität und einem Reizmagensyndrom vom Refluxtyp Protonenpumpeninhibitoren und H_2-Rezeptorantagonisten infrage. Die Wirksamkeit von Sucralfat und Antazida ist unzureichend belegt. Gleiches gilt auch für pflanzliche Arzneimittel. Unterstützend können Leinsamen, Schleimdrogen, bedingt Süßholzwurzel (Grenzwert von 100 mg Glycyrrhizin sollte täglich nicht überschritten werden) bzw. besser glycyr-

Tab. 10.1 Symptomenorientierte Maßnahmen bei Reizmagen

Maßnahme	Arzneimittel
Hyperazidität durch Beeinflussung der Magensäure	Chemisch definierte Substanzen: Protonenpumpen-Inhibitoren, H_2-Rezeptorantagonisten, Anticholinergika (M1-Antagonisten), Antacida. Phytopharmaka wie Leinsamen, Schleimdrogen, Süßholzwurzel
Motilität durch Gastroprokinetika	Chemisch definierte Substanzen: Dopaminantagonisten (D2-Rezeptoren): Metoclopramid, Serotoninagonisten (in klinischer Prüfung) Phytopharmaka: z. B. Enteroplant®, Iberogast®, Mentacur®
Helicobacter pylori Eradikation	Tripel oder Quadripel-Therapie

rhizin-freie Süßholzwurzel-Extrakte empfohlen werden. Die Droge besitzt eine schleimhautprotektive Wirkung im Magen-Darmtrakt und war Ausgangspunkt für Carbenoxolon.

Patienten mit Symptomen einer Dysmotilität wie postprandiales Völlegefühl, Übelkeit, Brechreiz und Erbrechen sprechen auf Prokinetika wie z. B. Metoclopramid an. Die Substanz wirkt durch einen Antagonismus gegenüber Dopamin (D_2) und Serotonin (5 HT_3) peripher und zentral antiemetisch und zusätzlich prokinetisch [23]. Domperidon, ein Benzimidazol, ist ebenfalls ein Antagonist von Dopamin mit peripherer, prokinetischer und antiemetischer Aktivität im oberen Intestinaltrakt, passiert nicht die Bluthirnschranke und besitzt weniger zentralnervöse Nebenwirkungen. Cisaprid, gleichfalls ein Benzimidazol-Derivat und ein Serotonin-Agonist (5 HT_4-Agonist), besitzt prokinetische Aktivität im oberen und unteren Gastrointestinaltrakt und beschleunigt die Kolontransitzeit. Als Wirkungsmechanismus wird die Freisetzung von Acetylcholin in den Plexus des Intestinaltraktes, insbesondere im Plexus myentericus angesehen. Wegen kardiotoxischer Nebenwirkungen ruht derzeit die Zulassung von Cisaprid und ist nicht mehr im Handel.

An pflanzlichen Arzneimitteln bietet sich Iberogast® als Alternative an. Die fixe Kombination enthält als alkoholischer Frischpflanzenauszug bittere Schleifenblume (*Iberis amara*) (1 : 2) und an alkoholischen Drogenauszügen Angelikawurzel (1 : 3), Kamillenblüten (1 : 3), Kümmelfrüchte (1 : 3), Mariendistelfrüchte (1 : 3), Melissenblätter (1 : 3), Pfefferminzblätter (1 : 3), Schöllkraut (1 : 3) und Süßholzwurzel (1 : 3). Die Sinnhaftigkeit der fixen Kombination wird mit den jeweiligen Einzelwirkungen begründet. Hierbei beeinflusst die bittere Schleifenblume den Tonus des Magen-Darm Traktes und die Peristaltik, Angelikawurzel wirken spasmolytisch und fördert die Magensaftproduktion, Kamillenblüten wirken antiphlogistisch, krampflösend, karminativ und ulkusprotektiv, Kümmel besitzt karminative, spasmolytische und antimikrobielle Eigenschaften, Mariendistel wirkt antidyspeptisch und hepatoprotektiv, Melissenblätter entfalten eine beruhigende und karminative Wirkung, Schöllkraut wirkt spasmolytisch, cholekinetisch, choleretisch und Süßholzwurzel antiulcerogen, antiphlogistisch und spasmolytisch [24–26]. Durch die Kombination von mehreren Drogen mit verschiedenen Einzelwirkungen besitzt das Präparat tonisierende und spasmolytische Effekte. Das pharmakologische Gesamtprofil geht aus Tabelle 10.2 hervor.

In kontrollierten klinischen Studien wurde Iberogast® bei Patienten mit Reizmagen-Reizdarm-Syndrom mit Placebo [27–31], Metoclopramid [32] und Cisaprid [33] verglichen (Tab. 10.3). Die Behandlungsdauer erstreckte sich in den einzelnen

Tab. 10.2 Ergebnisse pharmakologischer Untersuchungen von Iberogast® Tinktur

In vitro	In vivo
• Erhöhung des Tonus der glatten Muskulatur des Magen-Darm-Traktes • spasmolytisch • Hemmung der Bildung von LTB_4 • Hemmung der Histamin und cAMP stimulierten Säureproduktion • Hemmung von *Helicobacter pylori*	• Prokinetisch ähnlich Domperidon, Metoclopramid • Antiphlogistisch • Mukoprotektiv, Senkung der Histaminkonzentration • Antiulzerogen ähnlich Cimetidin

Tab. 10.3 Kontrollierte klinische Studien beim Reizmagen- Reizdarm Syndrom Iberogast® Tinktur, Placebo, MCP (Metoclopramid), Cisaprid

Autor/Jahr	Design	Referenz/Fälle	Indikation	Ergebnisse
Nicolay 1984	Rmeb 14 Tage	Iberogast® n = 38 MCP. n = 39	Funktionelle Gastroenteropathien	Signifikante Besserung der Symptome in beiden Gruppen kein Gruppenunterschied
MacLean 1985	Rdb 14 Tage	Iberogast® n = 10 Placebo n = 10	Arzneimittel-bedingte Magen-Darm Beschwerden	Signifikante Besserung der Einzelsymptome ab 3. Tag
MacLean 1987	Rdb 14 Tage	Iberogast® n = 20 Placebo n = 20	Arzneimittel-bedingte Magen-Darm Beschwerden	Signifikante Besserung der Einzelsymptome ab 7. Tag
Buchert 1994	Rmdb 4 Wochen	Iberogast® n = 83 STW 5-II = 80 Placebo n = 80	Non-Ulcus-Dyspepsie (Reizmagen-Syndrom)	Signifikant Besserung des Beschwerdescore sowie des Schmerzscore
Madisch 2000	Rmdb 4 Wochen	Iberogast® n = 51 Placebo n = 52	Irritable bowel syndrome	Signifikante Besserung von Schmerzen und IBS-Score
Rösch 2001	Rmdb 4 Wochen	Iberogast® n = 61 STW-5-II n = 61 Cisaprid n = 61	Dysmotilitätstyp der funktionellen Dyspepsie (Reizmagen)	Signifikante Besserung des Beschwerdescore, kein Unterschied zu Cisaprid

Rmeb = Randomisiert multizentrisch einfachblind. Rdb = Randomisiert doppelblind. Rmdb = randomisiert multizentrisch doppelblind, MCP = Metoclopramid, STW-5-II = Versuchspräparat

Studien zwischen 4–12 Wochen. Zielparameter waren u. a. Beschwerde-Scores (Symptomenprofil) bestehend aus saurem Aufstoßen, Sodbrennen, Übelkeit, Erbrechen, frühes Sättigungsgefühl, Appetitlosigkeit, Blähungen, Obstipation, epigastrische Schmerzen, Oberbauchbeschwerden, Druck- und Völlegefühl, Schmerzen, Magenkrämpfe und Schmerz-Score (Schmerzprofil) wie Intensität der Symptome. In allen Studien war Iberogast® in den geprüften Kriterien Placebo signifikant überlegen und gleichwertig zu Metoclopramid und Cisaprid. Die Verträglichkeit war gut, Nebenwirkungen traten kaum auf.

Nach In-vitro-Befunden hemmt Pfefferminzöl die 5-Hydroxytryptamin- und Substanz-P-evozierte Kontraktion der glatten Muskulatur des Gastrointestinaltraktes durch einen calciumantagonistischen Mechanismus [34]. Nach Görg und Spilker [35] haben Pfefferminzöl und Kümmelöl sonographisch keinen Einfluss auf die Magenentleerungszeit, hemmen jedoch ähnlich Butylscopolamin die Gallenblasenkontraktion und verlängern die orozökale Transitzeit, die unter Cisaprid verkürzt wird. Zur Beurteilung der gastroduodenalen Motilität sind manometrische Untersuchungen aussagekräftiger als die Sonographie, da sich digestive Phasen von der interdigestiven Phase abgrenzen lassen. Micklefield et al. [36] haben die Wirkung von Pfefferminzöl und Kümmelöl nach intraduodenaler Applikation auf die Kontraktionsamplitude, -dauer und -geschwindigkeit sowie die Anzahl und den Ablauf der Kontraktionen untersucht. Pfefferminzöl und Kümmelöl hemmten lokal im Magen und Duodenum die Motilität der glatten Muskulatur. Beim Vergleich einer magensaftresistenten zu einer nicht-magensaftresisteten Kapsel mittels stationärer Manometrie zeigten beide Formulierungen einen Einfluss auf den migrierenden Motorkomplex (MMC) im Sinn eines Abfalls in der Anzahl der Kontraktionen und Kontraktionsamplitude während der verschiedenen Phasen des MMC, wobei die nichtmagenresistente Kapsel ihre Wirkung während des ersten MMC und die magensaftresistente Kapsel vorwiegend während der zweiten MMC zeigten [37]. In einer placebokontrollierten Doppelblindstudie von May et al. [38] war Enteroplant® im Hinblick auf Änderung der Schmerzintensität sowie der Gesamtbeurteilung der Zustandsänderung (Clinical Global Impression, Item 2) signifikant Placebo überlegen (Tab. 10.4). Unter Verum waren nach 4 Wochen 63,2 % und nach Placebo 25 % der Patienten schmerzfrei. Der klinische Gesamteindruck hatte sich zum Ausgangswert um 94,7 % unter Verum und 55 % nach Placebo gebessert. Diese Ergebnisse wurden in einer zweiten randomisierten, placebo-kontrollierten multizentrischen Studie bei 96 Patienten mit Reizmagen-Syndrom [39] anhand der Änderung der Schmerzintensität und des Druck-, Schwere- oder Völlegefühl mittels einer visuellen Analogskala gemessen und anhand des klinischen Gesamteindrucks nach 4-wöchiger Behandlung bestätigt. Enteroplant® war Placebo in allen Prüfkriterien signifikant überlegen. Die Frage, inwieweit Enteroplant® zu dem Prokinetikum Cisaprid vergleichbar ist, wurde von Madisch et al [40] in einer randomisierten Doppelblindstudie bei 120 Patienten mit funktioneller Dyspepsie überprüft. Nach 4 Wochen zeigten beide Präparate eine vergleichbare Reduktion des Schmerz-Scores, der Schmerzhäufigkeit und des Beschwerde-Scores, der dyspeptische, darmassoziierte und vegetative Symptome berücksichtigt. Diese positiven Effekte von Pfefferminzöl + Kümmelöl (2 x 1 Kapsel Enteroplant®) wurden in einer prospektiven, multizentrischen (n = 20), randomisierten placebokontrollierten

Tab. 10.4 Kontrollierte klinische Studien mit Pfefferminzöl/Kümmelöl beim Reizmagen-Reizdarm- Syndrom

Autor Jahr	Design Dauer	Extrakt/ Präparat	Fälle Referenz	Indikation	Ergebnisse
May et al. 1996	Rdb. 4 Wo.	Enteroplant®	Verum n = 22 Placebo n = 23	Non-ulcer Dyspepsie	Schmerzintensität*, Schmerzhäufigkeit* klinischer Gesamteindruck CGI 2 Item*
Madisch et al. 1999	Rmdb 4 Wo.	Enteroplant®	Verum n = 60 Cisaprid n = 58	Funktionelle Dyspepsie	Schmerzintensität*, Schmerzhäufigkeit* Dyspepsie-Beschwerde-Score*
Freise, Köhler 1999	Rmdb 4 Wo	Enteroplant®	Magenresistent Nichtresistent	Dyspepsie, Dysmotilitätstyp, IBS-Syndrom	Äquivalenz bei Schmerzintensität, Schmerzhäufigkeit* magensaftresistent
May et al. 2000	Rdb. 4 Wo.	Enteroplant®	Verum n = 48 Placebo n = 48	Funktionelle Dyspepsie	Schmerzintensität*, Druck-Völlegefühl* klinischer Gesamteindruck CGI 2 Item*
Micklefield 2000	Einmal Gabe	Enteroplant®	Magenresistent Nichtresistent	Monometrie gastrointestinale Motilität	Beide unterschiedlich wirksam auf Phasen des migrierenden Motorkomplex
Holtmann et al. 2001	Rmdb	Enteroplant®	Verum n = 58 Placebo n = 56	Funktionelle Dyspepsie, Lebensqualität	Schmerzen*, Krämpfe*, Völlegefühl*, Blähung*, Druck*, Verträglichkeit*

Rdb = Randomisiert doppelblind, Rmdb = Randomisiert multizentrisch doppelblind,* = $p \leq 0{,}05$

Studie bei 114 Patienten mit einer funktionellen Dyspepsie bestätigt. Hauptzielgröße war die Lebensqualität anhand des intraindividuellen Schmerz-, Beschwerde-Score und sekundärer Parameter die Einzelsymptome, der Gesamtscore und die Verträglichkeit. Nach vierwöchiger Behandlung unterschieden sich Enteroplant® und Placebo in den primären und sekundären Zielgrößen in der konfirmatorischen Auswertung signifikant voneinander. Die Verträglichkeit war gut [41].

Die Behandlung eines positiven H.-pylori-Status erfolgt nach aktueller Studienlage meist in Form der Tripel-Therapie mit einem Protonenpumpenhemmer, Clarithromycin, Metronidazol (italienische Variante) oder mit einem Protonenpumpenblocker Clarithromycin, Amoxicillin (französische Variante) über 7 Tage. Ist die Tripel-Therapie gegen *H. pylori* ohne Erfolg kommt die Quadrupel-Therapie mit Protonenpumpenhemmer, Wismutsalz, Tetracyclin und Metronidazol in Frage. Pflanzliche Arzneimittel stehen derzeit nicht zur Verfügung.

Das **Reizdarm-Syndrom** ist mit Abstand die häufigste gastrointestinale Störung in der Allgemeinpraxis und in der gastroenterologischen Fachpraxis. Die Prävalenz dürfte ca. 15–25 % betragen [1, 22, 42]. Es handelt sich um eine gastrointestinale Funktionsstörung, die vom Darm ausgeht und über mindestens 3 Monate fortdauernd oder rezidivierend besteht. Im angelsächsischen Sprachraum wird der Begriff „irritable bowel Syndrom“ benutzt, da die Beschwerden nicht nur den Dickdarm (Syn. spastisches Colon, Colon irritabile) betreffen. Kardinalsymptome sind:

- Wechselnde Bauchschmerzen, meist im linken Unterbauch,
- Stuhlunregelmäßigkeiten (Obstipation/Diarrhoe),
- Gefühl abdominaler Distension, Meteorismus und Flatulenz,
- Besserung abdominaler Beschwerden nach dem Stuhlgang,
- Gefühl der unvollständigen Darmentleerung,
- Veränderung der Defäkation in Frequenz, Konsistenz, Passage,
- Schleimabsonderung.

Die Beschwerden besitzen ein weites Spektrum, sind meist diffus, zeigen selten eine leichte Ausstrahlung in den Rücken, sind vornehmlich im linken Unterbauch lokalisiert, können aber jeden Bereich treffen. Eine typische Lokalisation ist das „Symptom der linken Flexur“. Diese äußert sich durch subkostale Schmerzen links, da in aller Regel die linke Colonflexur der höchste Punkt des Colons ist und sich dort Gase sammeln. Die Schmerzqualität ist mit Brennen, Drücken und Krämpfen sehr unterschiedlich. Das Syndrom schließt rektale Schmerzen und Tenesmen ein. In aller Regel besteht nächtliche Beschwerdefreiheit. Trotz der Vielfalt der Beschwerden ist typisch, dass wiederholte Attacken mit einem ähnlichen Symptomenmuster einhergehen. Oft lassen sich durch mechanische Triggerung wie Druckanwendung und/oder Luftinsufflation im Rahmen einer Endoskopie die Beschwerden auslösen. Besonders belastend ist das Gefühl des Geblähtseins und der Flatulenz. Die Ursache beruht weniger auf dem Vorhandensein von mehr Luft oder eine vom Gesunden verschiedene Verteilung von Gasen im Intestinaltrakt, als auf der Tatsache, dass der normale Luftgehalt störend empfunden wird [43, 44]. Die Zusammenhangsfragen mit psychischen, psychosomatischen und psychiatrischen Erscheinungsbildern sind mannigfaltig und von diagnostischer und therapeutischer Bedeutung. Die diesbezügliche Inzidenz liegt zwischen 70 % und 90 %, wobei Angst und Zwänge dominieren [45]. Bei jedem länger bestehenden und therapierefraktären Reizdarm-Syndrom ist deshalb eine interdisziplinäre Zusammenarbeit notwendig. Sie sollte möglichst frühzeitig erfolgen, wobei die therapeutische Gemeinsamkeit der behandelnden Ärzte abgestimmt sein muss. Häufig (bis zu 75 %) besteht eine positive Familienanamnese. Der Gipfel des Krankheitsbildes liegt im 3. und 4. Lebensjahrzehnt mit einem deutlich höheren Frauenanteil. Die Assoziation mit Kopfschmerzen vom Migränetyp ist häufig. Die vergleichsweise häufige Karzinophobie (bis zu 50 %) der Patienten mit Reizdarm-Syndrom ist kein Grund, die Diagnostik ständig zu wiederholen.

Bei der **körperlichen Untersuchung** fallen häufig Operationsnarben z. B. nach Appendektomie, nach Cholezystektomie, nach gynäkologischen Eingriffen [46] und ein geblähtes Abdomen auf. Gelegentlich kann man im linken Unterbauch das kontrahierte Sigma tasten. Im Falle der Ausschlussdiagnostik organischer Erkrankungen imponiert coloskopisch ein „hypermotiles Colon“, das die Untersuchung erschwert und in ca. 60 % die beklagten Symptomen auslöst. **Differentialdiagnostisch** sind Laktasemangel, Pankreasinsuffizienz, individuelle Nahrungsmittelintoleranz, Arzneimittel, Schilddrüsenfunktionsstörungen, intermittierende Porphyrie, Divertikulose/Divertikulitis auszuschließen. Am Anfang steht die gezielte Anamnese gefolgt von der körperlichen Untersuchung, der abdominellen Sonographie und dem kleinen Labor. In vielen Fällen ist eine Coloskopie notwendig, die bei schwierigen Untersuchungsbedingungen durch einen Colon-Kontrast-Einlauf ersetzt werden kann. Oft geben bildgebende Verfahren zusätzlich Hinweise auf funktionelle Störungen. Wichtig ist die Arzt-Patienten-Beziehung.

Untersuchungen zur **Pathophysiologie** des Reizdarm-Syndroms haben in den letzten Jahren neue therapeutische Ansätze gebracht. Die in der Vergangenheit durch eine Vielzahl von Motilitätsstudien anstehende Frage, ob bei Patienten mit Reizdarm-Syndrom bei normaler Perzeption eine abnormale Motilität besteht oder die Perzeption bei normaler Motilität verändert ist, scheint heute insoweit geklärt, dass eine viszerale Perzeptionsstörung bei erniedrigter Reizschwelle vorliegt. D. h. aus dem Intestinaltrakt kommende physiologische Reize werden gesteigert wahrgenommen und verarbeitet. Diese Verstärkung geschieht offensichtlich im Bereich der Hinterhörner spinaler Afferenzen des Rückenmarks und/oder durch eine veränderte ZNS-Reaktion [16, 19, 20, 21, 47-50]. In Kenntnis dieser Zusammenhänge stellen sich Fragen nach der Ursache der veränderten und herabgesetzten intestinalen Perzeption. Häufig tritt das Reizdarm-Syndrom nach akuten Magen-Darminfektionen auf [51, 52]. Die Folgerung, das Reizdarm-Syndrom als „postinfektiöse Darmerkrankung“ aufzufassen, impliziert therapeutische Möglichkeiten, z. B. im Sinne einer Beeinflussung der Darmflora durch E. coli Nissle 1917. Inwieweit lokale allergische Reaktionen der Darmschleimhaut, Nahrungsmittel, luminale Substanzen wie Gallensalze und kurzkettige Fettsäuren diese Reizschwelle beeinflussen, ist offen.

Die **Therapie** des Reizdarm-Syndroms ist wegen des hohen Placeboeffektes nicht einfach. Im Vordergrund einer erfolgreichen Behandlung funktioneller Syndrome steht eine stabile, belastbare Arzt-Patienten-Beziehung mit klarer Diagnosevermittlung, Aufklärung über Wesen und Ursache der Beschwerden und Konfliktklärung im psychosozialen Bereich. Hilfreich sind eine „kleine Psychotherapie“, eine gezielte Ernährungsberatung, Umstellung auf häufige, kalorienarme Einzelmahlzeiten, das Reduzieren intestinaler Gasmengen durch eine bewusste Kau- und Schlucktechnik sowie das Meiden blähender Speisen, insbesondere Pürees [1]. Der Empfehlung von Ballaststoffen muss differenziert betrachtet und im Einzelfall geprüft werden. Die Ergebnisse von Francis [53] zeigen, dass es bei unkontrollierter Einnahme von Ballaststoffen beim Reizdarm-Syndrom bei über 50 % der Patienten zu einer Verschlechterung der Symptome kommt. Vermutlich wird dies durch die störende, vermehrte intestinale Gasbildung verursacht. Positive Erfahrungen liegen bei Anwendung von Ballaststoffen mit geringer mikrobiologischer Spaltung im Colon vor [49]. Die medikamentöse Therapie ist symptomenorientiert, wobei pflanzliche Arzneimittel durchaus als gleichwertig zu chemisch definierten Substanzen zu werten sind (Tab. 10.5).

Bei überwiegend blähenden Beschwerden sowie abdominalen Krampfzustände bieten sich pflanzliche Karminativa wie Kümmelöl, Pfefferminzöl und Fenchel an. Pittler und Ernst [54] haben randomisierte klinische Studien zu Pfefferminzöl-Monopräparaten beim Reizdarm-Syndrom in einer Metaanalyse evaluiert. Sieben von acht Studien waren placebokontrolliert, fünf konnten gepoolt werden. Das Gesamtergebnis war marginal positiv. In einer weiteren nicht berücksichtigten placebokontrollierten Studie von Liu [55] bei 110 Patienten mit einem Reizdarm-Syndrom war Colperim® (3–4 × 187 mg Pfefferminzöl) Placebo bezüglich der Schmerzreduktion signifikant überlegen. Hilfreich sind bei Obstipation bzw. in Phasen vermehrter Durchfälle beim Reizdarm-Syndrom Füll- und Quellmitteln wie z. B. indischer Flohsamen sowie elektrolytneutrale blähungssichere Laxanzien, z. B. Macrogole. Der duale Mechanismus beruht auf dem absorptiven Quelleffekt bei der Diarrhöe bzw. dem defäkationsauslösenden Druck auf den Plexus myentericus bei der Obstipation. In einer kontrollierten Studie beim Reizdarm-Syndrom mit vorwiegender Obstipation verbesserten Plantago-Samenschalen nicht nur die Stuhlkonsistenz und Stuhlfrequenz, sondern linderten begleitende Schmerzen und Blähungen [56]. Bei Patienten mit funktionellen Beschwerden scheint eine veränderte Verarbeitung von viszeralen Afferenzen mit erniedrigter Wahrnehmungsschwelle für viszerale Schmerzreize vorzuliegen, die durch niedrig dosierte trizyklische Antidepressiva erhöht werden kann. Vielfach lassen sich die Symptome mit 10 bis 30 mg Amitritptylin bzw. 50 mg Doxepin deutlich bessern. Nachteilig ist die Latenz von einigen Wochen bis die Wirkung eintritt. Die neurogastroenterologischen Befunde, die eine viszerale und motorische Dysregulation als Ursache des Reizdarm-Syndroms vermuten, führten zur Entwicklung von 5-HT_3-Rezeptorantagonisten (57) und 5-HT_4 Rezeptoragonisten, die sich derzeit mit unterschiedlicher Bewertung in der klinischen Prüfung befinden.

Tab. 10.5 Symptomenorientierte Behandlung des Reizdarm-Syndroms

Substanzklasse	Beispiele
Spasmolytika	Anticholinergika, Iberogast, Pfefferminzöl, Pfefferminzöl/Kümmelöl
Prokinetika	Metoclopramid, Domperidon
Muskel-relaxanzien	Mebeverin
Antidepressiva	Tri-, Tetrazylische Antidepressiva (niedrig dosiert)
Karminativa	Dimethylpolysiloxan, Pfefferminzöl/Kümmelöl, Fenchel
Laxanzien	Füll-, Quellstoffe, indischer Flohsamen, Leinsamen, Weizenkleie, Lactulose, Macrogole, *E. coli* Nissle 1917
Antidiarrhoika	Loperamid, Diphenoxylat, Opiumtropfen, Indischer, Flohsamen, *Saccharomyces boulardii, E. coli* Nissle 1917

Literatur

[1] Hotz J., Enck P., Goebell H., Heymann-Mönnikes I., Holtmann G., Layer P. (1999) Konsenusbericht. Reizdarmsyndrom-Definition, Diagnosesicherung. Pathopyhsiologie und Therapiemöglichkeiten. Z. Gastroenterol. 37: 685–700

[2] American Gastroenterological Association Medical Position Statement (1998): Evaluation of Dyspepsia. Gastroenterology 114:579–581

[3] Jones R. H., Lydeard S. E. (1989) Prevalence of symptoms of dyspepsia in then community. Br. Med J 298:30–32

[4] Jones R. H., Lydeard S. E., Hobbs F. D. R., Kenkre J. E., Williams E. I., Jones S. J., Repper J. A., Caldow J. L., Dunwoodie W. M. B., Bottomley J. M. (1990) Dyspepsia in England and Scotland. Gut 31: 401–405

[5] Agreus, L., Svardsudd, K., Nyren, O., and Tibblin, G. (1994) The epidemiology of abdominal symptoms: Prevalence and demographic characteristics in a Swedish adult population. Scand. J. Gastroenterol. 29: 10

[6] Kay, L., and Jorgensen, L. K. (1994) Epidemiology of upper dyspepsia in a random population. Prevalence, incidence, natural history, and risk factors. Scand. J. Gastroenterol. 29:1

[7] Talley N. J., Colin-Jones D., Koch, K. L., Kock M., Nyren O., Stanghellini V. (1991) Functional dyspepsia: A classifictation with guidelines for management. Gastroenterol. Int 4:145–160

[8] Rösch W. (1996) Reizmagen (nichtulzeröse Dyspepsie, funktionelle Dyspepsie). In Hahn G, Riemann JF (Hrsg) Klinische Gastroenterologie. Thieme Stuttgart New York S. 670–674

[9] Talley N. J., Stanghellini V., Heading R. C. (1999) Functional gastroduodenal disorders Gut 45 (Suppl. II) 1137–1142

[10] Thompson W. G., Longstreth G. F., Drosmann D. A. (1999) Funktional bowel disorders and functinal abdominal pain Gut 45 (Suppl. II) 1143–1147

[11] Samson M., Verhagen M. A. M. T., van Berge Henegouven G. P., Smout A. J. P. M. (1999) Abnormal clearance of exogenous acid and increased acid sensitivity of the proximal duodenum in dyspeptic patients. Gastroenterology 116: 515–520

[12] Real N. W. (1999) Functional dyspepsia: A case of indecision. Gastroenterology 116: 761–768

[13] Bytzer, P. (1996) Diagnosing dyspepsia: any controversies left? Gastroenterology 110: 302

[14] Johannessen, T., Petersen, H., Klevell, P. M. et al. (1990) The predictive value of history in dyspepsia. Scand. J. Gastroenterol. 25: 689

[15] Talley, N. J., Weaver, A. L., Tesmer, D. L., and Zinsmeister, A. R. (1993) Lack of discriminant value of dyspepsia subgroups in patients referred for upper endoscopy. Gastroenterol. 105: 1378

[16] Camilleri, M., Ford, M. J. (1994) Functional gastrointestinal disease and the autonomic system: Away ahead? Gastroenterology 196: 1114

[17] Coffin, B., Azpiroz, F., Guarner, F., and Malagelada, J. R. (1994) Selective gastric hypersensitivity and reflex hyporeactivity in functional dyspepsia. Gastroenterology 107: 1345

[18] Troncon, L. E., Bennett, R. J., Ahluwalia, N. K., and Thompson, D. G. (1994) Abnormal intragastric distribution of food during gastric emptying in functional dyspepsia patients. Gut 35: 327

[19] Mayer, E. A., and Gebhart, G. F.(1994) Basic and clinical aspects of visceral hyperalgesia. Gastroenterology 107: 271

[20] Maxton, D. G., and Whorwell, P. J. (1992) Abdominal distension in irritable bowel syndrome: The patient's perception. Eur. J. Gastroenterol. Hepatol. 4: 241

[21] Holtmann G., Goebell H., Nicholas J., Talley J.(1997) Functional dyspepsia and irritable bowel syndrome: is there a common pathophysiological basis? Am. J. Gastroenterol. 92: 954

[22] Madisch A., Hotz J. (2000) Therapie von Reizmagen- und Reizdarmsyndrom aus klinischer Sicht. In Phytopharmaka in Forschung und klinischer Anwendung. Hrsg. Rietbrock N., Donaoth F., Loev D., Roots I., Schulz, V. 193–200 Steinkopf Verlag

[23] Hellenbrecht D., R. Saller (1991) Neue Aspekte zur Wirkungsweise und Anwendung von Metoclopramid. Fortschr. Med. Monogr. 37

[24] Okpanyi S. N., Mark M., Wahl M. A. (1993) Gastrointestinal motility modulation with Iberogast. In Acta Horticularae. Editors H. Schilcher, J.D. Phillipson D. Loew, Nr. 332, 227–235

[25] Okpanyi S. N. (1993) The Aanti-inflammatory activity of the plant extract of Iberis amara. Planta Medica Suppl 7, Vol 59, A 665

[26] Okpanyi S. N., Khayyal M. T., El-Ghazaly M. A. (2000) Antiulzerogne Wirkung pflanzlicher Extrakte und deren fixe Kombination Iberogast (STW 5) Abstrakt Phytopharmakaforschung 2000, S. 108

[27] Mac Lean N., Hübner-Steiner U. (1985) Behandlung gastrointestinaler Beschwerden aufgrund von Arzneimittelunverträglichkeit mit dem Phytopharmakon Iberogast. GastroEntero-Hepatologie 3, 6:3–8

[28] Mac Lean N., Hübner-Steiner U. (1987) Behandlung arzneimittelbedingter Magen-Darm-

Beschwerden. Fortschhr. d. Medizin 105, 12: 239/75–242/78
[29] Buchert D. (1994) Wirkung einer fixen Kombination bei gesicherter Non-Ulcer-Dyspepsie. Zeitschr. f Phytotherapie 15: 24–25
[30] Holtmann G., Madisch A., Hotz J. (1999) Treatment of functional dyspepsia with a herbal preparation-results of a double-blind, randomized placbeo-controlled trial Gastroenterology 116; A: G0275
[31] Madisch A., Melderis H., Hotz J.: Iberogast bei funktioneller Dyspepsie. In Vorbereitung.
[32] Nicolay K. (1984) Funktionelle Gastroenteropathie im therapeutischen Blindversuch von Metoclopramid mit dem Phytopharmakon Iberogast. Gastro-Entero Hepatologie 2,4,24–28
[33] Rösch W.: Iberogast versus Cisaprid verus Placebo bei funktioneller Dyspepsie. In Vorbereitung
[34] Hills J. M., Aaronson P. I. (1991) The mechanism of action of peppermint oil on gastrointestinal smooth muscle. Gastroenterology 101: 55–65
[35] Goerg K. J., Spilker T. (1998) Motilitätshemmnede Wirkung von Kümmel- und Pfefferminzöl. Simultane kombinierte Messung mit Sonographie und H_2-Atemtest. In Gesellschaft für Phytotherapie, Gesellschaft für Arzneipflanzenforschung. Pytytopharmakaforschung 2000, Bonn 27–28 November Abstr. Science Data Supply, Köln S. 66–67
[36] Micklefield G., Greving I., May B. (2000) Effects of peppermint oil and carway oil on gastroduodenal motility. Phytother Res 14: 20–23
[37] Micklefield G. H. (2000) Fixe Kombination aus Pfefferminzöl und Kümmelöl – Übersicht zur Pharmakologie und Klinik. Phytopharmaka in Forschung und klinischer Anwendung VI Hrsg. Rietbrock N., Donath F., Loew D., Roots I., Schulz V. 210–217 Steinkopff Verlag Darmstadt
[38] May B., Köhler S., Schneider B. (2000) Efficacy and tolerabilty of a fixed combination of peppermint oil and caraway oil in patients suffering from functional dyspepsia. Aliment Pharmacol Ther 14:1671–1677
[39] May B., Kuntz H. D., Kieser M., Köhler S. (1996) Efficacy of a fixed peppermint oil and caraway oil on gastroduodenal motility. Phytother Res 14: 20–23
[40] Madisch A., Heydenreich C. J., Wieland V., Hufnagel R., Hotz J. (1999) Treatment of functional dyspepia with a fixed peppermint oil and caraway oil combination preparation as compared to cisapride. A multicenter, reference-controlled double-blind equivalence study Drug Res. 49 (II): 925–932
[41] Holtmann G., Gschossmann J.-M., Buenger L. (2000) Effects of a fixed peppermint oil caraway oil combination (PCC) on symptoms and quality of life in functional dyspepsia. Gastroenterology 120 (5. Suppl 1), 36
[42] Drossman, D. A., Li, Z., Andruzzi, E. et al. (1993) U.S. householder survey of functional GI disorders: Prevalence, sociodemography and health impact. Dig. Dis. Sci. 13:1569
[43] Levitt, M. D., Furne, J., and Olsson, S. (1996) The relation of passage of gas and abdominal bloating to colonic gas production. Ann. Intern. Med. 124: 422
[44] Wanitschke R. (2000) Symptomatologie, klinische Pathophysiologie und therapeutische Aspekte des Reizdarm-Syndroms. Phytopharmaka in Forschung und klinischer Anwendung VI Hrsg. Rietbrock N., Donaoth, F., Loew D., Roots I., Schulz V. 183 –191 Steinkopff Verlag
[45] Loew T., Hartkamp N., Leibing E. (1998) Somatoforme autonime Funktionsstörungen Diagnostik und Therapie- eine Übersicht der empirischen Literatur. Z. Psychosom Med. 44:108–126
[46] Kennedy T. M., Jones R. H. (1998) The epidemilology of irritable bowel syndrome, cholecystectomy, hysterectomy and urinary symptoms in the general population. Digestion 59:660
[47] Coderre, T. J., Katz, J., Vaccarino, A. L., and Melzack, R.(1993) Contribution of central neuroplasticity to pathological pain: Review of clinical and experimental evidence. Pain 52: 259
[48] Silverman D. H. S., Mayer E. A.(1997) Regional cerebral activity in normal and pathological perception of visceral pain. Gastroenterology 112: 64
[49] Thompson, W. G.(1993) Irritable bowel syndrome: pathogenese and management. Lancet 341: 1569
[50] Enck P. (1997) Gut-brain interactions, perception, pain behavior. Z. Gastroenterol 2: 39–46
[51] Neal K. R., Hebden J., Spiller R. (1997) Prevalence of gastrointestinal symptoms six months after bacterial gastroenteritis and risk factors for development of irritable bowel syndrome: postal survey of patients. Brit. Med. J. 314: 779
[52] Garcia-Rodriquez L. A., Ruigomez A. (1999) Increased risk of irritable bowel syndrome after bacterial gastroenteritis: cohort study. Brit. Med. J. 318:565–568
[53] Francis, C. Y., P. J. Whorwell (1994) Bran and irritable bowel syndrome: time for reappraisal. Lancet 344: 39

[54] Pittler M. H., Ernst E. (1998) Peppermint oil for iritable bowel syndrome: A critical review and metaanlysis. Am. J. Gastroenterol 93: 1131–1135

[55] Liu J. H., Chen G. H., Yeh H. Z., Huang C. K., Poon S. K. (1997) Enteric coated peppermint oil capsules in the treatment of iritable bowel syndrome: a prospective, randomized trial. J. Gastroenterol 32: 765–768

[56] Hotz J., Plein K. (1994) Wirkung von Planatgo-Samenschalen im Vergleich zu Weizenkleie auf Stuhlfrequenz und Beschwerden beim Colon irritabile Syndrom und Obstipation Med. Klin. 89:645–651

[57] Prior, A., and Read, N. W. (1993): Reduction of rectal sensitivity and postprandial motility by granisetron, a $5HT_3$-receptor antagonist, in patients with irritable bowel syndrome. Aliment. Pharmacol. Ther. 7: 175

11 Obstipation

11.1 Definition, Klinik

Nach allgemeiner Definition handelt es sich bei der Obstipation um eine meist chronische Stuhlverstopfung infolge verlängerten Verweilens der Faeces im Dickdarm (Kolonostase) mit seltener und verminderter, meist schwieriger Entleerung eines verhärteten Stuhls. Aus der Variation der normalen Stuhlfrequenz von Mensch zu Mensch von 3 × pro Woche bis zu 3 × pro Tag resultiert die Schwierigkeit der Definition einer Obstipation im Einzelfall. In einem Konsensusgespräch wurden 1989 verschiedene Kriterien zu einer normalen Stuhlentleerung bzw. Obstipation zusammengestellt (Tab. 11.1). Danach handelt es sich dann um eine Obstipation, wenn weniger als 3 Stühle pro Woche abgesetzt werden und diese Störung länger als 6 Monate anhält [1, 2].

Nach einer mündlichen Befragung von insgesamt 2.017 repräsentativ ausgewählten Bundesbürgern berichteten 30 % der Frauen und nur 16 % der Männer über Obstipationsbeschwerden [3]. Die Beschwerden waren altersabhängig und betrugen bei den unter 30-Jährigen 14 % und 37 % bei den über 60-Jährigen. Nach Müller-Lissner [4] leiden 20 % der Bevölkerung an Verstopfung, aber nur ein Viertel hat eine niedrige Stuhlfrequenz. Einige Patienten befürchten schädliche Folgen durch die lange Verweildauer des Stuhls im Körper und sind durch die niedrige Stuhlfrequenz beunruhigt. Die meisten geben als Hauptbeschwerden die Notwendigkeit zum heftigen Pressen zur Stuhlentleerung an. Zur Behebung der Beschwerden werden Laxanzien eingenommen. In der westlichen Welt sind, abhängig vom Alter und Geschlecht, über ein Drittel der Bevölkerung von einer Obstipation betroffen [5, 6, 7]. Nach den Ergebnissen der Nationalen Untersuchungs-Surveys von 1995 [8] ist der Laxanzienverbrauch von 1984 bis 1991 zurückgegangen. Frauen nehmen deutlich häufiger Laxanzien ein als Männer, insbesondere im höheren Lebensalter. In der Allgemeinpraxis und beim Apotheker spielt deshalb das Beratungsproblem „Obstipation, Darmträgheit, Verstopfung" eine vordringliche Rolle. Charakteristische, auf eine Obstipation weisende Symptome sind [1]:

- Völlegefühl, Blähungsneigungen,
- krampfartige Leibschmerzen,
- Übelkeit, gelegentlich Brechreiz,
- Inappetenz,
- unvollständige Darmentleerung,
- unspezifische Befindlichkeitsstörungen.

Die Ursachen (Tab. 11.2) der Obstipation sind vielfältig und bedürfen einer gezielten mitunter apparativ aufwendigen Diagnostik [1]. Zu den wichtigen anamnestischen Angaben gehören Angaben zur Stuhlkonsistenz, -frequenz und -beschaffenheit. Notwendige Laboruntersuchungen umfas-

Tab. 11.1 Kriterien einer normalen Stuhlentleerung bzw. Hinweise zur Obstipation

Zielgrößen	Normalbereich	Hinweis zur Obstipation
Defäkation	Mind. 3/Woche	< 3/Woche
Stuhlgewicht	35–225 g/d	< 36 g/d
Stuhlwassergehalt	~ 79 %	< 70 %
Gi-Transitzeit	1–5 Tage	> 5 Tage
Häufigkeit	< 3 Tage	> 3 Tage

Tab. 11.2 Ursachen der chronischen Obstipation

- **Situative Obstipation**
  Bewegungsmangel, Stress, Lebensumstände, ballaststoffarme Ernährung
- **Obstipation bei „irritable bowel syndrom"**
- **Habituelle Obstipation (slow transit constipation)**
- **Mechanische Obstruktion**
  Tumoren, Strikturen, Briden, Hernien, Entzündung
- **Anorektale Obstipation**
  Anismus, Rektocele, Rektumprolaps, Fissuren, Abszess, kongenitales Megakolon (M. Hirschsprung), idiopathisches Megakolon,
- **Endokrine, metabolische Störungen**
  Hypothyreose, Hyperparathyreodismus, Porphyrie, Hypokaliämie, Diabetes mellitus, Intoxikationen
- **Neurogene, psychiatrische Erkrankungen**
  Plexusanomalie, apoplektischer Insult, multiple Sklerose, M. Parkinson Depressionen, psychotische Syndrome
- **Arzneimittel**
  Analgetika, Anticholinergika, Antacida, Antihypertonika, NSA, Codein, Opiate, Psychopharmaka, Diuretika, Calciumantagonisten, Eisenpräparate, Spasmolytika, Abführmittel.

sen die Bestimmung der Serumelektrolyte zum Ausschluss einer Hypokaliämie und die Ermittlung des Hämatokritwerts zum Ausschluss einer Dehydratation. Als weiterführende klinische Diagnostik sind die rektale Palpation, endoskopische und/oder röntgenologische Untersuchungen des Kolons, die Bestimmung der Transitzeit mit röntgendichten Passagemarkern (so genannte Pellet-Methode), Defäkografie und anorektale Manometrie erforderlich. Die Ursachen der sog. habituellen Obstipation (slow transit constipation) sind bisher ungeklärt. Mögliche Faktoren sind mangelnde körperliche Bewegung, Stress, Unterdrückung des Defäkationsreizes, längere Reisen, anorektale Erkrankungen bzw. Störungen des rektosigmoidalen Funktionsmechanismus [9].

Differentialdiagnostisch müssen die funktionelle Obstipation einschließlich ihrer Sonderformen wie Reizdarm-Syndrom und die intestinale Pseudoobstruktion wie metabolische Störungen (Hypothyreose, Hypercalciämie), psychosomatische/psychische Störungen sowie Arzneimittelinteraktionen ausgeschlossen werden [1, 2, 10].

Die Behandlung der Obstipation muss sowohl kausale Gesichtspunkte wie die Behandlung der Grunderkrankung oder die Folgen einer Arzneimittelinteraktion als auch Allgemeinmaßnahmen berücksichtigen (Tab. 11.3). Zu den Basisempfehlungen gehören eine umfassende Aufklärung, die Korrektur falscher Vorstellungen, eine intensive Ernährungsberatung, die Umstellung auf eine ballastreiche Ernährung, die deutliche Erhöhung der Trinkmenge, die Ermunterung zur körperlichen Aktivität und ein Training zur Darmentleerung [1, 2, 11].

Reichen diese Maßnahmen nicht aus, sind Laxanzien indiziert. Weitere Anwendungsgebiete für Laxanzien sind klinische Situationen, bei denen eine erleichterte Defäkation mit weichem Stuhl erwünscht ist, z. B. Bettlägerigkeit, schwere arterielle Hypertonie, Gefäßaneurysmen, Vorbereitungen für Diagnostik, operative Eingriffe, anorektale Erkrankungen, z. B. Fissuren, Hämorrhoiden, Zustand nach operativen Eingriffen im Analbereich, Einnahme notwendiger Arzneimittel z. B. tricyclische Antidepressiva und Opiate (Tab. 11.4).

Tab. 11.3 Basismaßnahmen bei chronischer Obstipation

Allgemeine Maßnahmen:
- Aufklärung, Korrektur falscher Vorstellungen
- Beheben von Ursachen, perianale Läsionen,
- Absetzen von obstipierenden Arzneimitteln
- Absetzen stark wirkender Laxanzien

Änderung der Lebensweise:
- Umstellung auf ballaststoffreiche Ernährung (ca. 30 g Ballaststoffe/Tag)
- Ausreichende Trinkmenge ca. 1,5 l/Tag
- Versuch morgendlicher Darmentleerung
- Regelmäßige Darmentleerung „Toilettendraining"
- Regelmäßige körperliche Bewegung
- Atemgymnastik, Bauchdeckenmassage

Tab. 11.4 Indikationen für eine großzügige Anwendung von Laxanzien

- schwere arterielle Hypertonie
- Gefäßaneurysmen
- Venenthrombosen (bis 3 Mo. nach Ablauf)
- Lungenembolien (bis 3 Mo. nach Ablauf)
- Analerkrankungen
- postoperative Zustände
- chronische Bettlägerigkeit
- Vorbereitung für diagnostische Verfahren
- Vorbereitung für operative Eingriffe
- Therapie mit Opiaten, Antidepressiva, Parkinson

Die Anwendung von Laxanzien bei der chronischen Obstipation leitet sich nicht nur aus den verschiedenen subjektiven Beschwerden ab, sondern auch aus einem möglichen Risiko für sekundäre Störungen infolge der verlängerten Verweildauer des Darminhaltes im Kolon, verbunden mit einer längere Kontaktzeit mit der Dickdarmschleimhaut. Dabei können primär toxische und/oder sekundär durch die Dickdarmflora entstehende Abbauprodukte für entzündliche und kanzerogene Prozesse im Kolon in Frage kommen [12, 13]. Die Meta-Analyse von 14 Fallkontrollstudien ergab ein gesteigertes Risiko für kolorektale Karzinome im Zusammenhang mit der Obstipation. Ursache für die Obstipation war vorrangig das Ernährungsverhalten mit reichlich Fett, Fleisch, Alkohol sowie faserarmer und gemüsearmer Kost. Gemüse- und faserreiche Nahrung hingegen zeigte einen protektiven Effekt [14]. Die derzeit zur Verfügung stehenden Laxanzien (Tab. 11.5) lassen sich im Hinblick auf ihren Wirkungsmechanismus in verschiedene Gruppen einteilen [1]:

11.2 Drogen und Extrakte

Relevante Füll- und Quelldrogen sind Agar-Agar, Indischer Tragant, Weizenkleie, Leinsamen, Flohsamen, Indischer Flohsamen und Flohsamenschalen. Im Wesentlichen enthalten diese Drogen quellfähige Polysaccharide zum Teil komplexer chemischer Struktur. Damit diese Stoffe ihre Wirkung entfalten können, müssen sie hydratisiert werden. Aus diesem Grund ist es wichtig, die Patienten dahingehend zu beraten, dass therapiebegleitend viel Flüssigkeit aufgenommen werden muss.

Weizenkleie besteht vorwiegend aus den äußeren Schichten des Weizenkorns, einschließlich der Aleurionschicht. Die Größe der Kleiepartikel sollte definiert und standardisiert sein. Ferner muss der in nativer Kleie enthaltene Trypsininhibitor inaktiviert sein. Leinsamen besteht aus den getrockneten reifen Samen des Leins (*Linum usitatissimum* L.). Die Quellstoffe sind in der Epidermis der Samenschale lokalisiert. Damit eine optimale Quellung möglich ist, muss die Samenschale „angebrochen" werden. Das früher üblichen „Schroten" des Leinsamens ist hingegen nicht erforderlich und auch nicht zu empfehlen, da dadurch auch der unerwünschte kalorische Wert des Leinsamens deutlich ansteigt. Ferner ist Leinsamen auch deutlich länger haltbar, wenn er nicht geschrotet ist. Die im Leinsamen enthaltenen cyanogenen Glykoside stellen kein relevantes Gefährdungspotenzial dar. Flohsamen und Flohsamenschalen können erhebliche Mengen an Flüssigkeit binden. Diese Flüssigkeit wird während der Darmpassage festgehalten, so dass ein weicher Stuhl ausgeschieden wird.

Als Anthranoiddrogen werden Rhabarberwurzel (Rhei radix), Faulbaumrinde (Frangulae cortex), Cascararinde (Rhamni purshianae cortex), Sennesfrüchte und Sennesblätter (Sennae fructus/Sennae folium) und Aloe eingesetzt. Da in all diesen Drogen die Anthracenderivate als wirksamkeitsbestimmende Substanzen enthalten sind, sollten nur Extrakte verwendet werden, die auf einen bestimmten Gehalt an Anthracenderivaten normiert sind. Als

Tab. 11.5 Einteilung, Wirkprinzip und Nebenwirkungen von Laxanzien

Einteilung	Wirkprinzip	Nebenwirkungen
Füll- und Quellstoffe		Völlegefühl, Flatulenz, mechanische Obstruktion bei ungenügender Flüssigkeitszufuhr, Allergie nach Flohsamen in Einzelfällen
• Indische Flohsamenschalen • Leinsamen, Weizenkleie • Sterculia • Agar-Agar	Volumenvermehrung durch Wasseraufnahme, Darmwanddehnung, reflektorisch ausgelöste Defäkation	
Osmotische Substanzen		Flatulenz, Meteorismus, Elektrolytstörungen möglich
Salinische Laxanzien • Glaubersalz ($NaSO_4$) • Bittersalz ($MgSO_4$)	Gut wasserlösliche, schwer resorbierbare Salze, osmotische Wasserbindung	
Zucker, Zuckeralkohole • Lactulose	osmotisch aktive, metabolische Spaltprodukte	krampfartige Bauchschmerzen, Meterorismus, Flatulenz, Elektrolytstörungen möglich.
• Macrogol (PEG)	osmotische Wasserretention im Lumen	vereinzelt abdominelle Befindlichkeitsstörungen
Stimulanzien		
• Anthrachinone • Diphenole • Rizinusöl • Natriumpicosulfat	antiresorptiv, sekretagog	krampfartige Bauchschmerzen, Elektrolytstörungen möglich, sekundärer Hyperaldosteronismus, Pseudomelanosis coli nach Anthranoiden
Gleitmittel		
• Paraffinöl • Glycerin	antiresorptiv, sekretagog	Reizung der Analschleimhaut, Granulombildung, Malabsorption fettlöslicher Vitamine
Rektale Entleerungshilfen		
• Klysmen • Docusal-Natrium	antiresorptiv sekretagog	Reizung der Analschleimhaut
Sonstige		
• Prokinetika	prokinetisch	krampfartige Bauchschmerzen
• Probiotika	Normalisierung der Darmflora	Diarrhoen, selten allergische Reaktionen, Blähungen, intestinale Hypermotilität

Faustregel kann man annehmen, dass Aloe in seiner Wirkung 10fach stärker ist, als die anderen Anthranoid-Drogen.

11.3 Füll- und Quellstoffe

Bei den Füll- und Quellsubstanzen handelt es sich um natürlich vorkommende oder synthetisch abgewandelte Polysaccharide, die im Dünndarm nicht verdaut, nicht resorbiert und im Kolon bakteriell u.a. in kurzkettige Carbonsäuren abgebaut werden. Unter Wasseraufnahme quellen sie im Kolon, machen den Stuhl voluminöser, gleitfähiger und führen durch Volumenzunahme zu einer Darmwanddehnung, wodurch reflektorisch die propulsive Motilität und Defäkation ausgelöst und die Transitzeit verkürzt werden. Voraussetzung für eine Wirksamkeit ist eine erhaltene Reaktionsfähigkeit des Kolons, ein ausreichendes Vorquellen und eine reichliche Flüssigkeitszufuhr. Erfolgt keine reichliche Flüssigkeitseinnahme, dann wird das im Darm vorhandene Wasser gebunden, was zur Stuhleindickung und Obstipation führt. Die Wirksamkeit von Füll- und Quellstoffen ist nicht nur biopharmazeutisch anhand des Quelleffektes, sondern auch in klinischen Studien anhand objektiver Kriterien wie Steigerung der Peristaltik und Verkürzung der Transitzeit belegt [15–18]. Neben der laxierenden Wirkung werden der Cholesterinspiegel gesenkt [19–26] und die Glucosetoleranz verbessert [27, 28, 29]. Die Wirkung setzt im Allgemeinen nach zwölf Stunden ein. Wichtige Vertreter sind Agar-Agar, Weizenkleie, Leinsamen, Flohsamen, indischer Flohsamen, Flohsamenschalen, Sterculia.

11.4 Antiresorptiv und sekretagog wirkende Substanzen

In die Gruppe der antiabsorptiv und sekretagog wirkenden Substanzen werden die pflanzlichen Anthrachinonderivate eingeordnet. Im Gegensatz zu den physikalisch wirkenden Füll- und Quellstoffen wirken sie erst nach Kontakt mit der Darmschleimhaut und werden deshalb auch Kontaktlaxanzien genannt. Sie hemmen einerseits dosisabhängig die Na^{+}/K^{+-}ATPase auf der Lumenseite der Darmepithels und damit die Natrium- und Wasserabsorption aus dem Kolon (antiresorptiv). Andererseits führen sie zur Zunahme von cyclischem AMP in den Enterozyten und stimulieren die aktive Chlorid-Sekretion (sekretagog) in das Kolon [30–40]. Die vermehrte Flüssigkeitsansammlung im Kolon durch verminderte Netto-Absorption und Stimulation aktiver Sekretionsmechanismen ist letztendlich für den Wassergehalt des Stuhls, die Volumenzunahme und die Gleitfähigkeit entscheidend. Sie beschleunigen die Darmpassage durch verminderte Flüssigkeitsresorption und führen durch Stimulation der aktiven Chloridsekretion zur Zunahme der Wasser- und Elektrolytausscheidung. Zu den wichtigsten Drogen zählen in Abhängigkeit ihrer Wirkstärke Aloeextrakt > Curaçao-Aloe > Kap-Aloe > Cascararinde > Faulbaumrinde > Sennesblätter > Sennesfrüchte > Rhabarberwurzel.

11.5 Pharmakokinetik der Anthranoide

Die Antrachinone, oder exakter die Anthranoide, sind Glykoside, sog. Prodrugs, die im Dünndarm nicht resorbiert, sondern erst im Kolon zu Anthronen, den aktiven Metaboliten, abgebaut werden. Die Abspaltung des β-glykosidisch gebundenen Zucker erfolgt nicht durch körpereigene Enzyme, sondern durch Enzyme der Bakterienflora im Dickdarm. Abbaugeschwindigkeit und -vollständigkeit sind vom Bakterienspektrum abhängig. Die Sennoside A bzw. B, die laxativ wirksamen Hauptbestandteile der Senna-Droge, sind Rhein-Dianthron-Diglucoside. Sie werden im oberen Magendarmtrakt nicht resorbiert [41, 42], gelangen unverändert in den Dickdarm, wo sie durch bakterielle Enzyme wie ß-Glucosidasen, Hydrolasen und Reduktasen in den laxativ wirksamen Metaboliten, das Rheinanthron, gespalten werden [41–48]. Intermediärprodukte sind Monoglykoside, Sennidine (Dianthron) und Rheinanthronradikale. Als Endprodukt im anaeroben Dickdarmmilieu liegt Rheianthron vor. Nach In-vitro Untersuchungen am Rattencolon wird Rhein bereits teilweise in der Colonwand glucuronidiert. Es wird zu 25 % in das Darmlumen und zu 75 % zur serosalen Seite abgegeben [49]. Als Metaboliten von Aloin (Barbaloin, Aloin A + B) wurden Aloeemodinanthron und Aloe-Emodin in den Faeces nachgewiesen [50, 51]. In einer Humanstudie bei 2 Probanden wurden nach oraler Gabe eines Aloeextraktes nur Rhein als Metabolit im Urin gefunden [52].

Die Resorption von Aloe-Emodin und Rhein wurde aus einem wässrigen Sennesfrüchte-Trockenextrakt mit einem definierten Gehalt an Hydroxyanthracenderivaten, berechnet als Sennosid B, und bekanntem Gehalt an Aloe-Emodin bei 12 Probanden nach viermaliger Gabe untersucht. Die Plasmakonzentration an freiem Rhein stieg unmittelbar nach Gabe der Prüfmedikation und nach ca. 7 Stunden nochmals an. Der letzte Anstieg ist auf eine bakterielle Spaltung von Sennosiden und Sennidinen im Kolon und die danach folgende Oxidation zurückzuführen. Eine potenziell genotoxische Verbindung aus Aloe-Emodin, die in der Prüfmedikation in einer Konzentration von 0,023 mg pro Einzeldosis vorhanden war, ließ sich zu keinem Zeitpunkt nachweisen [53].

11.6 Dosierung, Anwendungsdauer

Anwendungsgebiete von pflanzlichen Laxanzien sind: Obstipation und klinische Situationen, bei denen eine erleichterte Defäkation mit einem weichen Stuhl erwünscht ist. Gesundheitliche Gefahren und Laxanzienmissbrauch sind bei sachgemäßem Gebrauch der zugelassenen Präparate nicht zu erwarten. Wichtig sind Kenntnisse zur Indikation, zum Wirkprofil der jeweiligen Stoffgruppe und zum Wirkungsmechanismus des angewendeten Präparates.

11.7 Toxikologie, unerwünschte Wirkungen, Interaktionen

Anthranoidlaxanzien sind β-glykosidisch gebundene Glykoside, sog. Prodrugs, die im oberen Magen-Darm-Trakt weder gespalten noch resorbiert werden. Sie werden erst im Dickdarm bakteriell zu wirksamen Aglyka metabolisiert und auch dann kaum resorbiert. Substanzspezifische, systemische, unerwünschte Arzneimittelwirkungen sind deshalb nicht zu erwarten. Folgen einer längeren und hochdosierten Einnahme sind jedoch wirkungsmechanistisch bedingte Dehydratation, Elektrolytverlust mit sekundärem Hyperaldosteronismus und einem Kaliummangel [54–56]. Kaliumverluste können in der Kombination mit Thiazid-Derivaten, Kortikoiden und Süßholzwurzel verstärkt werden. Nach neueren tierexperimentellen und klinischen Befunden führen Anthranoide zu keiner toxischen Schädigung des Plexus myentericus [57].

Die genotoxischen Aussagen beruhen weitgehend auf In-vitro-Untersuchungen mit Aloe-Emodin und Emodin im Ames-Test an Bakterien und verschiedenen Säugerzelllinien [58–61]. Aus diesen Versuchen und einer epidemiologischen Studie mit Hinweis auf einen Zusammenhang zwischen einer langdauernden Einnahme Anthranoid-haltiger Laxanzien und dem Auftreten von Dickdarmtumoren [62] wurde der begründete Verdacht erhoben, dass anthranoidhaltige Arzneimittel genotoxisch und tumorigen wirken könnten. Differenziertere Untersuchungen haben jedoch ergeben, dass dies nur für Aloe-Emodin ab einem Gehalt von 0,05–0,15 % und für Emodin ab 0,001–0,006 % zutrifft. Aufgrund neuerer Befunde zu Sennesfrüchtepräparationen, zu Sennosiden, deren Metabolit Rhein sowie zu den in geringen Mengen nachweisbaren Anthrachinonen Aloe-Emodin und Emodin müssen die früheren Ergebnisse in ihrer Interpretation relativierend eingeschränkt und korrigiert werden [63–67]. Senna- und Aloeextrakte waren im Ames-Test mutagen und induzierten an Säugerzellen Chromosomenaberrationen. Gegenüber den In-vitro-Befunden war die Sennesdroge in drei In-vivo-Tests negativ. Die Sennoside und Rhein erwiesen sich in verschiedenen In-vitro- und In-vivo-Testsytemen als nicht genotoxisch. Aloe-Emodin und Emodin waren im Ames-Test positiv und in verschiedenen Säugerzellsystemen teils positiv, teils negativ. Nach Zusatz eines metabolisierenden Systems waren die Effekte geringer ausgeprägt.

Für einen Zusammenhang von Kolonkarzinom und Anthrachinonen werden Fütterungsversuche mit Danthron und 1-Hydroxyanthrachinonen an Ratten und Mäusen angeführt [68–70]. Andererseits konnte in einer Langzeitstudie mit einem Senna-Extrakt, der definierte Mengen an Aloe-Emodin und Emodin enthielt, bei Ratten kein erhöhtes Krebsrisiko, insbesondere im Intestinaltrakt und in der Leber nachgewiesen werden [71]. Aus der Koinzidenz der Pseudomelanosis coli (PMC) als Indikator für die Einnahme von Anthranoid-Laxanzien wurde in der retrospektiven Studie keine erhöhte PMC-Rate bei Karzinomen ($p = 0{,}905$), jedoch eine signifikant erhöhte PMC-Rate bei Adenomen ($p = 0{,}001$) festgestellt. In der Studie mit prospektiver Erfassung wurde umgekehrt eine signifikant erhöhte PMC-Rate bei Karzinomen ($p = 0{,}001$) und keine signifikant erhöhte PMC-Rate bei Adenomen ($p = 0{,}094$) gefunden [62]. Die PMC ist ein Epiphänomen und lediglich ein Hinweis für die Einnahme von anthranoidhaltigen Substanzen. Sie stellt ein schlechtes Kriterium für die Klärung des Zusammenhangs zwischen Anthranoiden und einem Kolonkarzinom dar. In 4 klinischen Studien konnte inzwischen ein Zusammenhang zwischen der Einnahme von Anthranoid-Laxanzien und dem Dickdarmkarzinom praktisch ausgeschlossen werden [72–78].

Hauptnebenwirkungen der Anthranoid-Laxanzien sind in Einzelfällen krampfartige Magen-Darm-Beschwerden. Bei chronischem Gebrauch/Missbrauch kann es zu Elektrolytverlust, insbesondere von Kalium, zu Albuminurie, Hämaturie und zu der harmlosen Pigmenteinlagerung in die Dickdarmschleimhaut (Pseudomelanosis coli) kommen. Diese bildet sich nach Absetzen der Anthranoide jedoch wieder zurück [13, 75]. Folgen der Hypokaliämie sind Wirkungsverstärkung von Herzglykosiden und Antiarrhythmika sowie eine Muskelschwäche.

Mit Ausnahme von seltenen Allergien nach Flohsamen besitzen Füll- und Quellstoffe keine substanzbedingten Nebenwirkungen. Füll- und Quellstoffen können jedoch zu Flatulenz und Völlegefühl führen. Bei ungenügender Flüssigkeitszufuhr kann eine mechanische Obstruktion auftreten.

11.8 Risikogruppen, Schwangerschaft, Stillzeit, Pädiatrie

Bei bestimmungsgemäß, symptomen- und intervallorientiertem Gebrauch sind Laxanzien unproblematisch. Gegenanzeigen sind Darmverschluss und für Anthranoide akut-entzündliche Darmerkrankungen wie Morbus Crohn, Colitis ulcerosa. Ferner ist der Einsatz von Laxanzien bei Kindern unter 12 Jahren kontraindiziert. Schwangere sollten im ersten Drittel Anthranoide nur einnehmen, wenn andere Substanzklassen unwirksam sind. Rhein geht in geringen Mengen in die Muttermilch über, eine laxierende Wirkung bei gestillten Säuglinge wurde bisher nicht beobachtet.

Literatur

[1] Goerg K.J., Wanitschke R., Loew D. (1997) Obstipation und Laxanzien- eine Standortbestimmung. Der Allgemeinarzt 1: 3

[2] Bey H., Leuschner U. (2001) Obstipation. In Klinische Pharmakologie Hrsg. Rietbrock N., Staib H., Loew D. 4 Auflage Steinkopff Verlag Darmstadt

[3] Becker, H.G. (1987) Obstipation und Wasserbauch – was dagegen tun? Deutsche Apothekerzeitung 127., 4, 1987

[4] Müller-Lissner S. (1994) Dtsch. Ärzteblatt 91: A3496–3498
[5] Kune G. A., Kune S., Field B., Watson L. F. (1988) The role of chronic constipation diarrhea and laxative use in the etiology of large bowel cancer. Data from the Melbourne colorectal cancer study. Dis.Colon Rectum 31: 501–512
[6] Sonnenberg A. (1989) Epidemiologie der Opstipation. In: Müller-Lissner S., Akkermanns LMA (Hrsg). Chronische Obstipation und Stuhlinkontinenz. Springer, Berlin, Heidelberg, New York. 157–162
[7] Talley N. J., Weaver A. L., Zinsmeister A. R., Melton L. J. (1993) Functional constipation and outlet delay. A population-based study. Gastroenterology 105:781–790
[8] Knopf H., Braemer-Hauth M., Melchert H. U., Thefeld W. (1995) Ergebnisse der Nationalen Untersuchnungs-Surveys zum Laxanzienverbrauch. Bundesgesundhlbl. 259–467
[9] Lennard-Jones J. E. (1994) Clinical classification of constipation. In: Kamm MA, Lennard-Jones Hrsg. Constipation. Wrightson Biomedical Publishing. Petersfield 3–10
[10] Arendt, R. (1992) Differentialdiagnose der chronischen Obstipation Ärztliche Fortbildung 86, 99
[11] Ewe K. (1989): Therapie der Opstipation. Dtsch Med Wschr 114:1924–1926
[12] Schulz J. (1991) Ernährung und Darmflora-Faktoren eines erhöhten Krebsrisikos? In Grabner W. (Hrsg). XVII. Kongress d. Ges. f. Gastronerterologie in Bayern. Demeter Verlag. 97–103
[13] Loew D. (1994) Pseudomelanosis coli durch Anthranoide. Zeitschrift für Phytotherapie. 321–328
[14] Sonnenberg A., Mülller A. (1993) Constipation and Cathartics as risk factors of Colorectal cancer. A Meta-Analysis. Pharmacology 57 (suppl) 224–233
[15] Schilcher H., Schulz V., Nissler A. (1986) Zur Wirksamkeit und Toxikologie von Semen Lini. Zeitschrift für Phytotherapie. 113–117
[16] Marlet J. A., L. I. B, Patrow C. J., Bass P. (1989) Comparative laxation of psyllium with and without senna in an ambularory constipated population. Am J Gastroenterol 82:333–337
[17] Thorburn H. A., Carter K. B., Goldberg J. A, Finlay I. G. (1992) Does ispaghula husk stimulate the entire colon in diverticular disase? Gut 33:352–356
[18] McRorie J. W., Daggy B. P., Morel J. G., Diersing P. S., Miner P. B., Robinson M. (1998) Psyllium is superior to docusate sodium for treatment of chronic constipation. Aliment Pharmacol Ther 12: 491–497
[19] Bell L. P., Hectorne K., Reynolds H., Balm T. K., Hunninghake D. B. (1998) Cholesterol-lowering effects of psyllium hydrophilic mucilloid. JAMA 261: 3419–3423
[20] Levin E. G., Miller V. T., Muesing R. A., Stoy D. B., Balm T. K., LaRosa J. C. (1990) Comparison of psyllium hydrophilic mucilloid and cellulose as adjuncts to a prudent diet in the treatment of mild to moderate hypercholesterinemia. Arch Intern Med 150: 1822–1827
[21] Sprecher D. L., Harris B. V., Goldberg A. C., Anderson E. C., Bayuk L. M., Russell B. S. (1993) Efficacy of psyllium in reducing serum cholesterol levels in hypercholesterolemic patients on high or low diet. Ann Intern Med 119:545–554
[22] Wolever T. M. S., Jenkins D. J. A., Müller S., Patten R., Relle L. K., Boctor D. (1994) Psyllium reduces blood lipids in men and women with hyperlipidemia. Am J Med Sci 307: 147–151
[23] Weigand K. W., Le N.-A., Kuzmak B., Brown W. V., Daggy B. P, Miettinen T. A. (1997) Effects of psyllium on cholesterol amd low density lipoprotein metabolism in subjects with hypercholesterolemia. Endocrinol Metab 4: 141–150
[24] Davidson M. H., Maki K. C., Kong J. C., Dugan L. D., Torri S. A., Hall H. A. (1998) Long effects of consuming food containing psyllium seed husk on serum lipids in subjects with hypercholesterolemia. Am J.Clin Nutr 67: 367–376
[25] Anderson J. W., Allgood L. D., Lawrence A., Altringer L. A., Jerdack G. R., Hengehold D. A., Morel J. G. (2000) Cholesterol-lowering effects of psyllium intake adjunctive to diet therapy in men and women with hypercholesterolemia: meta-analysis of 8 controlled trials. Am J Clin Nutr, 71:472–479
[26] Anderson J. W., Davidson M. H, Blonde W. V., Howard W. J., Ginsberg H. H. (2000) Long-term cholesterol-lowering effects of psyllium as an adjunct to diet therapy in the treatment of hypercholesterolemia. Am J Clin Nutr. 71:1433–1438.
[27] Jenkins D. J. A., Goff D. V., Leds A. R., Alberti K. G. M. M., Wolever T. M. S., Gassull M. A., Hockasay T. R. D. (1976) Unabsorbable carbohydrates and diabetes; decreased postbrandial hyperglycaemia. Lancet 172–174
[28] Frate-Munari A. C., Flores-Garduno M. A., Ariza-Andraca R., Islas-Andrade S., Negrete A. C. (1989) The effect of different doses of

Plantago Psyllium mucilage on the glucose tolerance test. Arch Invest Med 20: 147–152
[29] Rodriquez-Moran M., Guerrero-Romero F., Lazcano-Burciaga G. (1998) Lipid- and glucose lowering efficacay of plantago psyllium in type II diabetes. J Diab Comp 12:272–278
[30] Ewe K. (1980) Effect of rhein on the transport of electrolytes, water, and carbohydrates in the human jejunum and colon. Pharmacology 20 (suppl. 1) 27–35
[31] Leng-Peschlow E. (1980). Inhibition of intestine water and electrolyte absorption by senna derivates in rats. J Pharmacol 32:330-335
[32] Garcia-Villar R., Leng-Pesclow E., Ruckebusch Y. (1980) Effect of anthraqinone derivates on canine and rat intestinal motility. J. Pharm Phamacol 32:323–329
[33] Leng-Peschlow E. (1986) Dual effect of orally adminstered sennosides on large intestine transit and fluid absorption in the rat. J. Pharm Pharmacol 38:606–610
[34] Leng-Pechlow E. (1986) Acceleration of large intestine transit time in rats by sennosides and related compounds. J Pharm Pharmacol 38: 369–373
[35] Leng- Peschlow E. (1989) Effects of sennosides A + B and bisacodyl on rat large intestine. Pharmacology 38:310–318
[36] Goerg K. J., Wanitschke R., Schwarz M., Meyer z. Büschenfelde K. H. (1988) Rhein stimulates actives chloride secretion in the short-circuit rat colonic nucosa. Pharmacology 36 (suppl 1). 11–119
[37] Ishii Y., Tanizawa H., Takino Y. (1990) Studies of Aloe III. Mechanism of cathartic effect. (2). Chem Pharm Bull (Tokyo) 38:197–200
[38] Ishii Y., Tanizawa H., Takino Y. (1994) Studies of Aloe IV. Mechanism of cathartic effect .(3). Biol Pharm Bull 17: 495–497
[39] Hönig J., Geck P., Rauwald T. W., (1992) Inhibition of Cl-channels as a possible base of laxative action of certain anthraquinones and anthrones. Planta Med 58 (suppl. 1) 586–587
[40] Beubler E., Kollar G. (1988) Prostaglandin mediates action of sennosides. Pharmacology 36 (suppl. 1) 85–91
[41] Hattori M., Kim G., Motoike S., Kobashi K., Namba T. (1982) Metabolism of sennosides by intestinal flora. Chem Pharm Bull 30: 1338–1346
[42] Lemmens L. (1979) The laxative action of anthracene derivatives. 2. Absorption, metabolism and excretion of sennoside A and B in the rat. Pharm Weekblad (Sci) 114:178–185
[43] Lemli J., Lemmens L. (1980) Metabolism of sennosides and rhein in the rat. Pharmacology 20 (suppl. 1) 50–57
[44] Dressen M. Eyssen H., Lemli J. (1981) The metabolism of sennosides A and B by the intestinal microflora; in vitro and in vivo studies on the rat and the mouse. J Pharm Pharmacol 33:679–681
[45] Lemli J. (1986) Metabolismus dert Anthranoide. Z. Phytother 7:127–129
[46] De Witte P., Lemli J. (1988) Metabolism of ^{14}C-Rhein and ^{14}C Rhein Anthrone in rats. Phar macology 36 (suppl. 1) 152–157
[47] Lang W. (1988) Pharmacokinetics of ^{14}C labelled Rhein in rats. Pharmacology 36 (suppl. 1) 158–171
[48] De Witte P., Lemli J. (1990) The metabolism of anthranoid laxatives. Hepato-gastroenterol 37: 601–605
[49] Sund R. B., Elvegard S. O. (1988) Anthraquinone laxatives: Metabolism and transport of danthron and rhein in the rat small and large intestine in vitro. Pharmacology 36 (suppl. 1). 144–151
[50] Dressen M., Lemli J. (1988) Studies in the field of drugs containing anthraquinone derivatives XXXVI. The metabolism of cascarosides by intestinal bacteria. Pharm Acta Helv 63: 287–289
[51] Hattori K., Kanda T., Shi Y. Z., Akao T., Kobashi K., Namba T. (1988) Metabolism of barbaloin by intestinal bacteria. Chem Pharm Bull 36: 4462–4466
[52] Vyth A., Kamp P. E. (1979) Detection of antraquinone laxatives in the urine. Pharm Wweekblad 114 (Sci) 465–469
[53] Schulz H. U., Schürer M., Silber W. (1998) Pharmakokinetische Untersuchungen eines Sennesfrüchte-Extraktes. Zeitschr für Phytotherapie 19:190–194
[54] Müller Lissner S. (1992) Nebenwirkungen von Laxanzien. Z. Gastroenterol. 30:418–427
[55] Müller-Lissner S. (1993) Adverse effects of laxatives; facts and fiction. Pharmacology 47: (suppl.) 138–145
[56] Müller-Lissner S. (1996) What has happened to the cathartic colon? Gut 39:486–488
[57] Rudolph R. L., Mengs U. (1988) Electron microscopical studies on rat after long term treatment with sennosides. Pharmacology 36 (suppl. 1) 188–193
[58] Brown J., Brown R. (1976) Mutagenesis by 9,10-anthraquinone derivatives and related compounds in Salmonella typhimurium. Mut. Res. 40: 203–224
[59] Brown J., Dietrich P.(1979) Mutagenity of anthraquinone and benzathrone derivatives in the Salmonella/microsomes test; activation of anthraquinone glycosides by enzymic extracts of rat cecal bacteria. Mut. Res. 66: 9–24

[60] Westendorf J., Marquart H.(1990) Genotoxicity of naturally occuring hydroxyanthraquinones. Mut. Res. 240:1–12
[61] Westendorf J. (1993) Pharmakologische und toxikologische Bewertung von Anthranoiden. PZ 138: 3891–3902
[62] Siegers C.-P., von Hertzberg-Lottin E., Otte M., Schneider B.(1993) Anthranoid laxative abuse- a risk for colorectal cancer? Gut 34: 1009–1101
[63] Heidemann A., Miltenburger H. G., Mengs U. (1993) The genotoxicity status of senna. Pharmacology 47 (suppl 1) 178–186
[64] Mengs U., Heidemann A.(1993): Genotoxicity of sennosides and rhein in vitro and in vivo. Med. Sci Res 21:749–750
[65] Heidemann A., Völker W., Mengs U. (1996) Genotoxicity of aloeemodin in vitro and in vivo. Mutat. Res. 367: 123–750
[66] Mengs U. (1996) Zur Sicherheit von Sennalaxanzien. In Phytopharmaka in Forschung und klinischer Anwendung II. Hrsg. Loew D., Rietbrock N. Steinkopff Verlag: 161–166
[67] Brusick D., Mengs U. (1997) Assessment of the genotoxic risk from laxative senna products. Environ. Mol. Mutagen 29: 1–9
[68] Mori H., Sugie S., Niwa K., Takahashi M., Kawai K. (1985) Induktion of intestinal tumors in rats by chrysazin. Br. J. Cancer 52: 781–783
[69] Mori H., Sugie S., Niwa K., Yoshimi N., Tanaka T., Hirono I. (1986) Carcinogenity of chrysazin in large intestine and liver mice. Jpn. J. Cancer Res. (Gann) 77: 871–876
[70] Mori H., Yoshimi N., Iwata H., Mori Y., Hara A., Tanaka T., Kawai K. (1990) Carcinogenicity of naturally occuring 1- hydroxyanthraquinone in rats; induction of large bowel, liver and stomach neoplasms. Carcinogenesis 11: 799–802
[71] Lyden-Sokolowski A., Nilsson A., Sjöberg P. (1993) Two-Year carcinogenicity study with sennosides in the rat. emphasis on gastro-intestinal alterations. Pharmacology 47 (suppl.): 209–215
[72] Kune G. A. (1993) Laxative use not a risk for colorectal cancer: Data from the melbourne colorectal cancer study. Z. Gastroenterol. 31: 140–143
[73] Nusko G., Schneider B., Müller G., Kusche J., Hahn E. G. (1993) Retrospektive study omn laxative use and melanosis coli as rik factors for colorectal neoplasma. Pharmacolgy 47 (suppl) 234–241
[74] Nusko G., Schneider B., Schneider I., Wittekind Ch., Hahn E. G. (1996) Prosepktive klinische Studie zur Sicherheit von Anthranoidlaxanzien. In Phytopharmaka in Forschung und klinischer Anwendung II. Hrsg. Loew D., Rietbrock N. Steinkopff Verlag: 167–174
[75] Nusko G., Schneider B., Ernst H., Wittekind Ch., Hahn E. G. (1997) Melanosis coli-a harmless pigmentation or a precancerous condition? Z. Gastroneterol 35:313–318
[76] Loew D., Bergmann U., Schmidt M., Überla K. H. (1994) Anthranoidlaxanzien. Ursache für Kolonkarzinom. Deutsche Apotheker Zeitung. 134, Nr. 34: 3180–3183
[77] Loew, D., Bergmann U., Dirschedl P., Schmidt M., Hues B., Überla K. (1996) Retro- und prospektive Fallkontrollstudie zu Antranoid-Laxanzien Phytopharmaka in Forschung und Anwendung (II) Herausgeber D. Loew, N. Rietbrock Steinkopf Verlag: 175–184
[78] Kole, G. A. (1993) Laxative use – not a risk for colorectal cancer. Data from the Melbourne Colorectal Cancer Study Z. Gastroenterol. 31, 140

12 Diarrhöe

12.1 Definition, Klinik

Die Diarrhöe ist definiert durch mehr als 3 breiige oder wässrige Stühle pro Tag mit einem Stuhlgewicht über 250 g/Tag und einem Wassergehalt von mehr als 90 %. Der akute Durchfall beginnt abrupt und sistiert oft nach 3–4 Tagen spontan. Ursachen des akuten Durchfalls sind virale, bakterielle oder parasitäre Infektionen, eine Lebensmittelvergiftung (Staphylokokken, Salmonellen, Clostridium difficile, Enterotoxine), Nahrungsmittelunverträglichkeiten (Milch, Eier, Hefe, Schokolade, Nüsse Fisch, Erdbeeren), Allergien und bei der sog. Reisediarrhöe (enterotoxinbildende *E. coli,*), Shigellen, Amoeben, Lamblien oder Cholera [1–4]. Bei Immunschwäche (z. B. AIDS) ist an opportunistische Erreger zu denken.

Differentialdiagnostisch sind hiervon abzugrenzen eine glutamininduzierte Enteropathie (einheimische Sprue), eine posttrophische Malabsorption, ein irritabile bowel syndrom (IBS), entzündliche Darmerkrankungen wie Morbus Crohn oder Colitis ulcerosa, hormonaktive Tumore, Hyperthyreose, Pankreaserkrankungen, Strahlenschäden, Karzinome und durch Arzneimittel wie Antibiotika, Antazida, Chinidin, Gallensäuren, Zytostatika, Glykosidüberdosierung, NSARs, Goldsalze oder Colchicin [5–7] induzierte Diarrhöen.

Eine chronische Diarrhöe liegt vor, wenn die Durchfälle länger als 2 Wochen anhalten. Meist handelt es sich um nichtinfektiöse Ursachen. Aus pathophysiologischer und klinischer Sicht (Tab. 12.1), empfiehlt sich deshalb eine Differenzierung in malassimilatorische, sekretorische und funktionelle Durchfälle [2].

Der Dickdarm ist ähnlich wie die Niere ein Resorptionsorgan. Die ca. 8 l Wasser, die das Duodenum passieren, werden passiv im Jejunum und aktiv im Kolon bis auf ca. 150 ml rückresorbiert. Die Mechanismen für die Diarrhöe sind vielfältig [3, 8]:

- Nicht resorbierbare Substanzen mit Anstieg des osmotisch Drucks im Darmlumen und Wasserretention,
- Stimulation von cAMP in den Enterozyten mit vermehrter Wasser- und Elektrolytsekretion in das Darmlumen z. B. durch Toxine, Gallensäuren, Fettsäuren,
- Entzündliche Darmerkrankungen mit verminderter Wasserresorption,

Tab. 12.1 Ursachen von Durchfällen

Malassimilatorische Ursache	Sekretorische Ursachen
– Chronische Pankreatitis, Pankresinsuffizienz – Zustand nach Magen-Darm-Resektion – Malignes intestinales Lymphom – Morbus Whipple – Aktinische Enterocolitiden – Ischämische Enterokolitiden – Laktasemangel – Einnahme großer Mengen von Zuckeraustauschstoffen	– Linksseitig stenosierender Colontumor – Divertikulitis – Arzneimitel – Chronisch entzündliche Darmerkrankungen wie Morbus Crohn, Colitis ulcerosa – Infektiöse Entercolitiden – Hormoninduzierte Diarrhoe z. B. Karzinoid-Syndrom, Zollinger-Ellison-Syndrom, Verner-Morrison-Snydrom – Laxanzien-Abusus

- Störung der Darmmotilität mit Verkürzung der intestinalen Transitstrecke und eine dadurch verursachte Einschränkung der Wasserresorption,
- Reaktive Mechanismen wie gesteigerte Prostaglandinsynthese bei kolo-rektalen Karzinomen.

Sind die genannten Ursachen ausgeschlossen, dann muss an eine Diarrhöe im Rahmen von psychischen Störungen wie Angst, Depressionen, vegetative Labilität gedacht werden Zur Diagnostik gehören eine ausführliche Anamnese, Fragen nach Übelkeit, Erbrechen, insbesondere nach Auslandsaufenthalten, körperliche Untersuchung, Stuhluntersuchung z.B. auf pathogene Keime, Würmer, Wurmeier, Amöben, Lambien, Salmonellen, Fettgehalt, (Hinweis auf Pankreaserkrankung), Test auf okkultes Blut, Blutuntersuchungen (Komplementbindungsreaktion), Sonographie, Endoskopie mit Biopsie und Röntgen. Folge des hohen Wasserverlusts sind Dehydratation und Defizite an Kohlenhydraten, Eiweiß, Vitaminen, Elektrolyten und Spurenelementen. Die Therapie hat sich nach der Akuität und den Ursachen der Erkrankung zu richten. Bei der akuten Diarrhöe stehen Nahrungskarenz, diätetische Maßnahmen, Flüssigkeitsersatz (WHO-Schema), Antidiarrhoika und nach Erregernachweis gezielte antivirale und antibakterielle Maßnahmen im Vordergrund. Bei der chronischen Diarrhöe sind kausale Maßnahmen anzustreben sowie fette Speisen, rohes Obst, blähendes Gemüse, Kaffe, Milch, eiskalte Getränke und Zuckeraustauschstoffe zu vermeiden. Neben reichlich Flüssigkeit sind Antidiarrhoika indiziert.

12.2 Drogen und Extrakte

Als adstringierende, gerbstoffhaltige Drogen werden heute u.a. Tormentillwurzelstock (Tormentillae rhizoma), Eichenrinde (Quercus cortex), Tannine aus Galläpfeln, Tannalbuminat, getrocknete Heidelbeeren sowie schwarzer und grüner Tee verwendet.

12.3 Pflanzliche Antidiarrhoika

Zur symptomatischen Therapie stehen pflanzliche Antidiarrhoika und Antidiarrhoika auf der Basis von Mikroorganismen zur Verfügung (Tab. 12.2). Der Wirkungsmechanismus ist pflanzen- bzw. präparatespezifisch.

Gerbstoffdrogen werden unter der Vorstellung gegeben, dass durch die eiweißfällenden Eigenschaften ein Präzipitat als Schutzschicht auf der Darmschleimhaut gebildet wird. Auf diese Weise soll die Resorption von Toxinen erschwert, die Wirkung lokal reizender Substanzen gemildert, die Wasser und Elektrolytsekretion ins Darmlumen reduziert und die erregte Darmperistaltik abgeschwächt werden. Unter der Vorstellung, durch Bindung von Wasser, Kationen und organischen Stoffen die Stuhlkonsistenz zu erhöhen, werden Füll- und Quellstoffe wie Flohsamen und Indischer Flohsamen sowie Pektine (Apfelpektin) empfohlen. Uzarawurzel-Extrakte wirken motilitätshemmend am Dünndarm, vermutlich über eine lokale Stimulation sympathischer Nerven. Wegen des Gehalts an Glykosiden vom Cardenolidtyp besitzen sie in hohen Dosierung digitalisähnliche Wirkungen am Herzen, worauf bei gleichzeitiger Gabe von Herzglykosiden zu achten ist. Die Einzeldosis soll beim Erwachsenen 50 bis 100 mg Gesamtglykoside betragen.

Tab. 12.2 Pflanzliche bzw. mikrobielle Antidiarrhoika

Droge	Relevante Inhaltsstoffe	Mittlere Tagesdosis
Grüner, schwarzer Tee	5–20 % Gerbstoffe, 2–5 % Coffein,	3–10 g Droge
Heidelbeeren	5–10 % Gerbstoffe, 1 % Fruchtsäure	260 g Beeren
Tormentillwurzelstock	15–20 % Gerbstoffe	2–6 g Droge
Eichenrinde	10–20 % Gerbstoffe	2–6 g Droge
Tannalbuminat	ca. 50 % Gerbstoffe	2–4 g
Flohsamen, Flohsamenschalen Indische Flohsamen	Schleimstoffe, Hemizellulose	5–10 g Flosamen 3–5 g Flosamenschalen
Pektine in rohem geriebenen Apfel, Bananen, Karotten	Galaktose, Arabinose, Xylose, Rhamnose	Präparate-spezifisch
Uzarawurzel	Glykoside vom Cardenolid-Typ	45–90 mg Gesamtglykoside berechnet als Uzarin
Saccharomyces boulardii	Lyophilisat aus 10^9 lebensfähigen Hefezellen	3 × 2 bis 3 × 4 Kapseln. Prophylaxe 3 × 1 Kapsel
E. coli Nissle 1917	0,5–5 × 10^9 lebensfähige *E. coli* Nissle 1917	1.–4. Tag 1 × 1, danach 2 × 1 Kapsel a 100 mg

Zu den mikrobiologischen Antidiarrhoika gehören Trockenhefe aus *Saccharomyces boulardii* und der *E. coli* Nissle 1917. *S. boulardii* zeigt in vitro antimikrobielle Eigenschaften gegenüber enteropathogenen Keimen *(E. coli, Salmonella)* und bindet fibrintragende Keime an seine Oberfläche (ca. 100 Bakterien je Hefezelle). Darüber hinaus stimuliert *S. boulardii* das darmständige Immunsystem, das hauptsächlich durch IgA-Isotypen repräsentiert ist [9, 10]. Der Wirkungsmechanismus von *E. coli* Nissle 1917 beruht auf dem lebensfähigen Keim. Dieser antagonisiert pathogene Keime. Er unterstützt die Milieubereitung durch Sauerstoffverbrauch, die Absenkung des Redoxpotenzials und bietet damit Schutz und Regeneration der anaeroben Flora. Ferner unterstützt er den Kolonozytenstoffwechsel und die Immunstimulation [11–13].

In Ausnahmefällen können zur Behandlung einer Diarrhöe Opium und opiumenthaltende Zubereitungen, die der Betäubungsmittel-Verschreibungsverordnung unterliegen, rezeptiert werden. Opium enthält 25 % Alkaloide, darunter 7–20 % Morphin, als die eigentlichen Wirkkomponente. Die obstipierende Wirkung beruht auf einer segmentalen Kontraktion, was zur spastischen Obstipation führt [14].

12.4 Dosierung, Anwendungsdauer

Anwendungsgebiete der genannten Drogen bzw. mikrobiologischen Präparate ist die symptomatische Behandlung von akuten und chronischen Durchfällen. Primär steht die kausale Behandlung im Vordergrund. Eine länger als 3–4 Tagen bestehende Diarrhöe ist abzuklären. Dosierung und Anwendungsdauer erfolgen präparatespezifisch.

12.5 Toxikologie, unerwünschte Arzneimittelwirkungen, Interaktion

Gerbstoffe, Pektine, Füll- und Quellstoffe sind weitgehend untoxisch. Sie werden kaum resorbiert, gelangen unverändert in den Dickdarm, wo sie, von den Gerbstoffen abgesehen, bakteriell abgebaut und zum geringsten Anteil unverändert mit dem Stuhl ausgeschieden werden. Extrake aus Uzarawurzel besitzen in hohen Dosen glykosidartige Wirkungen am Herzen und können die Effekte sowie die charakteristischen Nebenwirkungen von Herzglykosiden verstärken. Unerwünschte Nebenwirkungen von den mikrobiologischen Präparaten sind nicht bekannt. Zu gelegentlichen unerwünschten Arzneimittelwirkungen gehören bei empfindlichen Patienten unspezifische Magen-Darmbeschwerden und Blähungen.

12.6 Risikogruppen, Schwangerschaft, Stillzeit, Pädiatrie

Mit Ausnahme von Uzarawurzel bei Herzglykosid-behandelten Patienten bzw. bei Patienten mit einer Hypokaliämie sind für die übrigen Drogen bzw. mikrobiologischen Präparate keine Risikogruppen bekannt. Bei bestimmungsgemäßem Gebrauch bestehen auch keine Bedenken für eine kurzfristige Anwendung in Schwangerschaft und Stillzeit. In der Kinderheilkunde haben sich vor allem Heidelbeeren bewährt.

Literatur

[1] Wanitschke R. (1985) Leitsymptom Diarrhoe. Deutsches Ärzteblatt 82: 588–597

[2] Wanitschke R. (1991) Obstipation und Diarrhoe des älteren Patienten. Z. Geriatrie 146–155

[3] Bey H., Leuschner U. (2001) Magen-Darm-Erkrankungen. In Klinische Pharmakologie. Hrsg Rietbrock N., Staib H., Loew D. Steinkopff-Verlag

[4] Steffen R., Schorr D. (1991) Therapie der Reisediarrhoe. Z. Geriatrie 156–157

[5] Wanitschke R. (1974) Arzneimittelinduzierte Diarrhoe. Therapiewoche 24: 2547–2552

[6] Anonymus (1989) Obstipation und Diarrhoe als Nebenwirkung von Arzneimitteln Der Arzneimittelbrief 23 (nr. 8) 57–61

[7] Koch K. (1995) Antibiotika-Schaden für die Darmflora. Erfahrungsheilkunde 224–228

[8] Field M., Rao M. C., Chang E. B. (1989) Intestinal electrolyte transport and diarrheal disease. New Engl J Med 312: 800–806

[9] Gedek B., Hagenhoff G. (1998) Orale Verabreichung von lebensfähigen Zellen des Hefestammes Saccharomyces cerevisiae Hansen (CBS 5926) und deren Schicksal während der Magen-Darm-Passage. Therapiewoche 38, Sonderheft 33–40

[10] Buts J. P., Bernasconi P. (1989) Reaktion der Dünndarmmukossa auf orale Verabreichung von Saccharomyces boulardii: klinische und experimentelle Ergebnisse. In. Müller J., Ottenjann R., Seifert J. (Hrsg). Ökosystem Darm. Springer, Berlin Heidelberg New York Tokyo 92–97

[11] Hockertz S. (1991) Immunmodulatorische Wirkung von abgetöteten apathogenen Escherichia coli, Stamm Nissle 1917, auf das Makrophagensystem. Arzneim. Forsch. 41 (II) 1108–1112

[12] Schulze J. (1993) Darmflora-Faktor und Produkt unserer Umwelt. Erfahrungsheilkunde 40–45

[13] Sonnenborn U. (1995) Darmflora -Störungen und ihre Folgen. Erfahrungsheilkunde. 220–223

[14] Wanitschke R. (1976) Die Wirkung von Opiaten auf die Motilität des Sigmas und ihre Anwendung als Antidiarrhoikum. Saarl Ärzteblatt 12:25–27

13 Erkrankungen der Leber

13.1 Definition, Pathogenese, Klinik

Bei der Leberinsuffizienz handelt es sich um den funktionellen Zusammenbruch der Leber mit einem breiten Spektrum klinischer, biochemischer und neurophysiologischer Veränderungen. Sie kann ohne vorbestehende aber auch bei vorhandener Leberschädigung auftreten und ist durch eine nachlassende Synthese-, Regulations- und Entgiftungsfunktion gekennzeichnet [1]. Neben zahlreichen Partialfunktionen gehören die in Tabelle 1 aufgezählten Leistungen zu den wichtigsten betroffenen Stoffwechselfunktionen.

Wesentliche biochemische Stoffwechselfunktionen der Leber [1]:

- Bilirubinstoffwechsel
- Gallensäurestoffwechsel
- Kohlenhydratstoffwechsel
- Hormonstoffwechsel
- Umsatz von Spurenelementen
- Alkoholabbau
- Prophyrinstoffwechsel
- Aminosäure-/Proteinstoffwechsel
- Lipid- und Lipoproteinstoffwechsel
- Vitaminstoffwechsel
- Biotransformation und Entgiftungsfunktion
- Säure-Basen-Haushalt

Tab. 13.1 Wirkungen von Silymarin

Antioxidative Wirkungen
• Radikalfänger, Verhinderung der Lipidperoxidation
Enzymhemmung
• Lipoxygenase, Aldosereduktase, Gluthationtransferase
Antifibrotische Wirkungen
• Hemmung der Umwandlung von Ito-Zellen in Fibroblasten
• Hemmung der Expression von fibrogener Matrix und TGF β
• Beschleunigung des Abbaus von Fibronektin
Steigerung der Proteinsynthese
• Aktivierung von Polymerase A
Membranwirkungen
• Hemmung der Aufnahme von Toxinen
Antitumorwirkung
• Inhibierung der EGF- Signalkaskade

Die Funktionsausfälle der Leber können partial oder global sein, was sich in unterschiedlicher klinischer Symptomatik und in unterschiedlichen biochemischen Befunden äußert. Das kompensierte Stadium ist klinisch weitgehend unauffällig mit meist normalen oder grenzwertigen Funktionsparametern. Im dekompensierten/manifesten Stadium hingegen kommt es zum hepatozellulären Funktionsverlust.

Je nach Akuität wird zwischen einem akuten und einem chronischen Leberversagen unterschieden. Beim akuten Leberversagen handelt es sich um ein akutes Krankheitsbild mit schwerster Leberfunktionsstörung durch Leberzellnekrose und den Folgen des Coma hepaticums. Die chronische Leberinsuffizienz beruht meist auf einer fortgeschrittenen Zirrhose. Während akute Lebererkrankungen plötzlich auftreten und in der Regel innerhalb von 6 Monaten ausheilen, spricht man von chronischen Lebererkrankungen ab einer Krankheitsdauer länger als 6–12 Monate mit entzündlichen und/oder degenerativen morphologischen Veränderungen und der Neigung zur Progression und zu Komplikationen. Ätiopathogenetisch kommen u.a. Virushepatitiden (A, B, C, D), toxische Lebererkrankung (Alkohol, Arzneimittel, Gewerbegifte), Autoimmunhepatitiden, biliäre Lebererkrankung, chronische Lebererkrankungen bei Stoffwechselerkrankungen (Morbus Wilson), kongenitale Zirrhose, Granuloma der Leber, reaktive Hepatitiden bei Virusinfekten, Lebertumoren, Echinokokkenzysten oder Schistosomiasis als Ursache in Frage.

Die Diagnose wird laborchemisch, sonographisch und histologisch gesichert. Bei der Steatose steht die grobtropfige, läppchenzentrale Leberverfettung und bei der Fibrose die Vermehrung von Bindegewebsfasern im Vordergrund. Je weiter die Fibrose fortschreitet, um so stärker ist die Leberfunktion eingeschränkt. Bei der Zirrhose ist die Zahl der Hepatozyten reduziert und durch narbiges Bindegewebe ersetzt. Folgen sind Steigerung des portalen Druckes, die Behinderung des venösen Abflusses aus der Leber, Störungen der anatomischen Sperrmechanismen in den Lebervenen, Beeinträchtigung der Kapillarpermeabilität und Insuffizienz der Lymphdrainage sowie eine reduzierte Stoffwechselleistung der Leber.

Die Leitsymptome der chronischen Leberinsuffizienz sind Leistungsschwäche, Apathie, Konzentrationsschwäche, Müdigkeit, Inappetenz, Oberbauchbeschwerden, Völlegefühl, Meteorismus, unregelmäßiger, zeitweise heller Stuhl, Juckreiz, Nasen- und Zahnfleischblutungen, Neigung zu „blauen" Flecken, zeitweise dunkler Urin, Veränderungen des Blutbildes (z.B. Anämie, Leukopenie, Thrombozytämie), Splenomegalie, endokrine Störungen sowie charakteristische Haut und Schleimhautveränderungen (z.B. Spider Naevi, Palmarerythem, Zungenveränderungen). Die Diagnostik umfasst eine gezielte Anamnese, körperliche, labordiagnostische und sonographische Untersuchung sowie histologische Abklärung.

Da bisher keine kausale Therapie der Leberinsuffizienz zur Verfügung steht, kommen nur allgemeine und symptomatische Maßnahmen in Frage. Die Therapie hat differenziert und am Einzelfall orientiert zu erfolgen. Hauptziel ist die Verhinderung von Komplikationen wie Minderung wichtiger Leberfunktionen, hepatische Enzephalopathie, Ödeme, Aszites, hepatorenales Syndrom, Koagulopathie mit Blutungen, Substitution von Stoffen, die nicht oder unzureichend produziert werden, Elimination von toxischen Substanzen und Förderung der Leberegeneration [1]. Zu den Allgemeinmaßnahmen gehören u.a. Verhaltensänderungen des Patienten mit Alkoholkarenz, Umstellung der Ernährung, Gewichtsreduktion bzw. Änderung der Lebensweise. Die speziellen Maßnahmen haben sich nach den Ursachen wie beispielsweise eine akute Arzneimittel- oder Lebensmittelintoxikation (z.B. Knollenblätterpilzvergiftung), dem klinischen Zustand des Patienten bzw. dem jeweiligen Befund zu richten. Sie beinhalten u.a. parenterale Ernährung, Korrektur von Störungen des Elektrolyt-, Wasser- und Säure-/Basenhaushaltes, Blutungsprophylaxe, Darmsterilisation sowie Leberassistenzverfahren bzw. Lebertransplantation.

An pflanzlichen Arzneimitteln stehen Extrakte aus der Mariendistel bei der Knollenblätterpilzvergiftung und bei toxischen Leberschädigung sowie zur unterstützenden Behandlung von chronischen Lebererkrankungen bzw. Leberzirrhose zur Verfügung.

13.2 Wirkstoff, Extrakt, Droge

Die zu arzneilichen Zwecken verwendete Mariendistel (*Silybum marianum*) wird fast ausnahmslos aus Kulturen gewonnen. Die Droge besteht aus den vom Pappus befreiten, 6–7 mm langen und ca. 3 mm breiten Früchten. Die frisch vermahlenen Früchte besitzen einen kakao-ähnlichen Geruch und einen öligen Geschmack. Als

Wirkstoffkomplex wurde Silymarin, ein Gemisch aus den vier Strukturverwandten Silybinin, Isosilybinin, Silydianin und Silychristin, identifiziert. Silybinin ist die Hauptkomponente des Gemisches. Silymarin kommt in der Droge nur zu etwa 2–3 % vor. Da Silymarin als wirksamkeitsbestimmend für den Mariendistelextrakt erkannt wurde, werden die pharmazeutisch eingesetzten Extrakte alle auf Silymarin normiert.

13.3 Pharmakologie

Die pharmakologische Wirkung von Silymarin bzw. Silibinin wurde an In-vitro- und In-vivo-Modellen untersucht (Tab. 13.1). Hierbei konnten antioxidative Radikalfängereigenschaften z.B. an menschlichen Blutplättchen, Fibroblastenkulturen, Mikrosomen und Mitochondrien der Ratte, sowie Hemmung der Lipidperoxidation von Erythrozyten nachgewiesen werden [2–11]. Silymarin interagiert mit der Zellmembran, erhöht die Widerstandsfähigkeit gegen schädigende Einflüsse, hemmt kompetitiv Rezeptoren an der Zellmembran, wodurch die Aufnahme von Toxinen (Amantidin, Phalloidin) verhindert wird [12–15], und unterstützt die physiologischen Antioxidanzien Glutathion bzw. Superoxiddismutase. Die antihepatotoxische Wirkung von Silymarin wurde tierexperimentell an verschiedenen Leberschädigungsmodellen nach Intoxikation durch Acetaminophenon, Amitriptylin, Tetrachlorkohlenstoff, Galaktosamin oder Thioacetamid nachgewiesen [16–31]. Silybin reduziert ischämische Zellschädigungen und verbessert an der Schweinleber postischämische Funktionsstörungen [32]. Nach Sonnenbichler [33–39] stimuliert Silybinin an Lebern von Ratten und Mäusen in vivo die Proteinsynthese. Dieser Effekt kann auch an isolierten Zellen, insbesondere an Hepatozytenkulturen oder an isolierten Zellorganellen nachgewiesen werden. Der primärer Effekt von Silybin beruht auf der Stimulierung der rRNA-Synthese, während die tRNA- und mRNA-Synthese nicht beeinflusst werden. Die rRNA ist einer der wesentlichen Bausteine der Ribosomen, den Partikeln, an denen die Proteinsynthese abläuft. Die rRNA-Synthese wird bei Eukaryonten von einer spezifischen RNA-Polymerase, der DNA-abhängigen RNA-Polymerase I, katalysiert.

Silybin bindet zudem kompetitiv an den gereinigten Steroidrezeptor und fungiert als natürliches Steroid, welches die ribosomale Proteinsynthese über die RNA-Polymerase I anregt.

13.4 Pharmakokinetik

Zur Humanpharmakokinetik von Silibinin aus Silymarinzubereitungen liegen ältere orientierende [40–42] sowie neuere Untersuchungen zum Freisetzungsverhalten und zur Bioäquivalenz von Silymarin-Präparaten vor [43, 44]. Die geprüften Präparate unterschieden sich im Freisetzungsverhalten deutlich von einander. Von 9 geprüften Fertigarzneimittel setzten drei den Wirkstoff vollständig, drei zu ca. 50 % und weitere drei unter den Testbedingungen gar nicht frei. Diese Befunde spiegeln sich in den In-vivo-Untersuchungen wider. Nach oraler Verabreichung wird das Hauptisomer Silybinin rasch, nahezu vollständig und dosisabhängig resorbiert. Maximale Plasmaspiegel werden nach ca. 1,5 h erreicht.

Silybinin unterliegt einem enterohepatischen Kreislauf, wird überwiegend biliär eliminiert, in der Phase-II glucuronidiert und sulfatiert und nur zu 5 % renal eliminiert. Die Proteinbindung ist > 90 % und die Eliminationshalbwertszeit ca. 6 h. Bei 10 cholecystektomierten Patienten fanden sich ca. 7–15 % Silybin in der über T-Drainage in 24 h gesammelten Galle [41]. Bei einem gleichen Krankengut wurden Silybin und Silychristin renal kaum ausgeschieden. Andererseits wurden Silybin zu 20–40 % und Silychristin zu 4–10 % in glucuronidierter und sulfatierter Form biliär ausgeschieden [40]. Da Silymarin dialysierbar ist, sollten Mariendistelextrakte bei dialysepflichtigen Patienten im dialysefreien Intervall gegeben werden.

13.5 Klinische Anwendung

Zur Indikation „chronische Leberschäden" liegen offene Praxisstudien, offene Langzeitbeobachtungen und unkontrollierte und placebokontrollierte Doppelblindstudien vor. Die Studien stammen größtenteils aus einem Zeitraum vor der modernen Diagnostik-, Nomenklatur- und Stadieneinteilung. Ein weiteres Problem besteht in den Beurteilungskriterien. In den meisten Studien wurde der Einfluss von Silymarin auf Laborparameter geprüft, deren klinische Relevanz umstritten ist. Aussagekräftiger als diese Surrogate sind der Einfluss auf die Lebensqualität, Morbidität und Mortalität.

In der placebokontrollierten Studie von Fintelmann aus dem Jahre 1970 [45] kam es bei 50 Patienten mit histologisch gesicherter Fettleber unterschiedlicher Genese unter 3 × 2 Dragees (210 mg Silymarin/Tag) und Placebo innerhalb von 6 Wochen zu einem Abfall der Bromphthaleinretention, der GOT, GPT, GLDH, AP und LAP. Der Effekt war unter Verum in der alkoholtoxisch bedingten Untergruppe deutlicher. In einer weiteren Doppelblindstudie aus dem Jahre 1973 bei 57 Patienten, die wegen einer unkomplizierten Cholelithiasis oder Cholecystitis operiert wurden, stiegen im Serum unter 3 × 2 bis 3 × 4 Dragees Legalon® (210–420 mg Silymarin/Tag) die Enzyme GPT, GOT und GLDH am 1. postoperativen Tag deutlich geringer an als unter Placebo [46]. 66 Patienten mit histologisch gesicherter überwiegend alkoholtoxischer Leberschädigung wurden über 4 Wochen mit 3 × 2 Dragees Legalon® (210 mg Silymarin/Tag) oder Placebo behandelt [47]. In beiden Gruppen besserten sich die Parameter γ-GT und GPT. Der Unterschied von Verum zu Placebo war signifikant. Zu ähnlichen Ergebnissen kommen Feher und Lang [48] in einer randomisierten placebokontrollierten Doppelblindstudie bei 40 Patienten mit histologisch gesicherter Leberzirrhose nach 2 × 2 Dragees Legalon® (280 mg Silymarin/Tag). Signifikante Besserungen wurden unter Verum bei den Parametern Bilirubin, GOT, GPT, γ-GT beobachtet. Ferner steigerten sich die anfänglich erniedrigte Lymphoblastentransformation und der Werte für die Superoxiddismutase unter Verum deutlicher als unter Placebo. Diese Ergebnisse wurden in einer weiteren randomisierten Doppelblindstudie bei 36 Patienten mit alkoholbedingter Leberzirrhose bestätigt [49]. Unter der 8-wöchigen Behandlung mit 3 × 1 Dragee Legalon® 140 (420 mg Silymarin/Tag) kam es gegenüber Placebo zu einem signifikanten Abfall von Bilirubin, GOT und γ-GT sowie zu nichtsignifikanten Veränderungen von GPT und AP. In weiteren placebokontrollierten Studie wurde u. a. der positive Einfluss von Silymarin bei alkoholbedingtem bzw. psychopharmakabedingtem chronischen Leberschaden anhand der Laborwerte Bilirubin, GOT, GPT, γ-GT und Prokollagen III, Glutathionperoxidase und Lymphoblastentransformation bestätigt [50]. In der randomisierten Doppelblindstudie von Salmi et al. [51] bei 106 Patienten mit alkoholbedingtem Leberschaden fielen unter der täglichen Gabe von 3 × 140 mg Silymarin innerhalb von 4 Wochen erhöhte GPT und GOT Werte signifikant stärker ab als unter

Placebo. Von 15 Patienten der Verum-, und 14 der Placebogruppe lagen histologische Anfangs- und Endbefunde vor. Es wurden signifikante Besserungen in der Silymarin-Gruppe beobachtet. Im Rahmen des „Drug-monitorings“ wurden von Schuppan et al. [52] 998 Dokumentationsbögen von Patienten mit sonographisch (n = 843), bioptisch (n = 891) oder klinisch (n = 891) gesicherter chronischer Lebererkrankung von 283 Ärzten ausgewertet. Die dreimonatige Behandlung mit 140 mg Legalon führte zu einer Verbesserung klinischer und laborchemischer Parameter. In Untergruppen fielen initial erhöhte PIIINP-Werte (aminoterminales Prokollagen III Peptid) als Marker für die Fibrogenese deutlich ab.

Die zitierten Studien weisen mitunter methodische Mängel, wie fehlende Randomisierung oder Verblindung, kleine Fallzahl, Patientenselektion für die Auswertung, häufige Prä-Post-Vergleiche, kein Vergleich zwischen Verum und Placebo sowie nichtadäquate Testverfahren auf. Trotz dieser methodischen Einwände ist von einem positiven Einfluss von Silymarin auf pathologisch veränderte Leberwerte bei chronischen Leberschäden auszugehen. Aufgrund des antifibrotischen Effektes von Silymarin kommt es zur Verminderung der Anzahl von aktivierten Sternzellen [53] und einer über 50 %igen Reduktion der mRNA für Prokollagen I und für den Gewebeinhibitor der Metallproteinasen, die als wichtige Effektoren der Fibrinogenese gelten [54].

Zum Einfluss auf Lebensqualität, Morbidität und Mortalität liegt mit Ausnahme der Studien von Ferenci et al. [55] kein verwertbares klinisches Erkenntnismaterial vor. In dieser randomisierten Doppelblindstudie wurden 170 Patienten mit Leberzirrhose im Mittel 41 Monate mit 420 mg Silymarin oder Placebo behandelt. Zielkriterium war die Überlebenszeit anhand der Überlebensrate mittels Logrank-Test. In der alkoholtoxisch bedingten Untergruppe (n = 92) war der Effekt signifikant. Bezüglich der Leberfunktionstests bestand zwischen den Gruppen kein Unterschied. An dieser Studie ist verschiedentlich Kritik geübt worden. Kritikpunkte waren ein hoher drop-out, eine fehlende „Intention to treat“-Auswertung, nachträgliche Untergruppenauswertung und eine kritische Bewertung des fehlenden Effekts bei den Laborparametern. Trotz aller methodischer Einwände ist ein positiver Effekt nicht abzustreiten. In einer randomisierten, placebokontrollierten Folgestudie bei 200 Patienten mit alkoholbedingter Leberzirrhose, von denen 75 Fälle vorzeitig ausschieden, konnte die Verlängerung der Überlebensdauer durch Silymarin nicht reproduziert werden [56]. Unter Berücksichtigung der experimentellen In-vitro- und In-vivo-Ergebnisse, der Beeinflussung von laborchemischen Surrogaten und dem möglichen Einfluss auf die Mortalität wäre eine weitere Langzeitstudie mit den Zielgrößen Lebensqualität, Morbidität und Mortalität wünschenswert, zumal es sich bei der alkoholtoxischen Lebererkrankung um ein häufiges Krankheitsbild handelt und die Empfehlung der Alkoholkarenz vielfach nicht beachtet wird bzw. nicht ausreicht.

Zur Behandlung der Knollenblätterpilzvergiftung liegen Fallberichte bzw. Ergebnisse von multizentrischen Studien vor. Hierbei konnte die Überlebensrate deutlich verbessert und die Mortalität drastisch gesenkt werden [57, 58, 59].

13.6 Dosierung, Anwendungsdauer

Als gesicherte Anwendungsgebiete für auf Silymarin normierte hochdosierte Mariendistelextrakte kommen alkoholtoxische, medikamentös-toxische und chemisch-toxische Leberschädigung sowie die unterstützende Behandlung von chronisch-entzündlichen Lebererkrankungen und Leberzirrhose infrage. Als Initialdosis werden 200 bis 400 mg Silymarin in 2–3 Einzeldosen/Tag; berechnet als Silybinin empfohlen. Die Anwendungsdauer ist vom Krankheitsverlauf und der Symptomenbeeinflussung abhängig.

Bekanntlich enthält der grüne und weiße Knollenblätterpilz (*Amanita phalloides* bzw. *Amanita phalloides* var. *alba*) die lebertoxischen Substanzen Phalloidin und Amatoxin. Diese hemmen die RNA-Polymerase II (mRNA-Synthese) und damit indirekt die Proteinsynthese. In der Folge kommt es zu einem Defizit an Enzymen, Strukturproteinen, Apoproteinen und zur Zellnekrose. Das klinische Bild äußert sich nach einer symptomlosen Latenz von etwa 12 Stunden gastrointestinal in Erbrechen, Bauchkrämpfen, Reiswasserstühlen, Dehydratation mit Verlusten an Elektrolyten und Zink, metabolischer Alkalose mit Übergang in eine metabolische Azidose, akutem Leberversagen mit Anstieg der Leberenzyme, Ikterus, Abfall der Gerinnungsfaktoren, hepatischer Enzephalopathie, Hirnödem und Coma hepaticum [1]. Die Knollenblätterpilzvergiftung geht mit einer hohen Mortalität einher. Die symptomatischen Maßnahmen bestehen in Magenspülung, nasogastraler Darmlavage, gegebenenfalls Hämoperfusion, parenterale Elektrolyt-/Flüssigkeitssubstitution, einer Gabe von N-Acetylcystein, AT III und Frischplasma sowie einer Behandlung mit Silibinin (20 mg/kg KG) verteilt auf 4 Infusionen von jeweils 2 Stunden Dauer unter Beachtung der Flüssigkeitsbilanz.

Handelsübliche Extrakte aus Mariendistelfrüchten (normiert auf Silymarin)

DEV (Auszugsmittel)	
50–66	: 1 (Aceton)
50–70	: 1 (Aceton)
20–33,1	: 1 (Aceton)
40–70	: 1 (Aceton)
25–35	: 1 (Aceton)
30–40	: 1 (Aceton)
36–44	: 1 (Ethylacetat >96,7 %)
60–70	: 1 (Ethanol 96 %)
40–60	: 1 (Petrolether, Aceton, Methanol 5 : 15 : 8)

Pro Tag sind bezogen auf das Mittel von DEV und empfohlener Drogenäquivalentmenge zwischen 200–400 mg Silymarin einzunehmen.

13.7 Toxikologie, unerwünschte Wirkungen, Interaktionen

An Ratten und Mäusen ist Silymarin nach oraler Verabreichung bis 5000 mg/kg KG untoxisch. Auch nach 15-tägiger Applikation von 1 g/kg KG p.o. bzw. 100 mg/kg KG an Ratten über 22 Wochen p.o. wurde kein negativer Einfluss auf Körpergewicht, Laborparameter sowie auf makroskopische und morphologische Veränderungen an den wichtigsten Organen festgestellt. Bei Ratten (1 g/kg KG) und Kaninchen (100 mg/kg KG) wurden keine embryotoxischen Wirkungen nachgewiesen [60, 61]. Mutagenitätsversuche verliefen negativ. Zur Karzinogenese liegen keine Langzeituntersuchungen vor.

An Nebenwirkung kann vereinzelt eine leicht laxierende Wirkung auftreten. Intoxikationsymptome sind bisher nicht beobachtet worden.

13.8 Risikogruppen, Schwangerschaft, Stillzeit, Pädiatrie

Zur Anwendung von Mariendistelextrakten während der Schwangerschaft und Stillzeit sowie bei Kindern liegen keine ausreichenden Untersuchungen vor. Silymarinpräparate sollten deshalb bei Schwangeren, bei stillenden Müttern sowie bei Kindern unter 12 Jahren nicht angewendet werden. Wechselwirkungen sind bisher nicht bekannt.

Literatur

[1] Kuntz E., Kuntz H.-D. (1998) Praktische Hepatologie. Johann Ambrosius Barth Leipzig
[2] Bindoli A. et al. (1977) Inhibitory action of silymarin of lipid peroxide formation in rat liver mitochondria and microsomes. Biochemical pharmacology 26:2405–2409
[3] Cavallini L. (1978) Comparative evaluation of antiperoxidative action of silymarin and other flavonoids. Pharmacological Research Communications 10:133–136
[4] Koch H. P., Loffler E. (1985) Influence of silymarin and some flavonoids on lipid peroxidation in human platelets. Methods and experimental findings in clinical pharmacology 7:13–18
[6] Mira M. L. et al. (1987) The neutralisatioin of hydroxyl radical by silibin, sorbinil and bendazac. Free Rad Res Comm 4:125–129
[7] György I. et al. (1990). Reactions of inorganic free radicals with liver protecting drugs. Radiation Physical Chemistry 36:165–167
[8] Pascual C. et al. (1993) Effects of silymarin and silibynin on oxygen radicals. Drug development research 29:73–77
[9] Valenzuela A., Garrido A. (1995) Biochemical bases of the pharmacological action of the flavonoids silymarin and of its structural isomer silibinin. Biological research 27:105–112
[10] Dehmlow C. (1996) Scavening of reactive oxygen species and inhibition of arachidonic acid metabolism by silibinin in human cells. Life sciences 58:1591–1600
[11] Valenzuela A., Guerra R. (1986) Differential effect of silybin on the Fe^2-ADP and t-butyl hydroperoxide induced microsomal lipid peroxidation. Experientia 42:139–141
[12] Parasassi T. et al. (1984) Drug-membrane interactions silymarin, silibyn and microsomal membranes. Cell biochemistry and functions 2:85–88
[13] Ramellini G., Meldolesi J. (1974) Stabilisation of isolated rat liver plasma membranes by treatment in vitro with silymarin. Arzneim. Forsch. 24:806–808
[14] Valenzuala A. et al. (1985) Silymarin protection against hepatic lipid peroxidation induced by acute ethanol intoxication in the rat. Biochemical pharmacology 34:2209–2212
[15] Faulstich H. et al. (1980) Silybin inhibition of amatoxin upetake in the perfused rat liver. Arzneim. Forsch. 30:452–454
[16] Trost W., Lang W. (1984) Effect of thioctic acid and silibinin on the survival rate in amanitidin and phalloidin poisoned mice IRCS medical science 12:1079–1080
[17] Barbarino F. et al. (1981) Effect of silymarin on experimental liver lesions. Revue Roumaine medicine 19:347–357
[18] Davila J. C. et al. (1989) Protective effect of flavonoids on drug-induced hepatotoxcity in vitro, Toxicology 57: 267–286
[19] Hikino H. et al. (1984) Antihepatotoxic actions of flavonolignans from Silybum marianum fruits. Planta Medica 50:248–250
[20] Campos R. et al. (1989) Silybin dihemisuccinate protects against glutathione depletion and lipd peroxidation induced by acetaminophen on rat liver Planta medica. 55:417–419
[21] Garrido A. et al. (1989) The flavonoids silybin ameliorates the protective effect of ethanol on acetaminophen hepatotoxicity. Research comununications in substances of abuse. 10: 193–196
[22] Janiak B. (1974) Die Hemmung der Lebermikrosomenaktivität bei der Maus nach einmaliger Halothannarkose und seine Beeinflussung durch Silybin (Silymarin) Anaesthesist 23: 389–393
[23] Joyeux M. et al. (1990) Tert-butyl hydroperoxide-induced injury in isolated rat hepatocytes: a model for studing antihepatotoxic drugs. Planta Medica 56:171–174
[24] Letteron P. et al. (1990) Mechanism for the protective effects of silymarin against carbon tetrachloride-induced lipid peroxidation and hepatotoxicity in mice. Biochemical pharmacology. 39:2027–2034
[25] Martin R. et al. (1984) Hepatic regeneration drugs in dogs: effect of choline and silibin in dogs with liver damage. Veterinary medicine. 504–510
[26] Mourelle M. et al. (1988) Protection against thallium hepatotoxicity by silymarin Journal of applied toxicology. 8:351–354

[27] Mourelle M. et al. (1989) Prevention of CCl_4-induced liver cirrhosis by silymarin. Fundamentals of clinical pharmacology 3:183–191
[28] Muriel P., Mourelle M. (1990) Prevention by silymarin of mambrane alterations in acute CCl_4-induced liver damage. Journal of applied toxicology. 10:275–279
[29] Ramellini G., Meldolesi J. (1976) Liver protection by silymarin: in vitro effect on dissociated rat hepatocytes. Arzneim. Forsch. 26:69–73
[30] Strubelt O. et al. (1980) The influence of silybin on the hepatotoxic and hypoglycemic effects of praseodymium and other lanthanides. Arzneim. Forsch 30:1690–1694
[31] Tyutyulkova N. et al. (1981) Hepatoprotective effect of silymarin (Carsil) on liver D-galatosamine treated rats, Biochemical and morphological investigations. Methods and findings in experimental clinical pharmacology 3:71–77
[32] Blumhardt G. et al. (1994) Silibinin reduces ischemic damage to nonparenchymal cells and improves postischemic liver function of UV-preserved porcine livers. Zeitschr. für Gastroenterologie. Abstrakt
[33] Sonnenbichler J., Mattersberger J., Rosen H. (1976) Stimulierung der RNA-Synthese in Rattenleber und in isolierten Hepatozyten durch Silybin, einem antihepatotoxischen Wirkstoff aus Silybum marianum L.Gaertn. Hoppe- Seyler's Z Physiol Chem 357: 1171–1180
[34] Machicao F., Sonnenbichler J. (1988) Mechanism of stimulation of RNA synthesis in rat liver nuclei by silybin. Hope-Seyler's Z Physiol Cehm 358:141–147
[35] Sonnenbichler J., Goldberg M., Hane L., Madubunyi I., Vogl S., Zetl I. (1986) Stimulatory effect of silibinin on the DNA synthesis in partially hepatectomized rat livers: non-response in hepatoma and other malign cell lines. Biochenical pharmacology 35:538–541
[36] Sonnenbichler J., Zetl I. (1989) Stimulating influence of a flavonlignane derivative on proliferation, RNA synthesis and protein synthesis in liver cells. In: Assessment and management of hepatobiliary disease. Okoliesanyi L et al. eds. Berlin, Sprnger Verlag
[37] Sonnenbichler J., Zetl I. (1988) Specific binding of a flavonolignane derivative to an estradiol receptor. In Plant flavonoids in biology and medicine II: Biochemical, cellular and medicinal, properties. Alan R., Liss: 369–374
[38] Sonnenbichler J., Zetl I. (1992) Biochemistry of a liver drug from the thistle Silybum marianum. Planta medica 58 (suppl) A 580–A581
[39] Sonnenbichler J., Sonnenbichler I., Scalera F. (1996) Biochemie und Pharmakologie von Silibinin. In Phytopharmaka in Forschung und klinischer Anwendung II. Hrsg. Loew D., Rietbrock N. Steinkopff Verlag Darmstadt 127–138
[40] Flory P. J. et al. (1980) Studies on elimation of silymarin in cholecystektomized patunets. Plannta medica. 38:227–237
[41] Lorenz D., Mennicke W. H. (1981) Elinination von Pharmaka bei cholecystektomierten Patienten. Untersuchungen mit Silymarin bei Patienten mit außerhepatischen Begleiterkrankungen. Methods and findings in experimental clinical pharmacology. 3:103S–106S
[42] Weyhenmeyer R., Marschner H., Birkmayer J. (1992) Study on dose-linearity of the pharmacokinetics of silibinin diasteromers using a new stereospecific assay. Int J Clin Pharmacol Ther Toxicol 30:134–138
[43] Schulz H. U., Schürer M., Krumbiegel G., Wächter W., Weyhenmeyer R., Seidel G. (1995) Untersuchungen zum Freisetzungsverhalten und zur Bioäquivalenz von Silymarin-Präparaten. Arznei. Forsch. 45:61–64
[44] Weyhenmeyer R., Krumbiegel G., Wächter W. (1999) Biovailablity of silymarin, a purified extract fro, Siybum marianum. In Phytopharmaka in Forschung und klinischer Anwendung V. Hrsg. D. Loew, Blume H., Dingermann Th. 75–80. Steinkopff Verlag Darmstadt.
[45] Fintelmann V. (1970) Zur Therapie der Fettleber mit Silymarin; Therapiewoche 20: 1055–1062.
[46] FintelmannV. (1973) Postoperatives Verhalten der Serumcholinesterase und anderer Leberenzyme: Med Klin. 68:809–815
[47] Fintelmann V., Albert A. (1980) Nachweis der therapeutischen Wirksamkeit von Legalon bei toxischen Lebererkrankungen im Doppelblindvergleich. Therapiewoche 30: 5589–5594
[48] Feher J., Lang I. (1988) Wirkungsmechanismen der sogenannten Leberschutzmittel. Der Bayerische Internist. 4:35–39
[49] Feher J., Csomos G. (1990) Alkoholbedingte Lebererkrankungen bei Zirrhose jetzt höhere Überlebenschanchen. Ärztl. Praxis 42:16–18
[50] Saba P., Galeone F., Salvadorini F., Guarguaglini M., Troyer C. (1976) Therapeutische Wirkung von Silymarin bei durch Psychopharmaka verursachten chronischen Hepatopathien. Gazetta Medica Italiana 4:236–251
[51] Salmi H., Sarna S. (1982) Effect of Silymarin on chemical, functional and morphological alterations of the liver. A double-blind controlled study. J Gastroenterol 17: 517–521
[52] Schuppan D., Stösser W., Burckard C., Walosek G. (1998) Verminderung der Fibrosie-

rungsaktivität durch Legalon bei chronischen Lebererkrankungen. Z. Allg. Med 74:577–584
[53] Boigk G., Herbst H., Jia J. D., Riecken E. O., Schuppan D. (1998) Effect of antifibrotic agent silymarin on liver cell regenration in rat model of secondary biliary fibrosis: a morphometiric analysis. J. Phytother Res 12(Suppl) 42–44
[54] Jia J. D., Boigk G., Bauer M., Ruehl M., Strefeld T., Riecken E. O., Schuppan D. (1998) Silymarin downregulates TIMP-1 and collagen I nRNA in rat with secondary biliary cirrhosis. Hepatology 28 (Suppl) 5+6 A Abstr.
[55] Ferenci P., Dragosics B., Dittrich H., Frank H., Benda L., Lochs H., Meryn S., Base W., Schneider B. (1989) Randomized controlled trial of silymarin-treatment in patients with cirrhosis of the liver. J Hepatol 9:105–113
[56] Pares E. C., Planes R., Torres M., Caballeria J. et al. (1998) Effects of silymarin in alcoholic patients with cirrhosis of the liver. Results of a controlled double-blind trial, randomized and multicenter trial. Hapatol 28:615–621
[57] Vogel G. (1980) The anti-Amanita effect of silymarin. In: Amanita toxins and poisonings. International Amanita symposium. H. Faulstich et al. eds. Baden Baden, Verlag Gerhard and Witzstrock 180–189
[58] Floersheim G. L., Weber O., Tschumi P., Ulbrich M. (1982) Poisoning by the deathcap fungus (Amanita phalloides): prognostic factors and therapeutic measures. Schweiz Med Wochenschr 112:1164–1177
[59] Hruby C. et al. (1983) Pharmakotherapie der Knollenblätterpilzvergiftung mit Silibinin. Wiener Klin Wschr. 95:225–231
[60] Hahn G., Lehmann H. D., Kürten M., Übel GH., Vogel G. (1968) Arzneim. Forsch. 18: 698–704
[61] Hagers Handbuch der Pharmazeutischen Praxis (1998). Hrsg. W. Blaschek, R. Hänsel, K. Keller, J. Reichling, H. Rimpler, G. Schneider. Springer Verlag. Folgeband 3 Drogen L–Z

14 Erkrankungen der ableitenden Gallenwege

Unter der Vorstellung, dass eine verminderte Galleproduktion bzw. Dyskinesien der Gallenwege eine der Hauptursachen von dyspeptischen Beschwerden sind, werden gerne pflanzliche Arzneimittel, sog. Cholagoga, eingesetzt, welche entweder durch Anregung der Galleproduktion die Verdauung fördern und damit epigastrische Beschwerden, Völlegefühl und Flatulenz beseitigen (Choleretika), oder aber die Entleerung der Gallenblase fördern (Cholekinetika). Von zahlreichen Pflanzen, die diesen Anspruch erheben, sind jedoch nur wenige pharmakologisch und klinisch untersucht. Auf diese soll nachfolgend eingegangen werden.

14.1 Artischockenblätter

Medizinhistorisch lässt sich die Anwendung der Artischocke bei Verdauungsbeschwerden und Störungen der Leber und Gallefunktion bis in die Antike verfolgen [1]. Aber erst in den letzten Jahren hat man sich verstärkt experimentell und klinisch mit standardisierten Extrakten im Hinblick auf das pharmakologische Wirkprofil, den Wirkungsmechanismus und den klinischen Wirkungsnachweis befasst.

14.1.1 Droge, Extrakt

Artischockenblätter stammen von *Cynara scolymus* L. Als Ausgangsstoff für Trockenextraktpräparate kann sowohl die Frischpflanze als auch die getrocknete Droge verwendet werden. Dies kompliziert die Beurteilung der Extrakte. So kann man als Faustregel davon ausgehen, dass die Frischpflanze ein ca. fünffach größeres Gewicht besitzt als die Droge. Statt, wie von der Kommission E empfohlen, 6 g Drogenäquivalente müssten 30 g Frischpflanzenäquivalente als Tagesdosis verordnet werden.

14.1.2 Pharmakologie und klinische Wirksamkeit

An isolierten Leberzellkulturen der Ratte wurde nach Inkubation mit 0,1 g/ml eines Artischockenextraktes eine Steigerung der Galleproduktion nachgewiesen [2]. Nach Behandlung mit einem Artischockenpresssaft aus Blättern und Blütenknospen stieg an der isolierten, perfundierten Rattenleber der Gallenfluss um bis zu 150 % [3]. Selbst in einer Verdünnung von 1:3 und 1:5 war noch eine Wirkung vorhanden. Da die Konzentration der Gallensäuren in der Gallenflüssigkeit nahezu konstant war, kann auf eine erhöhte Biosyntheseleistung der Hepatozyten im Sinne einer Cholerese geschlossen werden. Am Modelle der Gallenfistel der Ratte nahm das Gallevolumen nach Behandlung mit einem 1,5 %igen Artischockenfluidextrakt um 32 % und die Konzentration der Gallensäure in der Gallenflüssigkeit um 40 % zu [4].

Klinische Hinweise auf eine lipidsenkende Wirkung der Artischocke waren Anlass den Wirkungsmechanismus näher zu untersuchen. An Primärkulturen von Rattenhepatozyten wurde die Hemmung der Biosynthese von Cholesterin durch einen wässrigen Artischokenextrakt (3,8–5,5:1) durch Einbau von ^{14}C-markiertem Acetat in die Fraktion der nichtverseifbaren Lipide gemessen (ca. 20 % zwischen 0,007 und 0,1 mg/ml und bis zu 65 % nach Konzentrationen über 1 mg/ml). Nach 2-

ständiger Inkubation wurde eine konzentrationsabhängige Hemmung (0,01–1 mg/ml) der Cholesterinbiosynthese nachgewiesen. Als potenziell wirksame Substanzen werden Cynaroside – insbesondere Luteolin, weniger Chlorogensäure oder Kaffeesäure – und als Wirkungsmechanismus eine indirekte Modulation der Hydroxymethylglutaryl-CoA-Reduktase diskutiert [2, 5, 6, 14].

In einer Konzentration von 10 µg/ml hemmte ein standardisierter Artischockenextrakt (DEV 38–5,5 : 1) die Tetrachlorkohlenstoff induzierte Zellschädigung, gemessen an der mitochondrialen Formazanbildung, signifikant innerhalb von 24 h. um ca. 75 % [7]. An Rattenhepatozyten hemmte dieser Artischockenextrakt auch die mit dem Oxidans t-Butylhydroperoxid (t-BHP) stimulierte Malondialdehyd-Produktion signifikant in einer Konzentration von 1 bis 0,001 µg/ml und reduzierte gleichzeitig das Absterben der Hepatozyten [8, 9]. Ein wässriger Artischockenextrakt (4,5:1) hemmte die Produktion von freien Sauerstoffradikalen aus humanen polymorphkernigen Leukozyten mit einer IC_{50} von 0,23 µg/ml [10].

Bereits in früheren experimentellen Untersuchungen wurde zusätzlich zu den leberregenerationsförderden Eigenschaften [11, 12] auch über hepatoprotektive Effekte, insbesondere durch Cynarin, Kaffeesäure [12] und Luteolin [13] berichtet. Nach einer 48-, 24- und 1-stündigen Vorbehandlung der Ratte mit 500 mg/kg KG eines wässrigen Artischockenextrakts kam es am Modell der CCl_4-Intoxikation zu einem geringeren Anstieg der Transaminasen ALT, AST, GSH und des Bilirubins [15].

Klinisch wurden Artischockenextrakte bei Funktionsstörungen von Leber bzw. Galle, auf lipidsenkende bzw. antiarteriosklerotische und heptatoprotektive Wirkungen geprüft. In einer placebokontrollierten Doppelblindstudie erhielten 20 Probanden 1920 mg eines wässrigen Artischockenextraktes (Hepar-SL®) intraduodenal als Einmalapplikation. Mittels Duodenalsonde wurde die Gallesekretion über 3 Stunden gemessen. Bereits nach 30 min stieg die Gallesekretion an, erreichte nach ca. 60 min das Maximum (151 %) und war Placebo mit einem maximalen Anstieg von 39 % nach 30 min signifikant überlegen [16].

Bei 60 Patienten mit idiopathischer Dyspepsie besserten sich in einer randomisierten placebokontrollierten Studie Sodbrennen, Übelkeit, Erbrechen, Völlegefühl und Oberbauchschmerzen. Die mittels Duodenalsonde gemessene sezernierte Galle war gegenüber Placebo signifikant angestiegen [17]. Zur Indikation „dyspeptische Beschwerden" mit den Symptomen Übelkeit, Erbrechen, Appetitlosigkeit, Druck, Völlegefühl und Oberbauchschmerzen liegen verschiedene Anwendungsbeobachtungen vor [18, 19, 20]. Bei einer mittleren Tagesdosis von 1500 mg Artischocken-Extrakt (DEV 3,8–5,5 : 1) bildeten sich die dyspeptischen Beschwerden im Allgemeinen nach ca. 10 Tagen zurück. Allerdings ist die antidyspeptische Wirkung von standardisierten Artischockenextrakten durch kontrollierte klinische Studien nicht ausreichend belegt.

Nach In-vitro-Befunden hemmt ein standardisierter Artischockenextrakt die De-novo-Cholesterinsynthese und steigert in vivo die Cholerese und Cholesterinelimination. In einer kontrollierten klinischen Studie und in verschiedenen Anwendungsbeobachtungen wurde die lipidsenkende Wirkung der Artischocke überprüft. In einer placebokontrollierten Doppelblindstudie erhielten 44 Probanden mit Serum-Cholesterinwerten zwischen 160 und 280 mg/dl über 12 Wochen 3 × 640 mg/tägl. eines standardisierten Artischockenextraktes [21]. Im Gruppendurchschnitt wurde kein cholesterinsenkender Effekt festgestellt. Lediglich in der Subgruppe bei Ausgangswerten > 220 mg/dl kam es im Vergleich zu Placebo zu einer signifikanten Cholesterinsenkung und zu einem tendenziellem Anstieg der HDL-Fraktion. Dieser Befund wurde durch Anwendungsbeobachtungen [19–21, 23–25], in denen der Einfluss von Artischocken-Extrakte auf Cholesterin, Triglyceride und HDL-Cholesterin geprüft wurde, bestätigt. Fasst man alle diese Ergebnisse zusammen, so liegt der lipidsenkende Effekt für Cholesterin bei ca. 11,5 %, für Triglyceride bei ca. 12 %, für LDL-Cholesterin bei ca. 14 % und der Anstieg von HDL-Cholesterin zwischen 6–11 %. Damit dürfte der Gesamteffekt von standardisierten Artischockenextrakten auf den gestörten Fettstoffwechsel als Alternative zu den chemisch definierten Substanzen deutlich zu gering sein. Als mögliches Anwendungsgebiet bietet sich, ähnlich dem Knoblauch mit vergleichbaren Effekten, eine Arteriosklerose-Prophylaxe an. Hierzu sind jedoch Langzeitstudien erforderlich.

Eine hepatoprotektive bzw. reparative Wirkung der Artischocke wird auf ältere tierexperimentelle Untersuchungen zurückgeführt, in denen u. a. ein Anstieg der Gewebsregeneration, eine Steigerung der intrahepatischen Durchblutung, eine Erhöhung der Zahl doppelkerniger Hepatozyten und des RNA-Gehaltes sowie eine Stimulation der Zellteilung nach einer Artischocken-Vorbehandlung nachgewiesen wurde. Bisher liegen jedoch keine kontrollierten klinischen Studien vor, die dieses Anwendungsgebiet belegen. In einer unkontrollierten Studie normalisierten sich bei 43 Arbeitern in der kunststoffverarbeitenden Industrie, die einer Schwefelkohlenstoffexposition ausgesetzt waren, nach Einnahme eines Artischocken-Sirups (Tagesdosis 0,9 g Extrakt) bei 29 % die pathologischen Elektroretinogramme. Ferner bzw. verbesserten sich pathologisch erhöhte Serumlipide [26, 27]. In einer weiteren Studie bei 62 Fälle des gleichen Klientels fiel eine initial erhöhte Thrombozytenaggregation signifikant ab [28].

Die Dosis hängt vom jeweils zugelassenen Monopräparat ab. Zur Anwendung bei Kindern unter 12 Jahren liegt kein Erkenntnismaterial vor. Kontraindikationen sind Abflussstörungen im Bereich der Gallenwege und eine relative Beschränkung gilt für Patienten mit Cholelithiasis.

14.2 Curcumawurzelstock

Die Droge wird seit Jahrhunderten in Indonesien bei Leber- und Gallebeschwerden und traditionell in Form eines rotbraunes Pulver als „kum-kum“ zur Kennzeichnung der Kastenzugehörigkeit auf der Stirn der indischen Frauen angewandt. In unseren Breiten ist die Droge als Ersatz des teuren Safrans, Gewürz der Currywurst und Curcumin als gelbleuchtender Lebensmittel-Farbstoff bekannt. Die in der Textilindustrie früher verwendeten Curcuminoide sind heute durch synthetische Farbstoffe ersetzt.

14.2.1 Droge, Extrakt

Die Gelbwurz hat eine lange Tradition als Gewürzpflanze (Curry) und Heilpflanze. Die Droge wird aus *Curcuma domestica* und *Curcuma xanthorrhiza* gewonnen. Wertbestimmende Inhaltsstoffe sind die Curcuminoide und das ätherische Öl.

14.2.2 Pharmakologie und klinische Wirksamkeit.

Zum pharmakologischen Wirkprofil von Curcuminoiden und Extrakten aus Curcumae longae rhizoma bzw. Curcuma xanthorrhizae liegen In-vitro- und In-vivo-Untersuchungen an verschiedenen experimentellen Modellen vor. Nachgewiesen wurden u. a. antimutagene [1–5], antitumoröse [1, 6–11], antiinflammatorische und antiproliferative [12–16] Wirkungen. Curcumin hemmt die Cyclooxygenase und Lipoxygenase [17–21] und damit die bei Entzündungsprozessen freigesetzten Prostaglandine PGE_2, $PGF_{2\alpha}$, PGD_2 und Leukotriene. Im Hinblick auf das Anwendungsgebiet „Dyspeptische Beschwerden" wird nur auf die choleretischen, hepatoprotektiven und ulceroprotektiven Wirkungen eingegangen.

An der isoliert perfundierten Leber steigerte die lipophile Fraktion eines ethanolischen Extraktes den Gallefluss und die Galleproduktion signifikant, während der ethanolische Extrakt nur den Gallefluss und nicht die Galleproduktion förderte [22, 23]. Diese In-vitro-Befunde wurden am Modell der Gallefistel von Ratten bestätigt [24]. Der Gallenfluss stieg nach 300 mg/kg KG p.o. eines ätherischen Öls aus *Curcuma xanthorrhiza* um 17 % innerhalb der ersten Stunde an. Am gleichen Modell erhöhten Curcumin, Bisdemethoxycurcumin sowie eine Mischung aller drei Curcumine (25 mg/kg KG i.v.) die Gallesekretion über 2 Stunden um 80 %, 120 % bzw. 70 % gegenüber der Kontrolle. Die Gallensäuresekretion wurde dagegen leicht vermindert [25, 26]. Ein wässriger und ein alkoholischer Extrakt (5 g/kg KG), reines Natriumcurcuminat (25 mg/kg KG) sowie ein ätherisches Öl (5 g/kg KG) führten bei narkotisierten Hunden nach i.v.-Applikation zu einer dosisabhängigen, unmittelbar einsetzenden und bis zu 2 Stunden anhaltenden Steigerung der Galleproduktion. Bei niedriger Dosis (5 mg/kg KG) wurde nur die Ausscheidung der Gallenflüssigkeit um 10 bis 20 % und nach der höheren Dosis (10 bis 25 mg/kg KG) um 75–100 % erhöht, wobei der Anteil an Feststoffen etwas abnahm [27, 28]. Die Gesamtmenge des ausgeschiedenen Bilirubins war nach Natriumcurcuminat von 10 bzw. 25 mg/kg KG um 8,3 % bzw. 80 % und das ausgeschiedene Cholesterin um 54 % bzw. 72,2 % gegenüber der Kontrolle erhöht.

Eine signifikante ($p<0.001$) Senkung des Gesamtcholesterins beobachtete man [29] bei Ratten, die durch Triton-Behandlung eine Hyperlipidämie entwickelt hatten. 12 Stunden nach oraler Gabe einer Einzeldosis von 300 mg/kg KG eines 50 %igen ethanolischen Extraktes aus dem Rhizom von *Curcuma domestica* sank der Gesamtcholesterinwert der Verum-Tiere verglichen zu dem der Kontrolltiere.

Eine Behandlung von Ratten mit WR1339 führte nach 48 Stunden zu einer signifikanten Abnahme des Gesamtcholesterins (81 %), der Triglyceride (85 %), des VDLs (bis –43 %), des LDLs (bis –38,6 %) und zu einem Anstieg von HDL (76,02 %). Die antilipämische Wirkung geht von dem choleretischen Effekt von Curcumin aus [30]. Wurden nämlich Ratten 7 Wochen lang mit Curcumin (0,1, 0,24 und 0,5 %) plus 1 %igem Cholesterin gefüttert, so waren Cholesterin im Serum (125, 122 und 128 mg/100ml) und in der Leber (720, 957 und 596 mg/100 g Frischgewicht) deutlich niedriger als in der Kontrolle (377 mg/100 ml bzw. 1,9 g/100 g Frischgewicht).

Ein wässriger Extrakt und reines Curcumin [31] besitzen in vitro antioxidative Eigenschaften. Sie vermindern die liposomale Lipidperoxidation (70 % bei 300 ng/µl) und die Peroxid-induzierte DNA-Schädigung (80 % bei 100 ng/ml). Curcumin, Desmethoxycurcumin und Bisdesmethoxycurcumin [32] sind starke Scavenger-Substanzen gegenüber Superoxid-Radikalen (Xanthin-Xanthin-Oxidase IC_{50} bei 33,63 und 198 µM/l) und interagieren mit freien Radikalen (DPPH, IC_{50} bei 22, 63 und 98 µmol/l). Ein 50 %iger ethanolischer Extrakt aus dem Rhizom von *Curcuma domestica* besaß in vitro an isolierten Rattenhaptozyten und in vivo bei Mäusen nach einer CCl_4- und Galacatosamin-induzierten Leberschädigung eine dosisabhängige, signifikante Leberschutzwirkung. Durch Fraktionierung des Extraktes konnte gezeigt werden, dass die Wirkung von allen 3 Curcuminoiden ausgeht [33]. Curcumin hemmte an Mikrosomen der Rattenleber die Lipidperoxidation dosisabhängig mit einer IC_{50} von 25 µM [34] Ähnliche Ergebnisse wurden an Erythrozyten der Maus [35] und menschlichen roten Blutkörperchen [36] nachgewiesen. Auch die an Ratten-Hepatozyten durch Paracetamol induzierte Lipidperoxidation wurde durch Curcumin (5×10^{-5}–10^{-3}M) verhindert [37].

Ein wässriger und methanolischer Curcuma-Extrakt intragastral verabreicht (132 und 155 mg/kg KG) hemmt bei Kaninchen signifikant die Magensekretion um 44,4 % bzw. 47,9 %, die Säuresekretion um 66,5 % bzw. 55,3 % und Pepsinsekretion um 50,4 % bzw. 68,6 % [38]. Eine signifikante antiulzerogene Wirkung [39] besitzt ein ethanolischer Extrakt (500 mg/kg KG) an verschiedenen Ulcusmodellen wie hypothermischer Stress (35 %), Pylorus-Ligatur (66 %) oder nach Gabe von Indomethacin (34 %).

Zur Pharmakokinetik liegt kein Erkenntnismaterial von Extrakten, sondern nur von Curcumin vor. Bereits während der Darmpassage wird Curcumin in einen resorptionsfähigen Metaboliten umgewandelt und ist im Plasma als gelber Farbstoff nicht mehr nachweisbar. Die Resorption erfolgt bei der Ratte rasch, wobei im Plasma und in der Galle nur geringe Konzentrationen von Curcumin nachweisbar waren. Die Ausscheidung erfolgte zu ca. 75 % über die Faeces sowie in Spuren über den Urin. Die 3 Hauptmetaboliten von Curcumin sind Glucuronoide, Tetrahydrocurcumin, Hexahydrocurcumin und in geringen Mengen Dihydroferulasäure mit Spuren von Ferulasäure. Auch bei gesunden Probanden waren nach Einmalapplikation von 2 g Curcumin keine bzw. nur geringe Konzentrationen im Serum messbar [40–42].

Zur klinischen Anwendung von Monoextrakten aus Curcumae rhizoma liegen kaum Studien vor. Nach Gabe einer wässrigen Abkochung von 3 g gepulverten Curcuma-Rhizom auf 200 ml Wasser stieg bei Probanden die mittels Duodenalsonde gemessene Galleflüssigkeit auf das Doppelte an [43]. In einer randomisierten Studie wurden 50 Patienten mit Magenulzera entweder mit 750 mg eines nicht näher definierten Curcuma-Pulvers mit einem Antacidum (Aluminiumhydroxyd und Magnesiumhydroxyd) über 12 Wochen behandelt. Nach 6 Wochen waren unter Curcuma 33,3 % bzw. nach dem Antacidum 65,2 % und nach 12 Wochen 70,6 % bzw. 94,1 % der Patienten beschwerdefrei [44]. Diese Befunde konnten in einer placebokontrollierten Studie bei 130 Patienten mit einem Duodenalulcus nach täglicher Gabe von 6 g Curcuma-Pulver über 56 Tage nicht bestätigt werden [45]. In einer randomisierten Studie wurde bei Patienten mit dyspeptischen Beschwerden (Bauchschmerzen, epigastrische Beschwerden, Flatulenz) 2 g Curcuma-Pulver, eine fixe Curcuma-Extraktkombination (Cascara, Nux vomica, Ingwer) mit Placebo über 7 Tage verglichen. Bei Studienende hatten sich die Beschwerden bei 17/39 nach dem Curcuma Pulver, bei 17/39 nach der Kombination und bei 16/41 nach Placebo gebessert [46].

Die experimentellen Daten und klinischen Studien sind plausibel und berechtigen durchaus die Anwendung von Extrakten aus Curcumae rhizoma longae und xanthorrhizae bei dyspeptischen Beschwerden wie Völlegefühl, Meteorismus und als Choleretikum. Dennoch sind zur Absicherung der beanspruchten Anwendungsgebiete unbedingt weitere kontrollierte klinische Studien erforderlich. Die Dosis hängt vom jeweils zugelassenen Monopräparat ab.

Zur Anwendung bei Kindern unter 12 Jahren liegt kein Erkenntnismaterial vor. Kontraindikationen sind Abflussstörungen im Bereich der Gallenwege und eine relative Beschränkung gilt für Patienten mit Cholelithiasis.

14.3 Schöllkraut

Hinweise zur Anwendung von Schöllkraut bei Leber- und Galleerkrankungen sind bei Dioskurides, Plinius und Galen zu finden [1]. *„Die Wurzel getrunken heilt die Gelbsucht“* (Dioskurides). *„Einige verwenden die Wurzel bei der durch Leberverschluss hervorgerufenen Gelbsucht“* (Galen). Im Laufe der Jahrhunderte hat sich empirisch die choleretische und spasmolytische Wirkung von Schöllkraut und damit die Anwendung bei krampfartigen Beschwerden im Bereich der Gallenwege und des Magen-Darmtraktes herauskristallisiert.

14.3.1 Droge, Extrakt

Die Droge Schöllkraut wird aus *Chelidonium majus* L. gewonnen. Dabei handelt es sich um eine Alkaloid-führende Pflanze, deren Alkaloidgehalt zwischen 0,1 und 1 % schwankt. Die Alkaloidfraktion ist mit 30 Einzelsubstanzen komplex zusammengesetzt. Da die unterschiedlichen Alkaloide durchaus unterschiedliche pharmakodynamische und -kinetische Eigenschaften aufweisen können, ist der Einsatz dieser Droge und entsprechender Extrakte nicht trivial. Aus diesem Grund sollte die Droge auch nicht zur Teebereitung verwendet werden. Vielmehr sollte man ausschließlich auf gut standardisierte Extrakte zurückgreifen.

14.3.2 Pharmakologie und klinische Wirksamkeit

Von mehreren Arbeitsgruppen wurde die spasmolytische Wirkung von wässrig-/ethanolischen Schöllkraut-Extrakten bzw. der Einzelalkaloide Chelidonin, Coptosin und Protopin am isolierten Ileum des Meerschweinchens und der Ratte nach unterschiedlich ausgelösten Spasmen untersucht. Am isolierten Meerschweinchen-Ileum war Coptosin bei Bariumchloid ausgelösten Spasmen im Gegensatz zu Protopin und Chelidonin unwirksam. Dagegen antagonisierte es ähnlich Protopin und Chelidonin die Carbachol-induzierte Kontraktion dosisabhängig und erwies sich an diesem Modell als kompetitiver Antagonist im Gegensatz zu den nicht-kompetitiven Antagonisten Chelidonin und Protopin. Nach Kontraktionsauslösung im elektrischen Feld wirkte Protopin am stärksten spasmolytisch, gefolgt von Coptosin und Chelidonin [2]. Ein anticholinerger Effekt von Protopin wurde nach Auslösung Acetylcholin-induzierter Spasmen am isolierten Meerschweinchen-Ileum nachgewiesen, wobei Atropin ca. 660-mal stärker war [3]. Im Dosisbereich von 25–100 µg/ml antagonisierte Protopin Noradrenalin-induzierte tonische Kontraktionen und verursachte in hohen Dosen eine Relaxation [4]. Als Wirkungsmechanismus wird eine Hemmung des Ca^{2+}-Einstroms in die Zelle vermutet.

Von der Arzneipflanze *Argemone mexicana* L. wurden die IC_{50}-Werte für die Verringerung der Acetylcholin-induzierten Kontraktion am Meerschweinchen-Ileum bestimmt. Der Wert betrug für Protopin 1,3 µM und Allocryptopin 2,3 µM [5]. An der glatten Muskulatur des isolierten Ratten-Ileums führte Berberin (0,1 nM) zu einer 60 %igen und Coptosin in der gleichen Konzentration nur zu einer 25 %igen Relaxation [6]. Am isolierten Ratten-Ileum zeigten nach Acetylcholin-induzierter Kontraktion ein wässrig-ethanolischer Schöllkrautextrakt (0,81 % Gesamtalkaloide) eine spasmolytische Wirkung bei einer Konzentration von 2×10^{-4} g/ml von 12,7 %, Coptosin (10^{-5} g/ml) von 16,5 % und Caffeoylmalonsäure ($2{,}5 \times 10^{-5}$ g/ml) von 7 % [7].

Ein wässrig-ethanolischer Schöllkrautextrakt (DEV 5 : 1, 70 % Ethanol V/V) sowie die Phenol- und die Alkaloidfraktion steigerten an der isoliert perfundierten Rattenleber den Gallenfluss bei gleichzeitiger Abnahme der Gallensäurekonzentration. Der eingesetzte Schöllkrautextrakt verdoppelte nach 40 min bei einer Konzentration von 10 mg Extrakt/ml/min den Gallefluss [8]. Am Modell der CCl_4-induzierten Leberschädigung der Ratte besaß eine Schöllkrauttinktur (Homeopathic Pharmacopoeia of the United States 1978 HUPS78) bei 2 × wöchentlicher Gabe von 12,5 mg/ml über 3 Wochen eine hepatoprotektive Wirkung. Die toxisch erhöhten Plasmawerte der Alaninaminotransferase (ALAT), Aspartataminotransferase (ASAT), alkalischen Phosphatase (AP), Laktatdehydrogenase (LDH) und Bilirubin wurden durch den Extrakt signifikant gesenkt, und histologisch wurde eine deutliche Reduktion der nekrotischen Zellen registriert [9]. In einer Folgestudie am gleichen Modell fiel nach einer Dosierung von 125 mg/kg KG über 3 Wochen die Anhäufung von Lipiden deutlich geringer aus. Dosen von 62,5 mg und 125 mg/kg KG verhinderten eine fibrotische Reaktion [10].

In Rezeptorbindungsstudien wurden ein ethanolischer Schöllkrautextrakt und die Reinalkaloide am GABA-Rezeptor geprüft. Niedrige Extraktkonzentrationen (90 mg) zeigten eine Potenzierung der Bindung am GABA-Rezeptor (115 %) und höhere Konzentrationen (160 mg) eine Hemmung der ^{3}H-Muscimol-Bindung. Der Hauptanteil der potenzierenden Wirkung des Gesamtextraktes geht vom Protopin aus. Allerdings scheint die Inhibierung der Bindung am GABA-Rezeptor nicht durch die Alkaloide, sondern durch bisher noch unbekannten Stoffen bewirkt zu werden [11]. Die Reinalkaloide Chelerythrin und Sanguinarin hemmen zwar die ^{3}H-Muscimol Bindung am Rezeptor (IC_{50} 25 µM bzw. 39 µM), der Gehalt im Extrakt ist jedoch für die Gesamtwirkung zu niedrig. Bereits in früheren Untersuchungen wurden Protopin, Cryptopin und Allocryptopin als Potenzierer der Bindung am GABA Rezeptor identifiziert [12]. Nach In-vivo-Untersuchungen an Maus und Ratte unterdrückt Chelidonin die spontane und explorative motorische Aktivität bei der Maus und der Ratte [13, 14]. Die zentralen Effekte von Chelidonin beruhen vorrangig auf einer Wechselwirkung mit dopaminergen Strukturen [14] zumal eine Amphetamin und Apomorphin-induzierte Hyperaktivität durch Chelidonin dosisabhängig reduziert wird.

Am Modell des Carrageenan-induzierten Rattenpfotenödems reduzierte Protopin das Volumen in einer Dosis von 50 mg/kg KG um 29 % und nach 100 mg/kg KG i.p. um 62 % gegenüber der Kontrolle [15]. Im Hinblick auf eine antiphlogistische Wirkung wurde ein frischer Schöllkrautpresssaft und die isolierten Alkaloide Chelerythrin und Sanguinarin im In-vitro-Bioassay auf die Hemmung der 5- und 12-Lipoxygenase untersucht [16]. Starke Inhibitoren waren Sanguinarin (IC_{50} = 0,4 µM) und Chelerythrin (0,8 µM), während Chelidonin und Berberin inaktiv waren. In einem weiteren Enzymassay wurde Berberin, Cryptopin und Sanguinarin auf Elastase-Aktivität (Pankreas und Human-Sputum) geprüft. Alle 3 Alkaloide hemmten die Elastase-Aktivität in beiden Testsystemen signifikant um 50 % zwischen 2,5 und 22 µM [17].

Aus den experimentellen Daten lässt sich eine spasmolytische und choleretische

Wirkung für die klinische Anwendung bei krampfartigen Veränderungen im Gastrointestinaltrakt, bei dyspeptischen Beschwerden und Gallenwegserkrankungen ableiten. In einer placebo-kontrollierten Doppelblindstudie wurden 60 Patienten mit epigastrischen Beschwerden über 6 Wochen mit einer mittleren Tagesdosis eines Schöllkrautextraktes (DEV 5,3–7,5 : 1) behandelt [18]. Die Wirksamkeit wurde anhand einer vierstufigen Beschwerdeskala nach von Zerssen beurteilt. Nach Verum waren 60 % und nach Placebo 26,7 % der Patienten beschwerdefrei. Im Beschwerde-Score und im Globalurteil des Arztes unterschieden sich Test und Referenzpräparat signifikant. Die meisten Symptome wie Magen- und Gallebeschwerden, Blähungen, Völlegefühl und Übelkeit wurden gebessert. In retrospektiven und prospektiven Anwendungsbeobachtungen wurde über eine deutliche Besserung subjektiver Beschwerden wie Völlegefühl, Meteorismus, krampfartige Oberbauchschmerzen und zum Teil über eine Normalisierung pathologisch erhöhter Leberenzyme-Werte berichtet [19, 20, 21]. In der kontrollierten Studie und in den Anwendungsbeobachtungen war der jeweils untersuchte Schöllkrautextrakt subjektiv ohne nennenswerte Nebenwirkungen gut verträglich und hatte keinen negativen Einfluss auf die Leberenzyme. Von der Kommission E wurde Schöllkraut positiv monographiert mit einer mittleren Tagesdosis 2–5 g Drogen bzw. 12–20 mg Gesamtalkaloide, berechnet als Chelidonin [22].

In jüngster Zeit sind jedoch Fälle von Schöllkraut-assoziierter Hepatitis mit Ikterus nach Einnahme eines monographiekonformen Schöllkrautextraktes (200 mg Trockenextrakt mit 4–4,4 mg Gesamtalkaloide) bekannt geworden [23, 24]. Die Aktivitäten der Leberenzyme waren erhöht und histologisch fanden sich toxische Nekrosen des Leberparenchyms mit partieller Fibrose. Virale, autoimmune bzw. stoffwechselbedingte Ursachen konnten ausgeschlossen werden. In allen Fällen normalisierten sich nach Absetzen des Präparates die pathologisch veränderten Leberwerte. Der enge Zusammenhang zwischen der Einnahme und dem Auftreten pathologischer Werten bzw. zwischen dem Absetzen des Präparates und der Besserung der Laborbefunde spricht für einen kausalen Zusammenhang der verwendeten Präparate. Als mögliche Ursache der Lebertoxizität werden die Alkaloide Sanguinarin und Chelerythrin verantwortlich gemacht, zumal nach einmaliger Gabe hoher Dosen von Sanguinarin (19 mg/kg KG i.p.) deutliche hepatotoxische Effekte bei der Ratten auftraten [25, 26]. In In-vitro-Untersuchungen an Rattenhepatozyten betrug die zytotoxische IC_{50} für Sanguinarin 5 µg/ml, für Chelerythrin 8 µg/ml, für Coptosin 13 µg/ml, für Protopin 100 µg/ml und für Chelidonin >100 µg/ml [27]. Da die spasmolytische und choleretische Wirkung vorrangig von Chelidonin und Coptosin ausgeht, sollten nur Präparate mit einem Gehalt an Chelerythrin < 2,5 µg bzw. 2,5 mg Gesamtalkaloide/d eingesetzt werden. Da für diese niedrige Dosierung keine klinische Studien zur Wirksamkeit vorliegen, ist von einem negativen Nutzen/Risiko auszugehen. Ob und mit welcher Auflage Schöllkaut-haltige Mono- bzw. Kombinationspräparate weiter verkehrsfähig sind, bleibt der derzeitigen Entscheidung im BfArM vorbehalten. Kontraindikationen für Schöllkrautextrakte sind bestehende Lebererkrankungen und eine gleichzeitige Einnahme von leberschädigenden Stoffen. Bei Anwendung über 4 Wochen sollten die Leberfunktionswerte kontrolliert werden. An Nebenwirkungen können Transaminasen und Bilirubin ansteigen, die sich nach Absetzen wieder zurückbilden.

Die Dosis hängt vom jeweils zugelassenen Monopräparat ab. Zur Anwendung bei Kindern unter 12 Jahren liegt kein Erkenntnismaterial vor. Kontraindikationen sind Abflussstörungen im Bereich der Gallenwege und relative Beschränkung gilt für Patienten mit Cholelithiasis.

14.4 Fixe Kombinationen

Von wenigen Ausnahmen abgesehen stehen an pflanzlichen Gallentherapeutika meist fixe Kombinationen aus Amara, Choleretika und Karminativa zur Verfügung. Durch die Addition verschiedener Einzelwirkungen wie Anregung der Magensaft- und Gallesekretion sowie die karminative Wirkung, soll eine stärkere Gesamtwirkung bei den dyspeptischen Symptomen wie Verdauungsbeschwerden, Völlegefühl oder Oberbauchschmerzen erzielt werden. Diesem Gedanken kann zwar grundsätzlich zugestimmt werden. Dennoch sind von solchen Präparaten kontrollierte Studien oder wenigstens allgemein akzeptierte Anwendungsbeobachtungen zu fordern. Der alleinige Bezug auf positiv monographierte Muster der Kommission E reicht heute nicht mehr aus. Derartige Muster sind lediglich Beispiele für sinnvolle Kombinationen und bedürfen der präparatespezifischen Bestätigung durch klinische Studien.

Literatur

Artischocke

[1] Benedum J., Loew D., Schilcher H. (1999) Arzneipflanzen in der Traditionellen Medizin. 3. Auflage. Kooperation Phytopharmaka

[2] Gebhardt R. (1996) Hepatocellular actions of artichoke extracts; stimulation of biliary secretion, inhibition of cholesterol biosynthesis and antioxidant properties. In Proceedings of the 2nd International Congress on Phytomedicine. 11–14.11.1996, p-SI 35

[3] Matuschowkski P., Gumbinger H. G., Nahrstedt A., Winterhoff H. (1996) Testing of Cynara scolymus L. in the isolated perfused rat liver. In Vanek T., Valterowa I. (eds). Proceedings of the 44th Annual Congress on Medicinal Plant Research Prag 3–7.9.1996

[4] Garcia-Gimenez M. D., Puerta Vazques R. de la, Saenz-Rodriquez M. T. (1990) Activadad coleretica de distintas especies del genero Helichrysum miller. Rev Farm Expo 7:79–83

[5] Gebhardt R. (1995) Artischockenextrakt – in vitro Nachweis einer Hemmwirkung auf die Cholesterinbiosynthese Med Welt 46:348–350

[6] Gebhardt R. (1998) Inhibition of cholesterol biosynthesis in primary cultured rat hepatocytes by artichoke (Cynara scolymus L.) extracts. J. Pharmacol Exp Ther 286:1112–1128

[7] Gebhardt R. (1995) Hepatoprotektion durch Extrakt aus Artischocken. Pharm Z 140:34–37

[8] Gebhardt R. (1995) Protektive antioxidative Wirkungen von Artischockenextrakt an der Leberzelle. Med Welt 4:393–395

[9] Gebhardt R. (1997) Antioxidative and protective properties of extracts from leaves of the artichoke (Cynara scolymus L.) againts hydroperoxide- induced oxidative stress in cultured rat hepatocytes. Toxicol Appl Pharmacol 144: 279–286

[10] Perez-Garcia F., Adzet T., Caniqueral S. (1997) Effect of an artichoke leaf extract on free radical production in human leucocytes. In Franz G., Vieweger U (eds). Proceedings of the 45th Annual Congress of the Society for Medicinal Plant Research; 7–12 Sept. 1997 University of Regensburg: H09

[11] Maros T., Racz G., Katonai B., Kovacs V. V. (1996) Wirkungen der Cynara scolymus-Extrakte auf die Regeneration der Rattenleber. 1. Mitteilung. In Arzneim. Forsch. 16:127–129.

[12] Maros R., Seres-Sturm L., Racz G., Rettegi C., Kovacz V. V, Hintz M. (1968) Wirkungen der Cynara scolymus Extrakte auf die Regeneration der Rattenleber. 2. Mitteilung. Arzneim. Forsch. 18:884–886

[13] Adzet T., Camarasa J., Laguna J. C. (1987) Hepatoprotective activity of polyphenolic compounds from Cynara scolymus againts CCl4 toxicity in isolated rat hepatocytes J.Nat Prod 50:612–617.

[14] Brown J. E., Rice-Evans C. A. (1988) Luteolinriched artichoke extract protects low density lipoprotein from oxidation in vitro Free Radical Research 29:247–255

[15] Adzet T., Camarasa J., Hernandez J. S, Laguna J. C. (1987) Action of an artichoke extract against CCl4 induced hepatotoxicity in rats. Acta Pharm Jugosl. 37:183–188

[16] Kirchhoff R., Beckers C., Kirchhoff G., Trinczek-Gärtner H., Petrowicz O., Reimann H. J.:

(1994) Increase in choleresis by means of artichoke extract. Results of a randomised placebo-controlled double study. Phytomed 1: 107–115
[17] Kupke D., Sanden H., Trinczek-Gärtner H., Lewin J., Blümel G., Reimann H. J. (1991) Prüfung der choleretischen Aktivität eines pflanzlichen Cholagogums. Z Allg Med 67: 1046– 1058
[18] Held C. (1992) Tagungsbericht der 1. Deutsch-Ungarischen Phytopharmaka-Konferenz. Budapest 20.11.1991. Z. Klin Med 47: 92–93
[19] Fintelmann V. (1995) Antidyspeptische und lipidsenkende Wirkungen von Artischockenextrakt. Ergebnisse klinischer Untersuchungen zur Wirksamkeit und Verträglichkeit von Hepar-SL forte an 553 Patienten. Z. Allg Med 72 (suppl) 3–19
[20] Fintelmann V., Petrovicz O. (1998) Langzeitanwendung eines Artischocken- Extraktes bei dyspeptischem Symptomenkomplex. Naturamed 13:17–26
[21] Petrocicz O., Gebhardt R., Donner M., Schwandt P., Kraft K. (1997) Effects of artichoke leaf extract (ALE) on lipoprotein metabolism in vitro and in vivo. Atheroclerosis 129:147
[22] Fintelmann V. (1996) Klinische Bedeutung der lipidsenkenden und antioxidativen Wirkung von Cynara scolymus (Artischocke). In Loew D., Rietbrock N. (eds). Phytopharmaka in Forschung und klinischer Anwendung II. 145–159 Steinkopff Verlag Darmstadt
[23] Vorberg G. (1980). Cynarix. Z Allg Med 56:1598–1602
[24] Wojcicki J., Samochowiec L., Kosmider K. (1981) Influence of an extract from artichoke (Cynara scolymus L.) on the level of lipids in serum of aged men. Herba Polonica 27: 265–268
[25] Dorn M. (1995) Improvement in raised lipid levels with artichoke juice (Cynara scolymus L.) Br. J. Phytother 4:21–26
[26] Palacz O., Czepita D., Wojcicki J. (1980) Electroretinographic investigations in subjects in chronic exposure to carbon disulphide. III. Cynarex effect on ERG related to blood lipid pattern. Klin Oczna 83:223–225
[27] Wojcicki J., Winter S. (1975) Effect of preparation Cynarex on the blood serum lipids level of the workers exposed to the chronic action of carbon disulphide. Med Pracy 26:213–217
[28] Woyke M., Cwajada H., Wojicki J., Kosmider K. (1981) Platelet aggregation in workers chronically exposed to carbon disulphide and subjected to prophylactic effects of Cynarix preparation. Med Pracy 32:261–264

Curcuma

[1] Azuine M. A., Kayal J. J., Bhide S. V. (1992) Protective role of aqueous tumeric extract against mutagenicity of direct-acting carcinogens as well as Benzo(a)pyrene -induced genotoxicity and carcinogenicity. J Cancer Res Clin Oncol 118:447–452
[2] Nagabhushan M., Amonkar A. J., Bhide S. V. (1987) In vitro antimutagenicity of curcumin against environmental mutagens. Fd Chem Toxic 25:545–547
[3] Nagabhushan M., Nair U. J., Amonkar A. J., D'Souza A. V., Bhide S. V. (1988) Curcumins as inhibitor of nitrosation in vitro. Mut Res 202:163–169
[4] Chan M. M. (1995) Inhibition of tumor necrosis factor by curcumin a phytochemical. Biochem Phramacol 49:1551.1556
[5] Kuttan R., Bhanumathy P., Nirmala K., George M. C. (1985) Potential anticancer activity of tumeric (curcuma longa). Cancer Letters 29:197–202
[6] Azuine M. A., Bhide S. V. (1992) Chemoprotective effect of tumeric against stomach and skin tumors induced by chemical carcinogens in Swiss mice. Nutr. Cancer 17:77–83
[7] Azuine M. A., Bhide S. V: (1994) Adjuvant chemoprevention of experimental cancer: catechin and dietary tumeric in forestomach and oral cancer models. J. Ethnopharmacol 44: 211–217
[8] Mukundan M. A., Chacko M. C., Annapurna C. V. V., Krishanswamy K. (1993) Effect of tumeric and curcumin on BP-DAN adducts. Carcinogenesis 14:493–496
[9] Polasa K., Sesikaran B., Krishna T. P., Krishnaswamy K. (1991) Tumeric (Curcuma longa) induced reduction in urinary mutagens. Food Cehm Tox 29:699–706
[10] Ruby A. J., Kuttan G., Babu K. D., Rajasekharan K. N., Kuttan R. (1995) Anti-tumnor and antioxidant activity of natural curcuminoids. Cancer Letters 94:79–83
[11] Huang M. T., Lou Y. R., Ma W., Newmark H. L, Reuhl K. R., Conney A. H. (1994) Inhibitory effects of dietary curcumin on forestomach, duodenal and colon carcinogensis in mice. Cancer Res 54:5841–5847
[12] Yegnanarayan R., Saraf A. P., Balwani J. H. (1976) Comparison of antiinflammatory activity of various extracts of Curcuma longa (L. Indian J Med Res 64:601–608
[13] Srimal R. C., Dhawan B. N. (1973) Pharmacology of diferuloyl methane (curcumin), a nonsteroidal antiinflammatory agent. J Pharm Pharmac 25:447–457

[14] Ali M., Bagati A., Gupta J. (1995) Comparison of anti-inflammatory activity of curcumin analogues. Indian Drugs 31:502–505
[15] Chandra D., Gupta S. S. (1972) Anti-inflammatory and anti-arthritic activity of volatile oil of curcuma longa (Haldi). Indian J Med Res 60:138–142
[16] Srivastava R., Srimal R. C. (1985) Modification of certain inflammation-induced biochemical changes by curcumin Indian J Med Res 81:215–233
[17] Wagner H. J., Wierer M., Bauer R. (1986) In vitro Hemmung der Prostaglandin-Biosynthese durch ätherische Öle und phenolische Verbindungen. Planta Med 52:184–187
[18] Srivastava K. C., Bordia A., Verma S. K. (1995) Curcumin a major component of food spice tumeric (Curcuma langa) inhibits aggregation and alters eicosanoid metabolism in human blood platelets. Prostaglandins Leukotriens and Essential Fatty Acids. 52:223–227
[19] Flynn D. L., Rafferty M. F., Boctor A. M (1086) Inhibition of 5-hydroxy-eicosatetraenoic acid (5-HETE) formation in intact human neutrophils by naturally-occuring diarylhepanoids: Inhibitory activities of curcuminoids and yakuchinones. Prostaglandins Leukotriens Med 22:357–360
[20] Srivastava K. C. (1989a) Extracts of two frequently spice cumin (Cuminum cyminum) and tumeric (Curcuma longa)-inhibit-platelet aggregation and alter eicosanoid biosynthesis in human blood platelets. Prostaglandins Leukotriens and Essential Fatty Acids. 37:57–64
[21] Huang M. T., Lysz T., Ferraro T., Abidi T. F, Laskin J. D., Conney AH. (1991) Inhibitory effects of curcumin on in vitro lipoxygenase and cyclooxygenase activities in mouse epidermis. Cancer Res 51:813–819
[22] Schlepper O., Nahrstedt A., Winterhoff H. (1999) Choleretische Eigenschaften des Öls von Curcma domestica Val in der isoliert perfundierten Rattenleber (IPRL).10. Jahrestagung der Gesellschaft für Phytotherapie, Nov. 11–13. Münster, Poster P15
[23] Schlepper O., Flume M., Nahrstedt A., Winterhoff H. (1999) Pharmacological and analytical investigations on the choleresis properties of Curcuma domestica Val, Joint meeting of the ASP, AFERP, GA and PSE, July 26–30. Amsterdam, The Netherlands. Poster 329
[24] Ozaki Y., Liang O. B. (1988) Cholagogic action of essential oil obtained from Curcuma xanthorriza Roxb. Shoyakugaku Zasshi 42: 257–263
[25] Deters M., Siegers C. P., Muhl P., Hänsel W. (1999) Choleretic effcets of curcuminoids on an acute cyclosporin-induced cholestasis in the rat. Palnta Med 65:610–613
[26] Siegers C. P., Deters M., Strubelt O., Hänsel W. (1997) Choleretic properties of different curcuminoids in the rat bile-fistula model. Pharm Pharmacol Letters 7:87–89
[27] Ramprasad C., Sirsi M. (1956a) Curcumin longa and bile secretion-quantitative changes in the bile constituents induced by sodium curcuminate. J Sci Industr Res 16C:108–110
[28] Rampasad C., Sirsi M. (1956b) Studies on Indian Medicinal Plants: Curcuma longa L. Effects of curcumin and essential oils of C. longa on bile secretion. J Sci Industr Res 15C: 262–265
[29] Dixit V. P., Prabha J., Joshi S. C. (1988) Hypolipidaemic effects of Curcuma longa L and Nardostachys jatamansi DC in triton-induced hyperlipamic rats. Ind J Physiol Pharmac 32: 299–304
[30] Rao D. S., Sekhara N. C., Satyanarayana M. M, Scrinivasan M. (1970) Effect of curcumin on serum and liver cholesterol levels in the rat. J Nutr 100:1307–1316
[31] Shalini V. K., Srinivas L. (1987) Lipid peroxide induced DNA damage: protection by tumeric (curcuma longa). Mol Cell Biochemistry 77:3–10
[32] Screejayan N., Rao M. N. A (1996) Free radical scavening activity of curcuminoids. Arzneim. Forsch. 46:169–171
[33] Kiso Y., Suzuki Y., Watanabe N., Oshima Y., Hikino H. (1983) Antihepatotoxic principles of Curcuma longa rhizomes. Planta Med 49:185–187
[34] Grinberg L. N., Shalev O., Toennesen H. H., Rachmilewitz E. A: (1996) Studies on curcumin and curcuminoids XXVI. Antioxidant effects of curcumin on red blood celle membrane. Inter J Pharmaceutics 132:251–257
[35] Pulla Reddy A. C., Lokesh B. R. (1992) Studies on spice principles as antioxidants in the inhibition of lipid peroxidation of rat liver microsomes. Mol Cell Biochem 111:117–124
[36] Toda S., Ohnishi M., Kimura M., Nakashima K. (1988) Action of curcuminoids on the hemolysis and lipid peroxidation of mouse erythrocytes induced by hydrogen peroxide, J. Ethnopharmacol 23:105–108
[37] Donatus I. A., Sardjoko, Vermeulnen N. P. E. (1990) Cytotoxic and cytoprotective activities of curcumin Effects on paracetamol-induced cytotoxicity, lipid peroxidation and glutathione depletion in rat hepatocytes. Biochem Pharmacol 39:1869–1875
[38] Sakai K., Miyazaki Y., Yamane T., Saitoh Y., Ikawa C., Nishihata T. (1989) Effect of extracts

of Zingiberaceae herbs on gastric secretion in rabbits. Chem Pharm Bull 37:215–217
[39] Rafatullah S., Tariq M., Al-Yahya M. A., Mossa J. S., Ageel A. M (1990) Evaluation of tumeric (curcuma longa) for gastric and duodenal antiulcer activity in rats. J Ethnopharmacol 29:25–34
[39] Gupta B., Kulshresths V. K, Srivastava R. K., Prasad D. N. (1980) Mechanism of curcumin induced gastric ulcer in rats Indian J Med Res 71:806–814
[40] Shoba G., Joy D., Joseph T. (1998) Influence of piperine on the pharmacokinetics of curcumin in animals and human volunteers. Planta Med 64:353–356
[41] Wahlstroem B., Blennow G. (1978) A study on the fare of curcumin in the rat. Acta Pharmacol Toxical 43:86–92
[42] Ravindranath V., Chandrasekhara N. (1981) In vitro studies on the intestinal absorption of curcumin in rats. Toxicology 20:259–265
[43] Kalk H., Nissen K. (1931) Untersuchungen über die Wirkung der Curcuma (Temoelavac) auf die Funktion der Leber und Gallenwege. Dtsch Med Wschr. 57: 1613–1615
[44] Kositchaiwat C., Kositchaiwat S., Havanondha J. (1993) Curcuma longa L. in the treatment of gastric ulcer comparison to liquid antacid: a controlled clinical trial. J Med Assoc Thailand 76:601–605
[45] Van Dau N., Ngoc Ham N., Huy Khac D. (1998) The effect of a traditional drug tumeric (Curcuma longe) and placebo on healing of duodenal ulcer. Phytomedicine 5:29–34
[46] Thamlikitkul V., Dechatiwongse T., Chantrakul C. (1989) Randomized double blind study of Curcuma domestica Val. for dyspepsia. J Med Assoc Thailand 72:613–620

Schöllkraut

[1] Benedum J., Loew D., Schilcher H. (1999) Arzneipflanzen in der Traditionellen Medizin. 3. Auflage. Kooperation Phytopharmaka
[2] Hiller K. O., Ghorbani M., Schilcher H. (1998) Antispasmodic and relaxant activity of chelidonin, protopine, coptosine and chelidonin majus extract on isolated guinea-pig ileum Planta Med 64:758–760
[3] Üstünes L., Laekeman G. M., Gözler B., Vlientinck A. J., Özer A., Herman A. G. (1988) In vitro study of the anticholinergic and antihitaminic activities of protopine and soem derivatives. Journal of Natural Products 51: 1021–1022
[4] Ko F. N., Wu T. S., LU S. T., Wu Y. C., Huang T. F., Teng C. M. (1992) Ca^{++}-channel blockade in rat thoracic aorta by protopine isolated from Corydalis Tubers. Jap. J Pharmacol 58:1–9
[5] Piacente S., Capasso A., De Tommasi N., Jativa C., Pizza C., Sorrentino L. (1997) Different effects of some Isoquinoline alkaloids from Argemone mexicana on electrically induced contractions of isolated guinea-pig ileum. Phytotherapy Res 11:155–157
[6] Lin W. C., Chang H. L. (1995) Relaxant effects of Berberine on the rat fundus. Research communications in molecular pathology and pharmacology 90:333.346
[7] Boegge S. C., Kesper S., Verspohl E. J., Nahrstedt A. (1996) Reduction of ACh-induced contraction of rat isolated ileum by Coptosine, (+) Caffeoylmalic acid, Chelidonium majus and Corydalis lutea extracts. Planta Med 62:173–174
[8] Vahlensieck U., Han R., Winterhoff H., Gumbinger H. G., Nahrstedt A., Kemper F. H. (1995) The effect of Chelidonium majus herb extract on choleresis in iosolated perfused rat liver. Planta Med 61:267–270
[9] Mitra S., Gole M., Samajdar K., Sur R. K., Chakraborty B. N. (1992) Antihepatotoxic activity of Chelidonimu majus. Int J Pharmcognosy 30:125–128
[10] Mitra S., Sur R. K., Roy A., Mukherjee A. S. (1996) Effcet of Chelidonium majus L. on experimental hepatic tissue injury. Phytotherapy Research 10:354–355
[11] Häberlein H., Tschierch K. P., Boonen G., Hiller K. O. (1996) Chelidonium majus L. Components with in vitro affinity for the $GABA_A$ receptor. Positive cooperation of alkaloids. Planta medica 62:227–231
[12] Kardos J., Blasko G., Simonyi M. (1986) Enhancement of γ-aminobutyric acid receptor binding by protopine-type alkaloids. Arzneim. Forsch. 36:939–940
[13] Jagiello-Wojtowicz E., Jusiak L., Szponar J., Kleinrok Z. (1989) Preliminary pharmacological evaluation of Chelidonin in rodents. Pol J Pharmacol Pharm 41:125–131
[14] Kleinrok Z., Szponar J., Matuszek E. (1990) Studies on the participation of the dopaminergic system in the central effects of chelidonine. Pol J. Pharmacol Pharm 42:417–424
[15] Saeed S. A., Gilani A. H., Majoo B. H., Shah B. H. (1997) Antithrombotic and antiinflammatory activities of protopine. Phamacol Res 36:1–7
[16] Vavreckova C., Gawlik I., Müller K. (1996) Benzophenanthridine alkaloids of Chelidonin majus; I. Inhibition of 5- and 12-lipoxygense by

a non-redox mechanism. Planta Med 62: 397–401

[17] Tanaka T., Metori K., Mineo S., Hirotani M., Furuya T., Kobayashi S. (1993) Inhibitory effects of berberine-type alkaloids on elastase. Planta Medica 59:200–202

[18] Ritter R., Schatton W. F. H., Gessner M., Willems P. J. (1993) Clinical trial on standardised celandine extract in patients with functional epigastric complaints: results of a placebo-controlled double-blind trial. Complementary Therapies in Medicine 1:189–193

[19] Ardjah H. (1991) Therapeutische Aspekte der funktionellen Oberbauchbeschwerden bei Gallenwegserkrankungen. Fortsch Med 109 (Suppl.) 115:2–8

[20] Kniebel R., Urlacher W. (1993) Therapie krampfartiger Abdominalbeschwerden. Hochdosierter Schöllkrautextrakt bei krampfartigen Abdominalschmerzen. Z Allg Med 69:680–684

[21] Knöpfel S.A. (1991) Behandlung von Erkrankungen der Gallenwege und der Gallenblase mit dem natürlichen Choledynamikum Chelidonin. Therapeutikon 5:205–208

[22] Monographie Cheledonii herba (Schöllkraut), BAnz Nr. 90 vom 15.5.1985

[23] Benninger J., Schneider H. Z., Kirchner T., Hahn E. G. (1998) Akute Hepatitis nach Einnahme von Schöllkrautpräparaten. Abstrakt 176, 14. Jahrestagung der Deutschen Arbeitsgemeinschaft zum Studium der Leber 30/ 31.1.1998 Halle.

[24] Greving I., Meister V., Monnerjahn C., Müller K. M., May B. (1998) Chelidonium majus: A rare reason for severe hepatotoxic reaction. Pharmacoepidemiology and drug saftey 7: 66.69

[25] Dalvi R. R. (1985) Sanguinarine: Its potential as liver toxic alkaloids present in the seeds of Argemone mexicana. Experientia 42:77–78

[26] Ulrichova J., Walterova D., Vavreckova C., Kamarad V., Kobayashi S. (1993) Cytotoxicity of Benzo(c)phenanthridinium alkaloids in isolated rat hepatocytes. Phytotherapy Res 10:200–202

[27] Gebhardt R., Gaunitz F. (1999) Testung Schöllkraut-Alkaloide. Bericht zur Cytotoxizitäts- Untersuchung. Internal Report by Firmenverbund and BAH. Bonn Leipzig

15 Urologika

15.1 Definition, Klinik

Die Erkrankungen der ableitenden Harnwege betreffen Nierenbecken, Harnleiter, Harnblase und Harnröhre. Zu unterscheiden sind entzündliche, funktionelle und miktionsbeeinflussende Erkrankungen sowie Harnsteinleiden [1, 2, 3]. Bei der akuten Pyelonephritis bestehen meist hohes Fieber, Flankenschmerz, klopfschmerzhaftes Nierenlager, Übelkeit, Erbrechen und abdominelle Beschwerden bis hin zum paralytischen Ileus, Leukozyturie und Makrohämaturie. Die akute Pyelitis äußert sich klinisch in klopfschmerzhaftem Nierenlager und Leukozyturie. Sie ist oft schwierig von der Pyelonephritis abzugrenzen. Die Symptome bei der chronischen Pyelitis sind eher uncharakteristisch. Obligate Zeichen einer akuten Zystitis sind Bakteriurie ($> 10^5$/ml), Leukozyturie, schmerzhafte, brennende Miktion, Pollakisurie, imperativer Harndrang, Dysurie, Schmerzen im Unterbauch, suprapubischer Druckschmerz und Allgemeinbeschwerden. Oftmals liegt eine unkomplizierte Blasenentzündungen mit einer asymptomatischen Bakteriurie vor. Häufigste Erreger der akuten unkomplizierten Harnwegsinfektion sind *E. coli, Staphylococcus saprophyticus,* seltener Enterobakterien wie Proteus und Klebsiella-Spezies. Ursache komplizierter Infektionen sind Enterobakterien, Pseudomonas und Enterokokken. Etwa jeder 30. Patient beim Allgemeinarzt und jeder 3. beim Urologen hat eine Infektion der unteren Harnwege. Frauen sind am meisten betroffen. Risikobedingungen bzw. komplizierende Faktoren eines Harnwegsinfektes sind u. a. Diabetes mellitus, neurologische Erkrankungen mit Miktionsstörung, Eingriffe an den Harnwegen, Immunsuppression, Dauerkatheter, Geschlechtsverkehr, Diaphragmen, verkürzte Vagina z. B. nach Hysterektomie, „Honeymoon-Zystitis". Gefährdet sind vorrangig Schwangere und Frauen in der Postmenopause aufgrund von östrogenmangelbedingten Veränderungen in der Scheidenflora mit Atrophie der Vaginalschleimhaut. Die Diagnose beruht auf den charakteristischen Symptomen und der Untersuchung von frischem Urin mit Teststäbchen auf Nitrit und Leukozyten. Sind Nitrit und Leukozyten auf dem Teststreifen positiv, erübrigen sich weitere Untersuchungen. Bei unkomplizierten Harnwegsinfekten ist das Anlegen einer Kultur in der Regel unnötig. Urinkulturen und Antibiogramme sind hingegen bei komplizierten Infekten, unklarer Diagnose, Therapieversagen und klinischem Verdacht auf Pyelonephritis indiziert [1].

Therapieziele sind Eradikation der Keime, Verhinderung der bakteriellen Ausbreitung in andere Bereich der ableitenden Harnwege und Chronifizierung mit den Folgen einer chronischen Niereninsuffizienz und renalen Hypertonie [1, 3]. Bei einem unkomplizierten Harnwegsinfekt kommen in Frage:

- Vermeidung von Risikofaktoren,
- nichtmedikamentöse Maßnahmen wie eine ausreichende Trinkmenge von mindestens 2 l/Tag (Kontraindikation Herzinsuffizienz),
- vollständige und regelmäßige Entleerung der Harnblase,
- Miktion nach dem Geschlechtsverkehr,
- keine übertriebene Genital „Hygiene",
- ggf. Wechsel der kontrazeptiven Methoden,

- Wärmeapplikation,
- und bei Neigung zu rezivierenden Infekten Vermeidung von Unterkühlung [1].

In der Regel ist eine Kurzzeit-Antibiose als „single shot" oder als Dreitage-Therapie mit Trimethoprim als Monopräparat oder kombiniert mit Sulfonamid, Fluorchinolonen oder alternativ mit Cephalosporinen und Aminopenicillinen ausreichend. Eine Selbstreinigung im Sinne einer mechanischen Durchspülung mit pflanzlichen Aquaretika ist bei leichten Harnwegsinfekten zur Einsparung von Antibiotika, im Rahmen der Nachbehandlung und zur Rezidivprophylaxe sinnvoll. Mit der Durchspülungstherapie wird die Konzentrierung des Urins reduziert und darüber hinaus die Auskristallisation von Steinen im Bereich der ableitenden Harnwege und damit Nierenkoliken verhindert. Bevorzugt sind medizinische Nieren-Blasen-Tees in Form von Aufgüssen, Abkochungen oder Tees. Als geeignete Indikationen zählen entzündliche Erkrankungen der ableitenden Harnwege, dysurische Beschwerden, Zystitis, Urethritis, Ureteritis, Blasenkatarrh, Reizblase, Steinleiden, Harngrieß, Urolithiasis und Nephrolithiasis.

Pflanzliche Arzneimittel zur Behandlung von Erkrankungen und Beschwerden im Bereich der ableitenden Harnwege können eingeteilt werden in pflanzliche Aquaretika und pflanzliche Harndesinfizienzien. Aus Abb. 15.1 geht das therapeutische Vorgehen bei unkompliziertem Harnwegsinfekt hervor.

15.2 Drogen und Extrakte zur Durchspülungstherapie (Aquaretika)

Als so genannte Aquaretika-Drogen können Birkenblätter (Betulae folium), Hauhechelwurzel (Ononidis radix), Orthosiphonblätter (Orthosiphonis folium), Petersilienkraut/wurzel (Petroselini herba/radix), Goldrutenkraut (Solidaginis virgaureae herba), Löwenzahnwurzel mit Kraut (Taraxaci radix cum herba) und Brennesselkraut/-blätter (Urticae herba/folium) eingesetzt werden. Welche Inhaltsstoffe als wirkrelevant anzusehen sind, ist unklar. Aus diesem Grund können auch keine qualitätsrelevanten Empfehlungen gegeben werden.

15.2.1 Pharmakologie und Wirkungsmechanismus

Nach dem Muster der Elektrolyt- und Wasserausscheidung können unterschieden werden:

- Saluretika, welche die Natrium-, Kalium- und Magnesiumausscheidung steigern,
- Antikaliuretika, die schwach diuretisch, kalium- und magnesiumsparend sind,
- und sog. Aquaretika, die kompetitiv am Sammlerohr die Wirkung des antidiuretischen Hormons ADH hemmen und kaum Elektrolyte, sondern vorrangig Wasser ausscheiden [4].

Pharmakologische Versuche legen nahe, dass eine Reihe von Arzneipflanzen weniger die Elektrolyt-, als die Wasserausscheidung fördern, insbesondere bei gleichzeitig vermehrter Flüssigkeitszufuhr. Dies führte zur Eingruppierung entsprechender pflanzlicher Urologika zu den Aquaretika. Die bisher vorliegenden tierexperimentellen Daten zu pflanzlichen Urologika sind spärlich und lückenhaft. Schilcher und Rau [5] konnten von definierten wässrigen Auszügen aus *Solidago virgaurea* L. (Gesamtflavonoide 285 mg %), *Solidago gigantea* Aiton (340 mg % Gesamtflavonoide), *Solidago canadensis* Aiton (310 mg % Gesamtflavonoide) und Betulae folium (148 mg % Gesamtflavonoide) bei männlichen Wistar-

Ratten neben einer Dosisabhängigkeit der Harnausscheidung vom Flavonoidgehalt auch saluretische Effekte nachweisen. Die vermehrte Elektrolytausscheidung wird mit der vermehrten Einnahme dieser Ionen mit den Pflanzenauszügen in Zusammenhang gebracht, weshalb aus Bilanzrechnungen nur eine schwache saluretische Wirkung abgeleitet wird. Demgegenüber steigerte bei männlichen Wistar-Ratten ein wässriger Extrakt aus Orthosiphonblättern in einer Dosis von 750 mg/kg KG die Harnausscheidung nur gering. Demgegenüber wurde jedoch die Natrium-, Kalium- und Chloridausscheidung um das 2fache gegenüber der Kontrolle gesteigert. Furosemid (100 mg/kg KG) war 6fach stärker diuretisch. Legt man die kumulativen Ausscheidungswerte zugrunde, dann beträgt die Relation Ratte : Mensch für Furosemid 80 : 1 und liegt für die Dosis von 750 mg Orthosiphon-Extrakt/kg KG mit 81 : 1 im gleichen Bereich [6].

Nach einmaliger Gabe an Ratten wurde mit einem aus Wurzeln und Kraut von Taraxacum officinale hergestellten 4 %igen Fluidextrakt ein diuretischer Index von 1,9 und ein saluretischer Index von 6,29 für Natrium bzw. 4,04 für Kalium gefunden. Nach wiederholter Anwendung betrug am 30. Tag der diuretische Index 2,07 und der saluretische Index für Natrium 4,04 und für Kalium 3,42. Die nach 80 mg Furosemid erzielten Effekte betrugen für die Diurese 1,87, für Natrium 7,9 und für Kalium 3,6 [7].

Ein 60 %iger ethanolischer Extrakt aus Goldrutenkraut (Solidaginis herba) hatte am isolierten Meerschweinchen-Ileum eine ca. 15 %ige spasmolytische Wirkung bezogen auf 100 % Reinsubstanz Papaverin. Da der ethanolische Extrakt im Gegensatz zu einem in früheren Versuchen unwirksamen methanolischen Extrakt Saponine enthält, wird die spasmolytische Wirkung mit den Saponinen in Zusammenhang gebracht [8, 9]. In einem weiteren Versuch an der isolierten Rattenharnblase konnte bestätigt werden, dass die spasmolytische Wirkung hauptsächlich von der Droge Solidaginis virgaureae herba ausgeht. Nach einer Implantation von humanen Blasensteinen in Rattenblasen bewirkten 25 mg/kg KG pro Tag Leiocarposid nach 6 Wochen eine signifikante Hemmung des Steinwachstums (125 %) im Vergleich zur Kontrolle (225 %) und zum Ausgangsbefund [10].

Ingesamt liegen nur zu wenigen pflanzlichen Urologika experimentelle Untersuchungen zum pharmakologischen Wirkprofil und zum Wirkungsmechanismus vor. Darüber hinaus sind die tierexperimentellen Daten nur bedingt auf den Menschen zu übertragen, da prophylaktisch und therapeutisch eingesetzte pflanzliche Durchspülungsmittel mit reichlich Flüssigkeit eingenommen werden. Als mögliche Mechanismen kämen deshalb u. a. in Frage:

- eine Steigerung der glomerulären Filtrationsrate (GFR) durch Erhöhung der renalen Durchblutung,
- eine osmoregulativ/osmodiuretische Wirkung durch Hemmung der Wasserrückresorption im Sammelrohr,
- ein Einfluss auf endokrinologische Regelmechanismen wie das Renin-Aldosteron-Angiotensin-System (RAA-System),
- die Hemmung der Aktivität neutraler Metalloendopeptidasen (MEP), die für den physiologischen Abbau des atrialen natriuretischen Peptids (ANP) in der Nieren verantwortlich sind. ANP wird durch Volumen-induzierte Dehnungsreize im Vorhof gebildet, bewirkt in der Nieren eine Vasodilatation, steigert dadurch die GFR, die renale Elektrolyt- und Wasserausscheidung und unterdrückt das RAA-System [4, 11].

15.2.2 Klinische Wirksamkeit

Einfache Harnwegsinfekte gehören mit ca. 80 % aller Harnwegsinfekten zu den häufigen Erkrankungen in der Praxis des niedergelassenen Arztes. Eine asymptomatische Bakteriurie mit einer Keimzahl im Mittelstrahlurin von $< 10^5$ bedarf nicht zwangsläufig einer Antibiotikabehandlung. Vielfach reicht eine Hohlraumbehandlung durch Harndilution und Steigerung der Diurese aus. Nach Mackintosh et al. [12] kommt es bei normaler Diurese mit einer Flow-Rate von 1 ml/min und stündlicher Blasenentleerung nicht zur Vermehrung von experimentell eingebrachten vitalen Keimen. Eine Steigerung der Flow-Rate auf 5 ml/min und stündliche Blasenentleerung führt zu einem deutlichen Keimverdünnungseffekt. Eine Restharnvermehrung hebt dagegen den Selbstreinigungsprozess auf. Bei einer Durchspülungstherapie soll das spezifische Harngewicht von 1,015 g/l nicht überschritten werden und innerhalb 24 Stunden mindestens 1,5 l Harn ausgeschieden werden. Dazu müssen mindestens 2 l Flüssigkeit aufgenommen werden. Da verschiedene Drogen zusätzlich antibakteriell, antiphlogistisch und spasmolytisch wirken, bieten sich „aquaretisch" wirkende Arzneipflanzen bei ausreichender Flüssigkeitszufuhr zur Durchspülungstherapie u. a. bei dysurischen Beschwerden, bei Reizblase, bei Blasenirritation ohne Infekt, bei leichten Harnwegsinfekten, bei „Honeymoon-Zystitis" und zur Rezidivprophylaxe bzw. Nachbehandlung nach Gabe von Antibiotika an. Bei einer Keimzahl von $> 10^5$/ml Harn reicht eine einfache Diuresesteigerung zur Selbstreinigung nicht aus. Hier ist eine gezielte Antibiotikatherapie erforderlich.

Ursachen eines Harnsteinleidens sind u. a. Übersättigung und Instabilität des Harns sowie Harnabflussstörungen. Zur Verhinderung der Auskristallisation von Harnsalzen und einer Steinmetaphylaxe gehören neben diätetischen Maßnahmen eine Steigerung des Harnflusses und eine Harndilution. Bei einem spezifischen Gewicht des Harns von < 1,012 g/l erfolgt keine Auskristallisation von Harnsalzen. Um ein solches spezifisches Gewicht sicher zu erreichen, ist eine Mindesttrinkmenge von 1,5–2 l erforderlich. Die Verordnung von pflanzlichen Harntees ist bei Harnsteinleiden sinnvoll, insbesondere wenn sie spasmolytisch wirkende Drogen enthalten.

Zur Humanpharmakologie und Klinik liegen bisher keine randomisierten, kontrollierten klinischen Studien vor. Die Empfehlung von pflanzlichen Urologika beruht größtenteils auf historischen Belegen, Erfahrungsberichten und Anwendungsbeobachtungen – weniger von Einzeldrogen als von Kombinationen. Tab. 5.1 fasst die wichtigsten positiv monographierten Drogen im Hinblick auf pharmakologisch relevante Inhaltsstoffe, pharmakologische Wirkungen, Indikationen und Dosierungen zusammen. Dagegen senkte in kontrollierten, randomisierten Studien ein Preiselbeerextrakts bzw. -saft bei Frauen die Infektionsrate mit häufig rezidivierenden Harnwegsinfekten [13, 14, 15]. Der Effekt wird u. a. auf Tannine im Preiselbeersaft zurückgeführt, die entweder die Adhäsion der *E.-coli*-Bakterien am Uroepithel hemmen oder zu einer Selektion weniger adhäsiver Bakterienstämme führen. In Deutschland sind derzeit keine Fertigpräparate aus Preiselbeeren im Handel.

15.2.3 Dosierung und Anwendungsdauer

Anwendungsgebiete von pflanzlichen Aquaretika sind nach den Monographien der Kommission E: „Zur Durchspülung bei bakteriellen und entzündlichen Erkrankungen der ableitenden Harnwege sowie Nierengrieß. Zur Vorbeugung bei Harn-

Abb. 15.1 Vorgehen bei unkompliziertem Harnwegsinfekt

Akute Zystitis
↓
Anamnese, körperliche Untersuchung, Urin, u. U. Sonographie
↓
Einmal- bzw. Kurzzeittherapie
Trimethoprim, Cotrimoxazol, Fluorchinolon, Fosfomycin
Alternativ bzw. adjuvant
Durchspülungstherapie mit pflanzlichen Aquaretika
↓
Symptomenpersistenz: Kontrolluntersuchung nach 3 Tagen
sonst Kontrolle nach 1–2 und 4–6 Wochen

↓	↓	↓
Heilung	Therapieversagen	Reinfekt
↓	↓	↓
Keine weitere Untersuchung	Urologische Abklärung	Prophylaxe Therapie

steinen und Nierengrieß". Die Tagesdosis ist abhängig von der jeweils eingesetzten Droge (Tab. 15.2) bzw. Zubereitung. Auf reichlich Flüssigkeitszufuhr ist bei festen Darreichungsformen zu achten. Zu bevorzugen sind Teezubereitungen. Die entsprechende Drogenmenge wird mit ca. 150 ml heißem Wasser übergossen und nach etwa 15 min durch ein Teesieb gegeben. Der frisch zubereitete Tee wird mehrmals am Tag zwischen den Mahlzeiten getrunken. Als moderne Darreichungsform setzen sich zunehmend Brausetabletten durch. Wie Teezubereitungen erleichtern sie eine hinreichende Flüssigkeitszufuhr. Bei entzündlichen Erkrankungen sollte die Behandlung bis zum völligen Abklingen der Beschwerden erfolgen und nach einem Rezidiv wieder einsetzen. Bei Nierengrieß und Harnsteinen ist eine längerfristige bis Dauertherapie zu empfehlen.

Handelsübliche Birkenblätter-Extrakte

DEV (Auszugsmittel)
4–7 : 1 (Wasser)
4–8 : 1 (Wasser)
5,5–6 : 1 (Ethanol 20 %)

Pro Tag sind bezogen auf das Mittel von DEV und empfohlener Drogenäquivalentmenge ca. 1500 mg Extrakt mit viel Wasser einzunehmen

Handelsübliche Orthosiphonblätter-Extrakte
8–12 : 1 (Ethanol 60 %)

Pro Tag sind bezogen auf das Mittel von DEV und empfohlener Drogenäquivalentmenge ca. 900 mg Extrakt mit viel Wasser einzunehmen

Handelsüblich Goldrutenkraut-Extrakte
5–7,1 : 1 (Ethanol 30 %)
5–6,1 : 1 (Ethanol 50 %)
5–7 : 1 (Ethanol 60 %)
ethanolisch/wässriger Fluidextrakt 1 : 1

Pro Tag sind bezogen auf das Mittel von DEV und empfohlener Drogenäquivalentmenge ca. 1600 mg Extrakt mit viel Wasser einzunehmen. Von dem Fluidextrakt sind pro Tag 10 ml einzunehmen.

15.2.4 Toxikologie, unerwünschte Wirkungen, Interaktionen

Nach Einnahme von bitterstoffhaltigen Präparaten wie Löwenzahnwurzel mit Krand können Magenbeschwerden auftreten. Wechselwirkungen sind bisher nicht bekannt und auch nicht zu erwarten.

15.2.5 Risikogruppen, Schwangerschaft, Stillzeit, Pädiatrie

Wegen der vermehrten Flüssigkeitszufuhr sind Patienten mit kardialem Ödem und Patienten mit Herz- und Niereninsuffizienz gefährdet. Sie gelten als Risikogruppen. Kontraindikationen sind eine bekannte Überempfindlichkeit bzw. Allergien (z. B. Birkenpollenallergie). Wegen fehlender Untersuchungen in Schwangerschaft und Stillzeit sowie bei Kindern unter 12 Jahren sollten pflanzliche Urologika nicht angewendet werden.

15.3 Drogen und Extrakte bei entzündlichen Harnwegserkrankungen

Bärentaubenblätter (Uvae ursi folium) besitzen vor allem wegen ihres Gehalts an Phenolheterosiden mit der Hauptkomponente Arbutin ein harndesifizierendes Potenzial. Neben Arbutin sind vor allem Gerbstoffe und Flavonoide in der Droge enthalten,

15.3.1 Klinische Pharmakologie, Anwendung von pflanzlichen Harndesinfizienzien

Für eine Behandlung von entzündlichen Harnwegsinfekten reicht die Durchspülungstherapie nicht aus. Hier kommen Drogen bzw. Drogenzubereitungen mit antibakterieller Wirkung bzw. in Kombination mit pflanzlichen Aquaretika in Frage. Derartige Kombinationen lassen sich dadurch begründen, dass die Durchspülung den Selbstreinigungsprozess unterstützt und durch die antibakterielle Wirkung eine wirksame Keimreduktion erreicht wird. Voraussetzung sind jedoch Kenntnisse zum Erregerspektrum und des antibakteriellen Wirkprofils der eingesetzten Drogenkombination.

Zu den bekanntesten Drogen gehören Bärentraubenblätter (Uvae ursi folium) mit verschiedenen Inhaltsstoffen. Als wirksamkeitsrelevanter Inhaltsstoff gilt Arbutin (Prodrug) bzw. das Aglykon Hydrochinon. Bereits während der Magen-Darm-passage wird Arbutin durch β-Glucosidasen der Darmflora zu Hydrochinon und Glucose hydrolysiert und nach Resorption an Glucuronsäure und Schwefelsäure gebunden. Es wird als Glucuronid oder als Schwefelsäureester renal ausgeschieden. Bei Probanden, die einen arbutinhaltigen Tee bzw. reines Arbutin eingenommen hatten, zeigte sich eine Wachstumshemmung erst nach Alkalisierung des Harns. Alkalischer Harn (pH > 8) führt zur partiellen Verseifung der Konjugate, so dass eine zusätzliche Freisetzung der antibakteriellen Substanz am Wirkort erfolgt. Das Hydrochinonglucuronid soll darüber hinaus im Harntrakt durch β-Glucuronidasen von Mikroorganismen gespalten werden, wodurch die antibakterielle Wirkung verstärkt wird. Aus diesen Versuchen wird geschlossen, dass erst im alkalischen Milieu freies und antibakteriell wirkendes Hydrochinon aus den Konjugaten gebildet wird [16]. Diese Vorstellung widerspricht der allgemeinen Praxis, da ein alkalischer Urin das Bakterienwachstum fördert und zur Alkalisierung hohe Dosen von Natriumbikarbonat erforderlich sind. Zubereitungen von Bärentraubenblättern wirken in vitro antibakteriell u. a. gegen *E. coli, Proteus vulgaris, Ureaplasma urealyticum, Myco-*

plasma hominis, Staphylococcus aureus, Pseudomonas aeruginosa, Enterococcus faecalis und gegen *Candida albicans*. Nach Frohne [17] wird im Blättchen- und Lochtest eine antibakterielle Wirkung gegen *Staphylococcus aureus* und *E. coli* nur nach Hydrochinon (60 µg/ml) mit und ohne Alkalisierung (pH = 8) erreicht.

In Tabelle 15.2 sind weitere positiv monographierte Drogen aufgeführt. Dabei handelt es sich um Meerrettichwurzel, weißes Sandelholz und Kapuzinerkresse, die jedoch nur in Kombinationen enthalten ist. Kontrollierte klinische Studien zu Monopräparaten und zu den vielfältigen Kombination fehlen. Die klinische Anwendung

Tab. 15.1 Pflanzliche Durchspülungsmittel sog. Aquaretika

Droge	Wirkstoffe	Wirkungen	Indikationen (Kommission E)	Dosierung
Betulae folium (Birkenblätter)	Flavonoide, Triterpensaponine, ätherische Öle, Gerbstoffe, Mineralsalze (K^+, Ca^{++})	Harnflusssteigernd	Zur Durchspülung bei bakteriellen und entzündlichen Erkrankungen der ableitenden Harnwege und bei Nierengrieß	Mittlere Tagesdosis: 2,0–3,0 g Droge mit reichlich Flüssigkeit
Ononidis radix (Hauhechelwurzel)	Isoflavonglycosid (Ononin), Trifolirhizin, Triterpen (Onocol), Äth. Öl, Saponin	Harnflusssteigernd	Zur Durchspülung bei bakteriellen und entzündlichen Erkrankungen der ableitenden Harnwege und bei Nierengrieß	Mittlere Tagesdosis: 6–12 g Droge mit reichlich Flüssigkeit
Orthosiphonis folium (Orthosiphonblätter, Katzenbart)	Flavone (Sinensetin), Saponine (Sapophonin, Orthosiphonide A–D), Äth. Öl, Kaliumsalze	Harnflusssteigernd Spasmolytisch Antiphlogistisch	Zur Durchspülung bei bakteriellen und entzündlichen Erkrankungen der ableitenden Harnwege und bei Nierengrieß	Mittlere Tagesdosis: 6–12 g Droge mit reichlich Flüssigkeit
Petroselini herba/radix (Petersilienkraut/wurzel)	Äth. Öl., Apiol, Myristicin, Allyl-tetramethoxybenzol. In Wurzel und Kraut: Apiin, Furanocumarine	Harnflusssteigernd Spasmolytisch	Zur Durchspülung bei bakteriellen und entzündlichen Erkrankungen der ableitenden Harnwege und bei Nierengrieß	Mittlere Tagesdosis: 6 g Droge mit reichlich Flüssigkeit
Solidaginis virgaureae herba (Goldrutenkraut)	Flavonoide, Triterpensaponine (Vigauresaponine), Diterpene, Äth. Öl, Gerbstoffe	Harnflusssteigernd, Spasmolytisch, Antiexsudativ	Zur Durchspülung bei bakteriellen und entzündlichen Erkrankungen der ableitenden Harnwege und bei Nierengrieß	Mittlere Tagesdosis: 6–12 g Droge mit reichlich Flüssigkeit
Taraxaci radix cum herba (Löwenzahnwurzel mit Kraut)	Sesquiterpenlactone, Triterpene, ß-Sitosterol, Flavonoide (Apigenin, Luteolin), Taraxacosid, Mineralsalze	Harnflusssteigernd	Zur Anregung der Diurese	Mittlere Tagesdosis: 3–4 g Droge mit reichlich Flüssigkeit
Urticae herba/folium (Brennesselkraut/-blätter)	Mineralsalze (K^+, Ca^{++}, Kieselsäure, Histamin, Serotonin, Acetylcholin, Gerbstoffe, β-Sitosterin Cumarin (Scopoletin)	Harnflusssteigernd	Zur Durchspülung bei entzündlichen Erkrankungen der ableitenden Harnwege. Als Durchspülung und vorbeugende Behandlung bei Nierengrieß	Mittlere Tagesdosis: 8–12 g Droge mit reichlich Flüssigkeit

Tab. 15.2 Arzneipflanzen bei entzündlichen Erkrankungen der ableitenden Harnwege

Arzneidroge	Wirkstoffe	Antibakterielle Wirkung	Dosierung	Indikation
Uvae ursi folium (Bärentraubenblätter)	Arbutin, Methylarbutin (Glycoside des Hydrochinons bzw. Methylhydrochinons), Flavonoide, Gerbstoffe	*Proteus vulgaris, E. coli, Ureaplasma urealyticum, Staphylococcus aureus, Pseudomonas aeruginosa, Enterococcus faecalis, Candida albicans*	10 g Droge 400–700 mg Arbutin	Entzündliche Erkrankungen der ableitenden Harnwege
Herba Tropaeoli (Kapuzinerkresse)	Glucotropaeolin, Benzylisothiocyanat, Benzylsenföl	*E. coli, Pneumococcus, TBC, Staphylococcus aureus, Streptococcus-Stämme, Proteus vulgaris, Candida albicans*	Tagesdosis: 3 × 14,4 mg Benzylisothiocyanat	Entzündliche Erkrankungen der ableitenden Harnwege
Armoraciae rusticanae radix (Meerretichwurzel)	Äth. Öl Allylsenföl, Sinigrin, Phenylethylsenföl)	*Bacillus subtilis, E. coli Staphylococcus aureus*	Tagesdosis: 20 g frische Wurzel	Unterstützende Therapie bei Infekten der ableitenden Harnwege
Santali albi lignum (Weißes Sandelholz)	Äth. Öl mit α-, β-Sanatol	Schwach bakteriostatisch	Tagesdosis: 10–20 g Droge 1–1,5 g äth. Öl	Zur unterstützenden Therapie bei Infekten der ableitenden Harnwege

ist lediglich traditionell bzw. durch Kasuistiken und Anwendungsbeobachtungen belegt und kann im Rahmen einer rationalen Phytotherapie nicht empfohlen werden.

15.3.2 Dosierung und Anwendungsdauer

Nach den Monographien der Kommission E kommen als Anwendungsgebiete in Frage: „Entzündliche Erkrankungen bzw. zur unterstützenden Therapie bei Infekten der ableitenden Harnwege". Die Tagesdosis ist abhängig von der jeweils eingesetzten Droge bzw. Zubereitung. Die Behandlung sollte bis zum völligen Abklingen der Beschwerden erfolgen und nach einem Rezidiv wieder einsetzen.

15.3.3 Toxikologie, unerwünschte Wirkungen, Interaktionen

Als Nebenwirkungen können nach Einnahme gerbstoffhaltiger Drogen wie Bärentraubenblätter Magenschmerzen, Übelkeit und Erbrechen auftreten. Bei lang dauernder Anwendung sind auch Leberschäden möglich. Wechselwirkungen sind bisher nicht bekannt und auch nicht zu erwarten.

15.3.4 Risikogruppen, Schwangerschaft, Stillzeit, Pädiatrie

Kontraindikationen sind eine bekannte Überempfindlichkeit bzw. Allergien. Wegen fehlender Untersuchungen in Schwangerschaft und Stillzeit sowie bei Kindern unter 12 Jahren sollten pflanzliche Urologika nicht angewendet werden.

15.4 Sonstige Drogen

Von der Kommission E sind weitere Drogen zur Durchspülungstherapie positiv beurteilt worden, darunter z.B. Liebstöckelwurzel (Levistici radix), Queckenwurzelstock (Graminis rhizoma), Schachtelhalmkraut (Equiseti herba), Spargelwurzelstock (Asparagi rhizoma) oder Wacholderbeeren (Juniperi fructus). Für die Indikation Reizblase und spastische Beschwerden der ableitenden Harnwege wurden samenfreie Gartenbohnenhülsen (Phaseoli fructus sine semine), Glockenbilsenkrautwurzelstock (Scopoliae rhizoma) und Pestwurzel (Petasitis radix) positiv monographiert. Von den jeweiligen Drogen liegt jedoch kein neueres experimentelles und klinisches Erkenntnismaterial vor. Vielfach sind die aufgeführten Drogen in Kombinationen enthalten und als traditionelle Arzneimittel im Markt (§ 109a). Der Einsatz in der rationalen Phytotherapie ist derzeit nicht begründet.

Literatur

[1] DEGAM (1999) Brennen beim Wasserlassen. Leitlinie. Deutsche Gesellschaft für Allgemeinmedizin. Theodor Heuss Ring 7, 50668 Köln

[2] Loew D., Habs M., Klimm H.,D., Trunzler G. (1999) Phytopharmak Report. 2. überarbeitete und erweiterte Auflage. Steinkopf Verlag Darmstadt

[3] Scheler F., Weber M.H., Braun N. (1992) Harnwegsinfektion. In: Siegenthaler W., Kaufmann W., Hornbostel H., Waller H.D. (Hrsg) Lehrbuch der inneren Medizin, 3. Aufl. Thieme, Stuttgart New York

[4] Loew D., Heimsoth V., Horstmann H., Kuntz E., Schilcher H., Marshall M. (1991) Diuretika, Chemie, Pharmakologie und Therapie einschließlich Phytotherapie, 3. Aufl. Thieme, Stuttgart New York

[5] Schilcher H., Rau H. (1988) Nachweis der aquaretischen Wirkung von Birkenblätter- und Goldrutenkrautauszügen im Tierversuch. Urologe 28: 271–280

[6] Englert J., Harnischfeger G. (1992) Diuretic action of aqueous orthosiphon extract in rats. Planta Med 58:237–238

[7] Rasz-Kotilla E., Racz G., Solomon A. (1974) The action of Taraxacum officinale extracts on the body weight and diuresis of laboratory animals. Planta Med 26:212–217

[8] Westendorf J., Vahlensieck W. (1981) Spasmolytische und kontraktile Einflüsse eines pflanzlichen Kombinationspräparates auf die glatte Muskulatur des isolierten Meerschweinchendarms. Arzneim Forsch 31:40–43

[9] Westendorf J., Vahlensieck W. (1983) Spasmolytische Einflüsse des pflanzlichen Kombinationspräparates Urol auf die isolierte Rattenharnblase. Therapiewoche 33:936–944

[10] Budzianowski J. (1999) Urological activity of Leicocarposide. Abstract. Workshop Solidago. 25.3.1999 Humbold-Universität, Berlin

[11] Melzig M., Major H. (2000) Neue Aspekte zum Verständnis des Wirkungsmechanismus der aquaretischen Wirkung von Birkenblätter und Goldrutenkraut. Zeitschr. für Phytotherapie 21:193–196

[12] Mackintosh I.P., Watson B.W., O'Grady F. (1975) Investve Urol 12:473–478

[13] Avorn J., Monane M., Gurwitz J.H., Glynn R.J., Choodnovskiy I., Lipsitz L.A. (1994) Reduction of bacteriuria and pyuria after ingestion of cranberry juice JAMA 271: 751–754

[14] Walker E.B., Barney D.P., Mickelson J.N., Walton R.J., Mickelsen R.A. (1997) Cranberry concentrate: UTI prophylaxis J Fam Pract 45: 167–168

[15] Kontiokari T., Sundqvist K., Nuutinen M., Pokka T., Koskela M., Uhari M. (2001) Randomised trial of canberry-ligonberry juice and Lactobacillus GG drink for the prevention of urinary tract infections in woman. BMJ 322:1–5

[16] Siegers C.P., Siegers J.P., Pentz R., Bodinet C., Freudenstein J. (1997). Metabolism of arbutin from Uvae Ursi-extracts in humans. Pharm. Pharmacol. Lett. 7 2/3:90–92

[17] Frohne D. (1986) Arctostaphylos uva-ursi: Die Bärentraube. Z Phytother 7:45–47

16 Benigne Prostatahyperplasie

16.1 Definition und Klinik

Bei der benignen Prostatahyperplasie (BPH) handelt es sich um eine noduläre, teils diffuse Vergrößerung des stromalen/epithelialen Gewebes im periurethralen Bereich mit Einengung der Harnröhre. Dadurch ist eine Erschwerung des Harnflusses, Restharnbildung und im fortgeschrittenen Stadium Rückstau in die oberen Harnwege bedingt. Als Folge treten irritative und/oder obstruktive Miktionsbeschwerden des unteren Harntraktes (lower urinary tract symptoms, LUTS) auf (Tab. 16.1). Es handelt sich um eine der häufigsten Beschwerden und Erkrankungen bei Männern über 60 Jahre, wobei die Zahl der Betroffenen mit dem Alter zunimmt [1]. Bei nahezu allen Männern über 80 Jahre lässt sich histologisch eine Vergrößerung der Prostata nachweisen [2]. Zwischen der Größe des Drüsenvolumens und der Intensität der Beschwerden besteht jedoch keine statistisch relevante Korrelation, weshalb zwischen BPH-Trägern und BPH-Patienten unterschieden werden kann. D.h. nicht jede BPH macht Beschwerden und bedarf der Behandlung.

Ätiologie und Pathogenese sind ist trotz intensiver Forschung bis heute nicht geklärt. Diskutiert werden verschiedene Hypothesen:

- Für eine maßgebliche Beteiligung der Sexualhormone an der Pathogenese spricht u. a., dass nach einer Kastration in der Pubertät die Entwicklung der BPH ausbleibt. Ferner haben Patienten mit einem genetischen Mangel an α-Reduktase eine kleine Prostata und unter einer antiandrogenen Therapie bildet sich eine BPH zurück. Bei der manifesten BPH ist das Verhältnis von prostatischem Stroma zum Drüsenanteil deutlich zu Gunsten des Stromas verschoben. Eine Schlüsselrolle kommt den Testosteronmetaboliten Dihydrotestosteron (DHT), Androstendiol (ADIOL) und Östradiol zu. Durch das Enzym 5-α-Reduktase wird das intraprostatische Testosteron zum biologisch aktiven

Tab. 16.1 Ursachen, Befund, Beschwerden bei benignen Prostatahyperplasie (BPH)

Ursachen:	Vermehrung der paraurethralen Drüsen und des umgebenden fibromuskulären Bindegwebes im periurethralen Bereich.	
Befund:	Einengung der Urethra, verminderter Harnfluss (Uroflow), Restharn und im fortgeschrittenen Stadium Rückstau in die oberen Harnwege.	
Beschwerden:	**Obstruktiv** – verzögerter Miktionsbeginn – verlängerte Miktionszeit – Abschwächung des Harnstrahls – Harnträufeln – Nachträufeln – Restharngefühl	**irritativ** – Pollakisurie – Diurie – Nykturie – imperativer Harndrang – Urg-Inkontinenz – Algurie
Ziele:	Verminderung der Proliferation des periurethralen Gewebes, Verringerung der Prostata- Kongestion (Obstruktion der Drüsenausführungsgänge, venöser Rückstau im Becken mit interstitiellem Ödem).	

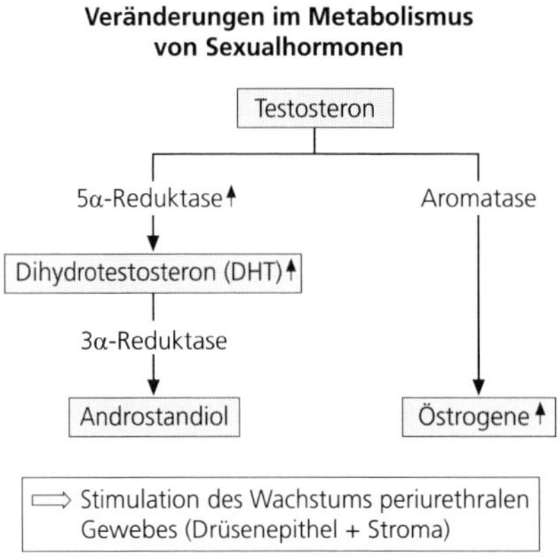

Abb. 16.1 Hypothese der endokrinen Pathogenese der benignen Prostatahyperplasie.

DHT und durch die 3α-Reduktase zum ADIOL umgewandelt (Abb. 16.1). DHT besitzt eine 3- bis 10fach stärkere Bindung an den Androgenrezeptor als Testosteron. Im Zytoplasma der Stromazellen wird DHT an spezifische Rezeptorproteine gebunden, nach Aktivierung in den Zellkern transloziert, wo es spezifische Gene zur mRNA-Synthese aktiviert. Durch Translation dieser mRNA im Zytoplasma kommt es nachfolgend zur Hyperproliferation des Prostatadrüsenepithels.

- Während das Prostataepithel androgenabhängig ist, scheinen Östrogene das stromale Wachstum zu induzieren. Im fibromuskulären Prostatastroma sind Östogene angereichert, die unter dem Einfluss der Aromatase aus Testosteron gebildet werden
- Ein weiterer pathogenetischer Faktor ist das Sexualhormon-bindende Globulin (SHBG). Mit zunehmendem Alter nimmt im Plasma die SHBG-Konzentration zu, der freie Spiegel an Testosteron fällt ab, wobei sich der Östrogen/Androgen-Quotient zugunsten von Östrogen verschiebt. Der gleichzeitig intraprostatische Anstieg von SHBG mit Bindung an Oberflächenrezeptoren von Prostatazellen aktiviert die innerprostatische DNA-Synthese.
- Intraprostatische Prostaglandine und Leukotriene sind für die Kongestion und nichtinfektiöse Begleitprostatitis infolge eines temporären oder dauernden Sekretstaus verantwortlich.
- Im Stroma wurden lokale Wachstumsfaktoren (EGF, FGFs, TGF-beta) identifiziert, die an Muskelzellen binden und das Epithel zur Proliferation und Differenzierung anregen.
- Nach der Stammzelltheorie erlangen Prostatazellen wieder ihre embryonale Fähigkeiten
- Nach der Apoptose-Theorie ist die natürliche Zelltodrate vermindert.

In Abhängigkeit von den Symptomen und Befunden werden nach Alken 3 und nach Vahlensieck 4 Stadien vorgeschlagen (Tab. 16.2). Die letzte berücksichtigt zusätzlich eine Vorstadium-I ohne wesentlichen Befund und in den jeweiligen Stadien zusätzlich Miktionsstörungen, Uroflow und Restharnvolumen.

Im Mittelpunkt der speziellen Diagnostik stehen rektale Untersuchung mit Bestimmung von Größe und Konsistenz der Prostata, Sonographie des Restharnvolumens, laborchemische, sonographische und röntgenologische Beurteilung des oberen Harntraktes zur Erfassung von Nierenfunktionsstörungen sowie die Spiegelung von Harnröhre, Blasenhals und Harnblase (Urethrozystoskopie) zum Erkennen von Harnröhrenengen, Blasentumoren und des endovesikalen Prostatawachstums. Die Therapie erfolgt stadien- und symptomenorientiert unter Berücksichtigung des Allgemeinzustandes und der Lebenserwartung des Patienten. Während im Restharnstadium invasive Verfahren häufig Mittel der Wahl sind und im Dekompensationsstadium die operative Beseitigung der subvesikalen Obstruktion erforderlich ist,

Tab. 16.2 Stadieneinteilung der BPH nach Vahlensieck und therapeutischen Maßnahmen

Stadien der BPH nach Vahlensieck	Symptome	Therapie
Stadium I: Vorstadium	Keine Miktionsstörung, maximaler Harnfluss >15 ml/s, kein Restharn, keine Trabekelblase	Spasmolytika, Darmregulierung, Schutz vor Unterkühlung, alpha-Rezeptorenblocker, alpha-Reduktase-Hemmer, Phytopharmaka
Stadium II: Reizstadium	Wechselnde Miktionsstörung maximaler Harnfluss 10–15 ml/s keine bis beginnende Trabekelblase	Spasmolytika, Darmregulierung, Schutz vor Unterkühlung, alpha-Rezeptorenblocker, alpha-Reduktase-Hemmer, Phytopharmaka
Stadium III: Restharnstadium	Permanente Miktionstörung maximaler Harnfluss < 10 ml/s Restharnvolumen < 50 ml Trabekelblase	Spasmolytika, Darmregulierung, Schutz vor Unterkühlung, alpha-Rezeptorenblocker, alpha-Reduktase-Hemmer, Phytopharmaka. Op. z. B. TURP, Prostatektomie
Stadium IV: Dekompensations-stadium	Permanente Miktionstörung maximaler Harnfluss < 10 ml/s Restharnvolumen < 100 ml Dilatationsblase, Harnstauung	Entlastung durch Dauerkatheter oder Zystostomie, anschließend Operation

kommen im Vorstadium und Reizstadium konservative medikamentöse Maßnahmen in Frage (Tab. 16.1).

Neben allgemeinen Verhaltensregeln werden als konservative Maßnahmen die Therapie mit chemisch definierten Arzneimitteln und mit pflanzlichen Extrakten empfohlen. Mit ihnen wird zwar keine Heilung erzielt. In der Regel kommt es aber zur Beseitigung und Linderung irritativer und obstruktiver Symptome, zur Linderung der häufigen Begleitkongestion, zur Verkleinerung der Prostata, zu einer Verminderung der Proliferation des periurethralen Gewebes und damit zum Aufhalten des Fortschreitens in ein höheres Stadium.

Wegen der geringen Veränderungen der Symptomatik bei unbehandelter BPH (Tab. 16.3). werden zum Nachweis der klinischen Wirksamkeit an klinische Studien folgende Beurteilungskriterien („International Consultation on BPH" der WHO 1993) gestellt:

- randomisiert, kontrolliert, prospektiv,
- Placebo oder bekannten Standard,

Tab. 16.3 Veränderungen der Symptomatik bei unbehandelter BPH im Vergleich zum Vorjahr [3]

Gesamtzahl n = 1627	Besser	Unverändert	Schlechter
Symptome			
• Nykturie	17 %	50 %	33 %
• Drücken/Pressen	8 %	71 %	21 %
• Harnstottern	16 %	49 %	35 %
• Restharngefühl	16 %	53 %	31 %

- Prüfparameter,
  - Symptom-Score (I-PSS und QoL)
  - maximale Harnflussrate
  - Restharn
  - Prostatavolumen,
- Laufzeit mindestens 1 Jahr,
- Morbiditätsvergleich,
- Nutzen/Kosten- und Nutzen/Risiko-Analyse.

Die derzeitigen medikamentösen Therapieansätze leiten sich von der Hemmung intraprostatischer endokriner Stoffwechselprozesse, der Bindungsaffinität von Wachstumshormonen, der Hemmung von

Tab. 16.4 Extrakte aus Sabal fructus

Wirkungsmechanismus, Wirkung	Klinische Wirkung
Lipophile Extrakte hemmen die α-Reduktase und Aromatase. Sie wirken antiandrogen, antiexsudativ, antiphlogistisch	Nykturie ↓, Pollakisurie ↓, Dysurie ↓, Restharn ↓, Uroflow ↑

α_1-Rezeptoren und entzündlicher Prozesse ab. Hierzu stehen neben zwei chemisch definierten Substanzklassen verschiedene pflanzliche Arzneimittel zur Verfügung. Bevor die einzelnen Phytopharmaka abgehandelt werden, soll kurz auf den Wirkungsmechanismus und den Stellenwert der chemisch definierten Substanzen eingegangen werden.

Mit dem Nachweis von α-Rezeptoren am Blasenhals und in der Prostata wurde ein attraktives Arzneimitteltarget gefunden. Diese α-Rezeptoren regeln nämlich den Tonus der glatten Muskulatur. Ihre Zahl erhöht sich im Alter durch Veränderung von glatter Muskulatur/Epithel von 2 : 1 bis auf 5 : 1, wodurch der urethrale Widerstand verstärkt und Obstruktion und Harnverhaltung ausgelöst werden [4, 5]. Zunächst wurden nichtselektive α-Rezeptorblocker wie Phenoxybenzamin oder Prazosin eingesetzt. Diese führen zur Erschlaffung der glatten Muskulatur am Blasenhals, zur Weitstellung des Blasenhalses und damit zur Senkung des subvesikalen Widerstands. Ihr Einsatz war jedoch mit erheblichen Nebenwirkungen am Herz-Kreislaufsystem verbunden. Die spätere Differenzierung in α_1-Rezeptoren führte zur Entwicklung der sog. selektiven α_1-Rezeptorantagonisten, die ebenso effektiv aber besser verträglich sind. Mit entsprechenden Substanzen wie Alfuzosin, Doxazosin, Tamsulosin und Terazosin konnten in placebokontrollierten, klinischen Studien eine 30 %ige Zunahme des maximalen Harnflusses, eine 20 %ige Senkung des Detrusordruckes und eine 20–40 %ige Senkung des Symptomen-Scores erzielt werden [6–12]. Der wesentliche Vorteil der α_1-Rezeptorenblocker liegt im schnellen Wirkungseintritt innerhalb von 2 Wochen und der hohen Ansprechrate zwischen 60–80 %. Sie haben vorrangig Einfluss auf die irritativen Beschwerden ohne das Prostatavolumen zur verkleinern. Aber auch bei diesen Substanzen sind unerwünschte Herz-Kreislaufwirkungen wie orthostatische Hypotonie, Synkopen, pektanginöse Beschwerden, Schwindel, Benommenheit und Müdigkeit nicht ausgeschlossen.

Die 5-α-Reduktasehemmer greifen in den intrapostatischen endokrinen Stoffwechsel ein, bewirken eine Abnahme des DHT in den Prostatazellen, hemmen das androgenabhängige Drüsenepithelwachstum und verkleinern das Organ um ca. 30 % [13]. Die klinische Wirksamkeit wurde in mehreren placebokontrollierten Doppelblindstudien anhand der geforderten Prüfkriterien nachgewiesen [13–18], wobei der Uroflow nach einer Behandlungsdauer bis zu 2 Jahren um 1,6 ml/sec bis 1,8 ml/sec anstieg [19, 20]. Der klinische Effekt setzt langsam ein und zeigt sich erst nach 3–6 Monaten. Patienten mit einem Prostatavolumen von > 40 ml sollen von der Behandlung eher profitieren. Häufigste Nebenwirkungen sind Impotenz (3,7 %), Libidoabnahme (3,3 %) und Abnahme des Ejakulatvolumens (2,6 %).

Die Anwendung von pflanzlichen Arzneimitteln bei benigner Prostatahyperplasie hat in Deutschland eine lange Tradition. Sie zählen noch immer zu den am häufigsten angewendeten Arzneimitteln. Nach einer Ergebnisumfrage aus dem Jahre 1995 lag der prozentuale Anteil an Phytopharmaka für diese Indikation bei 80 %, an α_1-Rezeptorblockern bei 15 % und an 5-α-Reduktasehemmern bei 10 %

[21]. Ärzte, kritische Patienten, Krankenkassen und Zulassungsbehörden verlangen heute mit Recht auch für pflanzliche Arzneimittel wissenschaftliche Belege zur Qualität, Wirksamkeit und Verträglichkeit. Inzwischen erfüllen einige Spezialextrakte die heutigen wissenschaftlichen Anforderungen der Stufe I und II von Evidence-Based Medicine und sind damit gleichwertig dokumentiert zu den chemisch definierten Substanzen.

16.2 Sägepalmenfrüchte

16.2.1 Droge, Wirkstoffe, Extrakte

Sabal-Extrakte werden aus den Früchten der amerikanischen Zwergpalme oder Sägepalme (*Sabal serrulata* syn. *Serenoa repens*) durch lipophile Extraktion gewonnen. Als Lösungsmittel werden hochprozentiger Alkohol, Hexan und überkritisches CO_2 eingesetzt. Die wesentlichen Inhaltsstoffe dieser Extrakte sind gesättigte oder ungesättigte Fettsäuren. Ferner enthalten die Extrakte freie und konjugierte Phytosterole.

16.2.2 Pharmakodynamik und klinische Studien mit Sabalfrüchten

Die Konzentration für die halbmaximale Hemmung der 5α-Reduktase betrug für einem ethanolischen Sabalextrakt 71 µg/ml, für einen Sabal-Hexanauszug 59 µg/ml, für einen Urticaextrakt > 200 µg/ml [22] und für den durch Extraktion mit hyperkritischem CO_2 hergestellten Sabalfrüchte-Extrakt SG 291 25 µg/ml [23]. Die Wirkung dürfte hierbei von unpolaren Gruppen insbesondere von mittelkettigen, gesättigten (C_{10} –C_{13}) und bestimmten ungesättigten Fettsäuren ($C_{18:1}$–$C_{18:3}$), ausgehen, da nichtverseifbare Fettsäuren, Fettalkohole, Phytosterole und Triterpene unwirksam waren [22, 24]. Nach Untersuchungen über eine spezifische und kompetitive Hemmung der Bindung des Androgenliganden Methyltrienolon an den Zytosolrezeptor besteht für den ethanolischen und den CO_2-Sabal-Extrakt nur ein geringer Rezeptorantagonismus [22]. Ein geringer Rezeptorantagonismus und ein geringer Einfluss auf übergeordnete hormonelle Regelkreise gelten als Vorteil, da durch die weitgehend selektive Hemmung der 5α-Reduktase testosteronabhängige biologische Prozesse unbeeinflusst bleiben und Nebenwirkungen wie Libidoverlust, Erektionsverlust und Gynäkomastie, wie sie unter Antiandrogenen auftreten, vermieden werden [22]. Für den Ethanol- und den Hexanextrakt aus *Sabal serrulata* wurde zusätzlich eine halbmaximale Hemmung der Aromatase von 132 bzw. 91 µg/ml nachgewiesen. Dieser Befund ist deshalb klinisch relevant, da nach morphologischen Untersuchungen von McNeal [25] die Zunahme des Stromas bei der BPH entscheidend ist und das Stroma auf Östrogene reagiert, woraus sich der therapeutische Ansatz von Aromatase-Hemmern ableitet [26].

Durch organische Lösungsmittel gewonnene Sabal-Extrakte wirkten in verschiedenen experimentellen Modellen bei der Ratte antiödematös und antiphlogistisch. Als Wirkungsmechanismus werden die aus Arachidonsäure entstehenden Prostaglandine und Leukotriene diskutiert. Für einen Sabal-Spezialextrakt konnte sowohl eine dosisabhängige Hemmung der Synthese von LTB_4 als auch von TXB_2 in Peritonealleukozyten der Ratte nach Stimulation mit Calciumionophor A23187 nachgewiesen werden. Im Konzentrationsbereich von 3–100 µg/ml lag der IC_{50} für LTB_4 bei 8,3 µg/ml und der für TXB_2 bei 15,3 µg/ml. Tabelle 16.4 fasst die experimentellen Ergebnisse und klinischen Befunde zusammen.

Zur klinischen Wirksamkeit liegen neben älteren Erfahrungsberichten, Anwendungsbeobachtungen und offen-kontrollierten Studien [27, 28, 29] inzwischen vorrangig doppelblinde, randomisierte klinische Studien im Vergleich zu Placebo [30], aber auch zu den α-Reduktase-Hemmern Finasterid [31] und dem α-Rezeptorenblocker Alfuzosin [32] vor. Die Studien wurden vielfach nach den Empfehlungen des internationalen Konsensuskomitees zur BPH durchgeführt [33]. Kriterien zur Beurteilung der Wirksamkeit waren u.a. der maximaler und durchschnittlicher Uroflow, das Miktionsvolumen, die sonographische Bestimmung des Prostatavolumens, Restharn, die charakteristischen irritativen und obstruktiven Beschwerden nach dem I-PS-Score sowie Quality of life. Nicht nur in den Kurzzeit-, sondern auch in den Langzeitstudien waren die geprüften Sabal-Extrakte signifikant Placebo überlegen und äquivalent zu 5α-Reduktase-Hemmern. In einer Metaanalyse wurden 18 randomisierte, kontrollierte Studien bei 2939 Männern mit einer benignen Prostatahyperplasie ausgewertet [34, 35]. Die mittlere Studiendauer lag zwischen 4–48 Wochen. Verglichen mit Placebo zeigten die mit Sägepalmextrakt behandelten Männer einen signifikanten Rückgang der Harnwegssymptomatik um 1,41 Punkte, eine Besserung der Nykturie um 0,76, subjektiv geringere Harnwegsbeschwerden, einen günstigeren „Risikoquotienten“ und eine gesteigerte maximale Harnflussrate um 1,93 ml/s (Tab. 16.5). Verglichen mit Finasterid fanden sich ähnlich ausgeprägte Verbesserungen bei Gleichwertigkeit im Hinblick auf die Harnwegssymptomatik, aber weniger unerwünschte Arzneimittelwirkungen. Unter Finasterid wurden signifikant häufiger Erektionsstörungen registriert.

16.2.3 Indikation, Dosierung, Anwendungsdauer

Anwendungsgebiete für standardisierte Extrakte aus Sägepalmenfrüchten sind Miktionsbeschwerden bei benigner Prostatahyperplasie, Stadium I–II nach Alken, bzw. II–III nach Vahlensieck [36]. Die Dosis ist extraktspezifisch zu wählen. Nach allgemeinen Erfahrungen setzt die Wir-

Tab. 16.5 Gewichtete Mittelwertdifferenzen für die maximale Harnflussrate bei Männern mit BPH unter Einnahme von *Serenoa repens* im Vergleich zu Placebo bzw. der Punktwerte nach der Internationalen Prostata-Symptomenskala (I-PSS) im Vergleich zu Finasterid. Aus [35]

Studie	Verum n	Verum (sd)	Ktrl n	Ktrl (sd)	WMD (95%-KI-Zufalls-modell)	Ge-wicht	WMD (95%-KI-Zufallsmodell)
C. Boccafoschi	11	13,70 (7,03)	11	12,20 (7,03)		4,1	1,500 [–4,375 bis 7,375]
J. Braeckman	106	13,20 (5,76)	99	12,20 (5,60)		45,1	1,000 [–0,555 bis 2,555]
G. Champault	46	16,10 (19,19)	39	10,60 (17,67)		2,3	5,500 [–2,343 bis 13,343]
J. L. Descotes	82	15,30 (13,04)	94	13,50 (13,96)		8,7	1,800 [–2,191 bis 5,791]
E. Emili	15	13,70 (4,37)	15	9,40 (4,37)		13,8	4,300 [–1,172 bis 7,428]
V. Gabric	15	14,60 (5,57)	14	10,80 (5,39)		8,7	3,800 [–0,190 bis 7,790]
H. Reece Smith	33	8,60 (7,12)	37	8,50 (7,12)		12,2	–0,100 [–3,441 bis 3,241]
A. Tasca	14	16,20 (7,03)	13	11,80 (7,03)		5,0	4,400 [–9,07 bis 9,707]
Gesamt (95% KI)	322		322			100,0	1,932 [–0,724 bis 3,140]
Chi-Quadrat 7,46 (df = 7) Z = 3,13							

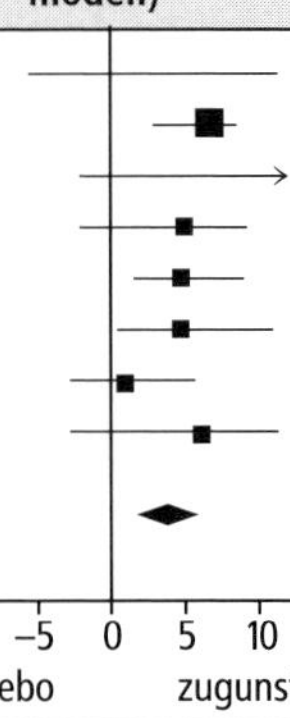

Ktrl = Kontrolle, sd = Standardabweichung, WMD = gewichtete Mittlwertdifferenz, Ki = Konfidenzintervall

kung erst nach einigen Wochen ein. Die Behandlungsdauer sollte mindestens 6–9 Monate betragen. Bei guter Verträglichkeit bestehen keine Bedenken gegen eine Langzeitanwendung.

Handelsübliche Sabal-Extrakte [37]

DEV (Auszugsmittel)	
8– 9,52	: 1 (Ethanol 90 %)
8–13	: 1 (Ethanol 90 %)
10–14,3	: 1 (Ethanol 90 %)
10–12	: 1 (Ethanol 96 %)
9–11	: 1 (Ethanol 96 %)

Pro Tag sind bezogen auf das Mittel von DEV und empfohlener Drogenäquivalentmenge ca. 320 mg Extrakt einzunehmen.

16.2.4 Toxikologie, unerwünschte Wirkungen, Interaktionen

An männlichen Mäusen traten nach einer maximalen Dosis von 50 ml/kg KG des Trockenrückstandes eines Hexanextraktes keine Todesfälle auf, und nach einer Dosis von 10 ml/kg KG wurden keine toxischen Anzeichen festgestellt [38]. Wechselwirkungen und schwerwiegende unerwünschte Arzneimittelwirkungen sind bisher nicht bekannt geworden. Selten können Magen-Darmbeschwerden auftreten.

16.2.5 Risikogruppen

Da mit dem Alter bei Männern das Prostatawachstum zunimmt und das Risiko eines Prostatakarzinom besteht, sind regelmäßige fachurologische Kontrollen angezeigt, um den rechtzeitigen Zeitpunkt einer Operation zu erfassen.

16.3 Brennesselwurzel

16.3.1 Droge, Wirkstoffe, Extrakte

Extrakte aus Urticae radix werden noch nicht lange eingesetzt. Traditionell wurden die Blätter von *Urtica dioica* zur Behandlung von Rheumaleiden und als wassertreibendes Mittel genutzt. Von der Brennesselwurzel werden vorwiegend ethanolisch-wässrige Extrakte eingesetzt. Zu pharmakologisch relevanten Inhaltsstoffen zählen Phytosterole, Triterpensäuren, Lignane, Cumarine, Ceramide, Hydroxyfettsäuren, Polysaccharide, Lektine und einfache Phenolverbindungen.

16.3.2 Pharmakodynamik und klinische Studien

Hinweise auf eine Beeinflussung des Östrogenstoffwechsels ergaben sich aus einer klinischen Studie nach 12-wöchiger Behandlung mit 2 × 600 mg einem alkoholischen Brennesselwurzelextrakts bei 253 Patienten mit benigner Prostatahyperplasie. [39]. Während Gesamttestosteron, freies Testosteron, prozentual freies Testosteron und der Quotient Testosteron/ SHGB gegenüber dem Ausgangswert unverändert blieben, kam es zu einem signifikanten ($p = < 0,05$) Abfall von Östradiol und Östron. Gleichzeitig hatten sich Restharn und Prostatavolumen signifikant ($p = < 0,05$) gebessert. Als aktives Wirkprinzip für die Hemmung der Aromatase wurde mit Hilfe von chromatographischen Trennverfahren die 9-Hydroxy-10-*trans*-*12*-*cis*-octadecadiensäure (9-HODE) identifiziert [40, 41, 42], während 5 andere isolierte Fraktionen kaum wirkten [43]. Von Koch und Biber [44] wurde für einen ethanolisch-wässrigen Brennessel-Trockenextrakt an Plazentamikrosomen und in Gegenwart eines NADPH-bildenden Systems eine halbmaximale Hemmung der Aromatase von 338 µg/ml bestimmt. Nach Fraktionierung des Extrakts mit Lösungsmitteln zunehmender Polarität fand sich die aktive Komponente vor allem in der Heptanfraktion. In Übereinstimmung mit anderen Autoren kommen als Extraktbestandteile mit aromatasehemmenden Eigenschaften vorwiegend lipophile Substanzen wie Fettsäuren und deren Oxidationsprodukte in Frage. Die Kombination von Sägepalmenfrüchte-Extrakt mit Brennesselwurzel-Trockenextrakt zeigte eine überadditive Wirkung auf die Hemmung der Aromatase, woraus sich die Sinnhaftigkeit der Kombination von Sägepalmen-Extrakt und Brennnesselwurzel-Extrakt ableitet.

Ein wässrig-alkoholischer Extrakt von Urticae radix führte zu einer signifikanten Verringerung der SHGB-Bindungskapazität im humanen Serum von bis zu 67 % und zu einer ca. 10 %igen Hemmung der Bindung von DHT an den zytosolischen Androgenrezeptor der Prostata [45]. Ein wässriger Brennesselwurzel-Extrakt hemmte dosisabhängig die Bindung von ^{125}J-SHBG an humane Prostatamembranen im Konzentrationsbereich von 0,6 bis 10 mg/ml. Ein 70 %iger Ethanolextrakt war in diesem Modell ebenso aktiv wie isoliertes Urtica-Lektin [46].

Von der Arbeitsgruppe um Wagner [47, 48] wurden aus der Brennesselwurzel ein Lektingemisch und fünf neutrale beziehungsweise saure Polysaccharide isoliert. Für diese ließ sich eine immunmodulierende und eine antiphlogistische Aktivität im Sinne einer T-Lymphozyten-Stimulierung und TNF-α-Freisetzung aus Makrophagen nachweisen. Die Lektinfraktion hemmte zu 53 % die Bindung des epidermalen Wachstumsfaktor EGF an EGF-Rezeptoren in Zellkulturen von menschlichem Prostatagebwebe [48]. In gleicher Weise wirkte auch ein 20 %iger methanolischer Extrakt in humanen Zellkulturen [49]. Tabelle 16.6 fasst die experimentellen Ergebnisse und klinischen Befunde zusammen.

Tab. 16.6 Extrakte aus Brennesselwurzel (Urticae radix)

Wirkungsmechanismus, Wirkung	Klinische Wirkung
Hemmung der Aromatase, der Bindungskapazität von SHGB und der Bindung des Wachstumsfaktors EGF an EGF-Rezeptoren, antiexsudativ, antiphlogistisch	Nykturie ↓, Pollakisurie ↓, Dysurie ↓, Restharn ↓, Uroflow ↑

In klinisch pharmakologischen Untersuchungen bei 31 Patienten mit benigner Prostahyperplasie im Stadium I und II wurden nach 4, 8, 16 und 20 Wochen zytomorphologische Veränderungen nach 2 × 600 mg eines wässrig-alkoholischen Trockenextrakts nachgewiesen, die auf eine Aktivitätsminderungen bzw. Stoffwechselreduktion schließen lassen [50]. Biopsien von 33 Patienten mit einer BPH zeigten nach 6monatiger Behandlung fluoreszenzmikroskopisch eine signifikante Abnahme der Anzahl von Sekretgranula als Ausdruck einer reduzierten Zellaktivität [51]. Da sich nur im Resektionsmaterial von Prostatapatienten, die mit 3 × oder 2 × 600 mg eines wässrig-alkoholischen Extrakts behandelt waren, eine intensive körnige Fluoreszenz in den Epithelien der gewucherten periurethralen Drüsen zeigte, ist die Gewebsgängigkeit belegt. Allerdings ist unklar, ob die Fluoreszenz auf einer Metabolisierung des Extrakts oder auf Rezeptorbindung beruht [52].

Zur klinischen Wirksamkeit liegen neben älteren Erfahrungsberichten, Feldstudien mit 5492 Patienten [53], 4051 Patienten [54], 4480 Patienten [55] und offenkontrollierten Studien [56, 57, 58, 59] inzwischen doppelblinde, randomisierte klinische Studien im Vergleich zu Placebo [60, 61, 62, 63] vor. Die konfirmatorischen Studien wurden vielfach nach den Empfehlungen des internationalen Konsensuskomitees zur BPH durchgeführt. Kriterien zur Beurteilung der Wirksamkeit waren u.a. Boyarski-Score, IPSS, Prostatavolumen, maximales Sekundenvolumen, Restharn, sexualhormonbindendes Globulin und Quality of life. Die geprüften Urtica-Extrakte waren in den jeweils vorgegebenen Zielgrößen Placebo signifikant überlegen. Nicht nur die subjektiven Miktionsbeschwerden und die Lebensqualität, sondern auch die objektiven Zielvariablen wie Miktionsvolumen, maximaler Harnfluss und Restharn wurden signifikant gebessert. Es fand sich eine signifikante Senkung ($p = < 0{,}0005$) des Sexualhormon-bindenden Globulins im Serum [60, 62].

Im Hinblick auf den endokrinen Pathomechanismus bei der benignen Prostatahyperplasie mit Aktivierung der 5α-Reduktase und der Aromatase bietet sich die Kombination von Sägepalme und Brennnesselwuzel an. Sabal hemmt vorrangig die 5α-Reduktase, Urtica die Aromatase. Zusätzlich besitzt sie noch immunmodulierende und wachstumshemmende Eigenschaften. In einer monozentrisch, randomisierten placebokontrollierten doppelblinden Langzeitstudie mit einem Sabal-Urtica-Kombinationspräparat über 24 Wochen und anschließender Therapiephase II von nochmals 24 Wochen wurde bei 40 Patienten mit benigner Prostatahyperplasie eine signifikante Verbesserung der maximalen Harnflussrate ($p < 0{,}05$) nach 8 Wochen festgestellt. Ferner nahm der Uroflow gegenüber dem Ausgangswert im Mittel um 2,7 ml/s mehr zu als unter Placebo. Und es verbesserte sich die Lebensqualität, gemessen anhand des AUA-Symptomen-Scores bei gleichzeitig guter Verträglichkeit [64]. Klinisch relevante Veränderungen der Laborparameter wurden bei keinem Patienten beobachtet. In einer weiteren Doppelblind/Double-Dummy-Studie bei 543 BPH-Patienten in den Stadien I und II nach Alken verglichen Sökeland und Albrecht [65, 66] die therapeutische Äquivalenz von PRO 160/120 (fixe Kombination aus Sabal + Urtica) in der Dosierung von 2 × 1 Kapsel mit 1 × 5 mg Finasterid über 48 Wochen. Die Hauptzielgröße, das „maximale Harnsekundenvolumen“, verbesserte sich nach 24 Wochen um 1,9 ml/s bei PRO 160/120 und um 2,4 ml/s bei Finasterid. Nebenzielgrößen waren Durchschnittsfluss, Miktionsvolumen, Miktionszeit und Flussanstiegszeit, das sonographisch bestimmte Prostatavolumen sowie subjektive Angaben zur Miktionssymptomatik und Lebensqualität. Die Verbesserung dieser Begleitgrößen verlief in beiden Gruppen ähnlich ohne signifikante Unterschiede. Auch innerhalb der nach der initialen Prostatagröße gebildeten Subgruppen bestanden weder für den maximalen Uroflow noch für den IPS-Score signifikante Unterschiede [67]. Die statistische Prüfung ergab eine therapeutische Äquivalenz. Nach Finasterid wurde (54/255) über mehr unerwünschte Arzneimittelwirkungen als nach PRO 160/120 (52/261) beklagt. Vorrangig handelte es sich bei den durch Finasterid verursachten unerwünschten Arzneimittelwirkungen um reduziertes Ejakulationsvolumen und um erektile Dysfunktion.

16.3.3 Indikation, Dosierung, Anwendungsdauer

Anwendungsgebiete für standardisierte Extrakte aus Brennesselwurzel sind Miktionsbeschwerden bei benigner Prostatahyperplasie, Stadium I–II nach Alken, bzw. II–III nach Vahlensieck [68]. Die Dosis ist extraktspezifisch zu wählen. Nach allgemeinen Erfahrungen setzt die Wirkung erst nach einigen Wochen ein. Die Behandlungsdauer sollte mindestens 6–9 Monate betragen. Bei guter Verträglichkeit bestehen keine Bedenken gegen eine Langzeitanwendung.

Handelsübliche Brennesselwurzel-Extrakte [37]

DEV (Auszugsmittel)	Tagesdosis*
7 –14 : 1 (Methanol 20 %)	500 mg
7,1 –14,3 : 1 (Methanol 20 %)	500 mg
5,4 – 6,6 : 1 (Ethanol 20 %)	1000 mg
7 – 9 : 1 (Ethanol 60 %)	625 mg
6,7 – 8,3 : 1 (Ethanol 20 %)	650 mg
8 –12 : 1 (Ethanol 60 %)	500 mg
12 –16 : 1 (Ethanol 70 %)	330 mg
15,7–19,2 : 1 (Ethanol 80 %)	300 mg
17,7–19,2 : 1 (Ethanol 80 %)	285 mg

* Bezogen auf das Mittel von DEV und empfohlener Drogenäquivalentmenge

16.3.4 Toxikologie, unerwünschte Wirkungen, Interaktionen

Zur Toxikologie liegt kein Erkenntnismaterial vor. An unerwünschten Arzneimittelwirkungen können gelegentlich leichte Magen-Darm-Beschwerden auftreten. Gegenanzeigen und Wechselwirkungen sind nicht bekannt.

16.3.5 Risikogruppen

Da mit dem Alter bei Männern das Prostatawachstum zunimmt und das Risiko eines Prostatakarzinom besteht, sind regelmäßige fachurologische Kontrollen angezeigt, um den rechtzeitigen Zeitpunkt einer Operation zu erfassen.

16.4 Hypoxis-rooperi-Wurzelstock

16.4.1 Droge, Rhizoma, Wirkstoffe, Extrakte

Der Extrakt von *Hypoxis rooperi* wird als Sitosterin bezeichnet. Dies suggeriert eine Reinsubstanz, was jedoch nicht der Fall ist. In Wirklichkeit sind in dem Extrakt ca. 10 % Sitosterin enthalten, das als β-Sitosterolin glykosidisch gebunden vorliegt. Daneben sind in dem Extrakt auch noch Campesterol, Ergosterol und andere Sterole enthalten.

16.4.2 Pharmakodynamik und klinische Studien

Die Hauptwirkung des Extraktes dürfte von der Sitosterolfraktion ausgehen. Experimentell und klinisch wurde eine angereicherte Sitosterolfraktion aus *Hypoxis rooperi* mit einem Mindestanteil von 1 % Sitosterolglucosid geprüft, was die Übertragbarkeit der Wirkungen auf andere Produkte einschränkt. Am Carragenin- und Hefe-induzierten Rattenpfotenödem wirkten Phytosterole in Dosen von 500, 1000 und 2500 mg antiexsudativ und antiphlogistisch [69]. Gegenüber einer unbehandelten Kontrolle betrug der Effekt nach 24 Stunden 12 bis 24 %. Bezüglich des Wirkungsmechanismus hemmen Phytosterolgemische in vitro als auch in vivo die Prostaglandinsynthese und senken PGE_2 und PGF_2 im hyperplastischen Prostatagewebe bzw. im Prostataexprimat. Dies konnte bei 33 Patienten mit klinisch manifester Prostatahyperplasie in einer vergleichenden Untersuchung nach 12-wöchiger Einnahme von 30 mg/Tag Phytostrole aus *Hypoxis rooperi* anhand von Biopsien bestätigt werden. In der behandelten Gruppe lag der PGF_2- und PGE_2-Spiegel signifikant (zwischen 65 bis 91 %) niedriger als in der unbehandelten Gruppe [70]. Ähnliche Ergebnisse wurden nach 12-wöchiger Behandlung einer fortgeschrittenen Prostatahyperplasie mit 20 mg/Tag Phytosterolen ermittelt. Nach 3-monatiger Therapie waren im Prostatasekret im Mittel nur noch 52 % 6-Oxo-PGF_1 und 57 % PGE_2 im Vergleich zum Ausgangswert zu finden [71]. Demgegenüber war in einer anderen Stu-

Tab. 16.7. Wirkungen der Phytosterole aus *Hypoxis rooperi*

Wirkungsmechanismus, Wirkung	Klinische Wirkung
Hemmung der Prostaglandinsynthese antiexsudativ, antiphlogistisch	Nykturie ↓, Pollakisurie ↓, Dysurie ↓, Restharn ↓, Uroflow ↑

die die PGE_2 Konzentration im Exprimat von gesunden Männern (mittlere PGE_2 Konzentration 258 ng/g Protein) und bei Patienten mit BPH (mittlere PGE_2 Konzentration 85 ng/g Protein) nicht erhöht. Nur bei Patienten mit einer akuten Prostatitis (mittlere PGE_2 Konzentration 2490 ng/g Protein) war die PGE_2 Konzentration signifikant erhöht. Sie normalisierte sich bei diesen Patienten im Behandlungsverlauf mit 60 mg/Tag Phytosterol plus Tetracyclin [72]. Trotz chemischer Verwandtschaft von Sitosterin mit den Sexualsteroiden hemmen Sitosterin und Sitosteringlykosid nicht die Aktivität der 5α-Reduktase. Tabelle 16.7 fasst die experimentellen Ergebnisse und klinischen Befunde zusammen.

Zu β-Sitosterol liegen 4 randomisierte Doppelblindstudien bei 519 Patienten mit benigner Prostatahyperplasie vor [73–76]. Die Studiendauer lag zwischen 4 bis 26 Wochen und die Dosis zwischen 30 bis 120 mg/Tag. Die miktionsbedingten Beschwerden wurden signifikant gebessert. Die gewichtete Mittelwertsdifferenzen des IPSS zeigten einen Abfall um 4,9 Punkte (Skala von 0–35), eine Abnahme des Restharnvolumens von 28,6 ml und für den maximalen Harnfluss einen Anstieg um 3,9 ml/s [35]. Tabelle 16.8 fasst die Ergebnisse einer Metaanalyse der WHO-konform durchgeführten Doppelblindstudien zusammen. Zu der 6-monatigen multizentrischen Studie von Berges et. al. aus dem Jahre 1995 [77] liegt eine 12-monatige Nachbeobachtung vor. Bei den mit β-Sitosterin weiterbehandelten Patienten blieben die Ergebnisse unverändert gut, während sich nach Absetzen der Therapie der IPSS und das Restharnvolumen geringfügig verschlechterten und die maximale Harnflussrate unverändert blieb. Patienten die von Placebo auf Verum umgesetzt wurden, zeigten eine Verbesserung aller Parameter.

Tab. 16.8 Gewichete Mittelwertdifferenzen für die maximale Harnflussrate bei Männern mit BPH unter Einnahme β-Sitosterol im Vergleich zu Placebo bzw. der Punktwerte nach der Internationalen Prostata-Symptomenskala (I-PSS). Aus [35]

Studie	Verum n	Verum (sd)	Ktrl n	Ktrl (sd)	WMD (95%-KI-Zufallsmodell)	Gewicht	WMD (95%-KI-Zufallsmodell)
R. R. Berges	95	15,20 (6,43)	91	11,40 (6,30)		27,1	3,800 [–1,970 bis 5,630]
A. Fischer	40	23,10 (7,08)	40	14,70 (7,08)		22,8	8,400 [5,297 bis 11,503]
C. Kadow	25	10,75 (3,50)	28	10,37 (3,70)		26,7	0,380 [–1,559 bis 2,319]
K. F. Klippel	77	19,40 (9,21)	78	15,70 (9,27)		23,4	3,700 [0,791 bis 6,609]
Gesamt (95% KI)	237		237			100,0	3,909 [0,914 bis 6,903]
Chi-Quadrat 19,43 (df = 3) Z = 2,56							

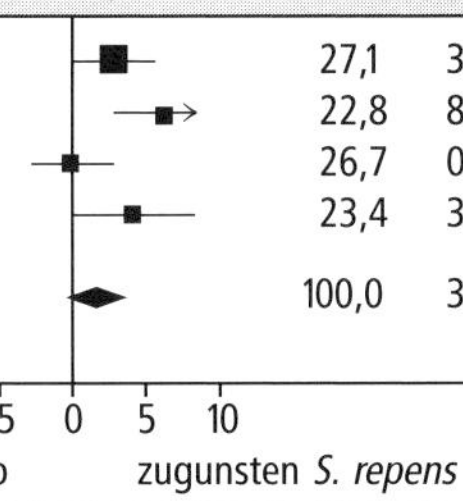

Ktrl = Kontrolle, sd = Standardabweichung, WMD = gerichtete Mittlwertdifferenz, Ki = Konfidenzintervall

16.4.3 Indikation, Dosierung, Anwendungsdauer

Anwendungsgebiete für β-Sitosterol-haltige Extrakte aus Hypoxis rooperi rhizoma sind Miktionsbeschwerden bei benigner Prostatahyperplasie, Stadium I–II nach Alken, bzw. II–III nach Vahlensieck. Die Dosis ist extraktspezifisch zu wählen. Nach allgemeinen Erfahrungen setzt die Wirkung erst nach einigen Wochen ein. Die Behandlungsdauer sollte mindestens 6–9 Monate betragen. Bei guter Verträglichkeit bestehen keine Bedenken gegen eine Langzeitanwendung.

16.4.4 Toxikologie, unerwünschte Arzneimittelwirkungen, Interaktion

Im Dosisbereich von 10 bis 2500 mg/kg KG bei der Maus, 100 bis 1000 mg/kg KG bei der Ratte, 100 bis 500 mg/kg KG beim Kaninchen, 250 bis 1000 mg/kg KG beim Hund und 1100 bis 2500 beim Affen (Papio ursinus) einer Phytosterolfraktion aus Hypoxis rooperi jeweils p.o. wurden keine histopathologischen Veränderungen oder Gewichtsabnahme beobachtet [69]. Eine 26-wöchige Verabreichung von 100 mg/kg KG p.o. an Ratten bzw. 250 mg/kg KG über 52 Wochen und 100 mg/kg KG über 26 Wochen an Affen ergaben keine toxischen Hinweise für Phytosterole [69]. In seltenen Fällen werden Magenbeschwerden angegeben [72]. Es bestehen keine Hinweise auf Wechselwirkungen mit anderen Arzneimitteln.

16.4.5 Risikogruppen

Da mit dem Alter bei Männern das Prostatawachstum zunimmt und das Risiko eines Prostatakarzinom besteht, sind regelmäßige fachurologische Kontrollen angezeigt, um den rechtzeitigen Zeitpunkt einer Operation zu erfassen.

16.5 Kürbissamen

16.5.1 Droge, Wirkstoffe, Extrakte

Kürbissamen (Cucurbitae peponis semen) wird vielfach nicht technologisch aufbereitet sondern in Form der ganzen oder zerkleinerten Samen eingenommen. Als relevante Inhaltsstoffe sind im Kürbissamen Δ-7-Sterole in freier und glykosidisch gebundener Form, Linolsäure, β- und γ-Tocopherol, Carotinoide, Selen und Mineralsalze enthalten [78].

16.5.2 Pharmakodynamik und klinische Studien

Aus der hohen konformativen Ähnlichkeit der Δ-7-Sterole mit den Androgenen und insbesondere mit DHT wird auf eine prostatotrope Wirkung geschlossen, zumal in Zellkulturen menschlicher Fibroblasten eine Hemmung der Bindung von DHT an zytoplasmatische Rezeptoren gezeigt werden konnte. Sechs Patienten erhielten am vierten und am dritten Tag vor der Prostatektomie 2 Hartgelatinekapseln mit 90 mg isoliertem Kürbis-Steringemisch. Im Vergleich zum Ausgangswert fielen innerhalb von 3 Tagen nach Verabreichung der Sterine im Serum die Aktivität der sauren Phosphatasen und die Konzentration des prostataspezifischen Antigens (PSA) signifikant ab. Das freie Testosteron lag am dritten Tag signifikant höher, und im Prostatagewebe wurden im Vergleich zu einer unbehandelten Kontrolle signifikant niedrigere DHT-Werte gefunden. Die SHBG-Werte im Serum und im Prostatagewebe zeigten keine Veränderungen [79]. Ausgehend von der konformativen Ähnlichkeit zwischen DHT und den Δ-7-Kürbissterolen wurden Bindungsstudien an Zellkulturen von menschlichen Fibroblasten durchgeführt. Sie wurden 24 h mit dem Sterolgemisch (120 ng bzw. 240 ng) vorinkubiert

Tab. 16.9 Extrakte aus Kürbissamen (Cucurbitae peponis semen)

Wirkungsmechanismus, Wirkung	Klinische Wirkung
Im Serum Abfall der sauren Phosphatase, PSA, Anstieg von Testosteron, Abnahme von DHT im Prostatagewebe, Verminderung der Bindung von DHT an menschliche Fibroblasten in Zellkulturen.	Durch kontrollierte Studien noch nicht ausreichend belegt.

und anschließend nach Zugabe von DHT weiter 24 h inkubiert. Gemessen wurde der freie DHT-Gehalt im zellfreien Überstand mittels Radioimmunoassay. Es fand sich eine dosisabhängig signifikant erniedrigte DHT-Bindung. Bereits eingesetzte Zellproliferationen konnten jedoch nicht mehr rückgängig gemacht werden [80]. Tabelle 16.9 fasst die experimentellen Ergebnisse und klinischen Befunde zusammen.

Kürbissamen zählen zu den ältesten Arzneipflanzen in der Behandlung von dysurischen Beschwerden. Im Kräuterbuch von H. Bock aus dem Jahre 1577 [81] heißt es: .. Kerne, diß ist ein lieblich confect denen so die Nieren und Blasen versehrt weren oder den harn mit schmertzen oder dröpffelecht von sich liessen". Trotz der historischen Anwendung über Jahrhunderte liegen von Erfahrungsberichten abgesehen bisher kaum kontrollierte klinische Studien nach den Empfehlungen des internationalen Konsensuskomitees zur BPH vor [33]. In einer nach GCP durchgeführten Doppelblind-Langzeitstudie über 12 Monate bei 476 Patienten wurde nach einem Kürbissamenextrakt (500 mg Wirkstoff pro Kapsel, entsprechend 10 mg Kürbissamen) eine signifikante Verbesserung des IPSS um 65 % gegenüber 54 % nach Placebo erreicht [82].

16.5.3 Indikation, Dosierung, Anwendungsdauer

Anwendungsgebiete für standardisierte Extrakte aus Kürbissamenextakte sind Miktionsbeschwerden bei benigner Prostatahyperplasie, Stadium I–II nach Alken, bzw. II–III nach Vahlensieck [83]. Die Dosis ist extraktspezifisch zu wählen. Nach allgemeinen Erfahrungen setzt die Wirkung erst nach einigen Wochen ein. Die Behandlungsdauer sollte mindestens 6–9 Monate betragen. Bei guter Verträglichkeit bestehen keine Bedenken gegen eine Langzeitanwendung

Handelsübliche Kürbissamen-Extrakte [37]

DEV (Auszugsmittel)	Tagesdosis*
15–25 : 1 (Ethanol 92 %)	500 mg
26–31 : 1 (Ethanol 92 %)	350 mg
25–40 : 1 (Ethanol 60 %)	300 mg

* Bezogen auf das Mittel von DEV und empfohlener Drogenäquivalentmenge

16.5.4 Toxikologie, unerwünschte Wirkungen, Interaktionen

Zur Toxikologie von Kürbissamenextrakten liegen keine Daten vor. Kürbissamen sind ungiftig. Sie enthalten keine Cucurbitacine. Unerwünschte Arzneimittelwirkung und Wechselwirkungen sind nicht bekannt.

16.5.5 Risikogruppen

Da mit dem Alter bei Männern das Prostatawachstum zunimmt und das Risiko eines Prostatakarzinom besteht, sind regelmäßige fachurologische Kontrollen angezeigt, um den rechtzeitigen Zeitpunkt einer Operation zu erfassen.

16.6 Gräserpollen

16.6.1 Extrakte

Extrakte aus Gräserpollen enthalten *Secale cereale, Phleum pratense* und *Zea mays* im Verhältnis 30:1,5:1. Die Pollenmischung wird zunächst im Verhältnis 1:6,4 mit Wasser/Aceton (100 + 5 V/V) und danach mit Aceton im Verhältnis 1:5,2 extrahiert. Der native Extrakt besteht aus ca. 87 % Wasser und 13 % acetonlöslichen Bestandteilen. Das DEV beträgt 2,5:1 [84].

16.6.2 Pharmakodynamik und klinische Studien

Während eine wasserlösliche Extraktfraktion keinen Effekt auf die Prostaglandin- und Leukotrien-Biosynthese zeigte, hemmte die fettlösliche Fraktion in-vitro dosisabhängig die Cyclooxygenase (IC_{50} = 0,005 mg/ml) und die Lipoxygenase (IC_{50}= 0,08 mg/ml). Der Effekt [85] war etwa vergleichbar mit Naproxen (0,0018 mg/ml bzw. 0,0495 mg/ml) und Diclofenac (0,0074 mg/ml bzw. 0,0623 mg/ml). Im Epithel und Stroma dreier hyperplastischer Prostatae wurde der Einfluss eines wässrigen und eines fettlöslichen Pollenextraktes auf den intraprostatischen Androgenstoffwechsel untersucht. Die Aktivität der 5α-Reduktase wurde durch den wässrigen Extrakt im Konzentrationsbereich von 49–493 µg/ml Inkubationsmischung ebenso wenig beeinflusst wie die Aktivität der 3α-Reduktase. Dagegen hemmte der fettlösliche Extrakt im Epithel und Stroma deutlich die Bildung von DHT aus Testosteron und die Aktivität der α- und 3β-Hydroxysteroid-Oxidoreduktase, so dass auch der Abbau von DHT zu Androstandiol gehemmt wird [86]. Am Modell heterotransplantierter und hormonell mit DHT und Östradiol stimulierter BPH an Nacktmäusen hemmte Cernilton signifikant das Wachstum [87].

Tab. 16.10 Wirkungen von Roggenpollen-Extrakten

Wirkungsmechanismus, Wirkung	Klinische Wirkung
Hemmung der Cyclooyxgenase, Lipoxygenase, antiödematös, antiphlogistisch, Hinweise auf Hemmung der α-Reduktase und Wachstum	Nykturie ↓, Polyakisurie ↓, Dysurie ↓, Restharn ↓, Uroflow ↑

Tabelle 16.10 fasst die wichtigsten experimentellen Ergebnisse und klinischen Befunde zusammen.

Die klinische Wirksamkeit von Gräserpollen ist in einigen randomisierten, placebokontrollierten Doppelblindstudien belegt. In der Studie von Becker und Ebeling [88, 89] wurden 193 Patienten über 12 Wochen mit 3 × 2 Kapseln Cernilton® pro Tag behandelt. Zielgrößen waren die klassifizierten Miktionsbeschwerden, Restharnvolumen, Uroflow und Gesamtbeurteilung. Signifikant besserten sich unter dem Pollenextrakt die Miktionsbeschwerden in 68,8 % gegenüber Placebo (37,2 %) und das Restharnvolumen (24,3 ml bzw. 3,7 ml). Auffällige Unterschiede bestanden bei der Diurie und dem Restharngefühl, kein Unterschied wurde beim Uroflow beobachtet. In einer weiteren randomisierten, placebokontrollierten Studie wurden 2 × 2 Kapseln Cernilton® pro Tag bei 60 Patienten über 6 Monate geprüft [90]. Prüfparameter waren Uroflow, Miktionsvolumen, sonographisch bestimmtes Restharnvolumen und Symptomatik. Die Daten von 53 Patienten waren auswertbar. Signifikant wurden die subjektiven Beschwerden verbessert sowie das Restharnvolumen und das Prostatavolumen reduziert. Kein Unterschied bestand bei der maximalen Harnflussrate und beim Miktionsvolumen. Die beiden Studien erfüllen zwar wichtige Kriterien der Evidenz-basierten-Medizin, sind aber zur abschließenden Beurteilung der klinischen Wirksamkeit nicht ausreichend.

Weitere Langzeitstudien sind deshalb wünschenswert. Zur Wirksamkeit der abakteriellen chronischen Prostatitis liegen bisher keine kontrollierten klinischen Studien sondern nur Anwendungsbeobachtungen vor [91]. Auch für dieses Anwendungsgebiet sind weitere Studien erforderlich und durchaus erfolgversprechend, da Gräserpollen-Extrakte über die Hemmung der Prostaglandine und Leukotriene antiphlogistisch wirken.

16.6.3 Indikation, Dosierung, Anwendungsdauer

Anwendungsgebiete für Extrakte aus Gräserpollen sind Miktionsbeschwerden bei benigner Prostatahyperplasie, Stadium I–II nach Alken, bzw. II–III nach Vahlensieck. Die Dosis ist extraktspezifisch zu wählen. Nach allgemeinen Erfahrungen setzt die Wirkung erst nach einigen Wochen ein. Die Behandlungsdauer sollte mindestens 6–9 Monate betragen. Bei guter Verträglichkeit bestehen keine Bedenken gegen eine Langzeitanwendung. Als wirksame Tagesdosis für Gräserpollen-Extrakte werden 100 mg Extrakt vorgeschlagen.

16.6.4 Toxikologie, unerwünschte Wirkungen, Interaktionen

Daten zur Toxikologie von Gräserpollen-Extrakt sind bisher nicht publiziert. In seltenen Fällen können leichte Magen-Darm-Beschwerden oder allergische Hautreaktionen auftreten. Wechselwirkungen sind nicht bekannt. Gegenanzeigen bestehen bei Überempfindlichkeit gegen Pollen.

16.6.5 Risikogruppen

Da mit dem Alter bei Männern das Prostatawachstum zunimmt und das Risiko eines Prostatakarzinom besteht, sind regelmäßige fachurologische Kontrollen angezeigt, um den rechtzeitigen Zeitpunkt einer Operation zu erfassen.

Literatur

[1] Vahlensieck W. (1985) Konservative Behandlung der benignen Prostatahyperplasie (BPH). Therapiewoche 35:4031–4040

[2] Berry S., M., Coffey D. S., Walsh P. C., Ewing L. L. (1984) The development of human benign prostatic hyperplasia with age. J. Uro 132:474–479

[3] Garaway W. M. et al. (1993). Eur. Urol. 24: 313–318

[4] Caine M. (1975) Adrenergic and cholinergic receptors in the human prostate, prostatic capsule an bladder neck. Br. J. Urol. 47: 193–202

[5] Shapiro E. (1992) The relative proportion of stromal and epithelial hyperplasia is related to the development of symptomatic prostate hyperplasia (J. Urol 147: 1293–1297

[6] Abrams P., Schulman C. C. (1995) Tamsulsin, a selective a-1-adrenoceptor antagonist: A randomized, controlled trial in patients with benign prostatic“ obstruction“ (symtomatic BPH). Br. J. Urology 76: 325–336

[7] Brawer M. K., Adams G., Epstein and the Terazosin benige prostatic hyperplasia study group (1993) Terazosin in the treatment of benign prostatic hyperplasia. Arch. Fam. Med. 2:929–935

[8] Chapple C. R., Wyndaele J. J., Nordling J. on behalf the European Tamsulosin study group (1996) Tamsulosin, the first prostatic-selective a-1 adrenoceptor antagonist. A meta-analysis of two randomized, placebo controlled multicentre studies in patients with benign prostatic obstruction (symptomatic BPH). Eur. Urol. 29: 155–167

[9] Fawzy A., Braun K., Lewis G. P. for the multicenter stuyd group (1995) Doxazozin in the treatment of benig prostatic hyperplasia in normotensive patients. A multicenter study. J. Urol 154: 105–109

[10] Lukacs B., McCarthy C., Grange J. C. QOLBPH (1993) Long-term quality of life in patients with benigne prostatic hypertrophy: preliminary results of a cohort survey of 7093 patients treated with an alpha-1-adrenic blocker, Alfuzosin. Eur. Urol 24: 34–40

[11] Hansen B. et al. (1994) Alfuzosin in the treatment of benign prostatic hyperplasia: Effects on symptom scores, urinary flow rates and residual volume. A multicentre double-blind,

placebo-controlled trial. Scand. J. Urol. Nephrol. 127 :169–176 (suppl)
[12] Wilde M. I., Fitton A., McTavish D. (1993) Alfuzosin. A review of ist pharmacodynamic and pharmacokinetic properties, and therapeutic potential in bening prostatic hyperplasia. Drugs 46:410–429
[13] Stoner E. (1993) Members of the finasteride study group: Three-year safety and efficacy data on the use of finasteride in the treatment of benign prostatic hyperplasia. Urology 43:284–294
[14] Stoner E., Harry G. (1995) Tretament of benign prostatic hyperplasia with 5a-reductase inhibitors. Endocrinologist 5: 140–146
[15] Andersen J. T., Ekman P., Wolf H., et al.: and the Scandinavian BPH study group: Can finasteride reverse the progress of benign prostatic hyperpalsia? A two-year placebo-controlled study. Urology 46: 631
[16] Boyle P., Gould A. L. (1996) Prostate volume predicts outcome of treatment of BPH with finasteride: Meta-analysis of randomized clinical trials. Urology 48:398–405
[17] Geller J. (1995) Five year follow-up of patients with benign prostatic hyperplasia treated with Finasteride. Eur. Urol. 27: 267–273
[18] Tammela T. L., Matti J. K. (1995) Long-term effects of Finasteride on invasive urodynamics and symptoms in the teratment of patients with bladder outflow obstruction due to benign prostatic hyperplasia. J. Urol 154: 1466–1469
[19] Gomley G. J., Stoner E., Bruskewitz R. C., et al. (1992) The effect of Finasteride in men with benign prostatic hyperplasia. New. Engl. J. Med. 327, 1185
[20] Wirth M. P., Helke C., Forschermaier S. E. (1997) Die Bedeutung der 5-α-Reduktasehemmer in der Therapie der BPH mit milden bis moderaten Symptomen. Urologe A 36: 35–38
[21] Schneider B., Sökeland J. (1997) Phytotherapie bei benigner Prostatahyperplasie-Ergebnisse einer Umfrage. Urologe B 37: 113–115
[22] Koch E. (1995) Pharmakologie und Wirkungsmechanismus von Extrakten aus Sabalfrüchten (Sabal fructus), Brennesselwurzel (Urticae radix) und Kürbissamen (Cucurbitae peponis semen) bei der Behandlung der benignen Prostatahyperplasie. In: Loew D, Rietbrock N (Hrsg) Phytopharmaka in Forschung und klinischer Anwendung. Steinkopff Darmstadt 57–79
[23] Hagenlocher M., Romalo G., Schweikert H.U. (1993) Spezifische Hemmung der 5α- Reduktase durch einen neuen Extrakt aus Sabal serrulata. Akt. Urol 24: 146–149
[24] Niederprüm H. J., Schwiekert H. U., Zänker K. S. (1994) Testosteron 5α- reductase inhibition by free fatty acids from sabal serrulata fruits. Phytomedicine 1: 127–133
[25] MC Neall J. E. (1983) Relationship of the origin of benign prostatic hypertrophy to prostatic structure of man and other mamals. In Himman Jr..F. (ed) Benign Prostatic Hypertrophy. Springer, New York 152–166
[26] Habenicht U.-F., El Etreby M. F. (1991) Rationale for using aromatase inhibitors to manage benign prostatic hyperplasia. J. Androl 12: 395–402
[27] Romics I., Schmitz H., Frang D. (1993) Experinece in treating benige prostatic hypertrophy with Sabal serrulata for one Year. International Urology and Nephrology 25:565–569
[28] Vahlensieck W.jr., Völp A., Lubos W., Kuntze M. (1993) Benigne Prostatahyperplasie-Behandlung mit Sabalfrucht-Extrakt. Fortschr. Med. 111: 323–326
[29] Bach D. (1995) Medikamentöse Langzeitbehandlung der BPH. Urologe 35:178–183
[30] Champault G., Patel J. C., Bonnard A. M. (1984) A double-blind trial hy. of an extract of the plant Serenoa repens in benign prostatic hyperplasia. Br J clin Pharmac 18:461–462
[31] Carraro J. Ch., Raynaud J. P., Koch G., Chisholm G. D., Di Siverio F., Teillac P., Da Silva F. C., Cauquil J., Chopin D. K., Hamdy F. C., Hanus M., Hauri D., Kalinteris A., Marencak J., Perier A., Perrin P. (1996) Comparisom of Phytotherapy (Permixon) with Finasteride in the treatment of benign prostate Hyperplasia: A randomized international study of 1,098 patients. The Prostate 29: 231–240
[32] Grasso M. et al. (1995) Comparative effects of Alfuzosin versus Serenoa repens in the treatment of symptomatic benign prostatic hyperplasia. Arch. Esp. De.Urol. 48:97–103
[33] Cockett A. T. K., Aso Y., Denis L. et al. (eds) (1993) The 2.nd. International Consultation on benigne prostatic hyperplasia. SCI, Paris
[34] Wilt T., Ishani A., Stark G., MacDonald R., Lau J., Mulrow C. (1998) Saw palmetto extracts for treatment of benign prostatic hyperplasia. JAMA 280:1604–1609
[35] Wilt T., Ishani A., Rutks I., MacDonald R. (1998) Phytotherapy for benign prostatic hyperplasia. In Phytopharmaka Forschung und klinische Anwendung V. Hrsg. Loew D., Blume H., Dingermann Th. Steinkopff-Verlag 1999, 165–177
[36] Monographie Sabal fructus, Sägepalmenfrüchte. BAnz Nr. 43 vom 2.3.1989 sowie Ergänzung vom 17.1.1991

[37] Dingermann Th.: Transparenzkriterien, Transparenzkriterien für pflanzliche, homöopathische und antroposophische Arzneimittel. Karger Basel Freiburg Paris London New York New Dehli Bangkok Singapore Tokyo Sydney 2000

[38] Sabal fructus. In Hagers Handbuch der Pharmazeutischen Praxis. Drogen P–Z, Hrsg. Hänsel R., Keller K., Rimpler H., Schneider G. 680–687. Springer Verlag Berlin Heidelberg New York London Paris Tokyo Hong Kong Barcelona Budapest

[39] Bauer H. W., Sudhoff F., Dressler S. (1988) Endokrine Parameter während der Behandlung der benignen Prostatahyperplasie mit ERU. Klin Exp Urol 19:44–49

[40] Kraus R., Spiteller G., Bartsch W. (1991) (10E,12Z)-9-Hydroxy-10,12-octadecadiensäure, ein Aromatase-Hemmstoff aus dem Wurzelextrakt von Urtica dioica. Liebigs Ann. Chem. 335–339

[41] Bartsch W., Kühne G. (1992) Hemmung der Aromatase durch 9-Hydroxy-10-trans-12-cis-octadecadiensäure. In Rutishauser G. editor Benige Prostatahyperplasie III. Klinische experimentelle Urologie 22. München-Bern-Wien-New York: Zuckschwert 108:115

[42] Vergin H., Neurath G. B., Schecklies E. (1993) Phytotherapie der benignen Prostatahyperplasie. Natura med. 8: 330–335

[43] Ganßer D., Spiteller G. (1995) Aromatase inhibitors from Urtica dioica roots. Planta Med 61:138–140

[44] Koch E., Biber A. (1994) Pharmakologische Wirkungen von Sabal- und Urtikaextrakten als Grundlage für eine rationale medikamentöse Therapie der benignen Prostatahyperplasie. Urologe, 34:90–95

[45] Schmidt K. (1983) Die Wirkung eines Radix urticae-Extraktes und einzelner Nebenextrakte auf das SHGB des Blutplasmas bei der benignen Prostatahyperplasie. Fortschr. Med. 101:713–716

[46] Hryb D. J., Khan M. S., Romas N. A., Rosner W. (1995) The effect of extracts of the roots of the stining nettle (Urtica dioica) on the interaction of SHBG with ist receptor on human prostatic membrans. Planta Med. 61:31–32

[47] Wagner H., Willer F., Kreher B. (1989) Biologisch aktive Verbindungen aus dem Wasserextrakt von Urtica dioica. Plantat Med 55: 452–454

[48] Willer F., Wagner H. (1990) Immonologically active polysaccharides and lectins from the aqueous extract of Urtica dioica. Planta Med 56:669

[49] Enderle-Schmitt U., Gutschank W. M., Aumüller G. (1988) Wachstumkinetik von Zellkulturen aus BPH unter Einfluss vobn Extractum radicis urticae (ERU). In Bauer HW, edit, Benigne Prostathyperplasie II. Klinische und experimentelle Urologie 19. München-Bern-Wien-New York: Zuckschwert 56–61

[50] Ziegler H. (1983) Fluoreszenzmikroskopische Untersuchung der benignen Prostatahyperplasie unter Behandlung mit Extrakt Radicis Urticas (ERU) Fortschritte der Medizin 100: 1832–1834

[51] Ziegler H. (1983) Fluoreszenzmikroskopische Untersuchung von Prostatazellen unter Einwikung von Extract Radicis Urticae (ERU). Fortschritte der Medizin 101:2112–2114

[52] Duzendorfer U. (1984) Der Nachweis von Reaktionseffekten des Extractum Radicis Uricae (ERU) im menschlichen Prostatagewebe durch Fluoreszenzmikroskopie. Z. Phytotherapie 5:800–804

[53] Tosch U., Müssiggang H. (1983) Medikamentöse Behandlung der benignen Prostatahyperplasie. Euromed (6), 1–3

[54] Stahl H.-P. (1984) Die Therapie der prostatischen Nykturie Dtsch. Apoth. Ztg. 124: 2429–2436

[55] Friesen A. (1988) Statistische Analyse einer Multizenter-Langzeitstudie mit ERU. In Bauer HW, editor. Benige Prostatahyperplasie II. Klinische und experimentelle Urologie 19. München-Bern-Wien-New York: Zuckschwert 121–130

[56] Maar K. (1987) Rückbildung der Symptomatik von Prostataadenomen. Fortschr, Med. 105:50–52

[57] Djulcpa J. (1982) Zweijährige Erfahrungen in der Therapie des Prostata-Syndroms. Ärztli. Praxis 63: 2199–2202

[58] Bauer H. W., Sudhoff F., Dresler S. (1988) Endokrine Parameter während der Behandlung der benignen Prostathyperplasie mit ERU. In Bauer H. W., editor. Benige Prostatahyperplasie II. Klinische und experimentelle Urologie 19. München-Bern-Wien-New York: Zuckschwert 44–49

[59] Feiber H. (1988) Sonographische Verlaufsbeobachtung zum Einfluss der medikamentösen Therapie der benignen Prostatahyperplasie (BPH). In Bauer H. W., editor. Benigne Prostatahyperplasie II. Klinische und experimentelle Urologie 19. München-Bern-Wien-New York: Zuckschwert 75–82

[60] Vontobel H. P., Herzog R., Rutishauser G., Kres H. (1985) Ergebnisse einer Doppelblindstudie über die Wirksamkeit von ERU-

Kapseln in der konservativen Bendandlung der benignen Prostatahyperplasie. Urologe 24:49–51
[61] Dathe G., Schmid H. (1987) Phytotherapie der benignen Prostatahyperplasie (BPH). Doppelblindstudie mit Extraktum radicis urticae (ERU). Urologe 27:223–226
[62] Fischer M., Wilbert D. (1992) Wirkprüfung eines Phytopharmakons zur Behandlung der benignen Prostatahyperplasie (BPH). In Rutishauer G., editor. Benigne Prostatahyperplasie III. Klinische und experimentelle Urologie 22. München-Bern-Wien-New York: Zuckschwert 79–84
[63] Engelmann U., Boss G., Kres H. (1996) Therapie der benignen Prostatahyperplasie mit Bazaton Liquidum. Urologe B 36: 287–291
[64] Metzker H., Kieser M., Hölscher U. (1996) Wirksamkeit eines Sabal-Urtica-Kombinationspräparats bei der Behandlung der benignen Prostatahyperplasie (BPH). Eine doppelblinde placebokontrollierte Langzeitstudie. Urologe (B) 36:292–300
[65] Sökeland J., Albrecht J. (1997) Kombination aus Sabal- und Urticaextrakt vs. Finasterid bei BPH (Stad. I bis II nach Alken) Urologe A 36: 327–333
[66] Sökeland J. (2000) Combined sabal and urtica extract compared with finasteride in men with benign prostatic hypertpalsis: analysis of prostate volume and therapeutic outcome. BJU International 86:439–442
[67] Sökeland J., Walther C. (2000) Kombinationspräpatat Sabal-und Urticaextrakt versus Finasterid bei benigner Prostatahyperplasie. Zeitschr. Phytotherapie S. 299–305
[68] Monographie Urticae radix, Brennesselwurzel. BAnz Nr.173 vom 18.9.1989 sowie Ergänzung vom 17.1.1991
[69] Kündig H. (1981) Notabene medici 11: 358–363
[70] Zahradnik H. P., Schiffahrt R., Schoening R., Ebbinghaus K. D., Dunzendorfer U. (1989) Fortschr. Med 98:69–72
[71] Bach D., Walker H., Zahradnik H. P. (1985) Therapiewoche 35:4292–4297
[72] Bauer H. W., Bach D. (1986) Urol Int 41: 139–144
[73] Berges R. R., Windeler J., Trampisch H. J., Senge T. H. (1995) Randomised, placebo-controlled, double-blind clinical trial of β-Sitosterol in patients with benign prostatic hyperplasia. Lancet 345: 1529–1532
[74] Fischer A., Jurincic-Winkler Cd., Klippel K. F. (1993) Conservative treatment of benign prostatic hyperplasia with high-dosage β-sitosterol (65 mg): results of a placebo controlled double-blind study. Uroscop. 1:12–20
[75] Kadow C., Abrams P. H. (1986) A double-blind trial of the effect of beta sitosteryl glucoside (WA 184) in the treatment of benign prostatic hyperplasia Eur. Urol 12: 187–189
[76] Klippel K. F., Hiltl D. M., Schipp B. (1997) A multicentric, placebo-conrtolled, double blind clinical trial of β-sitosterol (phytosterol) for the treatment of benign prostatic herplasia. Br. J. Urol 80: 427–432
[77] Berges et al. (2000) Br. J. Urol. 85:842–846
[78] Schilcher H. (1986) Cucurbitae-Species-Kürbis-Arten. Zeitschr. für Phytotherapie. 1: 19–23
[79] Schilcher H., Dunzendorfer U., Ascali F. (1987) Delta 7-sterole, das prostatotrope Wirkprinzip in Kürbissamen? Urologe 27: 316–319
[80] Schilcher H., Schneider H. J. (1990) Beurteilung von Kürbissamen in fixer Kombination mit weiteren pflanzlichen Wirkstoffen zur Behandlung des Symptomenkomplexes bei BPH. Urologie 30:62–66
[81] Benedum J., Loew D., Schilcher H. (2000) Arzneipflanzen in der Traditionellen Medizin. Hrsg. Kooperation Phytopharmaka. 3. überarbeitete und erweiterte Auflage. ISBN 3-929964-09-0
[82] Bach D. (2000) Placebokontrollierte Langzeittherapiestudie mit Kürbissamenextrakt bei BPH-bedingten Miktionsbeschwerden Urologe B, 40: 437–443
[83] Monographie Cucurbitae peponis semen, Kürbissamen. BAnz Nr. 223 vom 30.11. 1995 sowie Ergänzung Nr.11 vom 17.1. 1991
[84] Monographie zu Gräserpollen
[85] Loschen G., Ebeling L. (1991) Hemmung der Arachidonsäure-Kaskade durch einen Extrakt aus Roggenpollen. Arzneim Forsch 41:162–167
[86] Tunn S. Krieg M. (1992) Beeinflussung des intrapostatischen Androgenstoffwechsels durch den Pollenexrtrakt Cernilton N. In Benigne Prostatopathien. Hrsg. W. Vahlensieck, G. Rutishauser. Gerog Thieme Verlag Stuttgart New York 113–119
[87] Wagner B., Otto U., Becker H., Schröder S., Klosterhlafen H. (1992) Experimentelle Therapiestudien mit Cernilton N an humaner beniger Prostatahyperplasie. In Benigne Prostatopathien. Hrsg. W. Vahlensieck, G. Rutishauser. Georg Thieme Verlag Stuttgart New York 129–133
[88] Becker H., Ebeling L. (1998) Konservative Therapie der benignen Prostata-Hyperplasie (BPH) mit Cernilton N – Ergebnisse einer pla-

zebo-kontrollierten Doppelblindstudie. Urologie 28:301–306
[89] Becker L., Eberling L. (1991) Phytotherapie der BPH mit Cernilton N – Ergebnisse einer kontrollierten Verlaufsstudie. Urologie 31: 113–116
[90] Buck A. C., Cox R., Rees R. W. M., Johm A. (1990) Treatment of outflow tract obstruction due to benign prostatic hyperplasia with the Pollen-Extract „Cernilton". A double-blind, placebo-controlled study. Br.J. Uro. 66: 398
[91] Ebeling L. (1986) Therapeutic results of defined Pollen-Extract in patients with chronic prostatitis or BPH acccompanied by chronic prostatistis. In Weidner W., Brunner H., Krause W., Rothauge C. F. (Hrsg.) Therapy of Prostatitis. Klin. Exp. Urol. 11: 154–160

17 Gynäkologika

17.1 Definition und Klinik

Bei den Regeltempoanomalien, dem prämenstruellem Syndrom (PMS) und der Mastodynie während der reproduktiven Lebensphase sowie den klimakterischen Beschwerden während der Wechseljahre handelt es sich aus ärztlicher und psychosozialer Sicht keineswegs um geringfügige Befindlichkeitsstörungen, sondern infolge des mitunter hohen Leidensdrucks um therapiebedürftige somatische und neurovegtative bzw. psychische Symptome mit Krankheitswert. Sie sind häufig Ursache von Arbeitsausfall und Frühberentung.

17.1.1 Reproduktive Phase

Regeltempoanomalien sind als Ausbleiben sowie zu seltenes oder zu häufiges Auftreten von Menstruationsblutungen definiert. Ursachen sind bei der Polymenorrhoe (< 22 Tage) die gestörte/verkürzte Follikelreifung mit/ohne Corpus-luteum-Insuffizienz oder eine teilweise anovulatorisch, latente oder manifest verlaufende Hyperprolaktinämie. Ursachen für eine Oligomenorrhoe (> 35 Tage) sind dagegen eine verlängerte Follikelreifung und sehr häufig eine manifeste Hyperprolaktinämie. Eine Amenorrhoe (keine Blutung > 3 Monate) wird durch Hyperprolaktinämie, Hyperandrogenämie oder vorzeitige Ovarialerschöpfung verursacht. Die Hyperprolaktinämie kann funktionell oder medikamentös bedingt sein. Sie wird durch eine Blockade der Dopamin-Rezeptoren oder durch eine Hemmung der Dopamin-Sekretion verursacht. Diese kann z.B. durch Neuroleptika, Antidepressiva, Tranquilizer, Antiemetika oder orale Ovulationshemmer hervorgerufen werden. Die Hyperprolaktinämie kann auch auf einer Unterbrechung der hypophysären Portalgefäße durch supraselläre Tumoren oder durch Kompression verursacht durch extendierende Hypophysentumoren oder Narben beruhen. Ferner kann die Ursache in einer Vermehrung Prolaktin-produzierender Zellen, z.B. während einer Schwangerschaft, durch Hyperplasie oder durch Prolaktinome, oder in einem Überwiegen der Prolaktin-sekretionsfördernden Faktoren über PiF (z.B. primäre Hypothyreose) liegen. Schließlich kann auch übermäßiger Stress zur Hyperprolaktinämie führen. Der Prolaktinspiegel korreliert weitgehend mit dem Schweregrad der Zyklusstörung bzw. den entsprechenden Symptomen. Prolaktinspiegel > 50 ng/ml haben meist eine Oligomenorrhoe oder sekundäre Amenorrhoe und Werte zwischen 50 und ca. 20 ng/ml anovulatorische Zyklen oder Symptome der Corpus-luteum-Insuffizienz zur Folge. Bei den zyklischen Brustschmerzen (Mastalgie) findet sich häufig eine mäßige bzw. latente Hyperprolaktinämie. Sie geht oft am Ende des Zyklus in eine manifeste Form über. Charakteristisch für eine latente Hyperprolaktinämie sind erhöhte Prolaktinwerte in der Nacht, nach Stresssituationen bzw. nach Stimulation mit thyreotropinfreisetzendem Hormon (TRH). Sie sind ein ständiger Stimulus für das lobuläre und alveoläre Brustdrüsengewebe.

Das prämenstruelle Syndrom ist durch wiederholt zyklisch vor der Menstruation einsetzende und anschließend abklingende somatische und psychische Symptome gekennzeichnet (Tab. 17.1). Die Ätiopathogense ist bislang noch ungeklärt. Auslösende Faktoren sind u.a. eine erhöhte

Tab. 17.1 Einteilung des PMS-Syndroms in Subgruppen

PMS-Typ (Anxiety) • Angst • Unruhe, Nervosität • Introversion • Anspannung **PMS-Typ (Hyperhydration)** • Gewichtszunahme • Völlegefühl • Mastodynie • Ödemneigung (Gesicht, Extremitäten)	**PMS-Typ (Craving)** • Verstärkter Appetit, Heißhunger • Schwächeanfälle, Erschöpfung • Palpitationen • Kopfschmerz • gesteigerte Aggressivität **PMS-Typ (Depression)** • Depression • Abgeschlagenheit • Schlaflosigkeit

Östrogen/Progesteron Relation, eine Hyperprolaktinämie, Hyperaldosteronismus, eine Dysregulation der Hypothalamus-Hypophysen-Gonaden-Achse sowie Arzneimittel wie Steroide, Sulpirid, Metoclopramid, Spironolacton und gesteigerte Neurotransmitter. Die Mastodynie äußert sich in einseitiger oder doppelseitiger meist schmerzhafter Spannung und Schwellung der Brustdrüse in der zweiten Zyklushälfte.

Zur Substitution der ungenügenden körpereigenen Hormonproduktion stehen Sexualhormone sowie deren Derivate zur Verfügung. Eine Senkung erhöhter Prolaktinspiegel kann durch chemisch definierte dopaminerge Substanzen und mit Hilfe Agnus-castus-haltiger Arzneimittel erreicht werden.

17.1.2 Klimakterische Beschwerden

Die Menopause ist die letzte vom Ovar gesteuerte Menstruationsblutung. Sie tritt in der 5. und 6. Lebensdekade ein. Als Perimenopause oder Klimakterium bezeichnet man den Zeitraum fünf bis sieben Jahre vor der Menopause, während der die Ovarialfunktionen langsam nachlassen, sowie das erste Jahr der Amenorrhoe. Viele Frauen leiden in dieser Zeit unter Symptomen im neurovegetativen, psychischen und somatisch-trophischen Bereich (Tab. 17.2). Häufige Symptome sind Hitzewallungen, Schweißausbrüche, Herzrasen, Kopfschmerzen, Schwindel, Schlafstörungen, Reizbarkeit, depressive Verstimmung, Angst, innere Unruhe, Nervosität, Stimmungslabilität, Konzentrationsschwäche, Veränderung der Sexualität, genitale Atrophien mit Trockenheit der Scheide, nachlassende Libido, Kohabitationsbeschwerden, Funktionsstörungen im Bereich der Harnwege sowie Gelenk- und Muskelschmerzen. Die Hitzewallungen können Sekunden bis zu Minuten andauern und mehrmals tagsüber aber auch nachts auftreten, wodurch die Schlafqualität der Patientinnen beeinträchtigt wird. Hitzewallungen rangieren mit 70 % an erster Stelle, gefolgt von Nervosität, Depression und Schlafstörungen mit 50 %. Mit einer Häufigkeit von 40 % wird über Vergesslichkeit und Libidostörungen und mit einer Häufigkeit von 30 % über Kopfschmerzen, Herzbeschwerden sowie über Schwindel geklagt [1]. Bei 5 % ist die Gesundheitsstö-

Tab. 17.2 Symptome des klimakterischen Syndroms

Neurovegetativer Bereich • Hitzewallungen, Schweißausbrüche • Blutdruckschwankungen • Herzklopfen, Stechen in der Herzgegend • migräneartige Kopfschmerzen • Ohrensausen, Schwindelgefühl
Psychischer/psychovegetativer Bereich • Depressive Verstimmung, Angstzustände • Konzentrationsprobleme, Antriebsschwäche • Stimmungsschwankungen, Reizbarkeit • Schlafstörungen, nervöse Erschöpfung • nachlassende Libido
Somatisch-trophischer Bereich • Erhöhte Cholesterin-, Lipidspiegel • Osteoporose • Funktionsstörungen der Scheide, Harnröhre, Blase • Veränderungen der Haut, Haaren, Nägeln • Kohabitationsbeschwerden • Juckreiz, Gewichtszunahme

rung gravierend mit Arbeitsunfähigkeit, in ca. 25 % stark, in ca. 40 % mittelstark und in ca. 30 % schwach, kurz anhaltend oder selten verbunden [2]. Auftreten, Intensität und Dauer der klimakterischen Beschwerden sind individuell ausgeprägt. Sie nehmen langsam zu, erreichen 1 bis 3 Jahre nach Eintritt der Menopause ihren Höhepunkt und können ein bis mehrere Jahre anhalten [2, 3]. Aufgrund der beeinträchtigten Lebensqualität, des Leidensdrucks sowie einer eingeschränkten Arbeitsfähigkeit handelt es sich bei den klimakterischen Beschwerden um mehr als eine „geringfügige Gesundheitsstörungen" (§ 92a Abs. 5, Satz 3, Nr. 3 SGB V), weshalb eine Behandlung nicht nur aus ärztlicher Sicht zwingend, sondern auch Arzneimittel nach SGB V verordnungsfähig ist [4].

Die hypophysäre Gonadotropinsekretion wird durch die pulsatile Ausschüttung des hypothalamischen Peptids LHRH (auch GnRH genannt) aktiviert. Bei Frauen vor der Menopause ist die pulsatile Ausschüttung für die hypophysäre LH- und FSH-Sekretion wichtig. Bei einem Mangel oder Ausfall der ovariellen Östrogenproduktion ist die hypophysäre Hormonsekretion erhöht, weshalb Neurotransmitter, die die LHRH Neurone zur pulsatilen LHR-Sekretion anregen, vermehrt ausgeschüttet werden. Der Wegfall der negativen Rückkopplung im hypothalamisch-hypophysären Regelkreis und die reduzierte ovarielle Gonadotropinsensitivität hat einen Anstieg der FSH- und LH-Gonadotropinspiegel im Serum sowie eine Instabilität hypothalamischer Funktionen zur Folge. Die in mesolimbischen Arealen nachgewiesenen östrogenrezeptiven Nervenzellen wirken vermutlich auf thermoregulatorische (vasomotorische) und emotionsmodulierende Funktionen, was die klimakterischen Symptome Hitzewallungen, Schweißausbrüche sowie Depressionen, Schlaflosigkeit und Ängstlichkeit erklärt.

Neben Östriol, Östradiol und deren Derivate [5, 6, 7] – eventuell in Kombination mit Gestagenen – kommen Extrakte aus Cimicifugae racemosae rhizoma für die Indikation „klimakterischer Beschwerden" infrage.

17.2 Mönchspfefferfrüchte

17.2.1 Droge, Wirkstoff, Extrakte

Mönchspfeffer oder Keuschlammfrüchte sind die reifen, getrockneten Früchte von *Vitex agnus castus*. Die ca. 0,5 cm großen Früchte enthalten vier Samen. Sie riechen aromatisch und schmecken scharf. Die Droge enthält ca. 0,5 % ätherisches Öl und u. a. typische Iridoidglykoside. Als Wirkstoffe sind alkoholische Extrakte (58–70 %) im Handel.

17.2.2 Experimentelle Pharmakologie

Aus älteren tierexperimentellen Versuchen [1, 2, 3, 4], in denen Agnus-castus-Früchtezubereitungen dosisabhängig gegenüber einer unbehandelten Kontrolle zystische und blutige Follikel verminderten und zu einer Zunahme und Vergrößerung der Corpora lutea in den Ovarien führten, wurde fälschlicherweise auf eine FSH-suppressive und LH- sowie Prolaktin-stimulierende Wirkung geschlossen. Nach neueren experimentellen In-vitro- und In-vivo-Untersuchungen ist diese Interpretation nicht mehr haltbar [5, 6]. In Zellkulturen des Hypophysenvorderlappens von männlichen Ratten hemmten die wasserlöslichen Bestandteile eines Auszugs aus Agni casti fructus in einer Endkonzentration von 3,3 mg/ml die basale und TRH (thyreotropin releasing hormone)-stimulierte Prolaktinfreisetzung. Die Effekte waren annähernd äquipotent zu 10^{-4} M Dopamin Nach gemeinsamer Inkubation der Hypophysenzellen mit dem Dopaminrezeptorblocker Haloperidol® (Endkonzentration 10^{-6} M) wurden die Effekte aufgehoben [5]. Ein indirekter Beweis für die Prolaktinhemmung war der signifikant erhöhte Anteil von Rattenjungtieren ohne Milchflecken sowie die erhöhte Anzahl verstorbener Jungtiere nach Verabreichung eines Agnus-castus-Früchteextraktes bzw. Bromocriptin als positive Kontrolle an die Muttertiere mit den Folgen einer Reduktion der Milchproduktion im Vergleich zur Kochsalzapplikation [8].

Nach Jarry et al. [7] beruht die dopaminerge Wirkung des Agnus-castus-Extrakts auf einer selektiven Stimulation von Dopaminrezeptoren vom D2-Typ an den hypophysären, sog. laktotropen Zellen, wobei die Ausschüttung von FSH und LH unbeeinflusst bleibt. Die im Agnus-castus-Extrakt pharmakologisch wirksamen Substanzen haben eine Molmasse zwischen 1000 und 5000 Dalton. Anhand von Rezeptorbindungsstudien konnte gezeigt werden, dass z.B. die Fraktion R 5000, ein Ultrafiltrat aus Agnus-castus-Früchteextrakt, das spezifisch gebundene Sulpirid am D2-Rezeptor verdrängt [9]. Nach neueren phytochemischen Studien werden mehrere Diterpene u.a. das Diterpen Rotundifuran als wirksame Fraktion diskutiert, das mit hoher Affinität an den Dopaminrezeptor bindet und ähnlich Dopamin die Prolaktinsekretion hemmt [10].

17.2.3 Humanpharmakologie

In einer Pilotstudie bei 7 Patientinnen mit Fertilitätsstörungen infolge einer Hyperprolaktinämie [11], einer offenen Studie bei 13 Frauen mit sekundärer Amenorrhoe, Polymenorrhoe sowie weiteren Zyklusanomalien aufgrund erhöhter Prolaktinwerte [12] sowie bei 34 Patientinnen mit unterschiedlich hohen Prolaktinwerten [13] kam es in den meisten Fällen nach mehrmonatiger Behandlung mit standardisierten Agnus-castus-Extrakten zu einer deutlichen Absenkung der Prolaktinspiegel in den oberen bzw. normalen Grenzbereich und zur Normalisierung der Menstruationsstörungen (Abb. 17.4. In einer placebokontrollierten Doppelblindstudie sank bei Patientinnen mit zyklischer Mastalgie nach dreimonatiger Behandlung mit Mastodynon®-Lösung der mittlere Prolaktinspiegel signifikant um 4,35 ng/ml gegenüber Placebo um 0,57 ng/ml [14]. Nach Gabe von Mastodynon®-Tabletten sank der mittlere Prolaktinspiegel um 3,7 ng/ml. Über eine vergleichbare Absenkung um 4,0 ng/ml wird auch nach Behandlung mit 2,5 mg Bromocriptin 2 × tägl. über 3 Monatszyklen bei Mastalgie berichtet [15]. Patientinnen mit einer Gelbkörperschwäche auf Grund einer latenten Hyperprolaktinämie von mindestens 120 ng/ml 15 min nach TRH Stimulation (200 µg) bzw. von 70 ng/ml 30 min nach TRH Stimulation (200 µg) wurden in einer placebokontrollierten (n = 20) Doppelblindstudie über 3 Zyklen mit täglich einer ST-C 20 mg Kapsel (Strotan, n = 17) behandelt [16]. In der Mitte der Follikelphase wurden die basalen und die TRH-stimulierten Prolaktinspiegel zusammen mit Östradiol und Progesteron bestimmt. Während sich unter Placebo nach 3 Zyklen die stimulierten Prolaktinspiegel nicht änderten, waren sie bei den mit ST-C-behandelten Frauen 15 und 30 min nach TRH Stimulation signifikant abgefallen (Abb. 17.1). Bei 6 bzw. 10 Frauen lagen die THR-stimulierten Prolaktinspiegel nach 15 min bzw. 30 min im Normbereich. Die basalen mitt-lutealen Prolaktinspiegel zeigten in beiden Gruppen im Prä-/Post-Vergleich keinen Unterschied. Eine um 3,4 Tage (Placebo) bzw. 5,5 Tage (Verum) insuffiziente Lutealphase blieb nach 3 Monaten unter Placebo konstant und wurde unter Verum auf 10,5 Tage verlängert. Die Dauer des Menstruationszyklus änderte

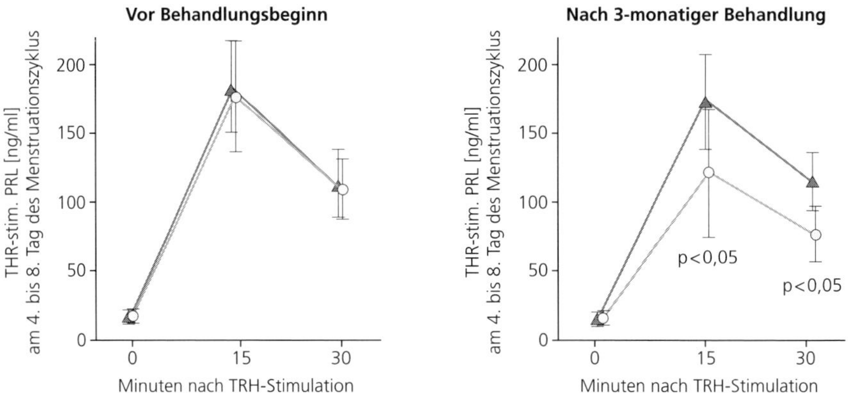

Abb. 17.1 Prolaktinkonzentrationen nach Stimulation mit TRH vor Behandlungsbeginn und nach 3-monatiger Behandlung mit Placebo (n = 20) und Vitex-agnus-castus-Kapseln* (n = 17; entsprechend 20 mg Droge/Tag). Nach Lit. [16]

sich unter beiden Behandlungen nicht. Die mitt-lutealen Progesteron- und Östrogenspiegel blieben unter Placebo konstant und stiegen nur unter Verum signifikant an.

In einer placebo-kontrollierten Crossover-Studie wurde der Einfluss von 120 mg, 240 mg und 480 mg Spezialextrakt BP1095E1-C über jeweils 14 Tage bei 20 männlichen Probanden auf die TRH-stimulierte Prolaktinfreisetzung sowie auf LH, FSH, Testosteron und Sicherheitsparameter untersucht [17]. Die Prolaktinspiegel wurden unmittelbar vor und nach 15, 30 und 60 min nach TRH-Stimulation (200 µg) bestimmt. Aus den 4 Messwerten wurden dann die AUC-Werte errechnet. Unter Placebo betrug die mittlere AUC 699 µIE × h/ml. Sie stieg nach der niedrigsten Dosis von 120 mg gegenüber Placebo signifikant um 114 ± 234 µIE × h/ml an, änderte sich unter der mittleren Dosis (240 mg) nicht und fiel unter der 480 mg Dosis signifikant um 82 ± 138 µIE × h/ml gegenüber Placebo ab (Abb. 17.2). Eine mögliche Erklärung für den Anstieg nach der dreifach therapeutisch empfohlenen klinischen Dosis (120 mg) könnte in der physiologischen Hemmung der Dopaminsekretion liegen, d.h. eine Subpopulation von laktotropen Zellen wird möglicher Weise nach der dreifachen therapeutischen Dosis stimuliert, Prolaktin zu sezernieren. Nicht ausgeschlossen ist das Vorhandensein von Bestandteilen mit prolaktinfreisetzenden Eigenschaften in dem untersuchten Spezialextrakt. Im Vergleich zu Placebo hatte der untersuchte Extrakt keinen Einfluss auf die Gonadotropine und auf Testosteron. Es traten insgesamt 26 dosisunabhängige unerwünschte Arzneimittelwirkungen in Form von Hautreaktionen, vegetativen

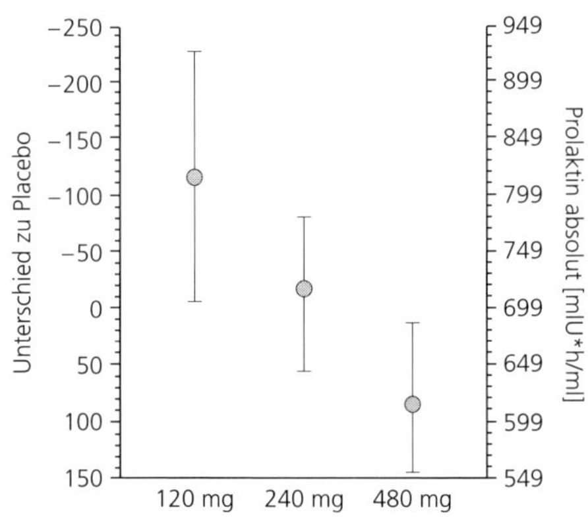

Abb. 17.2 Prolaktin-AUC-Werte 0–1 h nach TRH. Mittelwerte und Standardabweichung für den Unterschied zu Plazebo.

Autor	PRL basal initial erhöht (+) initial normal (–)	PRL stimuliert initial erhöht (+) initial normal (–)	Progesteron	Östradiol	FSH	LH	Klinische Symptomatik
Kubista et al., 1986	(–) →	n. u.	→	n. u.	n. u.	n. u.	++
Becker, 1991	(+) ⬇	n. u.	n. u.	n. u.	n. u.	n. u.	+
Milewicz et al., 1993	(–) →	(+) ⬇	⬆	⬆	→	→	++
Neumann et al., 1993	(–) ↑	→	→	→	n. u.	n. u.	?
Roeder, 1994	(+) ⬇	n. u.	n. u.	n. u.	n. u.	n. u.	+
Wuttke et al., 1997	(+) ⬇	↓	→	↓	→	→	++
NN (unpublished data)	(+) ⬇	n. u.	n. u.	n. u.	n. u.	n. u.	Behandlung für Beurteilung zu kurz
Merz et al., 1996*	(–) ↑⬇	(–) ⬆⬇	n. u.	→ **	→	→	Keine Symptome, Probanden

* Gesunde ♂ Probanden
** Testosteron
++ Signifikante Heilung/Besserung
n. u. Nicht untersucht
⬇ Signifikanter Abfall
⬆ Signifikanter Anstieg
\+ Nicht signifikante Heilung/Besserung
→ Kein Effekt
↓ Nicht signifikanter Abfall
↑ Nicht signifikanter Anstieg

Abb. 17.3 Einfluss von Vitex-agnus-castus-Extraktzubereitungen auf Prolaktin, Steroidhormone, Gonadotropine sowie klinische Symptomatik. Nach Gorkow 1999.

Störungen wie Mundtrockenheit, Müdigkeit, Schlafstörungen, Tachykardie, Übelkeit, Erbrechen, Druck im Oberbauch, leichte Kopfschmerzen, Verwirrung und Aktivierung auf. Unter keiner der drei geprüften Dosen wurden Veränderungen in den hämatologischen und laborchemischen Parameter beobachtet.

Abb. 17.3 fasst die Ergebnisse von 8 klinischen Studien auf den basalen und den

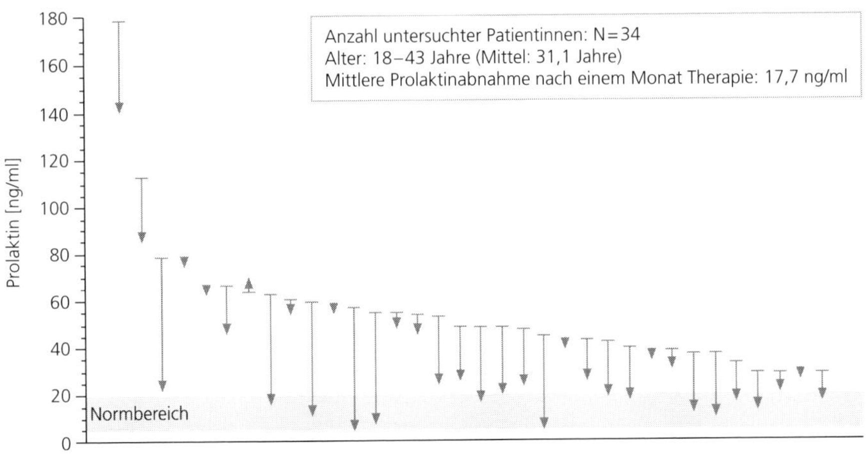

Abb. 17.4 Serum-Prolaktinspiegel vor und nach einem Behandlungsmonat mit AC-FT (1mal pro Tag) (unveröffentlicht). Nach Gorkow 1999.

stimulierten Prolaktinspiegel, auf Progesteron, Östradiol, FSH, LH und auf Testoteron zusammen. Mit Ausnahme der Studie an männlichen Probanden blieb der basale Prolaktinspiegel entweder unverändert, oder er fiel signifikant ab. Bei Patientinnen mit anfangs erhöhten basalen Prolaktinspiegeln wurde nach Einnahme eines Agnus-castus-Präparates ein signifikanter Prolaktinabfall registriert. Eine signifikante Senkung des Prolaktinspiegels nach TRH-Stimulation trat bei Patientinnen im normalen therapeutischen Dosisbereich und bei Probanden nur nach der Dosis von 480 mg auf. Die Gonadotropine Progesteron, Östradiol. FSH, LH und Testosteron bei männlichen Probanden blieben weitgehend unbeeinflusst.

17.2.4 Klinische Studie bei Mastalgie

Die klinische Wirksamkeit bei Patientinnen mit Mastalgie wurde vorrangig mit dem Agnus-castus-haltigen Arzneimitteln Mastodynon® bzw. Mastodynon N® geprüft. Hierzu liegen nichtkontrollierte Studien bzw. retrospektive Auswertungen von Krankenunterlagen [18, 19, 20], eine randomisierte, placebokontrollierte Doppelblindstudie mit offenem zusätzlichen Vergleich mit einem Gestagen-Präparat [21] und 2 placebokontrollierte Studien [14, 22] gemäß GCP-Richtlinien vor (Tab. 17.3).

In die ersten doppelblinden, randomisierten Vergleichsstudien wurden 160 Patientinnen mit klinischen Anzeichen mastopathischer Veränderungen in Verbindung mit zyklisch wiederkehrender Mastalgie aufgenommen [21]. Sie erhielten täglich entweder mit 2 × 30 Tropfen Placebo, 2 × 30 Tropfen Mastodynon® oder 2 × 5 mg Lynestrenol (16.–26 Zyklustag) über 4 Zyklen. Die Beurteilung der klinischen Wirkung erfolgte anhand einer selbst geführten Schmerzskala und anhand von Thermographie- und Mammographiekontrollen. Insgesamt 39 Patientinnen brachen die Therapie vorzeitig u. a. wegen Besserung, Wirkungslosigkeit bzw. Gravidität ab. Es konnten 38 von 48 Prüfprotokollen der Placebogruppe, 55 von 71 nach Mastodynon® und 28 von 41 der Gestagengruppe

Tab. 17.3 Klinische Studien bei Mastalgie

Autor	Design/Fälle	Extrakt/Dosis	Zielgröße	Ergebnisse
Fikentscher 1977	Nichtkontrollierte Studie n = 112	Mastodynon	Mastalgie	In 78 % Besserung der Beschwerden
Kress, Thanner 1981	Nichtkontrollierte Studie n = 52	Mastodynon	Mastalgie	Beschwerdefreiheit bei 24 Besserung bei 15
Gregl 1995	Nichtkontrollierte Studie n = 825	Mastodynon	Mastodynie	Beschwerdefreiheit in 45,9 %, Besserung in 24 %, Misserfolg in 19,8 %
Kubista et al. 1986	Randomisiert, doppelblind	Mastodynon 2 × 30 Tropfen, Placebo, Lynestrenol 2 × 5 mg	Schmerzskala, Prolaktin, Progesteron	Besserung: Lynestrenol in 82,1 %, Mastodynon in 74,5 %, Placebo in 36,8 %
Wuttke et al. 1997	Randomisiert, doppelblind	Mastodynon Lösung, bzw. Tabletten	Brustschmerzen mm VAS	Signifikante Abnahme der Intensität gegenüber Placebo
Halaska et al. 1999)	Randomisiert, doppelblind	Mastodynon Lösung	Brustschmerzen mm VAS	Signifikante Abnahme der Intensität gegenüber Placebo

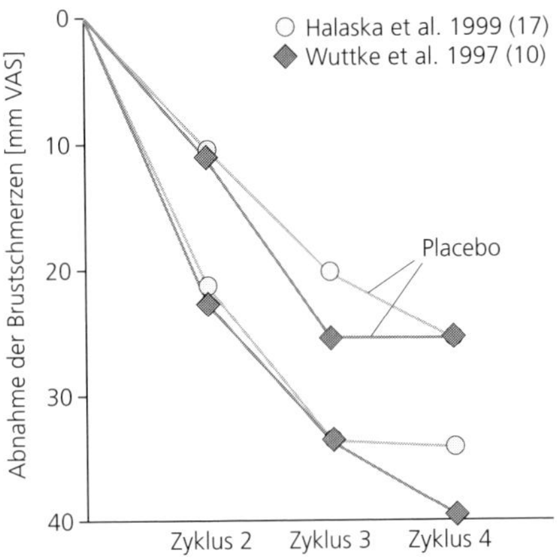

Abb. 17.5 Intensitätsabnahme der Mastalgie. Vergleich der Ergebnisse von Wuttke W. et al., 1997 und Halaska M. et al. 1999.

ausgewertet werden. Das beste Ergebnis mit deutlicher Besserung wurde in der Gestagengruppe mit 82,1 %, gefolgt von Mastodynon® mit 74,5 % und dem geringsten Effekt nach Placebo mit 36,8 % erreicht. Mastodynon® war gegenüber Placebo signifikant ($p < 0{,}01$) in den Kriterien völlige Beschwerdefreiheit oder deutliche Befundbesserung überlegen. Unter Gestagen stieg der Prolaktinspiegel signifikant an und der Progesteronspiegel fiel signifikant ab. Unter Mastodynon® fiel der Prolaktinwert nach dem 2. Zyklus ab und war zum vierten Zyklus wieder auf dem Ausgangsniveau. Eine Besserung gegenüber dem Ausgangsbefund wurde in der Gestagengruppe 2-mal thermographisch bzw. 7-mal palpatorisch, in der Mastodynon®-Gruppe 4-mal thermographisch und 17-mal palpatorisch und in der Placebogruppe nur 2-mal thermographisch bzw. palpatorisch festgestellt. Kritisch an dieser Studie anzumerken ist der hohe Anteil an drop outs und die unbalancierte Randomisierung.

In einer gemäß GLP-Richtlinien durchgeführten Studie wurden 34 Frauen mit Mastodynon® Lösung, 32 Frauen mit Mastodynon® Tabletten und 38 Frauen mit Placebo über drei Zyklen behandelt [14]. Hauptzielgröße war die klinische Wirksamkeit auf Intensität der Brustschmerzen anhand der visuellen Analogskala (VAS), und als sekundäre Zielvariable wurde der Einfluss auf Östradiol, Progesteron, FSH, LH und auf die basale Prolaktinkonzentration in der prämenstruellen Woche der Zyklen 0 bis 3 festgelegt. Nach dreimonatiger Behandlung gaben die Patientinnen unter beiden Agnus-castus-Extrakten und Placebo eine Abnahme der Brustschmerzen an. Der Unterschied unter beiden Verumpräparaten war signifikant gegenüber Placebo. Die Behandlung hatte keinen Einfluss auf Progesteron, FSH und LH. Der Östrogenspiegel fiel unter Verum etwas stärker ab als unter Placebo.

In einer ähnlich und nach GCP-Richtlinien angelegten randomisierten Studie [22] wurde der Effekt von Placebo ($n = 49$) mit dem von Mastodynon®-Lösung ($n = 48$) bei Frauen mit Mastalgie nach „intention to treat" verglichen. In beiden Gruppen kam es zur Abnahme der Intensität der Brustschmerzen. Der Effekt war unter Verum signifikant stärker als unter Placebo und betrug nach dem 1. Behandlungszyklus 30 % und nach dem 2. Zyklus 53 %. Abb. 17.5 fasst die Ergebnisse aus beiden Studien zusammen und zeigt weitgehend ähnliche Verläufe für die Abnahme der Schmerzintensität anhand der visuelle Analogskala.

17.2.5 Prämenstruelles Syndrom (PMS)

Zu dieser Indikation liegen eine offene Studie [23], zwei Anwendungsbeobachtungen [24, 25], eine multizentrische Doppelblindstudie [26] bei Frauen mit rezidivierenden prämenstruellen Symptomen mit einem Agnus-castus-haltigen Monopräparat und eine randomisierte placebokontrollierte Doppelblindstudie vor [27]. Tabelle 17.4 fasst die wichtigsten Daten dieser Studien zusammen. In der multizentri-

Tab. 17.4 Klinische Studien bei prämenstruellem Syndrom

Autor	Design/Fälle	Präparat/Dosis	Zielgröße	Ergebnisse
Coeugniet et al. 1986	Offene Studie n = 36	Agnolyt® 40 Tropfen/Tag	Psychische Symptome	Besserung subjektiver und psychischer Symptome
Propping 1991	AWB n = 1592	Agnolyt® 43 /Tropfen/Tag	Subjektive Symptome	In 90 % Besserung, ungenügender Wirkung in 5,5 %, u. a.W in 2,4 %
Dittmar et al. 1992	AWB n = 1542	Agnolyt® 42 Tropfen/Tag	Subjektive Symptome	Beseitigung der Beschwerden in 31 %, Besserung in 57 %
Lauritzen et al. 1997	Randomisierte Doppelblind-studie n = 127	Agnolyt® 41 mg/Tag, 200 mg/ Tag Pyridoxin	PMTS, CGI-Skala, Arzt-, Patientenurteil	Deutliche Besserung in beiden Gruppen, Agnolyt tendenziell besser bzgl. einzelner Symptome im Arzt-, Patientenurteil
Meyl 1991	Randomisierte, kontrollierte Studie (n = 40)	Mastodynon® 2 × 30 Tropfen/Tag, Vitamin E 400 mg	Brustspannen, Berührungs-empfindlichkeit Gereizheit	Mastodynon/Vitamin E signifikant besser als Vitamin E bzgl. Gereizheit, Angst, Spannen, Berührungs-empfindlichkeit
Liebl 1992	AWB n = 596	Mastodynon® 2 × 30 Tropfen/Tag	Somatische, psychische Symptome	Rückgang der Brustbeschwerden von 5.05 auf 1,31, von psychischer Symptome um 68 %
Schellenberg et al. 2001	Randomisierte Doppelblind-Studie n = 178	Ze 440 Placebo	Selbstbeurteilung PMS-Symptome, CGI, Responder	Signifik. Besserung subjektiver PMS-Beschwerden, Responder 52 % Verum vs. 25 % Placebo

AWB = Anwendunsgbeobachtung PMTS = prämenstreulle Symptome CGI = Clinical Global Impression

schen randomisierten Doppelblindstudie erhielten 85 Patientinnen über 3 Zyklen einen Agnus-castus-Extrakt entsprechend 41 mg/Tag und 90 Frauen 200 mg/Tag Pyridoxin vom Tag 1 bis 15 und 100 mg/Tag von Tag 16–35. Von der „intent to treat" (n = 61 vs. n = 65 in der ITT) wurden in jeder Gruppe 24 Fälle und von der „per protocol"-Auswertung 15 Fälle wegen fehlender bzw. nichtvalider Daten ausgeschlossen. Hauptzielgröße war die prämenstruelle Spannungsskala mit 6 charakteristischen Beschwerden (PMTS) und die CGI-Skala. Der mittlere PMTS-Score nahm in der Agnus-castus-Gruppe von initial 15,2 auf 5,1 (–47,4 %) Punkte und in der Pyridoxin Gruppe von 11,9 auf 5,1 (–48 %) Punkte ab. Die einzelnen Beschwerden sprachen auf Agnolyt® besser an als auf Pyridoxin. Auch in der CGI-Skala schnitt Agnolyt® mit 77,1 % besser ab als Pyridoxin mit 60,6 % und wurde von Ärzten (24,6 % versus 12,1 %) bzw. Patienten (36,1 % versus 21,1 %) auch besser bewertet. Zu bemängeln ist an dieser Studie das Fehlen einer Placebogruppe, zumal die klinische Wirksamkeit von Pyridoxin bei dieser Indikation umstritten ist.

In der randomisierten Doppelblindstudie wurden 170 Frauen mit einem PMS-Syndrom entweder mit Placebo (n = 84) oder dem Agnus castus Extrakt Ze 440 (n = 86) über 3 Zyklen behandelt [27]. In den primären Zielgrößen der Selbstbeurteilung von PMS-Symptomen wie Gereiztheit, Laune, Kopfschmerzen, Spannungsgefühl in der Brust und im sekundären CGI-Kriterium (globale Besserung) unterschieden sich Verum und Placebo signifikant. Die Responder-Rate betrug unter dem Ze 440 Extrakt 52 % und nach Placebo 24 %.

Zu dem Agnus-castus-haltigen Kombinationsarzneimittel Mastodynon® liegen eine Drug-monitoring-Studie [28] und eine randomisierte Studie [29] vor, in der bei 20 Frauen über 3 Zyklen 2 = 30 Tropfen Mastodynon® plus 400 mg Vitamin E mit einer Gruppe (n = 20) verglichen wurde, die nur 400 mg Vitamin E erhielt. Hauptzielvariablen waren die prämenstruellen Spannungsskala mit der Frage bezüglich 36 charakteristischen Beschwerden (PMTS) und die CGJ-Skala. Unter der kombinierten Mastodynon/Vitamin-E-Behandlung bestanden hinsichtlich der Beschwerden Gereiztheit, Angst, Spannen und Berührungsempfindlichkeit der Brust signifikante Unterschiede im Vergleich zur Monotherapie mit Vitamin E. Tab. 17.4 fasst die Daten und Ergebnisse der offenen Studie, der Anwendungsbeobachtungen bzw. der kontrollierten Studien mit dem Monopräparat und dem homöopathischen Kombinationspräparat bei Patientinnen mit prämenstruellem Syndrom zusammen. Der positive Einfluss auf den psychischen Score bzw. auf die Besserung von subjektiven Symptomen bei 4 935 Patientinnen ist zwar beeindruckend, reicht jedoch heute zum Nachweis der klinischen Wirksamkeit nicht aus. Dieser Indikationsanspruch muss durch weitere klinische Studien nach GCP-Richtlinien abgesichert werden.

17.2.6 Regeltempoanomalien, Fertilitätsstörungen

Zusätzlich zu der bereits diskutierten placebokontrollierten Studie bei Patientinnen mit verkürzter Lutealphase auf Grund einer latenten Hyperprolaktinämie [16] liegen zu Zyklusstörungen fünf unkontrollierte Studien mit Agnolyt® [30, 31 32, 33, 34] und zwei offene Therapiestudie [12, 35] bzw. eine randomisierte, placebokontrollierte Studie mit Mastodynon bei weiblicher Sterilität vor [36] (siehe Tab. 17.5).

Tab. 17.5 Klinische Studien bei Regeltempoanomalien und Fertilitätsstörungen

Autor	Design/Fälle	Extrakt/Dosis	Zielgröße	Ergebnisse
Propping et al. 1988	Offene Studie n = 45	Agnolyt® 1 × 40 Tropfen/Tag	Progesteron	25/45 Normalisierung, 7 Besserung, 7 Graviditäten
Loch, Kaiser 1990	Offene Studie n = 20	Agnolyt® 1 × 40 Tropfen/Tag	Progesteron, LH, sekundäre Amenorrhoe	Progesteron-, LH- Anstieg, Auftreten von Zyklen 10/15
Loch et al. 1991	AWB n = 2447	Agnolyt® 1 × 42 Tropfen/Tag	Klinische Wirksamkeit	68 % sehr gute/gute, 22 % zufriedene Wirksamkeit
Feldmann et al. 1990	AWB n = 1571	Agnolyt® 1 × 40 Tropfen/Tag	Zyklusanomalie, ovar. Dysfunktion	in 90 % Besserung Normalisierung
Mergner 1992	Offene Studie n = 1307	Mastodynon® 3 × 30 Tropfen/Tag	Unterschiedliche Zyklusstörungen	Heilungsraten zwischen 62–82 %
Gerhard et al. 1998	Placebokontrollierte Doppelblindstudie	Mastodynon® 1 × 30 Tropfen/Tag	Menstruation, Schwangerschaft	Erfolg in 57,6 % vs. Placebo in 36 %

Trotz der mitunter hohen Fallzahlen und der vermeintlich hohen Erfolgsrate bei der Behandlung einer sekundären Amenorrhoe von >70 % sind die Ergebnisse mit Vorsicht zu betrachten und mehr kontrollierte Studien zu fordern. Erfolgversprechend scheint die Anwendung von Agnus castus bei unfruchtbaren Frauen mit Gelbkörperschwäche zu sein. In der Studie von Propping et al. [31] kam es bei 25 von 45 Frauen zu einer Normalisierung und in 7 Fällen zur tendenziellen Normalisierung des Serum-Progesterons. Sieben Frauen wurden schwanger. In einer placebokontrollierten randomisierten Doppelblindstudie wurden 96 sterile Frauen (38 sekundäre Amenorrhoe, 31 luteale Insuffizienz und 27 idiopathische Sterilität entweder mit 2 × 30 Tropfen Mastodynon® oder Placebo über 3 Monate behandelt [36]. Zielkriterium der Studie waren eine Schwangerschaft oder spontane Menstruationsblutung bei Amenorrhoe bzw. eine Schwangerschaft oder verbesserte Konzentrationen von Östradiol und/oder Progesteron in der Gelbkörperphase bei Frauen mit lutealer Insuffizienz und idiopathischer Sterilität. Das Erfolgskriterium wurde in 31 von 66 Fällen erreicht und betrug unter Verum 57,6 % gegenüber 36,0 % unter Placebo. 17 Frauen wurden schwanger. Bei Frauen mit Amenorrhoe oder lutealer Insuffizienz kam es unter Verum in acht Fällen und unter Placebo bei drei Frauen zur Schwangerschaft.

17.2.7 Indikation, Dosierung, Anwendungsdauer

Laut Monographie der Kommission E [37] und inzwischen erfolgter Zulassungen kommen als gesicherte Anwendungsgebiete „Regeltempoanomalie, prämenstruelles Syndrom und Mastodynie" infrage. Auf Grund des klinisch-pharmakologischen Nachweises einer prolaktinsenkenden Wirkung und positiver Einzelberichte bieten sich als weitere Anwendungsgebiete „sekundäre Amenorrhoe, Hyperprolaktinämie, primäres und sekundäres Abstillen, medikamentös induzierte Hyperprolaktinämie (z. B. durch Aldactone®, Sulpirid) und Galaktorrhoe" an. Aus experimenteller und theoretischen Sicht könnte wegen der dopaminergen Wirkung von Agnus castus auch Morbus Parkinson als zukünftige Indikation interessant sein. Diese Anwendungsgebiete sind jedoch durch konfirmatorische Studien bisher nicht belegt. Eine Überprüfung und präparatespezifische Indikationserweiterung würde sich lohnen, zumal ausreichend erfolgversprechende Grundlagendaten vorliegen.

Basierend auf den klinischen Studien beträgt die Tagesdosis eines wässrig-alkoholischen Auszugs (50–70 % V/V) 30–40 mg Droge. Die Anwendungsdauer sollte bei Regeltempoanomalie über drei Monate, beim prämenstruellen Syndrom und bei isolierter Mastodynie über mindestens drei Zyklen erfolgen. Gegen eine längere Anwendung nach ärztlicher Konsultation bestehen keine Bedenken. Bei Spannungs- und Schweregefühl in den Brüsten sollte zur diagnostischen Abklärung zunächst ein Arzt aufgesucht werden.

Handelsübliche Extrakte aus Agnus-castus-Früchten [38]:

DEV (Auszugsmittel)
9,58–11,5 : 1 (Ethanol 60 %)
10 –16 : 1 (Ethanol 60 %)
6,7 –12,5 : 1 (Ethanol 70 %)
8,3 –12,5 : 1 (Ethanol 70 %)
15,0 –18,5 : 1 (Ethanol 50 %)
15 –19 : 1 (Ethanol 58 %)

Pro Tag sind bezogen auf das Mittel von DEV und empfohlener Drogenäquivalentmenge zwischen 2,1 und 3,7 mg Extrakt einzunehmen

17.2.8 Toxikologie, unerwünschte Arzneimittelwirkungen, Interaktion

Zur akuten, subakuten und chronischen Toxizität liegen Daten zu einem standardisierten Spezialextrakt vor, die bislang nicht publiziert wurden. Bei Anwendung der empfohlenen Tagesdosis ist demnach kein toxisches Risiko zu erwarten. In den In-vitro-Untersuchungen und im Tiermodell erwiesen sich standardisierte Extrakte als nicht mutagen und nicht genotoxisch. Ebenso bestand bei Ratten bis zu Dosen von 40 mg/kg KG kein negativer Einfluss auf Fertilität und Reproduktivität.

An unerwünschten Arzneimittelwirkungen können beim Menschen gelegentlich Übelkeit, Sodbrennen, Magen-Darmbeschwerden, juckendes urtikarielles Exanthem und selten vegetative Störungen wie Mundtrockenheit, Benommenheit, Müdigkeit, Schlafstörungen und Kopfschmerzen auftreten. Ferner können Reaktionen vorkommen, die von dopaminergen Substanzen bekannt sind. Dazu zählen leichte Verwirrung, Wahrnehmungsstörungen und leichter Aktivierungszustand. Auf Grund der dopaminergen Wirkung ist möglicherweise mit einer Wirkungsabschwächung bei gleichzeitiger Gabe von Dopamin-Rezeptorantagonisten zu rechnen.

17.2.9 Risikogruppen, Schwangerschaft, Stillzeit, Pädiatrie

Zwangsläufig sind Schwangerschaft und Pädiatrie keine Indikation für Agnus-castus-haltige Fertigarzneimittel. Eine Einnahme in der Stillzeit kann die Stillleistung beeinträchtigen. Risikogruppen sind nicht bekannt.

Literatur

[1] Haller J.: Tierexperimentelle Untersuchungen am Lipschütztier über die Einwirkung von „sog. Phytohormonen“ auf die gonatotrope Funktion des Hypophysenvorderlappens. Geburtsh. Frauenheilkd. 18: 1347–1353, 1958

[2] Haller J.: Unterschiedliche Strukturveränderungen der Mammae in Abhängigkeit von der Prolaktinausschüttung. 6. Symposion der Deutschen Gesellschaft für Endokrinologie. Springer Verlag, 438–441, 1960

[3] Haller J.: Das Eingreifen von Pflanzenextrakten in die hormonellen Wechselbeziehungen zwischen Hypophyse und Ovar. Z. Geburtsh Gynaekol 156: 274–301, 1961

[4] Haller J.: Kerngrößenveränderungen in Milzovar und Hypopyhse. Zeitschr. für Geburts. und Gynäkologie, 158: 1–15, 1962

[5] Jarry H., Leonhardt S., Wuttke W., Behr B., Gorkow C.: Agnus castus als dopaminerges Wirkprinzip in Mastodynon N: Z. Phytother. 12: 77–82, 1991

[6] Sliutz G., Speiser P., Schultz A. M., Spona J., Zeillinger R. (1993) Agnus castus extracts inhibits prolactin secretion of rat pituitary cells. Horm. metab. Res 25 (253–255)

[7] Jarry H., Leonhardt S., Gorkow C., Wuttke W.: In vitro prolactin but not LH and FSH release is inhibited by compounds in extracts of Agnus castus: direct evidence for a dopaminergic principle by the dopamine receptor assay. Exp. Clin. Endocrinol. 102:448–454, 1994

[8] Winterhoff H., Gorkow Ch., Behr B.: Die Hemmung der Laktation bei Ratten als indirekter Beweis für die Senkung von Prolaktin durch Agnus castus. Z. Phytother. 12: 175–179, 1991

[9] Wuttke W., Gorkow C., Jarry H.: Dopaminergic compounds in Vitex Agnus castus. In: Phytopharmka in Forschung und klinischer Anwendung. Hrsg. Loew D., Rietbrock N. Seiten 81–91. Steinkopff-Verlag, Darmstadt 1995

[10] Meier B., Berger D., Hoberg E., Sticher O., Schaffner W. (2000) Pharmacological activities of Vitex agnus-castus extracts in vitro. Phytomedicine 7: 373–381

[11] Becker H.: Hemmung der Prolaktinsekretion. Wirkprinzip eines Agnus castus-haltigen Kombinationsarzneimittels: TW Gynäkologie 6: 396–399, 1991

[12] Roeder D.: Therapie von Zyklusstörungen mit Vitex agnus-castus (1994). Z. Phytother. 15: 157–163

[13] Gorkow C. (1999) Klinischer Erkenntnisstand von Agni casti fructus. Klinisch-pharmakologi-

sche Untersuchungen mit Wirksamkeitsbelege Z. Phytother 20:159–168
[14] Wuttke W., Splitt G., Gorkow C., Sieder C. (1997) Behandlung zyklusabhängiger Brustschmerzen mit einem Agnus castus haltigen Arzneimittel. Ergebnisse einer randomisierten, placebokontrollierten Doppelblindstudie. Geburtsh. u. Frauenheilk. 57: 569–574
[15] Mansel R. E., Dogliotte I. (1990) European multicentre trial of bromocriptine in cyclical mastagia. Lancet. Jan 27: 190–193
[16] Milewicz A., Gejdel E., Sworen H., Sienkiewicz K., Jedrzejak J., Teucher Th., Schmitz H.: Vitex agnus castus – Extrakt zur Behandlung von Regeltempoanomalien infolge latenter Hyperprolaktinämie. Arzneim. Forsch. 43: 752–756, 1993
[17] Merz P. G., Gorkow C., Schrödter A., Rietbrock S., Sieder C., Loew D., Dericks-Tan J. S. E., Taubert H. D. (1996) The effect of e special Agnus castus extract (BP1095EI) on prolactin secretion in healthy male subjects, Exp. Clin. Endocrinol & Diab. 104: 447–453
[18] Fikentscher H.: Ätiologie, Diagnose und Therapie der Mastopathie und Mastodynie. Med. Klinik 72: 1327–1330, 1977
[19] Kress D., Thanner E.: Behandlung der Mastopathie: möglichst risikoarm. Med. Klinik 76: 566–676, 1981
[20] Gregl A.: Klinik und Therapie der Mastodynie. Med. Welt 242–246, 1985
[21] Kubista E., Müller G., Spona J.: Behandlung der Mastopathie mit zyklischer Mastodynie: Klinische Ergebnisse und Hormonprofile. Gynäk.Rdsch. 26: 65–79, 1986
[22] Halsaka M., Beles P., Gorkow C., Sieder C. (1999) Treatment of cyclical mastalgia with a solution containing an extract of Vitex agnus castus. Recent results of a placebo-controlled double blind study. The Breast 8: 175–181
[23] Coeugniet E., Elek E., Kühnast R. (1986) Das prämenstruelle Syndrom (PMS) und seine Behandlung. Ärztezeitschr. f. Naturheilverf. 27: 619–622
[24] Dittmar F. W., Böhnert K. J., Peeters M., Albrecht M., Lamertz M., Schmidt U.: Prämenstruelles Syndrom, Behandlung mit einem Phytopharmakon, TW Gynäkologie 5:60–68, 1992
[25] Propping D., Böhnert K.-J., Peeters M., Albrecht M., Lamertz M.: Vitex agnus castus, Behandlung gynäkologischer Krankheitsbilder. tpk therapeutikon. 5:581–585, 1991
[26] Lauritzen Ch., Reuter H. D., Repges R., Böhnert K. J., Schmidt U. (1997) Treatment of premenstrual syndrome with Vitex agnus, controlled, double-blind study versus pyridoxine. Phytomedicine 4: 183–189
[27] Schellenberg R. et al. (2001) Treatment for the premenstrual syndrome with agnus castus fruit extract: prospective, randomised, placebo controlled study. BMJ 322:134–137
[28] Liebl A.: Behandlung des prämenstruellen Syndroms. TW Gynäkologie, 5: 147–154, 1992
[29] Meyl Ch.: Therapie des prämenstruellen Syndroms. tpk therapeutikum, 5: 518–525, 1991
[30] Propping D., Katzorke Th.: Behandlung der Gelbkörperschwäche. Zeitsch. für Allgemeinmed. 63: 932–933, 1987
[31] Propping D., Katzorke Th., Belkien L.: Diagnostik und Therapie der Gelbkörperschwäche in der Praxis. Therapiewoche, 38: 2992–3001, 1988
[32] Loch E.-G., Kaiser E.: Diagnostik und Therapie dyshormonaler Blutungen in der Praxis. Gynäkol. Prax. 14: 489–495, 1990
[33] Loch E.-G., Böhnert K. J., Peeters M., Schmidt U., Lamertz M.: Die Behandlung von Blutungsstörungen mit Vitex-agnus-castus-Tinktur. Der Frauenarzt. 32: 867–870, 1991
[34] Feldmann H. U., Albrecht M., Lamertz M., Böhnert K. J.: Therapie bei Gelbkörperschwäche bzw. prämenstruellem Syndrom mit Vitex agnus-castus-Tinktur. Gynaekol 11:421–425, 1990
[35] Mergner R.: Zyklusstörungen. Therapie mit einem Vitex-agnus-castus-haltigen Kombinationsarzneimittel. Der Kassenarzt. 7: 51–60, 1992
[36] Gerhard I., Patek A., Monga B., Blank A., Gorkow C. (1998) Mastodynon bei weiblicher Serilität. Randomisierte placebokontrollierte klinische Doppelblidstudie. Forsch. Komplementärmed. 20: 262–278
[37] Monographie Agni casti fructus. BAnz Nr.226 vom 2.12. 1992
[38] Dingermann Th. (2000) Transparenzkriterien für pflanzliche, homöopathische und antroposophische Arzneimittel. Karger Basel Freiburg Paris London New York New Dehli Bangkok Singapore Tokyo Sydney 2000

17.3 Traubensilberkerzenwurzel

17.3.1 Wirkstoff, Extrakte, Droge

Die Droge Cimicifugae racemosae rhizoma ist das Rhizom mit den anhängenden Nebenwurzeln der Traubensilberkerze *Cimicifuga racemosa*, einer in Nordamerika heimischen Ranunculacee. Der Geschmack ist bitter und scharf, und als typische Inhaltsstoffe wurden Triterpenglykoside identifiziert. In geringen Konzentrationen kommen auch Isoflavonoide vor. Inwieweit diese Inhaltsstoffe das Wirkprofil prägen, ist derzeit nicht bekannt. Somit gilt der gesamte Extrakt als Wirkstoff. Die in Fertigarzneimitteln enthaltenen Extrakte werden entweder mit Ethanol 60 % oder mit Ethanol 50 % hergestellt.

17.3.2 Pharmakodynamik

Die in *Cimicifuga racemosa* enthaltenen Inhaltsstoffe sind noch nicht vollständig identifiziert und experimentell mit modernen Testmethoden untersucht, weshalb hinsichtlich der qualitativen und quantitativen Zusammensetzung durchaus unterschiedliche und extraktspezifische Wirkungen vorhanden sein können. Nach experimentellen Untersuchungen von Jarry et al. [8, 9] aus dem Jahre 1985 wird die pharmakologische Wirkung eines wässrig-ethanolischen Gesamtauszuges (40/60 V/V) aus Cimicifuga-Wurzelstock über eine östrogenähnliche Wirkung erklärt. In diesen Versuchen wurden Ratten ovarektomiert und erhielten nach 14-tägiger Rekonvaleszenz den Extrakt. Ferner wurden selektiv durch Extraktion gewonnene Fraktionen (wässrig, ethanolisch, Dichlormethan) und als Kontrolle das Injektionsvehikel bzw. die Kontrollsuspension untersucht. Die endokrine Wirkung wurde über die Serumspiegel von FSH, Prolaktin und LH nach verschiedenen Behandlungsintervallen bestimmt. Der LH-Serumspiegel war bei den extraktbehandelten Ratten nur nach dreitägiger und nicht nach 1- bzw. 14-tägiger Applikation gegenüber den Kontrollen deutlich reduziert, während die FSH- und der Prolaktinserumspiegel nicht beeinflusst wurden (Tab. 17.6).

In ergänzenden Versuchen an ovarektomierten Ratten konnte gezeigt werden, dass die LH-supprimierende Wirkung nicht von der wässrigen bzw. ethanolischen Extraktfraktion, sondern nur von der Dichlormethanfraktion ausgeht. Ein enzymatischer Abbau der glykosylierten Inhaltsstoffe reduziert die Aktivität dieser Fraktion [8, 9]. Inhaltsstoffe aus Cimicifuga binden darüber hinaus an Östrogenrezeptoren und konkurrieren direkt mit Östrogenen (z. B. Estradiol) um die Bindungsstellen [10], wobei die wirksamkeitsbestimmende Fraktion noch unbekannt ist (Abb. 17.6).

Tab. 17.6 Serumspiegel der Hypophsenhormone nach veschiedenen Behandlungsintervallen bestimmt $\times \pm$ SEM in ng/ml $* = p < 0{,}05$ [8].

Gruppe	Zeitpunkt nach Beginn der Injektion	FSH	Prolaktin	LH
Vehikel	1 d	1083 ± 42	156 ± 22	809 ± 104
Extrakt	1 d	1023 ± 54	234 ± 35	892 ± 67
Vehikel	3 d	1175 ± 67	133 ± 26	781 ± 118
Extrakt	3 d	1441 ± 233	74 ± 21	332 ± 84*
Vehikel	14 d	1054 ± 77	65 ± 20	820 ± 123
Extrakt	14 d	1092 ± 60	66 ± 18	691 ± 110

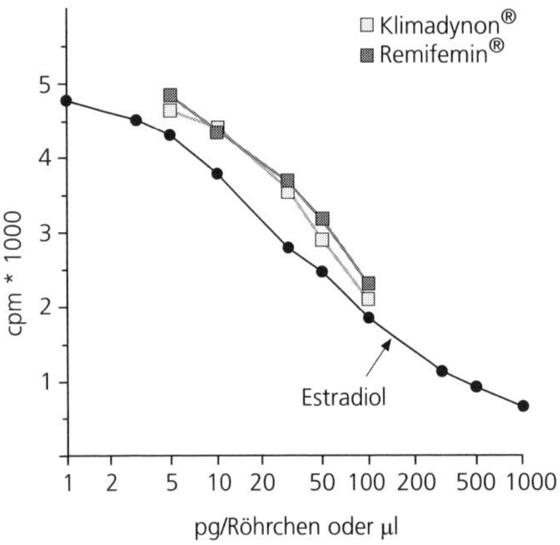

Abb. 17.6 Bindung von Klimadynon® sowie Remifemin® an den Estradiol-Rezeptor. Aus Lit. [9]

Diese älteren Befunde sind inzwischen mit moderner Technik nicht nur bestätigt, sondern spezifiziert worden. Danach kommen bei der Bindung an Östrogenrezeptoren agonistische und antagonistische Wirkungen zustande. Zu unterscheiden sind nämlich α und β-Rezeptoren sowie organspezifische Koaktivatoren und -repressoren, von denen organspezifisch östrogene oder antiöstrogene Wirkungen ausgehen. Zur Differenzierung dieser Effekte haben vor allem die chemisch definierten Substanzen Tamoxifen und Raloxifen beigetragen, weshalb der Begriff des „selektiven Östrogenrezeptor-Modulators" (SERM) eingeführt wurde. Beide Substanzen sind einerseits Östrogenantagonisten, die adjuvant beim Mammakarzinom eingesetzt werden. Es sind aber auch Östrogenaonisten im Hinblick auf den Knochenmetabolismus, weshalb sie eventuell zur Osteoporoseprophylaxe in der Menopause angewandt werden könnten. Im Gegensatz zu Raloxifen vermittelt Tamoxifen am Endometrium jedoch eine unerwünschte östrogenagonistische Wirkung. Zum Ausschluss einer unspezifischen proliferationssteigernden und damit tumorfördernden Eigenschaft von Extrakten aus Cimicifuga über ihre östrogenartige Wirkung wurden deshalb mit einem Cimicifuga-Spezialextrakt Untersuchungen an Zellkulturen und Tierexperimente durchgeführt.

Freundenstein und Bodinet [11] verglichen den in Remifemin® enthaltenen Cimicifuga-Spezialextrakt (Isopropanol 40 % V/V) mit Tamoxifen (10^{-5} bis 10^{-4} M) an der Östrogenrezeptor-positiven Brustkrebszelllinie MCF-7 auf proliferative Eigenschaf ten. Als Positiv-Kontrolle wurde Östradiol (10^{-9}–10^{-7} M) getestet. Während Östradiol dosisabhängig die Proliferation von MCF-7 Zellen stimulierte, wirkte Tamoxifen im untersuchten Konzentrationsbereich dosisabhängig proliferationshemmend. Remifemin® hemmte in der Dosis von 100 µg/ml nahezu vollständig den ^{3}H-Thymidineinbau und damit die Zellproliferation. In einem Konzentrationsbereich von 10 µg/ml bis 1 ng/ml ml stimulierte es die DNA-Synthese nicht. Nach Koinkubation mit Östradiol antagonisierte Remifemin dosisabhängig die Östrogenaktivität und zusammen mit Tamoxifen wurde der östrogenantagonistische Effekt dosisabhängig sogar verstärkt. Die Befunde konnten nach Vorinkubation des Cimicifuga-Extraktes mit „S9-Mix" aus Lebermikrosomen bestätigt werden. Dieses In-vitro-Experiment an einer typischen humanen Brustkrebszellinie (MCF-7) lässt keine proliferationssteigernde Aktivitäten von Cimicifuga-Extrakten auf Östrogenrezeptor-positive Mammakarzinome vermuten. Zum Ausschluss tumorpromovierender Eigenschaften eines isopropanolischen Cimicifuga-Spezialextrakts wurden Tierexperimente an Ratten nach Induktion von Östrogenrezeptor-positiven Mammatumoren mit 10 mg p.o. Dimethyl-benz(a)anthracen (DMBA) durchgeführt [12]. Nach 5- bis 9-wöchigem Tumorwachstum wurden die Tiere beidseitig ovarektomiert und erhielten nach 10 weiteren Tagen über 7 Wochen entweder 450 µg/kg KG Mestranol bzw.

eine 1fache, 10fache oder 100fache humantherapeutische Dosis Remifemin® oder blieben unbehandelt. Im Gegensatz zur östrogenbehandelten Gruppe, in der eine signifikant erhöhte Tumorzahl, ein beschleunigtes Tumorwachstum mit gesteigerter Malignität, erhöhtem Uterusgewicht, erhöhten Prolaktin-, erniedrigten LH- und FSH-Spiegel im Plasma beobachtet wurden, kam es in keiner der mit Cimicifuga-Extrakten behandelten Gruppe zur Tumorproliferation und östrogenagonistischen Veränderungen der Prolaktin-LH- und FSH-Spiegel. Zusätzlich wurde histologisch am Uterus keine östrogenartige Wirkung nachgewiesen.

In einem weiteren Tierexperiment erhielten weibliche NMRI-Mäuse mit einem Ausgangsgewicht von 13–18 g über die Schlundsonde die 200fache humantherapeutische Dosis eines Cimicifuga-Extraktes. Eine zweite Gruppe wurde mit 0,1 mg/kg KG s.c 17-β-Östradiol an drei aufeinanderfolgenden Tagen behandelt und eine dritte Gruppe blieb unbehandelt [13]. Im Gegensatz zur Östrogengruppe nahm in der Cimicifuga-Extraktgruppe und in der unbehandelten Gruppe das Uterusgewicht nicht zu. Die fehlende östrogenartige Wirkung auf das Vaginalepithel konnte an 24 adulten ovarektomierten Sprague-Dawley-Ratten nach 7-tägiger Verabreichung der 10fachen bzw. 100fachen humantherapeutischen Dosis im Vergleich zur Kontrolle und zu einer Gruppe, die über 5 Tage 0,1 mg/kg KG 17-β-Östradiol erhielt, belegt werden.

17.3.3 Humanpharmakologie.

Der tierexperimentelle Ausschluss einer östrogenagonistischen und damit proliferationssteigernden Aktivität von Cimicifuga-Extrakten ist zwar ein deutlicher Hinweis für eine Unbedenklichkeit bei Östrogenrezeptor-positiven Mammatumoren. Dies ist aber für die Arzneimittelsicherheit am Menschen nur bedingt ausreichend. Deshalb wurden zusätzlich humanpharmakologische Untersuchungen zum Beleg der Wirksamkeit und Unbedenklichkeit durchgeführt. In einer Anwendungsbeobachtung erhielten 28 postmenopausale Frauen über einen Zeitraum von 3 Monaten 136 mg/Tag Remifemin® [13]. Zielvariable waren die transvaginale Sonographie, die Vaginalzytologie, die LH-, FSH-, Prolaktin- und Östrogenspiegel sowie 10 typische neurovegetative klimakterische Beschwerden. Die vaginalzytologischen Parameter nach Schmitt (2,17 ± 0,33 vor bzw. 2,23 ± 0,35 nach Therapie) zeigten keinen Östrogeneffekt und keinen Einfluss auf die Gonadotropine FSH, LH, Prolaktin und Östrogen sowie auf die Stärke des Endometriums (1,6 mm/1,3 mm–1,9 mm vor und 1,9 mm/1,6 mm–2,3 mm nach Therapie).

17.3.4 Klinische Studien bei Patientinnen mit klimakterischen Beschwerden

Cimicifuga racemosa wurde bereits im 18. Jahrhundert u. a. bei Dysmenorrhoe, Menorrhagien, Graviditäts- und Klimakteriumbeschwerden angewandt. Nach Weiß [14] haben Monoextrakte aus dem Wurzelstock von *Cimicifuga racemosa* eine besondere Indikation bei der Pelvipathia vegetativa, sowie bei psychischen/psychoneurovegetativen und neurovegetativen Regulationsstörungen im Klimakterium. Entsprechende Extrakte wirken nicht sofort, sondern erst nach einer Langzeitbehandlung. Inzwischen sind ältere Erfahrungsberichte [15–23] durch neuere Anwendungsbeobachtungen [23, 25–33], durch offene, kontrollierte Studien sowie durch eine Doppelblindstudie bestätigt worden. Kriterien zur Objektivierung der Wirksamkeit von Cimicifuga-Extrakten bei klimakterischen Beschwerden waren Einflüsse auf:

Neurovegetative Symptome
- Kuppermann Menopausen-Index

Psychische Symptomatik
- Hamilton-Anxiety-Skala (HAMA)
- Selbstbeurteilungs-Depressions-Skala (SDS)
- Profile-of-Mood-States (POMS)

Somatische Symptomatik
- Vaginalzytologie
- Endometriumstatus
- Hormonstatus

Klinischer Gesamteindruck
- Clinical-Global-Impression (CGI)

Tab. 17.7 Klinische Untersuchungen mit einem ethanolischen (Lösung) und isopropanolischen Trockenextrakt aus *Cimicifuga racemosa.*

Autor, Jahr, Fälle, Dauer	Studiendesign	Beurteilung	Ergebnisse
Stolze 1982 n = 629, 6–8 Wochen	AWB, Ethanolischer Extrakt	Klimakterische Symptome	Subjektive Besserung klimakterischer Beschwerden
Daiber 1983 n = 36, 3 Monate	Offene Studie Ethanolischer Extrakt	Menopausen-Index CGI-Skala	Abnahme des Menopausen-Index CGI, gebessert
Vorberg 1984 n = 50, 3 Monate	Offene Studie Ethanolischer Extrakt	Menopausen-Index CGI-, POMS-Skala	Abnahme des Menopausen- Index CGI, POMS gebessert
Warnecke 1985 n = 60, 3 Monate	Offene Vergleichsstudie – Ethanolischer Extrakt – Konjugierte Östrogene – Diazepam	Menopausen-Index HAMA-, SDS-, CGI-Skala, Karyopyknose-, Eosinophilen-Index	Abnahme des Menopausen-Index Besserung der HAMA-, SDS-, CGI-Skala.Unter dem Extrakt und Östrogenen Anstieg des Karyopyknose-, Eosinophilen-Index
Stoll 1987 n = 80, 3 Monate	Doppelblind randomisierte Studie – Isopropanol. Extrakt – Konjugierte Östrogene – Placebo	Menopausen-Index HAMA-Score, Vaginalzytologie	Abnahme des Menopausen-Index, des HAMA-Score, Proliferationssteigerung des Vaginalepithels unter dem isopropanol. Extrakt
Pethö 1987 n = 50, 6 Monate	Offene Studie Isopropanol. Extrakt	Menopausen-Index	Abnahme des Menopausen-Index
Lehmann-Willenbrock (1988) n = 60, 6 Monate	Offen randomisierte Studie – Isopropanol. Extrakt – Östriol – Konjugierte Östrogene – Östrogen-Gestagen	Menopausen-Index Serum-FSH Serum-LH	Abnahme des Menopausen-Index insignifikante Änderung der Serum-Gonadotropin-Konzentration
Düker et al. 1991 n = 110, 2 Monate	Offene Vergleichsstudie, – Isopropanol. Extrakt – Placebo	Serum-LH Serum-FSH	signifikante LH-Suppression FSH-unbeeinflusst
Liske et al. 1998 n = 152, 3/6 Monate	Randomisiert, doppelblind Isopropanol. Extrakt 40 mg und 127 mg/Drogenäquivalent/Tag	Kupperman-Index, LH, FSH, SHGB, Prolaktin E2, Vaginalzytologie	Abnahme des Kupperman-Index Kein Einfluss auf Gonadotropin, Vaginalzytologie, Dosis.
Nesselhut et al. 1999 n = 28, 3 Monate	AWB, Isopropanol. Extrakt	Endometriumdicke, LH, E_2, FSH, Prolaktin, klin. Symptome, Zytologie	Deutl. Besserung, kein Einfluss auf Endometrium, Gonadotropine und Vaginalzytologie

Tabelle 17.7 fasst ältere, offene, kontrollierte und vergleichende Untersuchungen sowie jüngere doppelblinde, randomisierte Studien bei Frauen mit klimakterisch bedingten neurovegetativen Beschwerden zusammen. Zielvariablen waren der Kuppermann-Menopausen-Index [24], der klinische Gesamteindruck (CGI, Fremdbeurteilungsskala zur Beurteilung des Schweregrades, des Therapieverlaufs und der therapeutischen Wirksamkeit) sowie die Auswertung der Profile-of-Mood-Scale (POMPS, Selbstbeurteilungsskala zur Erfassung wechselnder Stimmungszustände). Kritisch ist zu einigen Studien zu bemerken, dass der Extrakt nicht eindeutig beschrieben war und Tagesdosen von 40 bis 140 mg Drogenäquivalente eingesetzt wurden.

In den achtziger Jahren wurde in zwei offenen Studien ein ethanolischer, flüssiger Cimicifuga-Extrakt bei 36 [25] bzw. 50 [26] Frauen eingesetzt. Bereits nach 2–4 Wochen setzte die Wirksamkeit ein und war nach 12 Wochen nahezu stabil. Sie war statistisch und klinisch relevant in den Zielgrößen gegenüber dem Ausgangsbefund. In der offenen, referenzkontrollierten, randomisierten Studie von Warnecke [27] zeigte die dreimonatige Gabe eines flüssigen, ethanolischen Cimicifuga-Extraktes eine vergleichbare Wirksamkeit zu konjugierten Östrogenen mit signifikantem Rückgang der Beschwerden.

In den späteren Studien [28–33] wurde ein isopropanolischer Auszug eingesetzt. Auch in diesen offenen, zum Teil randomisierten referenzkontrollierten Studien besserten sich der Menopausenindex nach Kuppermann, die Kriterien der psychischen Fremd- und Selbstbeurteilungsskalen sowie die Kriterien der HAMA-Anxiety-Scale in der Regel nach 3-monatiger Behandlung bei Patientinnen mit leichter bis mittelschwerer neurovegetativer klimakterischer Symptomatik. Hinsichtlich der Wirksamkeit war der eingesetzte Extrakt bei Patientinnen mit neurovegetativen Beschwerden Placebo überlegen und mit Östrogenen vergleichbar. Widersprüchlich und uneinheitlich waren die Ergebnisse im Hinblick auf die Vaginalzytologie und auf die Konzentration der Gonadotropine im Serum.

In einer aktuellen, nach GCP-Kriterien durchgeführten, randomisierten klinischen Studie wurden deshalb zwei verschiedene Dosierungen eines isopropanolischen Cimicifuga-Wurzelstockextraktes (40 % V/V) mit 39,0 mg/Tag bzw. 123 mg/Tag in Tablettenform auf klinische Wirksamkeit bei 152 Frauen mit prä- und postmenopausalen klimakterischen Beschwerden geprüft [33, 34]. Nach 3-monatiger Behandlung fiel der initial erhöhte Kuppermann-Index (Median von 31,0 bzw. 31,5) in beiden Dosisgruppen signifikant auf Score-Werte von 7,0 bzw. 8,0 ab, wobei zwischen der hohen und niedrigen Dosis kein Unterschied bestand (Abb. 17.7). Die Responderrate betrug 72 % bzw. 70 %. Ähnlich besserten sich dosisunabhängig die Werte in der Self-Depressions-Scale. In den vaginalzytologischen Untersuchungen änderte sich weder der Proliferationsgrad nach Schmitt noch war im Karyopyknose-Index und Eosinophilen-Index ein signifikanter Anstieg zu verzeichnen. Auch die hormonellen Parameter 17-β Östradiol, LH, FSH, Prolaktin und SHGB zeigten keine signifikanten Veränderungen gegenüber dem Ausgangswert oder innerhalb der beiden geprüften Dosen.

17.3.5 Indikation, Dosierung, Anwendungsdauer

Anwendungsgebiete sind: Zur medikamentösen Behandlung von klimakterisch bedingten Beschwerden.

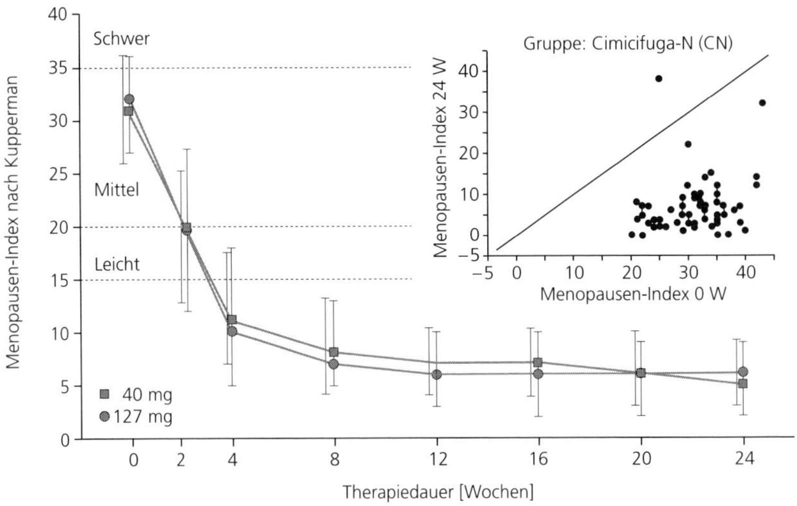

Abb. 17.7 Verlauf Kuppermanscores bei 40 mg Droge bzw. 127 mg Droge sowie Response-Darstellung für 40 mg/d. Dargestellt sind Mediane und Quartilen. Nach Lit. [33, 34]

Handelsübliche Extrakte aus Cimicifuga-racemosa-Wurzelstock

DEV (Auszugsmittel)	
4,1 – 6,5	: 1 (Ethanol 60 %)
4,5 – 8,5	: 1 (Ethanol 60 %)
7 –12	: 1 (Ethanol 50 % oder 58 %)
0,78– 1,14	: 1 (Isopropanol 40 %)

Pro Tag sind bezogen auf das Mittel von DEV und empfohlener Drogenäquivalentmenge zwischen 4,2 und 7,5 mg Trockenextrakt einzunehmen. Der isopropanolische Fluidextrakt muss zu 40 mg pro Tag dosiert werden.

17.3.6 Toxikologie, unerwünschte Wirkungen, Interaktionen

Toxikologisch sind Extrakte aus *Cimicifuga racemosa* auch in hohen Dosierungen weitgehend untoxisch und im AMES-Test nicht mutagen [34, 36]. Verschiedene Tierspezies bekamen die Zubereitungen einmalig oder mehrfach verabreicht. Nach Einmalapplikation betrug die minimale letale Dosis bei der Maus > 500 mg/kg KG i.p., bei der Ratte > 1000 mg/kg KG p.o. und beim Kaninchen > 70 mg/kg KG. Nach subchronischer Verabreichung (30 Tage) betrug die minimale letale Dosis beim Kaninchen > 6 mg/kg KG (p.o.) und bei der Maus > 10 mg/kg KG [37]. Die chronische Applikation an der Ratte bis zu 5 g/kg KG wurde klinisch und histologisch ohne Nachweis eines relevanten pathologischen Befundes vertragen [34, 36].

An Nebenwirkungen können gelegentlich Übelkeit, Magen-Darmbeschwerden [38], Schwindel, Kopfschmerzen und Zittern der Glieder auftreten. Aus den klinischen Daten zu *Cimicifuga racemosa* lässt sich jedoch keinerlei Risiko einer therapiebedingten Körpergewichtszunahme ableiten. Eine Gewichtserhöhung ist vielmehr als Folge der klimakterischen Lebensphase zu interpretieren. Eine Literaturrecherche in den relevanten DIMI-Datenbanken zeigt keine Publikation zu den Suchbegriffen „Traubensilberkerze und Gewichtszunahme“. Andererseits ist festzustellen, dass mit zunehmendem Alter offenbar per se eine Körpergewichtszunahme zu beobachten ist. [39, 40]. Auch aufgrund des fehlenden östrogentypischen Wirkungsmechanismus ist eine kurzfristige geringe Gewichtszunahme, wie sie von einer Hormonersatztherapie bekannt ist, nicht zu erwarten. Experimentell ergaben sich keine Hinweise auf proliferationssteigernde Aktivitäten bei östrogenrezeptor-positiven Mammatumoren, auf Tumorinduktion oder auf eine Stimulation von östrogenresponsivem Endometrium. Zusätzlich konnten klinisch-pharmakologisch keine Beeinflussung östrogensensibler Parameter am Vaginalepithel, an der Endometriumdicke (vaginalsonographisch bestimmt) sowie Konzentrationsänderungen der Gonadotropine FSH, LH, Östrogene, Prolaktin und SHGB nachgewiesen werden. Obwohl bisher keine klinischen Studien zur Unbedenklichkeit beim Mammakarzinom vorliegen, kann dennoch die Anwendung bei diesen Patientinnen – allerdings unter engmaschiger Kontrolle in wenigstens 2- bis 3-monatigen Abständen und Risiko/ Nutzenabwägung – erfolgen. Nach Auswertung von 8 klinischen Studien sind standardisierte Extrakte aus *Cimicifuga racemosa* bei Frauen mit klimakterischen Beschwerden wirksam und sicher. Sie bieten eine Alternative zur Östrogensubstitutionstherapie, wenn diese kontraindiziert ist oder von der Patientin abgelehnt wird [41].

17.3.7 Risikogruppen, Schwangerschaft, Stillzeit, Pädiatrie

Bei einer Schwangerschaft und während der Stillzeit sollten Extrakte aus *Cimicifuga racemosa* nicht angewendet werden. Auf das Problem der Anwendung bei Frauen mit Mamakarzinom wurde verwiesen.

Literatur

[1] Hauser G. A. (1992) Häufigkeit klimakterischer Symptome – Eine Literaturübersicht. In Lauritzen (Hrsg.): Menopause, Hormonsubstitution, Heute, Band 5. status Edition Gynäkologie, 18–21

[2] Lauritzen L. (1995) Klinik von Prämenopause bis zum Senium. In Schneider H. P. G. (Hrsg.). Endokrinologie und Reproduktionsmedizin I, Urban & Schwarzenberg, 3. Auflage, 293–338

[3] Braendel W., Kuhl H. (2001) Sexualhormone und Kontrazeptiva.Kuhl. In Klin. Pharmakologie. Hrsg: Rietbrock N, Staib H, Loew D, Steinkopff Verlag

[4] SGB V

[5] Monographie Estriol BAnz. Nr. 39 vom 26.2.1993

[6] Monographie Estradiol BAnz. Nr. 105 vom 9.6.1994

[7] Monographie konjugierte Estrogene BAnz. Nr. 22 vom 30.6.1994

[8] Jarry H., Harnischfeger G. (1985) Untersuchungen zur endokrinen Wirksamkeit von Inhaltsstoffen aus Cimicifuga racemaosa 1. Einfluss auf die Serumspiegel von Hypophysenhormonen ovariektomierter Ratten. Planta Med No. 1, 46–49

[9] Jarry H., Gorkow C., Wuttke W. (1995) Treatment of menopausal symptoms with extracts of cimicifuga racemosa: In vivo and in vitro evidence for estrogenic activity. In Loew D., Rietbrock N (Hrsg.) Phytopharmaka in Forschung und klinischer Anwendung. Steinkopff Verlag 99–112

[10] Jarry H., Harnischfeger G., Düker E. (1985) Untersuchungen zur endokrinen Wirksamkeit von Inhaltsstoffen aus Cimicifuga racemosa. 2: In vitro Bindung von Inhaltsstoffen an Östrogenrezeptoren. Planta Med No. 4:291–356

[11] Freudenstein J., Bodinet C. (1999) Influence of an isopropanolic aqueous extract of Cimicifugae racemaosae rhizoma on the proliferation of MCF-7 cells. Abstract. 23rd International Symposium on „Phyto-oestrogens“ Gent, Belgium

[12] Freudenstein J., Dasenbrock C., Nißlein T. (200) Lack of promotion on estrogen dependent mamary gland tumors in vivo by an isopropanolic black cohosh-extract. Abstract 3th International Congress on Phytomedicine München 11–13 October

[13] Nisslein T: Internes Gutachten zum Einfluss eines Extraktes aus Rhizoma Cimicifuga racemosae auf die Uterusentwicklung juveniler

Mäuse und die Vaginalzytologie ovariektomierter Ratten
[13a] Nesselhut T., Liske E. (1999) Pharmacological measures in postmenopausal women with an isopropanolic aqueous extract of cimicifugae racemosae rhizoma. 10th Annual Meeting of the North American Menopause Society (NAMS), September 23–25, New York, Abstract No. 99012
[14] Weiß R.F. (1986) Phytotherapie bei Frauenkrankheiten. Ärztezeitschrift für Naturheil verfahren 9:579–584
[15] Günther C. (1957) Zum Thema: Hormonale und sedative Therapie klimakterischer Beschwerden. Therapiewoche 7:437–438
[16] Kesselkaul O. (1957) Über die Behandlung klimakterischer Beschwerden mit Remifemin Medizinische Monatsschrift 11:87–88
[17] Schotten E.W. (1958) Erfahrungen mit Cimicifuga-Präparat Remifemin Landarzt 34: 353–354
[18] Stiehler K. (1959) Über die Anwendung eines standardisierten Cimicifuga-Auszuges in der Gynäkologie. Ärztl Praxis 11:916–917
[19] Földes J. (1959) Die Wirkung eines Extraktes aus Cimicifuga racemosa. Ärztl Forsch 12: 623–624
[20] Starfinger W. (1960) Therapie mit östrogen wirksamen Pflanzenextrakten. Medizin heute 9:173–174
[21] Heizer H. (1960) Kritisches zur Cimicifuga-Therapie bei hormonalen Störungen der Frau. Med. Klin. 55:232–233
[22] Görlich N. (1962) Behandlung ovarieller Störungen in der Allgemeinpraxis. Ärztli. Praxis 14: 1742–1743
[23] Stolze H. (1982) Ein andere Weg, klimakterische Beschwerden zu behandeln. Gyn. 3, 1:14–16
[24] Kuppermann H.S., Wetschler B.B., Blatt M.H. G. (1959) Contempory therapy of menopausal syndrome. J.Am.Med. Ass. 171: 1627–1637
[25] Daiber W. (1983) Klimakterische Beschwerden: ohne Hormone zum Erfolg. Ärztl Praxis 35:1946–1947
[26] Vorberg G. (1984) Therapie klimakterischer Beschwerden. ZFA 60:626–629
[27] Warnecke G. (1985) Beeinflussung klimakterischer Beschwerden durch ein Phytotherapeutikum. Erfolgreiche Therapie mit Cimicifuga-Monoextrakt. Med Welt 36:871–874
[28] Stoll W. (1987) Phytopharmakon beeinflusst atrophisches Vaginalepithel: Doppelblindversuch Cimicifuga vs. Östrogenpräparat. Therpeutikon 1:23–31
[29] Pethö A. (1987) Klimakterische Beschwerden, Umstellung einer Hormonbehandlung auf ein pflanzliches Gynäkologikum möglich? Ärztl. Praxis 39, 47: 1551–1553
[30] Lehmann-Willenbrock E., Riedel H.H. (1988) Klinische und endokrinologische Untersuchungen zur Therapie ovarieller Ausfallserscheinungen nach Hysterektomie unter Belassung der Adnexe. Zbl. Gynäkol. 110:611–618
[31] Düker E.M., Kopanski L., Jarry H., Wuttke W. (1991) Effects of extracts from cimicifuga racemosa on gonadotropin release in menopausal women and ovariectomized rats. Planta Med 57:420–424
[32] Liske E., Wüstenberg P. (1998) Therapy ‚of climacteric complaints with Cimicifuga racemosa. A herbal medicine with clinicall proven evidence. 9th Annual Meeting of the North American menopause society (NAMS) September 16–19, Toronto, Canada. Poster 1 (Abstract 98.0020)
[33] Liske E., Wüstenberg P., Boblitz N. (1998) Human-pharmacological investigations during treatment of climacteric complaints with Cimicifuga racemosa (Remifemin): No estrogen-like effects. ESCOP; The fifth International Symposium „Phytomedicine and Consumer Protection“ 15th–16th October
[34] Liske E. (1998) Therapeutic efficay and safety of Cimicifuga racemosa for gynecologic disorders. Advances in therapy 15: 45–53
[35] Dingermann Th. (2000) Transparenzkriterien für pflanzliche, homöopathische und antroposophische Arzneimittel. Karger Basel Freiburg Paris London New York New Dehli Bangkok Singapore Tokyo Sydney 2000
[36] Schaper & Brümmer Fachinformation Remifemin
[37] Schindler H. (1952) Die Inhaltsstoffe von Heilpflanzen und Prüfungsmethoden für pflanzliche Tinkturen. Arzneim. Forsch. 2: 547–549
[38] Monographie Cimicifuga racemosa. BAnz Nr. 43 vom 2.3.1989
[39] Kuskowska-Wolk A., Rossner S. (1990) Prevalence of obesity in Sweden: cross-sectional study of a representative adult population. J. Intern Med. 227(4): 241–246
[40] Pantopoulos G., Raison J., Ruiz J.C., Guy-Grand B., Basdevant A. (1997) Weight gain at the time of menopause. Human Reproduction Suppl. 12: 126–133
[41] Lieberman S. (1998) A review of the effectiveness of Cimicifuga racemosa (Black Cohosh) for the symptoms of menopause. Journal of Women's Health. 7: 525–529

18 Erkrankungen des rheumatischen Formenkreises

18.1 Definition, Pathogenese, Klinik

„Rheuma“ ist ein nosologisch und ätiologisch nicht ausreichend definierter Sammelbegriff für Erkrankungen des Bewegungs- und Stützapparates [1]. Im Alltag wird üblicherweise zwischen entzündlichen, degenerativen und weichteilbezogenen Erkrankungen des „rheumatischen Formenkreises“ unterschieden (Tab. 18.1). Von wissenschaftlichen Fachgesellschaften z. B. von dem American College of Rheumatology (ACR) und von der European League Against Rheumatism (EULAR), wurden Systeme zur Definition einzelner Krankheiten zur Differenzierung und Behandlung unter vergleichbaren Bedingungen entwickelt. Das ACR unterscheidet 178 Diagnosen bzw. diagnostische Kategorien, die in Hauptgruppen eingeordnet werden. Nachfolgend aufgeführt sind die Hauptgruppen der Klassifikation der EULAR für Erkrankungen des Bewegungsapparates:

- Erkrankungen der Gelenke,
- Erkrankungen der Wirbelsäule und ihrer Gelenke,
- Erkrankungen der Weichteile des Bewegungs- und Stützapparates,
- Angiopathien mit Manifestationen im Bereich des Bewegungsapparates,
- Erkrankungen des Unterhautbindegewebes,
- Erkrankungen des Knorpels und der Knochen,
- Bildungs-, Entwicklungs- und Wachstumsstörungen des Skeletts,
- Systemerkrankungen mit fakultativen Manifestationen am Bewegungsapparat,
- Systematische Begleiterkrankungen außerhalb des Bewegungsapparates bei Erkrankungen des Bewegungsapparates.

In der Häufigkeit der rheumatischen Erkrankungen rangiert die Osteoarthrose an erster Stelle (28 %), gefolgt vom weichteilbezogenen Rückenschmerzsyndrom (22 %) mit kontinuierlichem Anstieg durch die steigende Zahl älterer Menschen (> 60 Jahre). Entzündliche rheumatische Erkrankungen sind wesentlich seltener. Unter ihnen ist die rheumatoide Arthritis mit einer Prävalenz von ca. 1 % am häufigsten. Etwa gleich häufig sind die kristallinduzierten Arthritiden mit der Gichtarthritis als Hauptvertreter. Die ankylosierende Spondylitis (Morbus Bechterew) und die Psoriasis-Arthritis weisen nur eine Prävalenz von 0,1 % auf, und die Prävalenz von Kollagenosen wie z. B. der Systemische Lupus erythematosus (SLE) oder die systemische Sklerose beträgt lediglich 0,006 % bzw. 0,002 % [1].

Tab. 18.1 Erkrankungen des rheumatischen Formenkreises

Entzündlich-rheumatische Erkrankungen	Degenerative Gelenk-Wirbelsäulenerkrankungen	Extraartikulärer Weichteilrheumatismus
– Spondarthritiden	– Mono-, Oligo-, Polyarthrosen	– Myalgie, Myopathie
– Chronische Polyarthritis		– Tendovaginitis, Insertionstendopathie, Tendinosen
– Kollagenosen		– Bursitis
– Primäre Vaskulitiden		

Sieht man von Kristallablagerungen bei der Gichtarthritis und der Lyme-Arthritis durch eine Borellien-Infektion ab, so ist die Äthiopathogenese rheumatischer Erkrankungen noch weitgehend unklar. Molekulargenetisch spielen Moleküle des Major Histocompatibility complexes (MHC) eine zentrale Rolle bei den entzündlichen rheumatischen Erkrankungen wie der ankylosierenden Spondylistis oder der rheumatoiden Arthritis. Genetisch determinierende Anomalien im Komplement-System, Dysregulationen des Zytokin-Netzwerkes, T- und B-Zellrepertoir die Immunglobulin-Zusammensetzung sowie das weibliche Geschlecht gelten ebenfalls als krankheitsdisponierend. Ferner könne autoimmunologische und infektiöse Prozesse zur Manifestation rheumatischer Erkrankungen führen. Aktivierte Makrophagen sezernieren vermehrt proinflammatorische Zytokine insbesondere TNFα und Interleukin-1β und induzieren in Chondrozyten die Synthese von knorpelabbauenden Enzymen ebenso wie Prostaglandine. Mechanische und z.T. berufsbedingte Faktoren spielen neben genetischen Voraussetzungen vor allem bei den Osteoarthrosen und dem Weichteilrheumatismus eine disponierende bzw. kausale Rolle.

18.2 Klinik und Therapie rheumatischer Erkrankungen

Zwischen den ersten Symptomen und Sicherung der Diagnose rheumatische Erkrankung vergehen häufig Monate bis Jahre. Im Vordergrund stehen chronische Schmerzen und progrediente Einschränkung der Funktionsfähigkeit des Bewegungsapparates. Je nach Ätiologie ist die Erkrankungen nicht nur auf den Stütz- und Bewegungsapparat beschränkt, sondern befällt auch Organe wie Herz, Lunge, Leber, Gefäßsystem, Haut, Niere und das ZNS. Bei den entzündlich rheumatischen Erkrankungen stehen allgemeine Entzündungszeichen wie Gelenkschwellungen, Gelenkerguss, Fieber und pathologische Laborparametern, z.B. erhöhte BSG oder CRP im Vordergrund. Die degenerativen Gelenk- und Wirbelsäulenerkrankungen sowie der extraartikuläre Weichteilrheumatismus sind primär nichtentzündlich und meist auf einzelne lokal begrenzte Bereiche des Bewegungsapparates beschränkt. Der am häufigsten vorkommenden rheumatoiden Arthritis liegt eine chronisch-progrediente Entzündung im Bereich der Gelenk-Innenhaut (Synovialis) zugrunde. Hier besteht die Gefahr einer fortschreitenden Destruktion benachbarter Strukturen, vor allem des Gelenkknorpels und Knochens, was meist Deformationen und damit schwere Funktionsbeeinträchtigungen zur Folge hat. Entzündlich-rheumatische Erkrankungen verlaufen meist schubweise und befallen bei aggressiven Formen extraartikulär gelegene Organstrukturen wie Muskulatur (Myositis), Haut (Sclerodermie), Gefäße (Vaskulitis), Nieren (Nephritis), Knochenmark (Zytopenien) [1].

Nichtentzündliche rheumatische Erkrankungen, wie Osteoarthrosen, degenerative Wirbelsäulenerkrankungen und Weichteilrheumatismus sind häufig Folgen von Fehlbelastungen. Die Prävalenz dieser Erkrankungen nimmt mit steigendem Alter deutlich zu.

Die Diagnostik mit Zuordnung zu einzelnen Krankheitsgruppen und die therapeutischen Konsequenzen erfordern eine sorgfältige körperliche Untersuchung und eine ausführliche Anamnese bzgl. der Schmerzsymptomatik. Differentialdiagnostisch hilfreich sind der Nachweis richtungsweisender Autoantikörper, die Analyse von Gelenkpunktaten und bildgebende Verfahren (Arthrosonographie, Röntgen, MRT, Szintigraphie) zur Beurteilung von Gelenkstrukturveränderungen.

Aufgrund der Vielzahl von Krankheitsbildern unterschiedlicher Ätiologie und ungeklärter Pathogenese, gibt es bisher keine kausale und gemeinsame Therapie. Behandlungsziele sind die Verbesserung der Lebensqualität, die Erleichterung der normalen Abläufe des täglichen Lebens durch Befreiung oder Linderung von Schmerzen, die Verhinderung bleibender bzw. die Verbesserung eingetretener Funktionsbeeinträchtigungen, das Aufhalten der Progredienz der Erkrankung, der Erhalt der Arbeitsfähigkeit und der Selbstversorgungsfähigkeit sowie eine Verbesserung der Rehabilitation. Zur Realisierung stehen verschiedene Möglichkeiten zur Verfügung (siehe unten). Mit der Ruhigstellung z.B. durch Gipsverbände, Schienen oder Halskrawatten kann rasch Schmerzfreiheit erzielt werden. Bei subakuten und chronischen Krankheitsverläufen sind entlastende Verbände, Gehstützen und die Vermeidung einer mechanischen Überlastung angezeigt. Unverzichtbar sind physikalische Maßnahmen, da sie Schmerzen, Entzündungen, Funktionsbeeinträchtigungen, Muskelverspannungen und Muskelatrophien günstig beeinflussen. Positiv wirkt unter Umständen auch eine Psychotherapie beim Weichteilrheumatismus und bei psychisch bedingten Schmerzen. Zu den operativen Verfahren zählen präventive, palliative und rekonstruktive Maßnahmen.

Therapie Möglichkeiten rheumatischer Erkrankungen:

- **Allgemeinmaßnahmen:** Ernährung, Ruhe, Vermeidung von Überbelastung, Rehabilitation, Selbsthilfegruppen.
- **Konservativ-orthopädische Maßnahmen:** Ruhigstellung, orthopädische Hilfsmittel, Extension, Chirotherapie.
- **Physikalische Maßnahmen:** Krankengymnastik, Massage, Bewegung, Ergo-, Wärme-, Kälte-, Strahlentherapie
- **Lokaltherapie:** Synoviorthese, hyperämisierende Externa, Lokalanästhetika
- **Medikamentöse Therapie:** Analgetika, NSAR, Myotonolytika, Glucokortikoide, Basistherapeutika, Immunsuppressiva, Imunmodulatoren, Immunbiologika, Antibiotika.
- **Psychotherapie**
- **Operative Maßnahmen:** Synovektomie, Korrekturosteotomie, Arthroplastik, Endoprothesen, Arthrodesen.

Für die Behandlung der häufigsten rheumatischen Erkrankungen wie degenerativ-entzündliche Gelenkerkrankungen, Weichteilrheumatismus und rheumatoide Arthritis stehen bisher keine pflanzlichen Arzneimittel zur Verfügung, die kausal in die für Auslösung, Verbreitung und Aufrechterhaltung von Entzündungsprozessen verantwortlichen Mechanismen eingreifen. Derartige Phytopharmaka müssten die Bildung und Freisetzung der Entzündungsmediatoren Histamin, Serotonin, Kinine hemmen, die Aktivität von Cyclooxygenase und Lipoxygenase als Schlüsselenzyme verschiedener Prostaglandinderivate und Leukotriene mindern und die Bildung freier Sauerstoffradikale unterdrücken. Ferner müssten solche Phytopharmaka die Aktivität entzündungsrelevanter Zellen wie polymorphkernige Leukozyten, Monozyten, Makrophagen beeinflussen, lysosomale Enzyme neutralisieren, Autoimmunreaktionen unterdrücken und hydrolytische Enzymen hemmen, die für die Destruktion des Knorpels verantwortlich sind. Die derzeit verfügbaren Phytopharmaka wirken rein symptomatisch auf Schmerzen und Entzündung.

18.3 Wirkstoff, Extrakte, Droge

Für die orale Anwendung rheumatischer Erkrankungen kommen folgende Drogen in Frage: Teufelskrallenwurzel, Weidenrinde und eine fixe Kombination aus *Populus tremula* (60 Vol. %), *Solidago virgaurea* (10 Vol. %) und *Fraxinus exelsior* (20 Vol. %).

Für die Indikation Gicht wird nach wie vor sehr erfolgreich Colchici semen eingesetzt.

Neben der oralen Anwendung können pflanzliche Schmerzmittel auch in Form perkutaner Zubereitungen anwendet werden. Als Wirkstoffe werden Extrakte aus Capsici fructus und Pfefferminzöl eingesetzt.

18.4 Teufelskrallenwurzel

18.4.1 Experimentelle Pharmakologie und Wirkungsmechanismus

Harpagosid, Harpagosid-Genin und verschiedene Extraktzubereitungen aus Harpagophyti radix (*Harpagophytum procumbens*) wurden in klassischen tierexperimentellen Modellen auf ihre analgetische, antiphlogistische und antiproliferative Wirkung u.a. im Vergleich zu Acetylsalicylsäure, Indometacin., Phenylbutazon, Morphin untersucht [2–11]. Die Ergebnisse waren uneinheitlich, zum Teil sogar widersprüchlich, und sie waren vom gewählten pharmakologischen Modell, vom eingesetzten Extrakt und von der Applikationsart abhängig. Wie aus Tabelle 18.2 hervorgeht, besitzt das Harpagosid-Genin nach i.v.-Applikation keine analgetische Wirkung. Nach i.p.-Gabe wurden im Gegensatz zum Harpagosid widersprüchliche antiphlogistische Wirkungen berichtet. Die

Tab. 18.2 Wirkung von Gesamtextrakt, Harpagosid, Harpagogenin

Analgetische Wirkung							
Experimentelles Modell	**Gesamtextrakt**			**Harpagosid**			**Harpagogenin**
	p.o.	**i.p.**	**i.v.**	**p.o.**	**i.p.**	**i.v.**	**i.v.**
Ohr-Test (Kaninchen)			nein			ja	nein
Writhing-Test (Maus)	nein	ja		nein	ja		
Hot-plate-Test (Maus)		nein			nein		
Brennstrahl-Test (Maus)	ja			ja			
Antiphlogistische, antiproliferative Wirkung							
Experimentelles Modell	**Gesamtextrakt**			**Harpagosid**			**Harpagogenin**
	p.o.	**i.p.**	**i.v.**	**p.o.**	**i.p.**	**i.v.**	**i.v.**
Rattenpfoten-Ödem	nein	ja	ja		nein	nein	nein
Formaldehyd-Arthritis		ja			ja		
Adjuvans-Arthritis	nein						
UV-Erythem	ja			ja			
Granulom-Beutel	ja				ja		ja

Wirkung des Gesamtextrakts variierte ebenfalls abhängig von der Applikationsart. Vielfach war jedoch der Gesamtextrakt stärker analgetisch, antiphlogistisch und antiproliferativ wirksam als Einzelfraktionen. Mögliche Ursachen hierfür liegen in den unterschiedlich hergestellten Extrakten. Offensichtlich wirken sich die unterschiedlich verwendeten Auszugsmittel und damit die unterschiedlichen inneren Zusammensetzungen der Extrakte deutlich auf die Wirksamkeit der Zubereitungen aus. Auch die Applikationsform beeinflusst bei Harpagophytum-Zubereitungen deutlich die Wirksamkeit. Diese unterschiedlichen pharmakologischen Effekte von Gesamtextrakt, von Harpagosid sowie von Harpagosid-Genin nach p.o.-, i.p.- oder i.v.-Gabe ließen den Verdacht einer Inaktivierung wirksamer Bestandteile durch das saure Milieu des Magens aufkommen, so dass diese nicht mehr resorbiert und systemisch zur Verfügung stehen. Diese Frage bedurfte der Klärung, nachdem Soulimani et al. [12] experimentell gezeigt hatten, dass ein auf 2,4 % Harpagosid standardisierter Extrakt nach oraler Gabe, nicht jedoch nach intraduodenaler und i.p.-Applikation, am Carrageenan-induzierten Rattenpfotenödem antiphlogistisch wirkte. In entsprechenden In-vitro-Untersuchungen veränderte sich jedoch der Harpagosidgehalt von Harpagophytum-Extrakten mit 2 % bzw. 7,3 % Harpagosid weder nach Inkubation im künstlichen Magen noch im Dünndarmsaft oder im Humanplasma [13], so dass von einer ausreichenden chemischen Stabilität von Harpagosid ausgegangen werden kann.

Derzeit spricht vieles für Harpagosid als dem wirksamkeitsrelevanten Inhaltsstoff von Harpagophytum-Extrakten. Denn in vitro werden die Cysteinyl-LT- und die TXB_2-Biosynthese in Ionophor-A23187 stimuliertem menschlichen Blut abhängig vom Harpagosidgehalt und dem Lösungsmittel gehemmt (Tab. 18.3). Weitere wirksamkeitsrelevante bzw. antagonistische Fraktionen sind bisher nicht charakterisiert. Allerdings sind die Effekte von Extrakten deutlich stärker ausgeprägt als die von reinem Harpagosid [14, 15], wobei die Effekte eindeutig vom Extraktionsmittel abhängig waren. In fraktionierten Extrakten wurden nicht nur hemmende, sondern auch stimulierende Wirkung beobachtet. Ungeklärt ist derzeit, ob die inhibitorische Wirkung in vivo von dem Glykosid, Harpagosid oder von durch Biotransformation hervorgegangenen Metaboliten ausgeht. Es konnte nämlich gezeigt werden, dass Harpagosid in Hank's bilanzierter Salzlösung keine Wirkung auf die LT- und TXB_2-Biosynthese hatte und dass der Effekt durch Zugabe von menschlichem Serumalbumin nicht wiederhergestellt wurde. Weiterhin reduzierte Neostigmin, ein Hemmer der Plasma-Esterase, konzentrationsabhängig die Eicosanoidbiosynthese von Harpagosid im menschlichen Vollblut [16, 17].

Fiebig [18] prüfte als Modell der peripheren Entzündung an LPS-stimulierten Monozyten einen wässrigen und einen alkoholischen Harpagophytum-Extrakt auf Eicosanoide und Cytokine. Es fand sich eine dosisabhängige Abnahme der PGE_2-Synthese und eine Reduktion des proinflammatorischen Cytokins TNFα. Deutliche Unterschiede fanden sich hinsichtlich des Lösungsmittels. Während der wässrige Extrakt zu einer starken Hemmung der Interleukin-1β-Produktion führte, hatten der alkoholische Extrakt, Harpagosid und Harpagid keinen Effekt. Die gleiche Arbeitsgruppe [19] untersuchte einen weiteren Extrakt auf die LPS-stimulierte Freisetzung von PGE_2, IL-1β, IL-6 und TNFα, wobei der Extrakt STEIHAP 69 nur die Synthese von PGE_2 und TNFα signifikant hemmte. Entscheidend für den rationalen Einsatz von Extrakten aus Harpagophy-

Tab. 18.3 Einfluss verschiedener Harpagophytum-Extrakte und Fraktionen auf die Inophor A23187 stimulierte Biosynthese von Cys-LT und Thromboxan B_2 [14, 15]

Extrakt/Fraktion Harpagosid-Gehalt	Einfluss auf die Cysteinyl-LT Biosynthese	Einfluss auf die Thromboxan B_2 Biosynthese
Wässrig-ethanolischer Extrakt 2,1 %	IC_{50} = 1,24 mg/ml (61,7 µmol/l)	2,35 mg/ml= – 42,7 % keine IC_{50}
Fraktion A Heptan Extrakt 1,3 %	1,0 mg/ml = – 37,3 ± 7,2 % keine IC_{50}	kein Effekt bis 1,0 mg/ml
Fraktion B Essigester Extrakt 19,95 %	1,0 mg/ml = – 84,6 ± 2,8 % 0,3 mg/ml = – 42,4 ± 4,5 % IC_{50}= 0,391 mg/ml (158 µmol/l)	1,0 mg/ml = – 27,8 ± 7,9 % keine IC_{50}
Fraktion C Butanol Extrakt 19,5 %	1,0 mg/ml = – 63,3 ± 4,8 % 0,3 mg/ml = – 28,6 ± 7,6 % IC_{50}= 0,565 mg/ml (223 µmol/l)	1,0 mg/ml = – 64,3 ± 1,5 % IC_{50} = 0,203 mg/ml (80,1 µmol/l)
Fraktion D Wässriger Extrakt 0 %	kein Effekt bis 1,0 mg/l	kein Effekt bis 1,0 µmol/l
Harpagosid 100 %	IC_{50} = 39 µmol/l	IC_{50} = 49 µmol/l
Fraktion F WS 1531 7,3 %	IC_{50} = 0,062 mg/ml (9,2 µmol/l)	IC_{50}= 0,373 mg/ml (55 µmol/l)
Fraktion E aus WS 1531 entfernte Fraktion 0,36 %	1,0 mg/ml = 170,5 ± 14,9 % keine IC_{50}	1,0 mg/l = 128,7 ± 24,5 % keine IC_{50}

tum sind deshalb Kenntnisse nicht nur zum Drogen-Extraktverhältnis, zur Harpagosidkonzentration und zum Extraktionsmittel, sondern auch zum Wirkungsmechanismus im Hinblick auf eine selektive oder duale Hemmung der Eicosanoidbiosynthese Effekte auf proinflammatorische Mediatoren und Ausschluss einer Stimulation.

18.4.2 Pharmakokinetik und Effektkinetik

Zur Pharmakokinetik von Harpagosid liegen bisher nur wenige Daten vor. Hauptproblem war das Fehlen einer analytischen Methode zur Detektion von Harpagosid im menschlichen Plasma. In mehreren Einzelstudien wurden Extrakte mit unterschiedlichen Konzentrationen an Harpagophytum-Äquivalenten bei Probanden untersucht. Maximale Plasmaspiegel traten im Allgemeinen nach 1,3 bis 2,5 h auf, fielen rasch ab und erreichten nach 8 Stunden einen zweiten, deutlich niedrigeren Gipfel, was für einen enterohepatischen Kreislauf spricht. Harpagosid wurde mit einer Halbwertszeit von 3,7–6,4 h ausgeschieden. Die Clearance betrug 15 l/min. Im Dosisbereich von 50 mg–200 mg Harpagosid bestanden für C_{max} und AUC Linearität (Abb. 18.1). Da Plasmaspiegel erst ab einer Dosis von 50 mg Harpagosid messbar waren, wird ein First-pass-Metabolimus vermutet [15]. In den Studien wurde u. a. synchron zur Bestimmung von Harpagosid der Einfluss von Spezialextrakten auf die Eiconsanoidbiosynthese untersucht. In einer Studie trat bei den Probanden eine zeitabhängige reversible Hemmung der Leukotrien-C4-Biosynthese auf. Die maximale prozentuale Hemmung betrug nach 3 Stunden ca. 50 %, kehrte binnen 5 Stunden zum Basalwert zurück und zeigte nach ca. 12

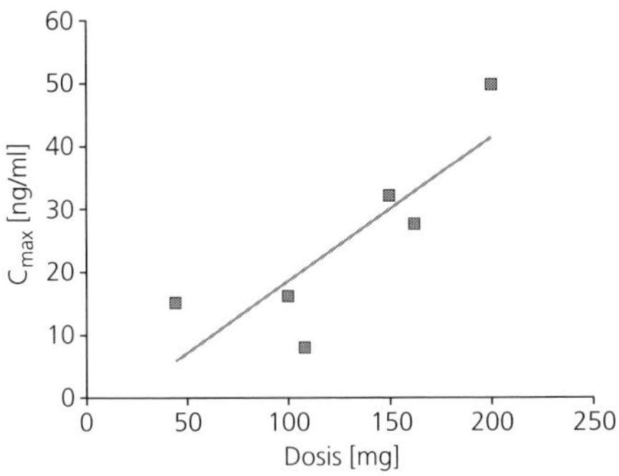

Abb. 18.1 Maximale Plasmakonzentration (C_{max}) von Harpagosid in Abhängigkeit von der Dosis. Im Bereich von 50 bis 200 mg Harpagosid besteht eine Linearität.

Stunden einen weiteren leichten Abfall. Auf die Thromboxan-B_2-Biosynthese hatte der verabreichte Spezialextrakt keinen Effekt [20]. In einer weiteren Untersuchung betrug die Hemmung der Cysteinyl-LT-Biosynthese nach 4 Stunden ca. 28 % und nach 8 Stunden signifikant 58 % [15].

Trägt man die Plasmakonzentrations-Zeitverläufe und die Hemmung der Leukotrien-C4-Biosynthese gegeneinander auf, so fällt eine Dissoziation beider Kurven auf. Zeitversetzt zu C_{max} von Harpagosid (nach 1,3–2,5 h) kommt es zur Hemmung der Leukotrien-C4-Biosynthese (nach ca. 3 h). Auf den zweiten leichten Anstieg der Plasmakonzentration von Harpagosid nach ca. 8 Stunden folgt ein weiterer leichter Abfall der Leukotrien-C4-Biosynthese nach ca. 12 Stunden [20]. Mögliche Ursache für die verzögerte Hemmung der Leukotrien-C4-Biosynthese könnte neben der Abhängigkeit von ausreichend hohen Plasmakonzentrationen an Harpagosid auch die Bildung eines wirksamen Metaboliten sein (Abb. 18.2). Ferner ist denkbar, dass erst nach einer gewissen Latenzzeit das Enzymsystem blockiert wird. Inzwischen konnte das im Vollblut gemessene Harpagosid massenspektroskopisch identifiziert werden. In der human-pharmakologischen Studie bei 24 gesunden Probanden hatten 4 × 500 mg eines Harpagopyhtum-Extrakts standardisiert auf 3 % Iridoidglykoside über 21 Tage keinen Einfluss auf die Konzentrationen von Prostaglandin E_2, Thromboxan B_2, 6-Ketoprostaglandin $F_{1\alpha}$ und Leukotrien B_4 [21].

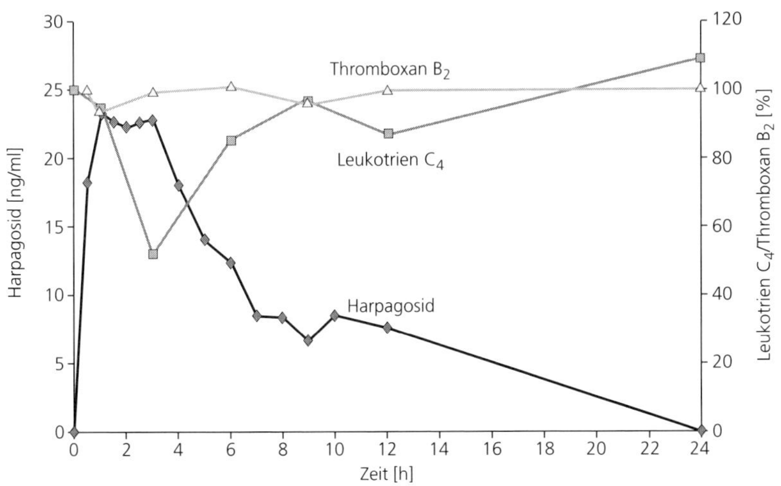

Abb. 18.2 Plasmakonzentrations-Zeitverlauf von Harpagosid sowie prozentuale Hemmung von Leukotrien C_4 und Thromboxan TXB_2 nach oraler Einnahme von 600 mg des Spezialextraktes HF 8858 bei 6 Probanden.

18.4.3 Klinische Wirksamkeit

Unter den pflanzlichen Arzneimitteln mit analgetischer und antiphlogistischer Wirkung finden seit Jahren Extrakte aus der Wurzel der Teufelskralle ein hohes Interesse. Ausgangspunkt waren nicht nur die positiven Monographien der Kommission E [22] und von ESCOP [23] zu *Harpagophytum procumbens* DC. oder die erteilten Zulassungen mit dem Anwendungsgebiet „Zur unterstützenden Therapie bei Verschleißerkrankungen des Bewegungsapparates", sondern auch experimentelle Befunde zum Einfluss des Hauptinhaltsstoffes Harpagosid auf den Eicosanoidstoffwechsel und klinische Studien zur Wirksamkeit bei Erkrankungen des rheumatischen Formenkreises. Sieht man von älteren Kasuistiken, Erfahrungsberichten bei den verschiedenen rheumatischen Erkrankungen vielfach mit nicht näher definierten Extrakten ab, dann liegen nur wenige randomisierte, placebokontrollierte Doppelblindstudien Studien vor, die den heutige Ansprüchen gerecht werden. Hierzu zählen die Deklaration des Drogen-Extraktverhältnis sowie des Extraktionsmittels für die verwendeten Extrakte, experimentelle Daten zum pharmakologischen Wirkprofil und zum möglichen Wirkungsmechanismus, Angaben zur Bioverfügbarkeit und in den klinischen Studien die Angabe der definierten Indikation und der Zielgrößen mit konfirmatorischer Auswertung. Unter diesem Gesichtspunkt sind viele publizierte Studien nicht verwertbar. Nur von wenigen auf dem Markt befindlichen Extrakten liegen entsprechende Informationen vor (Tab. 18.4). Vorrangig geprüfte Indikationen waren Nacken-, Schulter- und Rückenschmerzen sowie Gonarthrose und Coxarthrose. Als Zielgrößen wurden der Arhuser-Rückenschmerz-Index, der WOMAC-Index (Western Ontario MacMaster), dem bei HAG (Health Assessment Questionaire) bestimmten Tramadolverbrauch [26, 28, 29], die Erfassung der Schmerzintensität mit der visuellen Analogskala und als quantitative Parameter die Druckalgometrie, der antinozeptive Schutzreflextest, der Muskelresistenztest, der Muskelischämietest sowie die EMG-Oberflächenaktivität [30] definiert. Signifikante Effekte zugunsten von Harpagophy-

Tab. 18.4 Auswahl von kontrollierten klinische Studien mit definierten Harpagophytum-Extrakten

Autor	Studienart	Dosis, Extrakt	Indikation	Klinische Wirkung
Lecomte et al. 1992	db, Placebo n = 89	2 g Pulver/Tag, 2 Mo, 3 % Iridoide	Arthrosen, Wirbelkörper-Syndrom	Linderung von Schmerzen, Beweglichkeit gebessert
Chrubasik et al. 1996	db, Placebo n = 118	2,4 g/Tag, 4 Wo 50 mg Harpagosid DEV 2,5:1	Chronische Rückenschmerzen	Arhuser Rückenschmerzindex gebessert, gering Bewegungseinschränkung
Schmelz et al. 1997	db, Placebo n = 100	2,5 g/Tag, 30 Tage DEV 2:1	Aktivierte Arthrose chron. Lumbalgie	Schmerzintensität gebessert
Chrubasik et al. 1998	db, Placebo n = 109	400/200 mg (100/50 mg Harpagosid)	Chronische Rückenschmerzen	Arhuser Rückenschmerzindex dosisabhängig gebessert
Göbel et al. 1999	db, Placebo n = 65	2 × 480 mg Extrakt DEV 4,4–5:1, 4 Wo	Nacken-, Schulter-, Rückenschmerzen	Muskelschmerz, Schmerzintensität bzw. Empfindlichkeit, Muskelresistenz gebessert
Chantre et al. 2000	db, Diacerhein n = 122	57 mg Harpagosid 100 mg Diacerhein	Cox-, Gonarthritis	Sign. Besserung von Spontanschmerz in beiden Gruppen

tum bestanden beim Arhuser-Rückenschmerz-Index (Verum 20 %, Placebo 8 %), bei der Reduktion des Schmerzmittelverbrauchs [26, 28], bestimmten Items im WOMAC-Index [29]], in der subjektiven Schmerzempfindlichkeit, der Druckalgometrie und bei der Reduktion der Muskelresistenz [30]. Die Erfassung neurophysiologischer Effekte mittels einer exterozeptiven Suppression der Aktivität des Musculus temporalis erbrachten keine Beeinflussung antinozeptiver Schutzreflexe.

18.4.4 Dosierung, Anwendungsdauer

In der deutschen Monographie von 1989 [22] lautet als Anwendungsgebiet für Trockenextrakte aus Teufelskrallenwurzel: *„Zur unterstützenden Therapie bei Verschleißerkrankungen des Bewegungsapparates“*. Nach vorliegenden experimentellen Daten und klinischen Studie kommen leichte bis mittel gradig unspezifische und entzündungskorrelierte Rückenschmerzen als Monotherapie in Frage. Die Anwendung bei entzündlichen rheumatischen Erkrankungen ist durch klinische Studien nicht belegt [32]. Die Dosierung ist präparatespezifisch und liegt je nach DEV und Harpagosid-Konzentration bei 3 × 600 mg bzw. 2 × 480 mg/Tag. Die Anwendungsdauer erfolgt bis zur Beschwerdefreiheit.

Handelsübliche Teufelskrallenwurzel-Präparate:

DEV (Auszugsmittel)	Tagesdosis*
2,6–3,1 : 1 (Ethanol 30 %)	1500 mg
4,4–5,0 : 1 (Ethanol 60 %)	950 mg
1,5–2,5 : 1 (Wasser)	2200 mg

* Menge Trockenextrakt pro Tag (bezogen auf das Mittel von DEV und empfohlener Drogenäquivalente)

18.4.5 Toxikologie, unerwünschte Wirkungen, Interaktionen

Die LD_{50} lag bei männlichen und weiblichen Swiss Webster Mäuse über 13,5 g/kg KG [33], die i.p.-LD_{50} von Harpagosid bei 1 g/kg KG, von Harpagid > 3,2 g/kg KG [32] und die i.v.-LD_{50} von Harpagosid bei 511 mg/kg KG. Ähnliche Werte wurden mit einem wässrig-methanolischen (4,6 g/kg KG) und einem butanolischen Extrakt (1,0 g/kg KG) erhalten. Die Vergiftungssymptome von Harpagosid äußerten sich in Bauch-Seitenlage, tonisch-klonischen Krämpfen, verminderter Spontanaktivität, schwächerer Reflexauslösung und verengter Lidspalten [34]. Nach einer 21-tägigen Verabreichung von 7,5 g/kg KG Extrakt an männliche Wistar Ratten traten keine hämatologischen und makroskopischen Veränderung auf. Eine 7-tägige Verabreichung von 2,0 g/kg KG führte zu keinen hepatotoxischen Veränderungen bzw. zu pathologischen Leberenzymaktivitäten.

In den kontrollierten klinischen Studien wurden die jeweiligen standardisierten Extrakte ohne schwerwiegende Nebenwirkungen vertragen. Gelegentlich wurde über Übelkeit, leichte Magenbeschwerden und Blähungen geklagt. Die Magenbeschwerden beruhen vermutlich auf den Bitterstoffen im Extrakt. Durch die fehlende Hemmung der COX 1 sind gastrale Nebenwirkungen, wie sie unter den nichtselektiven Cyclooxygenase-Hemmern typisch sind, nicht zu erwarten [15, 21, 31]. Gegenanzeigen sind Überempfindlichkeit gegen Teufelskralle sowie Magen-Darmgeschwüre. Wechselwirkungen mit anderen Arzneimitteln sind bisher nicht bekannt.

18.4.6 Risikogruppen, Schwangerschaft, Stillzeit, Pädiatrie

Hierzu gehören Patienten mit Magen-Darmgeschwüren. Wegen fehlendem Erkenntnismaterial sollten Harpagopyhtum-Extrakte in Schwangerschaft und Stillzeit nicht angewendet werden. Zur Anwendung bei Kindern liegt kein Erkenntnismaterial vor, weshalb Extrakte bei Kindern nicht angewendet werden sollen.

18.5 Weidenrinde

18.5.1 Pharmakokinetik und klinische Wirksamkeit

In der Antike wurden verschiedene Weidenarten vorrangig zur Fiebersenkung, Wundreinigung und Wundheilung angewendet [1]. 1763 berichtete Stone vor der englischen medizinischen Gesellschaft über einen pulverisierten Weidenrindenextrakte mit ähnlicher Wirkung bei Wechselfieber wie die Chinarinde. Buchner extrahierte 1828 im pharmakologischen Institut München aus der Weidenrinde eine gelblich, teilweise nadelförmig kristallisierende, bitter schmeckende Substanz, die er Salicin nannte. Piria (1838) gewann Salicin aus der Silberweide, versetzte es mit Chromsäure und erhielt nach Oxidation mit Ätzkali eine gut kristallisierende Säure, die Salicylsäure. Mit Aufklärung der Struktur und Synthese der Salicylsäure und mit der Einführung von Natriumsalicylat war man auf Salicylsäure und Salicin, das damals in Gramm-Dosen bei rheumatischem Fieber und Schmerzen eingesetzt wurde, nicht mehr angewiesen. Die letzte Phase in der Geschichte der Salicylsäure spielte sich Ende des 19. Jahrhunderts ab, als der Chemiker F. Hoffmann aus Essigsäure und Salicylsäure die Acetylsalicylsäure herstellte, u. a. aus persönlicher Veranlassung für seinen rheumakranken Vater, der das Natriumsalicylat geschmacklich nicht vertrug [2]. In der Folgezeit spielte die Weidenrinde als Analgetikum und Antirheumatikum bei rheumatischem Fieber nur noch eine anekdotische Rolle. Sie fand lediglich in der Volksmedizin und Naturheilkunde noch Erwähnung. Im Rahmen der Aufbereitung von Altarzneimitteln wurde von der Kommission E Salicis cortex für die Indikation Fieber, Rheuma und Kopfschmerzen positiv monographiert [3].

Als pharmakologisch wirksame Komponente der Weidenrinde gilt Salicin, das genuin nur in geringen Mengen von normalerweise unter 1 % Trockengewicht vorkommt [4, 5]. Es liegt in der Pflanze in Form der Ester Salicortin, Tremulacin oder 2-*O*-Acetylsalicortin vor. Weitere Inhaltsstoffe sind Phenolglykoside, Flavonoide, Catechingerbstoffe und Polyphenole. Salicin und Salicortin, das hydrolytisch in Salicin abgebaut wird, werden enzymatisch durch β-Glucosidasen zu Saligenin (Salicylalkohol) und in der Leber zur Salicylsäure metabolisiert. Der weitere Abbau und die Elimination entspricht der Acetylsalicylsäure. Von Schmid [6] liegen Daten zur Pharmakokinetik bei 10 gesunden Probanden nach Einnahme von 680 mg eines standardisierten Weidenrindenextraktes mit einem Gehalt von 120 mg Salicin vor. Die Extrakte wurden um 8.30 Uhr und um 11.30 Uhr eingenommen. Die Gesamtdosis von 1 360 mg entsprach 240 mg bzw. 840 μmol Salicin. Bestimmt wurden die Spiegel von Salicylsäure, Salicylursäure und Gentisinsäure im Serum und Urin. Abb. 18.3 zeigt den Verlauf der Serumspiegel bzw. die kumulative renale Ausscheidung von Salicylat, und Abb. 18.4 zeigt die mittlere Ausscheidungsgeschwindigkeit der Metabolite. Der maximale Serumspiegel betrug 9,8 μmol/l und die Eliminationshalbwertszeit lag bei 2,45 h. Der Spitzenspiegel von Salicylat liegt weit unter der Konzentration von ca. 130 μmol/l, die nach

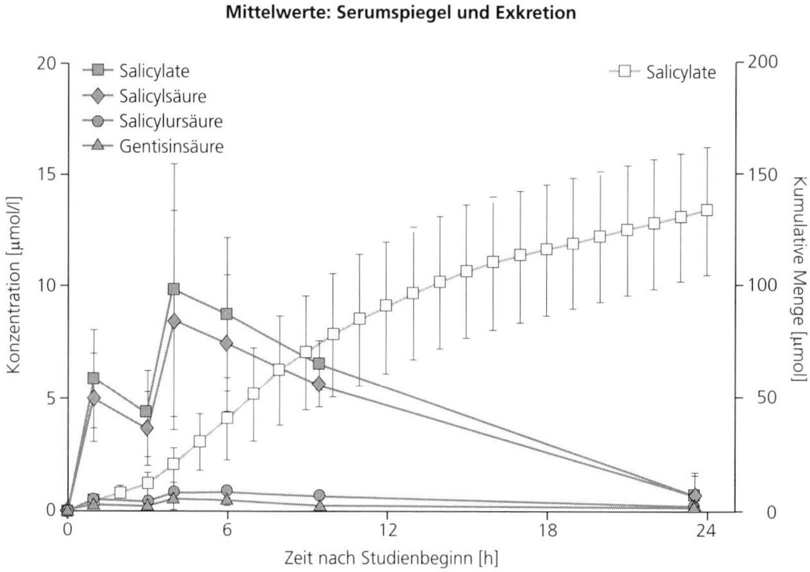

Abb. 18.3 Serumspiegel und Ausscheidung von Salicylsäuremetaboliten nach Einnahme von 240 mg bzw. 840 µmol Salicin bei 10 Probanden. Aus Lit. [6].

Gabe von 500 mg ASS erreicht wird. Im Urin wurden nach 24 Stunden nur 132,2 µmol (15,8 %) des eingesetzten Salicins gefunden. Ca. 70,7 % davon lagen als Salicylursäure vor (Abb. 18.3).

Von dem Kombinationspräparat Zeller Kopfschmerz Dragees® (18,3 mg Salicin etwa 11 % Gesamtsalicin und Trockenextrakt aus Colasamen mit 9,5 mg Coffein) liegen ebenfalls Daten zur Bioverfügbar-

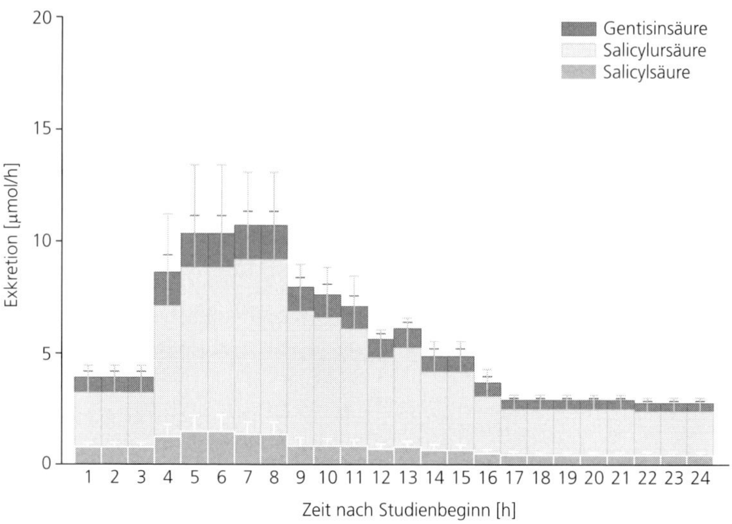

Abb. 18.4 Mittlere Ausscheidung von Salicylsäuremetaboliten nach Einnahme von 240 mg bzw. 840 µmol Salicin bei 10 Probanden. Aus Lit. [6].

keit vor [7]. 12 Probanden erhielten am ersten Tag drei Dragees und am zweiten Tag 3 × 3 Dragees im Abstand von 4 Stunden. Nach der Einmalapplikation traten nach 2–3 h maximale Plasmaspiegel von 130 ng/ml auf. Die Eliminationshalbwertszeit betrug ca. 2,5 h. Ein Vergleich von C_{max} nach Gabe von 0,65 g ASS (entspr. 0,49 g Salicylsäure und damit der 18fachen Menge der aus den Zeller Kopfschmerz Dragees® freisetzbaren Salicylsäuremenge) zu den erhobenen Werten ergab ein C_{max} Verhältnis von 45 µg/0,13 µg, d. h. eine um den Faktor 19 geringere Bioverfügbarkeit von Salicylsäure aus Salicin. Nach wiederholter Applikation erhöhte die weitere Einnahme nach 4 Stunden den Plasmaspiegel überproportional von C_{max} auf 311 ng/ml. Die Bioverfügbarkeit lag im Vergleich zu den Untersuchungen von Schmid um das Vierfache niedriger.

In einer prospektiven, randomisierten Doppelblindstudie sank die mittlere Schmerzintensität bei 21 Patienten mit Cervikal-Lumbal- oder Wirbelsäulensyndrom unter Verum um 40 % und unter Placebo um 18 % [8]. Schmid et al. [9] behandelten in einer randomisierten Doppelblindstudie 78 Patienten mit einer Cox- und Gonarthose nach einer Auswaschphase von 4 Tagen über 2 Wochen entweder mit 1360 mg (entspr. 240 mg Salicin) eines Weidenrinden-Trockenextraktes oder mit Placebo. Zielgröße war der WOMAC-Schmerzindex [10]. Anhand der VAS war Verum in der Intention-to-treat- und Perprotokoll Auswertung Placebo signifikant überlegen. In einer weiteren randomisierten, placebo-kontrollierten Studie verglichen Chrubasik et al. [11] bei 210 Patienten mit chronischen Rückenschmerzen eine Behandlung mit 120 mg Weidenrinden-Trockenextrakt und eine Behandlung mit 240 mg Weidenrinden-Trockenextrakt über 4 Wochen, wobei Tramadol erlaubt war. Hauptzielgröße war der Anteil an schmerzfreien Patienten. Placebo- und Behandlungsgruppe unterschieden sich in den Ausgangsbefunden nicht. Nach der niedrigen Dosis wurden 15/67 (21 %), nach der hohen Dosis 27/65 (39 %) und nach Placebo nur 4/59 (6 %) schmerzfrei. Der Unterschied zu Placebo war für die hohe Dosis nach 1 Woche signifikant. Der wöchentliche Tramadol-Verbrauch war in der Placebogruppe signifikant höher.

18.5.2 Dosierung, Anwendungsdauer

Nach der Monographie der Kommission E [3] beträgt die Tagesdosis 60–120 mg Salicin und nach der Monographie [12] von ESCOP (European Scientific Cooperative on Phytotherapy) bis zu 240 mg Salicin entsprechend 50 mg Acetylsalicylsäure. Auf molekularer Basis im Vergleich zu 500 mg Acetylsalicylsäure sind dies 13 (60 mg Salicin), 6,5 (120 mg Salicin) bzw. 3 Tabletten (240 mg Salicin).

Handelsübliche Weidenrindenextrakte (normiert auf Gesamtsalicin):

DEV (Auszugsmittel)
16–23 : 1 (Ethanol 45 %)
8–14 : 1 (Ethanol 70 %)

Menge Trockenextrakt pro Tag: Entsprechend 60–120 mg (bis 240 mg) Gesamtsalicin

18.5.3 Toxikologie, unerwünschte Wirkungen, Interaktionen

Ausführliches toxikologisches Erkenntnismaterial zu Weidenrinden-Trockenextrakten liegt nicht vor. Da Salicin zu den gleichen Metaboliten wie Acetylsalicylsäure biotransformiert und ausgeschieden wird, ist von einer analogen Toxikologie und von analogen unerwünschten Nebenwirkungen auszugehen. Weidenrinden-Trockenextrakt hat jedoch einen geringen bis keinen

Einfluss auf die Thrombozytenaggregation. Dies geht aus einer randomisierten Doppelblindstudie bei 35 Patienten hervor, die entweder Placebo oder 240 mg Salicin (Assalix®) oder 100 mg Acetylsalicylsäure erhielten [13]. Die Arachidonsäure-induzierte Aggregation betrug nach Placebo 78,0 % nach Assalix® 61 % und nach Aspirin® 12,7 %. Der ASS-Effekt war signifikant stärker als der von Assalix®. Auf die ADP- und Kollagen-induzierte Aggregation hatte Assalix® keinen Einfluss.

18.5.4 Risikogruppen, Schwangerschaft, Stillzeit, Pädiatrie

Auf Grund gleicher systemischer Abbauprodukte kommen die identischen Risikogruppen in Frage wie für Acetylsalicylsäure. Kontraindikationen sind Schwangerschaft und Stillzeit, Neigung zu spastischen Bronchitiden und Asthma bronchiale. Zur Anwendung bei Kindern unter 12 Jahren liegt kein Erkenntnismaterial vor, weshalb Weidenrindenextrakte nicht angewendet werden sollen.

18.6 Pappelrinde/-blätter, Goldrutenkraut, Eschenrinde

18.6.1 Experimentelle Pharmakologie und Wirkungsmechanismus

Die Pharmakologie der Einzelbestandteile und des Handelspräparats Phytodolor® N, ein wässrig-alkoholischer Frischpflanzenauszug von *Populus tremula* (60 Vol %), *Solidago virgaurea* (10 Vol %) und *Fraxinus exelsior* (20 Vol %), wurde in den klassischen Tiermodellen im Vergleich zu Indometacin bzw. Salicylalkohol untersucht. Geprüft wurde die analgetische Wirkung im Phenylchinon-Whrithing-Test und im Bierhefe-Entzündungsschmerz-Test. Die antiphlogistische Wirkung wurde im Dextran- und Carrageenan-Ödem-Test sowie am Modell der Adjuvans-Arthritis ermittelt. Antiproliferative Wirkungen wurden im Coton-Pellett-Test und die antipyretische Wirkung nach subkutan injizierter Bäckerhefe bestimmt [1, 2, 3]. Jede der Einzelsubstanzen sowie die fixe Kombination zeigten in den jeweiligen Modellen zum Teil eine dosisabhängige und zu Indometacin bzw. Salicylalkohol vergleichbare Wirkung. Tabelle 18.5 fasst die experimen-

Tab. 18.5 Einzelbestandteile von Phytodolor N®, wirksamkeitsrelevante Inhaltsstoffe und pharmakologische Effekte

Droge, Wirkstoffe	Hemmung Cyclooxygenase	Hemmung Lipoxygenase	antioxidat. Wirkungen	Hemmung proteolytischer Enzyme	Membranstabilisierung	Pharmakolog. Wirkungen
Populus tremula						
Salicylsäurederivate	+	(+)	–	?	–	Antiphlogistisch
Phenolsäuren	–	+	++	?	–	Analgetisch
Flavonoide	+	+	++	+	–	Antiexsudativ
Solidago virgaurea						
Salicylsäurederivate	+	(+)	–	?	–	Antiphlogistisch
Flavonoide	+	+	++	+	–	Analgetisch
Triterpensaponine	–	–	–	?	+	Antiexsudativ
Fraxinus excelsior						
Cumarinderivate	(+)	+	+	?	–	Antiphlogistisch

tellen Ergebnisse der Einzelbestandteile zusammen. Als Wirkungsmechanismus wird ein Einfluss der pflanzlichen Inhaltsstoffe (Salicin, Salicylalkohol als Vorstufe der Salicylsäure, Phenolcarbonsäure) auf die Arachidonsäurekaskade diskutiert. Mit wässrig-alkoholischen Extrakten der Einzeldrogen und der fixen Kombination wurde sowohl die Bildung von 5-Lipoxygenase-Produkten in polymorphkernigen neutrophilen Leukozyten als auch die Synthese von freien Sauerstoffradikalen gehemmt [4].

18.6.2 Klinische Wirksamkeit

Zur Wirksamkeit von Phytodolor® liegen unkontrollierte und placebo-, bzw. referenzkontrollierte klinische Studien im Vergleich zu Diclofenac, Indometacin und Piroxicam vor. Vorrangig wurden die Indikationen degenerative Gelenkerkrankungen, Cox-, Gonarthose und Schulter-Arm-Rücken-Syndrom geprüft [5–8]. Primäre Zielgrößen waren u. a. Ruhe- und Bewegungsschmerzen, Morgensteifigkeit, Schobers' Zeichen, Griffstärke, Gelenkschwellung, Analgetikaverbrauch, allgemeine Besserung und Verträglichkeit. Tabelle 18.6 fasst

Tab. 18.6 Placebo bzw. Referenz-kontrollierte randomisierte klinische Studien

Autor, Jahr	Therapie, Dosis, Dauer Fallzahl	Indikation	Kriterien zur Beurteilung der Wirkung	Ergebnisse
Hahn et al. 1988	Phytodolor® 3 × 30 Tr. Indometacin 3 × 25 mg Placebo 3 × 30 Tr. 4 Wo. n = 45	HWS-,BWS-, LWS Syndrom, degenerat. Gelenkerkrankungen	Dauer-, Bewegungsschmerz, Bewegungseinschränkung	Signifikanter Unterschied zu Placebo, Indometacin initial stärker
Schadler 1988	Phytodolor® 3 × 30 Tr. Diclofenac 3 × 25 mg Placebo 3 × 30 Tr. 3 Wo. n = 60	Aktivierte Coxarthrose, Gonarthrose, sonstige Gelenkarthrosen	Schmerzscore: Dauer-Druck-Bewegungsschmerz, Diclofenac-Verbrauch	Gleiche Besserung Im Schmerzscore, Einsparung von Diclofenac
Schreckenberger 1988	Phytodolor® 3 × 40 Tr. Placebo 3 × 40 Tr. Diclofenac 3 × 25 mg 2 Wo. n = 45	Epicondylitis	Schmerzen gegen Widerstand, grobe Kraft bei Faustschluss, Druckschmerz	Schmerzabnahme, Kraftzunahme, subjektive Besserung
Baumann 1989	Phytodolor® 3 × 30 Tr. Diclofenac 3 × 25 mg 2 Wo. n = 110	Schulter-Arm-Syndrom, Coxarthrose, Gonarthrose	Schwellung, Ruhe-, Anlauf-, Bewegungsschmerz, Funktion	Gleiche Besserung in beiden Gruppen
Bernhardt et al. 1990	Placebo 3 × 30 Tr. Phytodolor® 3 × 30 Tr. Piroxicam 20 mg 4 Wo. n = 108	Degenerative Gelenkveränderungen, WS-Syndrom, Cox-, Gonarthrose	Dauer-, Bewegungsschmerzen, Finger-Boden-Abstand, Greifstärke, Steifigkeit	Sign.Unterschied zu Placebo nicht zu Piroxicam
Hawel 1991	Phytodolor® 3 × 40 Tr. Diclofenac 3 × 25 mg 3 Wo. n = 214	Chron. Polyarthritis, Schulter-Arm-Syndrom, Gonarthrose	Schwellung, Ruhe-, Druck-, Bewegungsschmerz, Funktion	Diclofenac etwas besser wirksam als Phytodolor
Herzog et al. 1991	Phytodolor® 3 × 40 Tr. Diclofenac 3 × 25 mg 4 Wo. n = 417	Aktivierte Coxarthrose, Gonarthrose	Ruhe-, Anlauf-, Bewegungsschmerz, Anlagetikaverbrauch	Kein Unterschied zu Diclofenac
Huber 1991	Phytodolor® 3 × 30 Tr. Placebo 3 × 30 Tr. 3 Wo. n = 40	Degenerat. Gelenkerkrankungen	Dauer-, Druck-, Bewegungsschmerz, Schober Index	Pro Tag weniger Diclofenac und Paracetamol
Vajda 1992	Phytodolor® 3 × 50 Tr. Indometacin 2 × 50 mg 3 Wo. n = 40	Rheumatoide Arthritis Stadium II und III	Keitel-Index, Morgensteifigkeit, Griffstärke, Gelenkindex	Besserung in beiden Gruppen, Indometacin besser

die wichtigsten Studien zusammen. Phytodolor® war bei den geprüften Indikationen Placebo signifikant überlegen und nichtsteroidalen Antiphlogistika gegenüber weitgehend gleichwertig. In allen Studien wurden gute subjektive Verträglichkeit und geringe Abbruchrate betont. Nach einem methodenkritischen Review [9] ist die klinische Wirksamkeit bei degenerativen Gelenkerkrankungen und die Arzneimittelsicherheit ausreichend belegt.

18.6.3 Dosierung, Anwendungsdauer

Basierend auf experimentellen pharmakologischen Daten und klinischen Studien ist die Indikation degenerative Gelenkerkrankungen und extraartikulärer Weichteilrheumatismus ausreichend belegt. Die tägliche Dosis beträgt 3 × 30 bis 3 × 40 Tropfen. Die Anwendungsdauer erfolgt bis zur Beschwerdefreiheit.

18.6.4 Toxikologie, unerwünschte Wirkungen, Interaktionen

Zur Toxikologie der Einzelextrakte und der fixen Kombination ist kein Erkenntnismaterial publiziert. Im Hinblick auf die wirksamkeitsrelevanten Inhaltsstoffe (Salicylsäurederivate, Phenolcarbonsäure, Flavonoide) sind keine wesentlichen toxikologischen Veränderungen zu erwarten. Die am häufigsten aufgetretenen Nebenwirkungen waren gastrointestinale Beschwerden in Form von Magenkrämpfen, Übelkeit und Erbrechen. Nach Auswertung klinischer Studien mit 1124 Patienten traten insgesamt 93 unerwünschte Arzneimittel (8,3 %) auf [10]. Der Anteil, lag deutlich niedriger als bei den Vergleichspräparaten Diclofenac (15,3 %), Indometacin (15,3 %) und Piroxicam (16,6 %). Interaktionen mit anderen Arzneimitteln sind bisher nicht bekannt.

18.6.5 Risikogruppen, Schwangerschaft, Stillzeit, Pädiatrie

Eine Kontraindikationen ist die Überempfindlichkeit gegenüber Salicylsäure bzw. deren Derivate. Wegen fehlendem Erkenntnismaterial sollte Phytodolor® in Schwangerschaft und Stillzeit nicht angewendet werden. Zur Anwendung bei Kindern liegt kein Erkenntnismaterial vor, weshalb Phytodolor® bei Kindern unter 12 Jahren nicht angewendet werden sollen.

18.7 Colchicum

18.7.1 Wirkstoff, Extrakte, Droge

Das wasserlösliche Alkaloid Colchicin ist das pharmakologisch aktive Prinzip der Droge Colchici semen, den Samen der Herbstzeitlose *(Colchicum autumnale).*

18.7.2 Ätiopathogenese und Klinik.

Bei der Gicht handelt es sich um eine Störung des Harnsäuremetabolismus mit Ablagerung der Harnsäure in verschiedenen Geweben und Organen und Folgen wie akute schmerzhafte Arthritis eines oder mehrerer Gelenke, Gichtniere oder Tophi [1–4]. Die alleinige Bestimmung der Serumharnsäure liefert keinen zuverlässigen Indikator für eine Gicht. Die Diagnose erfolgt im Zusammenhang mit dem klinischen Bild. Als Ursachen einer Störung des Purinstoffwechsels kommen in Frage:

- Erhöhte Harnsäurebildung im intermediären Stoffwechsel, z. B. durch Herabsetzung der Resynthese von Purinnukleotiden aus abgebauten Purinen (salvage pathways) oder durch Hemmung der Purinsynthese in Folge negativer Rückkopplung. Durch die vermehrte Aktivität der Phosphoribosyl-Pyrophosphat-Synthetase (PRPP) oder durch den

Mangel an Hypoxanthin-Guanin-Phosphoribosyl-Transferase (HGPR) wird der Rückkopplungsmechanismus zur Steuerung der Purinsynthese aufgehoben Daraus resultiert eine gesteigerte De-novo-Synthese mit den Folgen einer Hyperurikämie.
- Störung der renalen Harnsäureausscheidung. Harnsäure wird im Glomerulum filtriert, im proximalen Tubulus fast quantitativ rückresorbiert und gleichzeitig sezerniert. Dies erfolgt durch einen Anionenaustauscher, der an der laterobasalen Membran Urat vom Blut in die Tubuluszelle und im Bürstensaum Urat vom Lumen in die Zelle wie auch umgekehrt aus der Zelle in das Lumen transportiert. Bei der Gicht wird eine Insuffizienz des Sekretionsmechanismus angenommen, der erst bei höheren Harnsäurespiegeln einsetzt.

Bei physiologischen pH-Werten ist Harnsäure bis zu einer Konzentration von 6,5 mg/dl wasserlöslich. Wird diese Konzentration überschritten, kommt es zum Ausfall und zur Ablagerung von Harnsäure bzw. Uraten in den ableitenden Harnwegen sowie in mesenchymalen, kollagen- und mukopolysaccharidreichen Geweben und Gelenken in Form phagozytierbarer Mikrokristalle. Es resultieren je nach Lokalisation eine akute, meist sehr schmerzhafte Arthritis, Bursitis oder Tendovaginitis und bei Ablagerungen in Gelenknähe bzw. Weichteilen die sogenannten Tophi. Die Ablagerung im Interstitium der Niere führt zur abakteriellen, chronischen, interstitiellen Nephritis mit den Folgen der Niereninsuffizienz und Hypertonie. Die Ausfällung in den ableitenden Harnwegen führt zur Bildung von Harnsäuresteinen.

Ursachen sind erbliche Komponenten und verschiedene exogene Faktoren wie Alkoholabusus, Über- und Fehlernährung – vor allem mit eiweißreicher Kost – und Übergewicht. Die Gicht ist eine Erkrankung des mittleren und höheren Lebensalters mit Bevorzugung des männlichen Geschlechtes. Männer haben physiologisch einen höheren Harnsäurewert (bis 7 mg/dl) als Frauen (bis 6 mg/dl), bei denen der Harnsäurespiegel erst nach der Menopause durch Ausfall der harnsäuresenkenden Östrogene ansteigt. Eine Hyperurikämie ist häufig mit anderen Risikofaktoren wie Störungen des Kohlenhydrat- und des Fettstoffwechsels sowie Hypertonie verbunden. Nach verschiedenen epidemiologischen Studien beträgt die Häufigkeit der Hyperurikämie in den Industriegesellschaften um 5 %. Nach Zöllner [2] liegt die Prävalenz der Gicht bei Männern ab dem 65. Lebensjahr zwischen 1 und 3 %.

Differentialdiagnostisch ist die primäre Gicht infolge einer renalen Ausscheidungsstörung, einer gesteigerten endogenen Neusynthese durch einen angeborenen Enzymdefekt und erblicher Störung des Purinstoffwechsels von der sekundären Gicht zu unterscheiden. Die sekundäre Gicht entsteht als Folge eines vermehrten Auf- und Abbaus von Nukleoproteiden bei vermehrter Zytolyse. Ursachen sind u. a. myelo- oder lymphoproliferative Erkrankungen, hämolytische Anämien, generalisierte Neoplasien, radiologische und zytostatische Therapien, aber auch Fastenkuren. Exzessive Aufnahme von purinreichen Nahrungsmitteln und einigen Arzneimitteln können zur Erhöhung der Harnsäurekonzentration im Blut führen. Bei Prädisposition kommt es dann zur Hyperurikämie mit Gichtanfällen. Die akute Arthritis kann nach symptomfreien Intervallen rezidivieren, und die Hyperurikämie kann in eine chronische Form übergehen. Akuter Schub und chronischer Verlauf werden oft durch exogene Faktoren, vor allem falsche Ernährung, ausgelöst und intensiviert. Man unterscheidet 4 Stadien der Gicht:

- latente bzw. asymptomatische Hyperurikämie,
- akuter Gichtanfall,
- interkritische Gicht (symptomloses Intervall zwischen den Anfällen),
- chronische Gicht.

Der Gichtanfall tritt häufig nachts als sehr schmerzhafte Monarthritis und nicht selten nach einem opulenten Mahl oder längerem Fasten auf. In mehr als 50 % ist das Großzehengrundgelenk (Podagra) betroffen, in abnehmender Häufigkeit der Mittelfuß, das Kniegelenk (Gonagra) und selten Ellenbogen-, Hand- bzw. Fingergelenke (Chiragra). Erst im späteren Verlauf entwickelt sich eine Polyarthritis urica. Klinisch zeigen sich Zeichen einer hochgradigen Entzündung mit Schwellung, Rötung, Überwärmung und Bewegungseinschränkung. Begleitsymptome können Fieber, Tachykardie, Blutdruckanstieg und Erbrechen sein. Laboruntersuchungen belegen eine Leukozytose mit deutlichem Anstieg der Blutsenkungsgeschwindigkeit sowie des CRP. In der Elektrophorese zeigt sich ein Anstieg der α-2-Globuline-Fraktion. Der akute Anfall klingt auch ohne Behandlung spontan innerhalb von Tagen und Wochen ab. In der interkritischen Phase ist der Patient beschwerdefrei. Häufig tritt nach Monaten ein zweites Rezidiv auf. Mit der Zeit werden die Intervalle zwischen den Anfällen immer kürzer, jedoch lässt die Schwere der Anfälle nach.

Auslösend ist ein akuter Anstieg der Serum-Harnsäure mit Präzipitation der Harnsäure in den Gelenken nach Überschreiten der Löslichkeit oder Freisetzung präformierter Harnsäurekristalle aus gelenknahen Tophi. Die Kristalle werden durch polymorphkernige Leukozyten phagozytiert (Kristallinkorporation in membranbegrenzte Vakuolen = Phagosomen). Nach Kontakt mit den Lysosomen der Granulozyten kommt es durch Fusion von Phagosom und Lysosom zur Freisetzung lysosomaler Enzyme, welche die Membranen der Phagolysosomen zerstören. Dadurch werden Uratkristalle und Enzyme in das Zytoplasma freigesetzt. Die Leukozyten werden in kurzer Zeit zerstört, wodurch die Kristalle in die Synovialflüssigkeit gelangen. Damit leiten die lysosomalen Enzyme die Entzündung ein und rufen durch Destruktion der Leukozyten einen Circulus vitiosus hervor. Die extrazellulär ansteigende Konzentration der lysosomalen Hydrolasen führt zur Zerstörung der Gelenkstrukturen. Neben den lysosomalen Enzymen sind auch die Urate selbst wegen ihrer leukotaktischen Wirkung und der Aktivierung von Entzündungsmediatoren Auslöser des Gichtanfalls. Die Behandlung muss sich also in erster Linie auf die Unterbrechung der anfallsauslösenden und -unterhaltenden Vorgänge richten.

Vom Auftreten des ersten Gichtanfalls bis zur Entwicklung der chronischen Gicht vergehen Jahre bis Jahrzehnte. Es kommt zur zunehmenden Ablagerung von Harnsäurekristallen in bradytrophen Geweben (Knorpel, Sehnen, Knochen, Schleimbeutel, periartikuläres Bindegewebe) in Form von Tophi. Prädilektionsstellen sind Ohrknorpel (Helix und Anthelix), Augenlider, Nase, Finger, Zehen, Gelenke und Schleimbeutel des Ellenbogengelenkes, der Patella und der Ferse. Die paraartikulären und subkutanen Tophi neigen zur Perforation mit Fistelbildung und zeigen eine schlechte Heilungstendenz. Es treten osteoarthrotische und osteoarthritische Beschwerden auf. Dabei kann es zu Gelenkdeformierungen kommen, die denen im Endzustand der chronischen Polyarthritis gleichen. Bei schweren Formen können Herzmuskel, Herzklappen und Aorta einbezogen werden. Mit Ausnahme der Nieren bleiben die anderen parenchymatösen Organe verschont. Aus der Ablagerung von Harnsäure in der Niere resultieren eine interstitielle Fibrose, eine Glomerulosklerose, eine Gefäßsklerose sowie atrophische und degenerative Tubulusveränderungen. Folgen sind renale Hypertonie und schließlich die Niereninsuffizienz. Eine vermehrte Harnsäureausscheidung in Form von „Nierengries" geht mit Schmerzen während der Miktion und die Urolithiasis mit charakteristischen Harnleiterkoliken einher.

18.7.3 Behandlung Hyperurikämie

Therapieziel ist eine Normalisierung der erhöhten Harnsäurekonzentration im Plasma und eine Ausscheidung der abgelagerten Harnsäure [2, 3, 4]. Im Vordergrund stehen diätetische Beratung mit Reduzierung der Zufuhr purinreicher Nahrungsmittel (Fleisch, Wurst, Innereien), Einschränkung des Alkoholkonsums und Gewichtsreduktion. Behandlungsbedürftig sind der Gichtanfall, Tophi sowie eine asymptomatische Hyperurikämie ab 9 mg/dl. Zur Mobilisierung von Harnsäuredepots und zur Senkung erhöhter Harnsäurespiegel kommen Substanzen in Frage, welche die Harnsäureausscheidung erhöhen (Urikosurika) oder die Harnsäurebildung hemmen (Urikostatika). Therapieziel sind Serumwerte zwischen 5,0 und 5,5 mg/dl. Entsprechend wirkende pflanzliche Arzneimittel stehen nicht zur Verfügung. Mit sog. Aquaretika (Kapitel 15) kann lediglich die Harnsäurekonzentration in den ableitenden Harnwegen vermindert, die Harnsäureausscheidung gefördert und damit der Steinbildung vorgebeugt werden.

Zur Behandlung des akuten Gichtanfalls kommt als pflanzliches Arzneimittel Colchicum in Frage. Hauptziel ist die Kupierung des Anfalls und nicht die Senkung der Serumharnsäurekonzentration. Colchicin, das wasserlösliche Alkaloid der Herbstzeitlosen *(Colchicum autumnale)* zählt zu den ältesten und auch heute noch zu den wirksamsten und zuverlässigsten Arzneimitteln zur Behandlung des Gichtanfalls. Es steht als Reinsubstanz oder als wässrig-ethanolischer Presssaft (DEV 1 : 15–20) zur Verfügung. Colchicin wird schnell und nahezu vollständig im Bereich von 0,5–1,5 mg dosislinear resorbiert. Mit einer Lösung von 1 mg Colchicin wird nach 1,2 Stunden ein maximaler mittlerer Plasmaspiegel von 4,88 ng/ml erreicht. Colchicin wird in der Leber durch Deacetylierung inaktiviert, biliär ausgeschieden und unterliegt einem enterohepatischen Kreislauf [5, 6]. Die Ausscheidung erfolgt hauptsächlich mit den Fäzes und zum geringen Teil über den Urin als unverändertes (20 %) bzw. metabolisiertes Colchicin. Die Eliminationshalbwertszeit beträgt ca. 9,3 h, die mittlere totale Clearance ca. 40 l/h und das Verteilungsvolumen 472,6 l. Trotz der geringen Bindung an Plasmaeiweiß (30 %) resultiert aus seiner festen Bindung an Zellproteine und den irreversiblen Effekten auf die Zellvermehrung die Gefahr einer (toxischen) Wirkungskumulation. Bei Patienten mit eingeschränkter Nierenfunktion ist die Ausscheidung von Colchicin reduziert, bei Leberfunktionsstörung ist sie erhöht.

Colchicin, ein sog. Spindelgift/Metaphaseninhibitor, hemmt die Zellteilung und die Migration von nicht ortständigen Zellen. Es blockiert die Phagozytose von Uratkristallen durch Interferenz mit dem mikrotubulären Protein in den Leukozyten, setzt die Zerstörung der Leukozytenzellmembran, die Ausschüttung von lysosomalen Enzymen sowie von chemotaktischen Wirkstoffen herab und verhindert die Invasion von Granulozyten. Colchicin wirkt nicht analgetisch und nicht antiphlogistisch.

18.7.4 Dosierung, Anwendungsdauer

Im akuten Anfall werden oral als Initialdosis 50 Tropfen entsprechend 1 mg Colchicin gegeben, gefolgt von 25–75 Tropfen

(0,5–1,5 mg) alle 2 Stunden. bis zum Abklingen der Schmerzen [3]. Die Tagesgesamtdosis soll 400 Tropfen (8 mg Colchicin) nicht überschreiten. Die Anfallsprophylaxe erfolgt mit 25–75 Tropfen.

18.7.5 Toxikologie, unerwünschte Wirkungen, Interaktionen

Zu häufig auftretenden Nebenwirkungen gehören gastrointestinale Beschwerden mit Übelkeit, Erbrechen, Krämpfen und Durchfällen und neuromuskuläre Effekte wie Myoneuropathien mit Muskelschwäche. Gelegentlich werden Störungen des Blutbildes, hämolytische und aplastische Anämie, Thrombozytopenie, Agranulozytose, Nierenschäden und dermatologische Reaktionen wie Pruritus, Purpura, Alopezie und Störung des Nagelwachstums beobachtet [7, 8]. Colchicin ist eine hoch toxische Substanz, sie besitzt nur eine geringe therapeutische Breite. Die tödliche Dosis beim Erwachsenen liegt bei etwa 20 mg, aber auch bei wesentlich niedrigeren Dosen (8 mg) sind tödliche Vergiftungen bekannt geworden. Charakteristisch ist die Latenzzeit bis zum Auftreten eines choleraähnlichen Brechdurchfalls. Symptome der Colchicinvergiftung sind Brennen und Kratzen im Hals, Schluckbeschwerden, Erbrechen, Koliken und hämorrhagische Enteritis mit Durchfällen. Auf die gastrointestinale Phase folgen Kreislaufkollaps, Knochenmarksdepression mit Granulozytopenie, Thrombozytopenie, Nierenschädigung mit Hämaturie, Anurie und Urämie, Delirien und epileptiforme Krämpfe. Der Exitus erfolgt durch Atemlähmung und Herz-Kreislauf-Versagen. Wird die Vergiftung überlebt, so kommt es nach ca. 7 Tagen zum reversiblen Haarausfall. Die Therapie besteht bei Verdachtsfällen im Auslösen von Erbrechen und in der Gabe von Aktivkohle, und bei einer Intoxikation in Magenspülung, fortlaufendem Absaugen des Duodenalsaftes über eine duodenale Verweilsonde (enterohepatischer Kreislauf), Flüssigkeits- und Elektrolytsubstitution sowie symptomatischen Maßnahmen.

18.7.6 Risikogruppen, Schwangerschaft, Stillzeit

Risikogruppen sind ältere und geschwächte Patienten, sowie Patienten mit Herz-, Nieren und gastrointestinalen Erkrankungen. Eine Kontraindikation besteht in Schwangerschaft und Stillzeit.

18.8 Capsicum

18.8.1 Droge, Wirkstoff, Extrakte

Capsici fructus (Paprika) und Capsici fructus acer (Cayennepfeffer) enthalten als wirksamkeitsbestimmende Inhaltsstoffe Capsaicinoide mit dem Hauptvertreter Capsaicin. Capsici fructus enthält 0,01–0,2 % Capsaicinoide, wohingegen in Capsici fructus acer 0,3–1 % Capsaicinoide enthalten sind.

18.8.2 Pharmakologie und Wirkungsmechanismus

Zu den verschiedenen Applikationsarten von Arzneistoffen gehört die perkutane Anwendung. Zu unterscheiden sind:

- topische Fertigarzneimittel, die ausschließlich lokal ohne systemische Verfügbarkeit wirken,
- transdermale therapeutische Systeme, welche Arzneistoffe in definierter Geschwindigkeit kontinuierlich über einen bestimmten Zeitabschnitt zur systemischen Wirksamkeit abgeben und
- wirkstofffreie Zubereitungen, die allein durch physikalisch-chemische Milieuveränderungen am Applikationsort ihre Wirkung entfalten.

Nach dieser Einteilung handelt es sich bei den verschiedenen capsaicinhaltigen Zubereitungen um ausschließlich lokale Zubereitungen ohne systemische Verfügbarkeit [1]. Wie bei jedem Arzneimittel sind auch hier klinische Wirksamkeit, lokale Verträglichkeit und Ausschluss der systemischen Verfügbarkeit nachzuweisen.

Nach topischer Applikation von Capsaicin folgt auf eine initiale Erregungsphase peripherer Nozizeptoren von Haut- und Schleimhäuten ein mehr oder weniger ausgeprägtes Erythem, Schmerz- und Wärmegefühl und eine Phase der Unempfindlichkeit. Die initiale Wirkung beruht auf einer Erregung afferenter, sensorischer, polymodaler Nozizeptoren. Sie gehören zu den dünnen nicht-myelinisierten C-Fasern, die auf Wärme- und Schmerzreize ansprechen mit einer langsamen Leitungsgeschwindigkeit (1 m/sec), und zu den gering-markhaltigen A-delta-polymodalen Nozizeptoren. Die C-Mechanorezeptoren, die Kälterezeptoren und die A-Fasern werden nicht erregt. Der Wirkungsmechanismus von Capsaicin beruht auf einer lokalen Depolarisation und einer unspezifischen Öffnung der potenzialabhängigen Natrium- und Calciumkanäle. Elektrophysiologisch hat dies eine Verschiebung der positiven Ladung in das Innere der Nervenzelle und eine weitere Depolarisation mit der Öffnung von zusätzlichen Kanälen zur Folge. Gleichzeitig wird die Impulsfortleitung unterbrochen. Die Effekte auf die C-Fasern sind nach kurzfristiger Anwendung reversibel. Hohe Dosen und eine längerfristige Anwendung führen jedoch zu funktionellen Störungen mit Verlust der Empfindlichkeit der polymodalen C-Nozizeptoren mit toxischen Reaktionen wie axonale Schwellung, Schädigung der Mitochondrien und anderer Zellorganellen. Experimentell wurde nach monatiger lokaler Applikation von Capsaicin ein Verlust von C-Fasern um 40 % und von polymodalen C-Nozizeptoren um 70–80 % beschrieben. Capsaicin depletiert unspezifisch aus den peripheren und zentralen Endigungen nicht-myelinisierter C-Fasern und aus den Spinalganglien Neurotransmitter, die an der Verarbeitung von Schmerzinformation beteiligt sind. Zu diesen Transmittern gehören Substanz P, CGRP (Calcitonin gene related peptide), Somatostatin und vasoaktive Polypeptide. Die Neurotransmitter erregen initial die Schmerz- sowie Wärmerezeptoren und erhöhen am Applikationsort die Durchblutung und Gefäßpermeabilität mit den Folgen der Extravasation, Rötung und Schwellung. Diese Effekte halten einige Stunden an. In einer zweiten Phase folgen die im Allgemeinen länger anhaltende antinozeptive und antiphlogistische Wirkungen. Die wiederholte Capsaicain-Applikation führt zur Abnahme der Freisetzung von Substanz P, ein Undekapeptid aus den polymodalen Nozizeptoren. Es entwickelt sich eine Tachyphylaxie, d.h. eine Abschwächung und schließlich die Aufhebung vaskulärer und sensorischer Reaktionen und damit eine Desensibilisierung gegenüber Capsaicin [2–9]. Nach Holzer [4] sind im Hinblick auf Wirkstärke und Wirkmechanismus zwei differente Capsaicin-Effekte abzugrenzen:

- eine selektive Wirkung an den nicht-myelinisierten, dünnen, afferenten, nozizeptiven C-Fasern und an den schmerzleitenden, gering-markhaltigen A-delta-Fasern mit initialer Stimulation und nachfolgender Desensibilisierung,
- eine unspezifische, alle Neuronen betreffende, neurotoxische Wirkung nach höherer Konzentration und längerer Applikation, die vermutlich auf einer unspezifischen physikochemischen Interaktion mit lipophilen Membranstrukturen beruht.

18.8.3 Klinische Studien mit Capsaicin-haltigen Zubereitungen

Seit dem Erscheinen der Monographie [10] zu Capsicum im Jahre 1990 mit dem Anwendungsgebiet „Schmerzhafte Muskelverspannung im Schulter-Arm-Bereich sowie im Bereich der Wirbelsäule bei Erwachsenen und Schulkindern“ sind weitere kontrollierte klinische Studien zu capsaicin-haltigen Zubereitungen, vorrangig bei diabetischer Neuropathie, postherpetischer Neuralgie, Trigeminusneuralgie, Erkrankungen des rheumatischen Formenkreises erschienen. Darüber hinaus wurden auch Erfahrungsberichte und Kasuistiken zu anderen Indikationen, wie Schmerzen nach Mastektomie und Puritus verschiedener Ursachen, wie z. B. bei Psoriasis und im Rahmen der Haemodialyse, publiziert.

Die diabetische Neuropathie ist neben der alkoholischen Nervenschädigung die häufigste in Form der Polyneuropathie. Sie manifestiert sich in der sensiblen Form meist als distale, symmetrische und in der motorischen Form als proximale, asymmetrische Polyneuropathie. Daneben kommen fokale und multifokale, autonome und sympathisch-trophische Erscheinungsformen vor. Die proximale radikuläre Nervenschädigung ist durch neuralgische, reißende Schmerzen charakterisiert. Für die distale Nervenschädigung hingegen sind diffuse, persistierende schmerzhafte Dysästhesien bis zum quälenden Brennschmerz charakteristisch. Beim Sympathicus-Schmerz, der häufig mit trophischen Störungen wie dem diabetischen-neuropatischen Fuß einhergeht, stehen Dauerschmerz und Berührungsschmerz (Allodynie) im Vordergrund. Neben einer optimalen Diabeteseinstellung werden gegen Neuropathieschmerzen verschiedene symptomatisch wirkende Arzneimittel wie Analgetika, Antikonvulsiva, Antidepressiva, Neuroleptika und α-Liponsäure eingesetzt. Als Alternative bieten sich topisch wirkende Substanzen an, die nach perkutaner Applikation die Erregbarkeit der Nozizeptoren herabsetzen und damit den Schmerz ausschalten. In verschiedenen klinischen Studien wurde die klinische Wirksamkeit von lokal appliziertem Capsaicin untersucht (Tab. 18.7). Die Beurteilung der Wirksamkeit erfolgte anhand des ärztlichen Gesamturteils, der visuellen Analogskalen (VAS), der Schmerzintensität, der

Tab.18.7 Randomisierte, placebo-kontrollierte Doppelblindstudien bei Patienten mit diabetischer Polyneuropathie

Autor, Jahr	Studienart	Dosis	Dauer	Ergebnisse
Chad et al. 1990	Multizentrisch (n = 5) Verum n = 24 Placebo n = 22	4 × täglich 0,075 % Creme Placebo	4 Wo	Ärztliches Gesamturteil n.s. Schmerzintensität n.s. Schmerzlinderung p< 0,05
Scheffler et al. 1991	Monozentrisch Verum n = 28 Placebo n = 26	4 × täglich 0,075 % Creme Placebo	8 Wo	Subjektive Besserung p< 0,005 Schmerzintensität p< 0,020 Schmerzlinderung p< 0,013 Tagesaktivität p< 0,016
Capsaicin study group 1991	Multizentrisch (n = 12) Verum n = 138 Placebo n = 139	4 × täglich 0,075 % Creme Placebo	8 Wo	Ärztliches Gesamturteil p< 0,012 Schmerzintensität p< 0,037 Schmerzlinderung p< 0,004
Tandan et al. 1991	Monozentrisch Verum n = 11 Placebo n = 11	4 × täglich 0,075 % Creme Placebo	8 Wo	Ärztliches Gesamturteil p< 0,038 Schmerzintensität n.s. Schmerzlinderung n.s.

Lebensqualität wie Beeinträchtigung von Schlaf, Arbeit, Gehen, Freizeitqualität, Vertragen von Schuhen und Strümpfen. Weitere Beurteilungskriterien sind die pathologische Nervenleitungsgeschwindigkeit, die Kälte- bzw. Wärmeempfindlichkeit ermittelt mit einem thermischen Messinstrument und die Reaktion auf Vibrationen ausgelöst durch ein Vibraton [11–19].

Ursache des Herpes zoster ist die Reaktivierung einer latenten Infektion mit dem *Varicella-zoster*-Virus. Die Erkrankung beginnt mit diskreten erythematösen Effloreszenzen mit schubweiser Umwandlung in Bläschen, die innerhalb von zwei bis vier Wochen unter Krustenbildung abheilen. Wichtigstes Symptom ist der quälende, dumpf brennende oder bohrende Schmerz mit Par-, Dys- und Hypästhesien. Er tritt meist im akuten Stadium auf und hält als Post-Zoster-Neuralgie über Wochen und Monate, bisweilen sogar über Jahre an. Die Häufigkeit einer postherpetischen Neuralgie beträgt 20 % in allen Altersgruppen und ca. 50 % bei Patienten über 60 Jahren. Wegen unerträglicher Schmerzen sind die Patienten depressiv und suizidgefährdet. Die Therapie der Post-Zoster-Neuralgie ist unbefriedigend. Reichen Analgetika nicht aus, kommen trizyklische Antidepressiva und Antikonvulsiva zusätzlich in Frage. Topisch stehen eine Lidocain-Prilocain-Creme, ein 5 %iges Lidocain-Gel und eine 0,075 %ige Capsaicin-Creme zu Verfügung. Als nicht-medikamentöse Therapieformen werden die transkutane Elektrostimulation oder Hautreizung sowie psychosozio- und verhaltenstherapeutische Maßnahmen eingesetzt. In verschiedenen randomisierten Doppelblindstudie wurde eine 0,075 %ige Capsaicin-Creme mit der Basiscreme nach mehrmals täglicher Applikation über Wochen verglichen [22–27]. Zielgrößen waren klinischer Befund, Schmerzintensität, Schmerzbeurteilung und Linderung der Schmerzen nach visueller Analogskala (VAS). Mit zunehmender Behandlungsdauer besserten sich die Beschwerden. Capsicum war der Basiscreme in den gewählten Zielgrößen bereits nach kurzer Zeit signifikant überlegen (Tab. 18.8). Die 0,025 %ige Creme war dagegen unwirksam [23].

In weiteren unkontrollierten klinischen Studie und Anwendungsbeobachtungen bei idiopathischer Trigeminusneuralgie [28] oder Pruritus verschiedener Ursachen wurde ebenfalls eine 0,075 %ige Capsicum-Creme mit Erfolg gegen Schmerzen, Juckreiz und Brennen eingesetzt. Zu den rheumatischen Erkrankungen, rheumatoide

Tab. 18.8 Randomisierte, placebo-kontrollierte Doppelblindstudien bei postherpetischer Neuralgie

Autor, Jahr	Studienart	Dosis	Dauer	Ergebnisse
Bernstein et al. 1989	Monozentrisch Verum n = 16 Placebo n = 16	3- bis 4 × täglich 0,075 % Creme Placebo	6 Wo	Ärztliches Gesamturteil $p< 0{,}05$ Schmerzintensität $p< 0{,}01$ Schmerzrückgang $p< 0{,}005$ Schmerzlinderung $p< 0{,}002$
Drake et al.. 1990	Monozentrisch Verum n = 15 Placebo n = 15	4 × täglich 0,025 % Creme Placebo	4 Wo	Schmerzreduktion n.s.
Watson et al. 1993	Monozentrisch Verum n = 74 Placebo n = 69	4 × täglich 0,075 % Creme Placebo	6 Wo	Ärztliches Gesamturteil $p< 0{,}014$ Schmerzintensität $p< 0{,}014$ Schmerzrückgang $p< 0{,}05$ Schmerzlinderung $p< 0{,}026$

Arthritis und Osteoarthritis liegen ebenfalls einige kontrollierte klinische Studien mit einer 0,075 %igen Capsicum-Creme vor. Ziel waren Intensität der Schmerzen (VAS), Morgensteifigkeit, Kraft, Schwellung und Druckschmerz und klinisches Gesamturteil. Die Ergebnisse waren nicht überzeugend [29–31].

18.8.4 Dosierung, Anwendungsdauer

Im Hinblick auf eine Nutzen-Risiko-Abwägung ist die lokale Applikation von Capsaicin bei diabetischer Polyneuropathie, postherpetischer Neuralgie und Weichteilrheumatismus, wie HWS-BWS-LWS-Syndrom positiv zu bewerten, da auf systemisch wirkende Substanzen verzichtet werden kann. Nach diesen neueren Studien liegt die Konzentration für Capsaicin mit 0,075 % höher als in der Monographie empfohlen. Die Behandlungsdauer hat sich nach den Beschwerden zu richten und kann bis zu 4–6 Wochen betragen.

18.8.5 Toxikologie, unerwünschte Wirkungen, Interaktionen

Die Wirkung setzt rasch ein und mit Ausnahme von Brennen, Stechen und Erythem im Bereich der Auftragungsstelle, die gewöhnlich innerhalb von 2 Wochen abklingen und selten länger als 4 Wochen persistieren, sind bisher keine ernsthaften Nebenwirkungen insbesondere keine neurotoxischen Schädigungen sensorischer Nozizeptoren in den geprüften Konzentrationen bekannt geworden. Nach der Monographie zu Capsicum [10] können in seltenen Fällen Überempfindlichkeitsreaktionen wie urtikarielles Exanthem auftreten. Paprikazubereitungen reizen in geringen Mengen die Schleimhäute sehr stark und erzeugen ein schmerzhaftes Brennen. Ein Kontakt von Paprikazubereitungen mit Schleimhäuten und besonders mit den Augen ist zu vermeiden. In allen zitierten offenen und Doppelblind-Studien war die topische Applikation der 0,075 %igen bzw. 0,025 %igen Salbe im Allgemeinen gut verträglich. Schwerwiegende Nebenwirkungen, die zum Abbruch der Studien führten, traten nicht auf. Gelegentlich bzw. in Einzelfällen wurde Brennen, Stechen und ein Erythem im Bereich der Auftragungsstelle und selten Nies- bzw. Hustenreiz durch Inhalation angegeben. Diese Beschwerden hielten etwa 2 Wochen an und klangen folgenlos ab. In Einzelfällen kann nach topischer Applikation einer 0,075 %igen Salbe bei gleichzeitiger Einnahme eines ACE-Hemmers Husten auftreten [32]. Nach einer Recherche der FDA ist bis zum August 1990 nur der von Hakas publizierte Fall bekannt geworden [33].

18.8.6 Risikogruppen, Schwangerschaft, Stillzeit, Pädiatrie

Besondere Risikogruppen sind bisher nicht bekannt. Gegenanzeigen sind Überempfindlichkeit auf Capsaicin bzw. entsprechende Arten, entzündliche Hauterkrankungen, Verletzungen sowie die Applikation auf Schleimhäute. Ein Kontakt mit den Augen ist zu vermeiden. Wegen fehlendem Erkenntnismaterial sollen capsaicinhaltige Zubereitungen in Schwangerschaft und Stillzeit sowie bei Kindern unter 12 Jahren nicht angewandt werden.

18.9 Pfefferminzöl

Trotz intensiver Forschung sind Kopfschmerzen ein bisher ungelöstes therapeutisches Problem. Die Ursachen sind vielfältig und beruhen unter anderem in unzureichenden Kenntnissen zur Pathophysiologie der zahlreichen Kopfschmerzvarianten, der erst seit 1988 konsensfähigen Kopfschmerzklassifikation [1] der IHS (International Headache Society) und damit der ätiopathogenetisch ausgerichteten Suche nach wirksamen Therapieformen und deren klinischem Wirksamkeitsnachweis. Dies gilt für chemisch definierte Substanzen und für pflanzliche Arzneimitteln gleichermaßen. Da Arzneimittel vorrangig symptomatisch und selten kausal wirken, sind Kenntnisse zum Pathomechanismus und dessen pharmakologische Beeinflussung zunächst eine Grundvoraussetzung für eine rationale Therapie. Hält man sich an die Kopfschmerzklassifikation der IHS von 1988 und an die heutigen Anforderungen an ein wirksames und unbedenkliches Arzneimittel, dann erfüllen nur wenige pflanzliche Arzneimittel die geforderten Bedingungen. Eine gewisse Ausnahme scheint eine 10 %ige Pfefferminzöl-Lösung zur äußerlichen Anwendung beim Spannungskopfschmerz zu machen.

Der Spannungskopfschmerz in Form des episodisch oder chronisch auftretenden Kopfschmerzes zählt zu den häufigsten primären Kopfschmerzformen und unterscheidet sich von der Migräne. Nach repräsentativen Daten leidet ein Drittel der deutschen Bevölkerung aktuell an mehr als 30 Tagen pro Jahr und 3 % an mehr als 10 Tagen pro Jahr an dieser Kopfschmerzerkrankung [2]. Wichtige anamnestische und diagnostische Kriterien sind:

- episodisch oder chronisch auftretend,
- wenigstens 10 vorangegangene Attacken,
- weniger als 15 Kopfschmerztage pro Monat (< 180 Tage/Jahr),
- Dauer 30 Minuten bis 7 Tage,
- zwei der nachstehenden Kriterien
  - drückend, ziehend, nicht pulsierend
  - Schmerzintensität leicht bis mittelgradig
  - Lokalisation meist bilateral
  - keine Zunahme auf körperlicher Belastung,
- keine Übelkeit, kein Erbrechen,
- Photo- und Phonophobie können vorhanden sein.

Eine Alternative zu den chemisch definierten Analgetika und nichtsteroidalen Antiphlogistika ist aus phytopharmakologischer Sicht topisch appliziertes Pfefferminzöl. Medizinhistorisch wird die Pfefferminze seit der Antike nicht nur bei Erkrankungen des Gastrointestinaltraktes, wie schmerzhaften Spasmen und Koliken, angewandt [3] sondern auch bei Kopfschmerzen in Form der Auflage von Pfefferminzblättern auf die Schläfen [4]. Erst in den letzten Jahren wurde die vornaturwissenschaftliche Empirie einer experimentellen, klinisch-pharmakologischen und klinischen Überprüfung unterzogen und die in der Erfahrungsmedizin mit Pfefferminzöl beobachteten Effekte bestätigt.

18.9.1 Experimentelle und Human-Pharmakologie

An isolierten Ileumsegmenten von Kaninchen und Katzen wirkt Pfefferminzöl ab einer Verdünnung von 1 : 20 000 spasmolytisch und antagonisiert die spasmogenen Effekte von Bariumchlorid, Acetylcholin, Pilocarpin und Physostigmin Die Wirkstärke ist schwächer als die von Papavarin [5]. Pfefferminzöl wirkt ähnlich wie der Calciumantagonist Nifedipin, indem es Ca^{++}-Stimuli blockiert [6, 7, 8, 9]. In einer kontrollierten, randomisierten Cross-over-Studie wurden von der Arbeitsgruppe Göbel [10, 11, 12] bei gesunden Probanden die Effekte von Pfefferminzöl und Eukalyptusöl auf neurophysiologische, psychologische und algesiemetrische Parameter untersucht. Die Prüfpräparate wurden nach Ermittlung der Ausgangswerte großflächig auf die Stirn- und Schläfenhaut mit einem Dosierschwämmchen über 3 Minuten dreimal im Abstand von 15 Minuten aufgetragen und die Behandlungseffekte nach 45 Minuten erfasst. Sowohl die fixe Kombination aus Pfefferminzöl/Eukalyptusöl als auch Pfefferminzöl alleine reduzierten signifikant die EMG-Oberflächenaktivität des M. temporalis. Hingegen wurde die Dauer der späten exterozeptiven Suppression nur durch Pfefferminzöl und die Amplitude der Contingenten Negativen Variation (CNV) nur durch die fixe Kombination positiv beeinflusst. Auf die experimentelle Schmerzempfindlichkeit von Hitze- und Ischämie der perikranialen Muskulatur hatte nur Pfefferminzöl einen signifikanten Einfluss. In der aktuellen Befindlichkeit wurden nach Gabe der fixen Kombination und des Pfefferminzöls Aktiviertheit und Konzentriertheit signifikant erhöht und die emotionale Gereiztheit reduziert. Nach den experimentellen und humanpharmakologischen Befunden lassen sich die Wirkungen von lokal appliziertem Pfefferminzöl wie folgt zusammenfassen:

- Sensibilisierung und Stimulation von Kälte- und Druckrezeptoren mit Auslösung eines lang anhaltenden Kältegefühls im Bereich der Applikation. Wärmerezeptoren werden nicht beeinflusst. Diskutiert werden Veränderung der Zellmembran, Hemmung durch reversible sterische Veränderung der spannungsabhängigen Kalziumkanäle (Typ L-long lasting) mit vermindertem Ca^{++}-Ausstrom, Depolarisation der Kältesensoren und erhöhte elektrische Aktivität der Kälterezeptoren [8, 10]. Die über kaltsensitive neuronale A-Delta-Fasern fortgeleiteten Reize führen zu einer Hemmung des über langsamleitende C-Fasern vermittelten Schmerzes im Bereich der Substantia gelatinosa [13].
- Nicht-kompetitive Hemmung der Serotonin-/Substanz-P-induzierten Muskelkontraktionen [9], die als nozizeptive Regulationsmechanismen des trigeminovaskulären Systems für die Generierung von Kopfschmerzen eine Rolle spielen [11].
- Muskelrelaxation über den spannungsabhängigen Calciumionenkanal [9] mit Reduktion der EMG-Oberflächenaktivität des M. temporalis [11].
- Steigerung des Blutflusses in den Hautkapillaren durch Vasodilatation [12].
- Reduktion der Dauer der späten exterozeptiven Suppression bedingt durch serotoninerg vermittelte muskuläre Inhibition bei Kaumuskelaktivität und akuter Reizung des N. trigeminus [10, 11].
- Reduktion der Schmerzempfindlichkeit auf Hitze und auf experimentelle Ischämie der perikranialen Muskulatur [12].

Aus dem Nachweis dieses pharmakologischen Wirkprofils an Probanden resultierten randomisierte placebo- bzw. referenzkontrollierte Doppelblindstudien zur analgetischen Wirksamkeit und Verträglichkeit von lokal appliziertem 10 %igen Pfefferminzöl bei Patienten mit Spannungskopfschmerz u.a mit Acetylsalicylsäure und Paracetamol (Tab. 18.9). Gegenüber Placebo konnte eine signifikante Wirkung und gegenüber Paracetamol bzw. Acetylsalicylsäure eine Gleichwertigkeit [14, 15] jedoch kein Effekt bei der Migräne nachgewiesen werden [16].

18.9.2 Dosierung, Anwendungsdauer

10 %iges Pfefferminzöl wird eingesetzt zur äußerlichen Anwendung bei neuralgiformen Beschwerden, insbesondere Kopfschmerzen vom Spannungstyp. Die Auftragung erfolgt mit Hilfe eines Applikators auf die betroffenen Hautpartien. Dieser Vorgang kann bei Bedarf im 15-Minuten-Abstand mehrmals wiederholt werden.

Tab. 18.9 Placebo-, referenzkontrollierte Studien von Pfefferminzöl beim Spannungskopfschmerz und Migräne

Autor, Jahr	Fallzahl	Indikation	Prüfsubstanz	Zielgrößen
Göbel et al. 1997	41	Spannungskopfschmerz	10 % Pefferminzöl 1 g Paracetamol Placebo	SI*, SB*
Göbel et al. 1998	105	Spannungskopfschmerz	10 % Pfefferminzöl 1 g Paracetamol Placebo	BKS*, SI*, BSI*, ERS n.s
Göbel et al. 1998	102	Migräne	10 % Pefferminzöl 1 g Paracetamol Placebo	BSI, SI, SB, ERS, n.s
Göbel et al. 1998	44	Spannungskopfschmerz	10 % Pefferminzöl 1 g Acetylsalicylsäure Placebo	BSI*, SI*, SB n.s., ERS n.s.

SI = Schmerzintensität, BSI = Besserung der Schmerzintensität, SB = schmerzbedingte Behinderung, ERS = Einnahme von Zusatzmedikation. *= signifikant, n.s. nicht signifikant

18.9.3 Toxikologie, unerwünschte Wirkungen

Bisher sind keine schwerwiegenden Nebenwirkungen und Wechselwirkung bekannt. Pfefferminzöl darf nicht auf Schleimhäute oder verletzte Haut aufgetragen oder in die Augen gebracht werden. Bei starker Kälte verursacht die lokale Anwendung möglicherweise eine unerwünschte Reaktion durch zu starke Abkühlung.

18.9.4 Risikogruppen, Schwangerschaft, Stillzeit, Pädiatrie

Es sind keine Risikogruppen bekannt. Zur Anwendung von 10 %igem Pfefferminzöl bei Kindern liegt eine Anwendungsbeobachtung mit der Diagnose Kopfschmerz vom Spannungstyp bei 210 Kopfschmerzepisoden vor. In 78 % wurden die Kopfschmerzattacken gebessert, unerwünschte Arzneimittelwirkungen traten bis auf ein leichtes Brennen und Jucken bei 4/62 Kindern nicht auf [17].

18.10 Sonstige Drogen

18.10.1 Brennesselblätter

Nach oraler Verabreichung bei Osteosepatienten und gesunden Probanden hemmte die wässrige Fraktion des Brennesselblätterextraktes (Stammpflanzen: *Urtica dioica* L., *U. urens* L.) IDS 23 dosisabhängig im Prä-Post-Vergleich ex vivo in vitro im Vollblut (24 Stunden) die LPS-stimulierte Sekretion von TNFα und von Interleukin-1β bis zu 48,1 % bzw. 52,9 % (TNFα) und 90,2 % bzw. 91,7 % (IL-1β). Auf das Zytokin IL-6 hatte der Pflanzenextrakt keinen Effekt [1]. Ähnliche Effekte wurden nach 3-wöchiger Einnahme von 2 × 2 Kapseln IDS 23 bei 18 gesunden Probanden erzielt. Die LPS-stimulierte TNFα- bzw. IL-1β-Sekretion wurde durch den Extrakt vor der oralen Einnahme um maximal 50,5 % bzw. 90,0 % und nach 21 Tagen um maximal 79,5 % bzw. 99,2 % gehemmt. Die In-vitro-Hemmung nahm mit der Einnahmedauer zu. Die basalen Zytokine TNFα. IL-1β, IL-4, IL-6 und IL-10 im Serum sowie das Blutbild blieben unbeeinflusst [2, 3].

Zur klinischen Wirksamkeit des Brennesselblätterextraktes IDS 23 liegt bisher lediglich eine Post-marketing-Studie bei 8955 Patienten mit Arthrose und rheumatoider Arthritis vor, wobei Schmerzen und Bewegungseinschränkung deutlich gebessert wurden. Zwischen den Patientenkollektiven, die nur mit dem Brennesselblätterextrakt IDS 23 oder zusätzlich mit NSAR bzw. sonstigen Maßnahmen behandelt wurden, bestanden im Hinblick auf die Wirksamkeit keine Unterschiede [4]. Für eine generelle Empfehlung des Brennesselblätter-Extraktes reichen die vorliegenden klinischen Daten nicht aus. Das Indikationsgebiet „entzündliche oder degenerative rheumatische Erkrankung“ ist im Vergleich zur Standardtherapie nicht ausreichend abgeklärt. Dies gilt insbesondere für die entzündlich rheumatischen Erkrankungen, bei denen wirksame Immunsuppressiva und Immunmodulatoren zur Verfügung stehen.

18.10.2 Pestwurzextrakt

Zu Pestwurzextrakt (Stammpflanze: *Petasites hybridus*) liegt zwar eine Positivmonographie [5] mit der Indikation „zur unterstützenden Behandlung akute krampfartiger Schmerzen im Bereich der ableitenden Harnwege, insbesondere Steinleiden vor“ aber keine Empfehlung als Analgetikum bzw. Antiphlogistikum. Darüber hinaus wurde die Droge wegen der mutagenen Pyrrolizidinalkaloide mit 1,2 ungesättigtem Necingerüst und deren Oxide als problematisch eingeschätzt. Die spasmolytische Wirkung des Pestwurzextraktes am Meerschweinchen-Ileum [6] wird auf die Petasine zurückgeführt [7]. In neueren experimentellen Untersuchungen wurde die hemmende Wirkung eines ethanolischen Pestwurzextraktes auf die Leukotrienbiosynthese an peritonalen Mausmakrophagen [8, 9] und humanen Granulozyten [10, 11, 12, 13] beschrieben. An neutrophilen Granulozyten von gesunden Probanden sowie eosinophilen Granulozyten von Atopikern hemmten der Petasitesblattextrakt Ze 339 sowie die Reinsubstanzen Petasin, Isopetasin und Neopeatsin die Leukotriensynthese. In Neutrophilen wurde die Synthese von Leukotrien B_4 (LTB_4) und in Eosinophilen die Synthese von Cysteinylleukotrien (Cys-LT) gehemmt. Aus diesen Befunden werden als Anwendungsgebiete eicosanoid-induzierte Erkrankungen u. a. die allergische Rhinitis und die Migäneprophylaxe abgeleitet [14, 15].

Basierend auf diesen experimentellen Befunden wurde bei 60 Migräne-Patienten in einer randomisierten Doppelblindstudie mit einer 4-wöchigen Run-in-Phase ein CO_2-Extrakt aus Pestwurz (2 × 2 Kapseln a 25 mg, täglich Petadolex®) mit Placebo über 12 Wochen verglichen [12]. Zielgrößen waren die Anzahl, die Intensität und die Dauer der Migräne sowie Begleitreaktionen wie Übelkeit, Erbrechen und Verträglichkeit. Der verwendete Extrakt reduzierte die Frequenz von Attacken nach 12 Wochen von 3,3 ± 1,5 auf 1,7 ± 0,9 und Placebo von 2,9 ± 1,2 lediglich auf 2,6 ± 1,1. Die tägliche Migränezahl wurde von 3,4 ± 1,6 auf 1,7 ± 0,9 im Vergleich zu Placebo von 3,0 ± 1,3 auf 2,6 ± 1,2 reduziert. Diese Effekte waren bereits nach 4 Wochen signifikant, während dies für die Intensität und Dauer der Attacken erst nach 8 Wochen zutraf. Auch die Begleitsymptome wurden in der Run-in-Phase von 18,0 ± 6,6 unter Verum auf 9,6 ± 3,1 gegenüber 17,1 ± 5,8 auf 15,2 ± 5,1 unter Placebo signifikant vermindert. Nebenwirkungen traten nicht auf. Die Ergebnisse dieser Studie sind zwar ein erster Hinweis für die Wirksamkeit, aber für eine generelle Empfehlung sind sie nicht ausreichend, da toxikologisch die Unbedenklichkeit nicht ausgeschlossen ist. Wünschenswert sind darüber hinaus referenzkontrollierte Studien zu den akzeptierten chemisch definierten Substanzen wie bestimmte Betarezeptorenblocker, Calciumantagonisten oder Triptanen.

Literatur

Teufelskrallenwurzel

[1] Kaltwasser I. P., Loew D. (2001) Rheumatische Erkrankungen und Gicht. In Klinische Pharmakologie. Hrsg. Rietbrock N., Staib H., Loew D. 4. überarbeitete Auflage. Steinkopff Verlag

[2] Eichler O., Koch C. (1970) Über die antiphlogistische, analgetische und spasmolytische Wirksamkeit von Harpagosid, einem Glykosid aus der Wurzel von Harpagophytum procumbens DC. Arzneim.-Forsch. (1970) Jg.20 Nr.1: 107–109

[3] Erdös A., Fontaine R., Friehe H., Durand R., Pöppinghaus Th.: Beitrag zur Pharmakologie und Toxikologie verschiedener Extrakte, sowie des Harpagosids aus Harpagophytum procumbens DC. Planta Med. (1978) Vol. 34: 97–108

[4] McLeod D. W., Revell P., Robinson B. V.: Investigations of Harpagophytum procumbens (Devil's Claw) in the treatment of experimental inflammation and arthritis in the rat. Br. J. Pharmacol. (1979) 66(1): 140P–141P

[5] Grahame R., Robinson B. V.: Devil's claw (Harpagophytum procumbens): pharmacological and clinical studies. Annals of the Rheumatism Desease (1981) 40: 632

[6] Jadot G., Lecomte A.: Activite ánti-inflammatoire d'Harpagophytum procumbens DC. Lyon Mediterraneé Medical Medicine du Sud-Est (1992) 28: 833–835

[7] Lanhers M.-C., Fleurentin J., Mortier F., Vinche A., Younos C.: Anti-inflammatory and analgesic effects of an aqueous extract of Harpagophytum procumbens. Planta Med. (1992) Nr.58: 117–123

[8] Baghdikian B., Lanhers M. C., Fleurentin J., Ollivier E., Maillard C., Balansard G., Mortier F.: An analytical study, anti-inflammatory and analgesic effects of Harpagophytum procumbens and Harpagophytum zeyheri. Planta Med (1997) 63: 171–176

[9] Morgenstern E., Pollex S. (1998) Antiphlogistische und analgetische Wirkung von Teufelskrallenextrakt LI 174. Poster 18, Symposium of the Gesselschaft für Phytotherapie, Bonn, November 1998

[10] Loew D.: Harpagophytum procumbens DC. Eine Übersicht zur Pharmakologie und Wirksamkeit (1995). Erfahrungsheilkunde 74–79 E

[11] Fluerentin J., Mortier F. (1997) Entzündungshemmende und analgetische Wirkung von Harpagophytum procumbens und H. Zeyheri. In: Rheumatherapie mit Phytopharmaka. Hrsg. Chrubasik S., Wink M., Hippokrates Verlag 68–76

[12] Soulimani R., Younos C., Mortier F., Derrieu C. (1994) The role of stomachal digestion on the pharmacological, activity of plant extracts, using as an example extracts of Harpagophytum procumbens. Can J Physiol Phramacol 72:1532–1536

[13] Loew D., Schuster O., Mölerfeld J. (1996) Stabilität und biopharmazeutische Qualität. Voraussetzung für Bioverfügbarkeit und Wirksamkeit von Harpagopyhtum procumbens. In Phytopharmaka in Forschung und klinischer Anwendung II. Hrsg. Loew D., Rietbrock N. Steinkopff Verlag Darmstadt, 83–93

[14] Tippler B., Syrovets T., Loew D., Simmet Th. (1996) Harpahophytum procumbens: Wirkung von Extrakten auf die Eicosanoidbiosynthese in Ionophor A23187-stimuliertem menschlichen Vollblut. In Phytopharmaka in Forschung und klinischer Anwendung. II. Hrsg Loew D., Rietbrock N. Steinkopff Verlag 95–100

[15] Loew D., Möllerfeld J., Schrödter A., Puttkammer S., Kaszkin M. (2001) Investigation on the pharmacokinetic properties of Harpagophytum extracts and their effects on eicosanoid biosynthesis in vitro and ex vivo. Clin Pharmacol Ther 69:356–364

[16] Tippler B., Syrovets T., Plaza N., Loew D., Simmet Th. (1997) Harpagophytum procumbens DC used in traditional medicine inhibits eicosanoid biosynthesis in human whole blood. Int. J. Tiss. Reac XIX (1/), 101–102

[17] Tippler B., Syrovets T., Loew D., Simmet Th. (1997) Plasma constituents transform harpagoside into an active principle inhibiting eicosanoid biosynthesis by human blood cells. Nauny-Schmiedeberg's Arch. Pharmacol. Abtract 643

[18] Fiebig B-L., Heinrich M., Hiller K.O., Kammerer L. (2001) Inhibition of TNF-α syntheses in LPS-stimulated primary human monocytes by Harpagophytum extract SteiHap 69. Phytomedicine Vol 8 (1), 28–30

[19] Kammerer N., Fiebich B. (2000) Anti-inflamatory effects of Harpagophytum Lysates in human monocytes. In Herbal Medicinal products for the treatment of pain. Hrsg. Chrubasik S., Roufogalis B.D, Southern Cross University

Press PO Box 157, Lismore NSW 2480 Australia, 40–45
[20] Puttkammer S. (2002) Literaturübersicht zu Pharmakologie, zum Wirkungsmechanismus und klinischen Wirksamkeit von Harpagophytum procumbens sowie Untersuchungen zur Pharmakokinetik des Harpagophytum-Spezialextraktes HF 8858 und Einfluß auf Leukotriene und Thromboxan. Dissertation.
[21] Moussard C., Alber D., Toubin M. M, Thevenon N., Henry J. C. (1992) A drug used in traditional medicine, Harpagophytum procumbens: no evidence for NSAID-like effect on whole blood eicosanoid production in human. Prostaglandins Leucotrienes and Essential, Fatty Acids. 46:283–286
[22] Monographie: Harpagophyti radix. BAnz Nr. 43 vom 2.3.1989
[23] ESCOP Monograph: Harpagophyti radix, Devil's Claw, Elburg, European Scientific Cooperation on Phytotherapy Fascicule 2 March 1996
[24] Lecomte A., Costa J. P.: Harpagophytum dans l'arthrose. Etude en double insu contre placebo. 37[02] Le Magazine (1992) Nr.15
[25] McLeod D. W., Revell P., Robinson B. V.: Investigations of Harpagophytum procumbens (Devil's Claw) in the treatment of experimental inflammation and arthritis in the rat. Br. J. Pharmacol. (1979) 66(1): 140P–141P
[26] Chrubasik S., Zimpfer Ch., Schütt U., Ziegler R. (1996c) Effectiveness of Harpagophytum procumbens in treatment of actue low back pain. Phytomedicine 3:1–10
[27] Schmelz H., Hämmerle H. D., Springorum H. W. (1997) Analgetische Wirkung eines Teufelskrallenwurzel-Extrakts bei verschiedenen chronisch-degenerativen Gelenkerkrankungen. In Rheumatherapie mit Phytopharmaka. Hrsg. Chrubasik S., Wink K. Hippokrates Verlag GmbH, Stutgart 86–89
[28] Chrubasik S., Junck H., Breitschwert H., Conrad C., Zappe H. (1999) Effectiveness of Harpagopyhtum extract WS 1531 in the treatment of exacerbation of low back pain. a randomised placebo-controlled double-blind study. Eur. J. Anaesthesiol. 16:121–129
[29] Chrubasik, S., Thanner J., Künzel O., Conradt C., Black A., Pollack S. (2992) Comparison of outcome measures during treatment with the proprietary Harpagophytum extract Doloteffin in patients with pain in the lower back, knee or hip. Phytomedicine 9:181–194
[30] Goebel H. Heinze A., Ingwersen M., Niederberger U, Gerber D. (2000) Wirkungsmechanismen von Harpagophytum procumbens-Extrakt LI 174 bei der Behandlung von unspezifischen Rückenschmerzen. In Phytopharmaka in Forschung und klinischer Anwendung. VI. Hrsg. Rietbrock N.,Donath F., Loew D., Roots I., Schultz V. Steinkopff Verlag 99–116
[31] Chantre P., Cappelaere A., Leblan D., Guedon D., Vandermander J., Fournie B. (2000) Efficacy and toleance of Harpagopyhtum procumbens versus diacehrein in treatment of osteoarthtritis. Phytomedicine 7:177–183
[32] Whitehouse L. W., Znamirowska M., Paul C. J. (1983) Devil's claw (Harpagohytum procumbens), no evidence for anti-inflammatory activity in the treatment of arthritis disease. Can. Med. Assoc. 129:249–251
[33] Van Haelen M., van Haelen-Fastre R., Samaey-Fontaine J., Elchamid A., Niebes P., Matagne D. (1983) Aspects botaniques, constitution chimique et activite pharmacologique d'Harpagophytum procumbens DC. Phytotherapy 5:7–13
[34] Erdös A., Fontaine R., Friehe H., Durand R., Pöppinghaus T. (1978) Beitrag zur Pharmakologie und Toxikologie verschiedener Extrakte, sowie des Harpagosids aus Harpagopyhtum procumbens DC. Planta Medica 34:97–108

Weidenrinde

[1] Benedum J., Loew D., Schilcher H. (2000) Arzneipflanzen ein der traditionellen Medizin. Hrsg.. Kooperation Phytopharmaka 3. Auflage
[2] Hangarter W.: Die Salicylsäure und ihre Abkömmlinge. F.K. Schattauer Verlag Stuttgart Ne York 1974
[3] Monographie zu Salicis cortex. BAnz. Nr. 228 vom 2.12.1994
[4] Meier B., Sticher O., Bettschart A. (1985) Weidenrinden-Qualität. Deutsche Apotheker Zeitung. 125:341–347
[5] Meier B., Liebi M. (1990) Salicinhaltige pflanzliche Arzneimittel. Zeitschr. für Phytotherapie 50–58
[6] Schmid B. (1998) Behandlung von Cox- und Gonarthrosen mit einem Trockenextrakt aus Salix purpurea und S. daphnoides. Dissertation an der Universität Tübingen
[7] Pentz R., Busse H. G., König R., Siegers C. P. (1989) Bioverfügbarkeit von Salicylsäure und Coffein. Deutsche Apotheker Zeitung 129: 277–279
[8] Schaffner W. (1997) Weidenrinde – Ein Antirheumatikum der modernen Phytotherapie? In. Rheumatherapie mit Phytopharmaka. Hrsg. Chrubasik S., Wink M. Hippokrates Verlag Stuttgart 125–127

[9] Schmid B., Tschirdewahn B., Kötter I., Günaydin I., Lüdtke R., Selbmann H. K., Schaffner W., Heide L. (1998) Anagesic effects of willow bark extract in osteoarthritis: results of a clinical double-blind trial. Fact. 3:186
[10] Bellamy N., Buchanan W. W., Goldsmith C. H., Cambell J., Stitt L. W. (1988) A health status instrument for measuring clinically important patient relevant outcomes to antirheumatic drug therapy in osteoarthritis of hip and knee. J. Rheumatol 15: 1833–1840
[11] Chrubasik S., Eisenberg E., Balan E., Weinberger T., Luzzati R., Conradt Ch. (2000) Treatment of lowe back pain exacerbation with willow bark extract: a randomized double-blind study. Am.J.Med. 109:9–12
[12] Monographie der ESCOP zu Salicis cortex (1997) Fascicule 4
[13] Krivoy N., Brook G. (1999) Effect of a Cortex extract on platelet aggregation. In: Herbal Medicinal Products for the treatment of pain. Ed. Chrubasik S., Roufogalis B. D. Southern Cross University Press POX BOX 157. Lismore NSW 2480, Australia. ISBN 1-875855-47-5

Pappelrinde/-blätter, Goldrutenkraut, Eschenrinde

[1] Okpanyi S. N., Schirpke-von-Paczensky R., Dickson D. (1989) Antiphlogistische, analgetische und antipyretische Wirkung unterschiedlicher Pflanzenextrakte und deren Kombination im Tiermodell. Arzneim. Forsch. 39
[2] EL-Ghazaly M., Khayyak M.T., Okpanyi S.N., Arens-Corell M. (1992) Study of the antiinflamatory activity of Populus tremula, Solidago virgaurea and Fraxinus excelsior (Phytodolor N). Arzneim. Forsch. 42:33–336
[3] Von Kruedener S., Schneider W., Elstner E. F. (1995) Eine Kombination aus Populus tremula, Solidago virgaurea und Fraxinus exelsior als Entzündungshemmer und Antirheumatikum. Arzneim. Forsch. 45: 169–171
[4] Meyer B., Schneider W., Elstner E. F. (1995) Antioxidatve properties of alcoholic extracts from Fraxinus excelsior, Populus tremula and Solidago virgaurea. Arzneim. Forsch. 45 (2) 174–176
[5] Hahn S., Hübner-Steiner U. (1988) Behandlung schmerzhafter rheumatischer Erkrankungen mit Phytodolor N im Vergleich zu Placebo und Amuno Behandlung. Rheuma, Schmerz und Entzündung.8:55–58
[6] Schadler W. (1988) Phtodolor N zur Behandlung aktivierter Arthrosen. Rheuma 8: 280–290
[7] Schreckenberger F. (1988) Die Behandlung von Epicondylitis mit Phytodolor. Österreichische Zeitschrift für Allgemeinmedizin 42:1638
[8] Huber von B. (1991) Therapie degenerativer rheumatischer Erkrankungen. Fortschr. Med. 109:248–250
[9] Ernst E. (1999) The efficacy of Phytodolor for the treatment of musculoskletal pain – a systematic revierw of randomized clinical trials. Natural Medicine. 5:14–18
[10] Jorken S., Okpanyi S. N. (1996) Pharmakologische Grundlagen pflanzlicher Antirheumatika. In: Phytopharmaka in Forschung und klinischer Anwendung II. Hrsg. D. Loew, Rietbrock N. Steinkopff Verlag 115–126

Colchicum

[1] Zöllner N. (1990) Hyperurikämie, Gicht und andere Störungen des Purinhaushaltes, 2. Aufl. Springer, Heidelberg
[2] Loew D., Staib H. (1996) Gicht. In: Klinische Pharmakologie. Hrsg. Rietbrock N., Staib H., Loew D., Steinkopff Verlag Darmstadt. 597–608
[3] Goebel F. D. (1983) Pathogenese und Behandlung des akuten Gichtanfalls. Therapiewoche 33:2660–2665
[4] Zöllner N. (1994) Klinik und Therapie der Gicht. Deutsches Ärzteblatt 91: A2234–2245
[5] Achtert G, Scherrmann JM, Christen MO (1989) Pharmacokinetics/ bioavailability of colchicine in healthy male volunteers. Europ J of drug metabolism and pharmacokinetics 14:317–322
[6] Thomas G, Girre C., Scherrmann J. M., Francheteau P., Steimer J. L. (1989) Zero-order absorption and linear disposition of oral colchicine in healthy volunteers. Eur J Pharmacol 37:79–84
[7] Verspohl E. J. (1986) Stoffe zur Behandlung der Gicht. In: Ammom H. P. T. (Hrsg) Arzneimittelneben- und -wechselwirkungen, 2. Aufl. Wiss Verlagsgesellschaft, Stuttgart, S 824–833
[8] Wirth W., Gloxhuber C. (1994) Toxikologie, 5. Aufl. Thieme, Stuttgart New York, S 385

Capsicum

[1] Loew D. (1997) Pharmakologie und klinische Anwendung von capasicinhaltigen Zubereitungen. Zeitschr. f. Phytotherapie 18:332–340
[2] Bevan S., Szolcsanyi J. (1990) Sensory neurospecific actions of capsaicin: mechanisms and applcations. TIPS 11:330–333
[3] Bernstein J.E. (1991) Capsaicin and substance P. Clin. Dermatol. 9:497–503
[4] Holzer P.: Capsaicin: Cellular targets, mechanisms of action, and selectivity for thin sensory neurons. Pharmacological reviews. Vol 43, No 2, 143–201, 1991

[5] Jessel T. M., Iversen L. L., Cuello A. C. (1987) Capsaicin-induced depletion of substance P from primary sensory neurons. Brain Res. 152:183–188

[6] Lynn B. (1990) Capsaicin:actions on nociceptive C-fibre and therapeutical potential. Pain 41:61–69

[7] Simone D. A., Ochoa J. (1991) Early and late effects on prolanged topical capsaicin on cutaneous sensibility and neurogenic vasodilatation in humas. Pain 47:285–294

[8] Szallasi A. (1994) The vanilloid (capsaicin) receptor: rezeptor types and species differences. Gen. Pharmacol. 25:223–234

[9] Winter J., Bevan S., Campbell E. A. (1005) Capsaicin and pain mechanism. Br. J. Anaesth. 75:157–168

[10] Monographie: Capsicum (Paprika). BAnz: Nr.22a, 1.2.1990

[11] Chad D. A. et al.: Does capsaicin relieve the pain of diabetic neuropathy? Pain 42, 387–388, 1990

[12] Scheffler N. M. et al.: Treatment of painful diabetic neuropathy with Capsaicin 0,075 %. J. Amer Podiatric Medical Association, 81: 288–293, 1991

[13] The Capsaicin Study Group: Treatment of painful diabetic neuropathy with topical Capsicain. A multicenter, double-blind, vehicle-conrolled study. Arch. Intern Med. 151: 2225–2229, 1991

[14] The Capsaicin Study Group: Effect of treatment with Capsaicin on daily activities of patients with painful diabetic neuropathy. Diabetes Care, 15: 159–165, 1991

[15] Tandan R. et al.: Topical Capsaicin in painful diabetic neuropathy. Diabetes Care, Vol 15. 8–14, 1992

[16] Tandan R. et al.: Topical Capsaicin in painful diabetic neuropathy. Diabetes Care, Vol 15, 15–18, 1992

[17] Pfeifer M. A. et al.: A high successful and novel model for treatment of chronic painful diabetic peripheral neuropathy. Diabetes Care, Vol. 16, 1103–1115, 1993

[18] Low Ph. A., Opfer-Gehrking T. L., Dyck P. J., Litchy W. J., O'Brien P. C.: Double-blind, placebo-controlled study of the applications of capsaicin cream in chronic distal painful polyneuropathie. Pain, 163–168, 1995

[19] Ross Dr., Aaripira R.J.: Treatment of painful diabetic neuropathy with topical capsaicin. New. Engl. J. Med 321, 474–475, 1989

[20] Bernstein J. E. et al.: Topical capsaicin treatment of chronic postherpetic neuralgia. J.Am. Acad.Dermatol, 21: 265–270, 1989

[21] Watson C. P. N., Evans R. J., Watt V. R.: Postherpetic neuralgia and topical capsaicin. Can J. Neurol Sci 15: 197, 1988

[22] Watson C. P. et al.: A randomized vehicle-controlled trial of topical Capsaicin in the treatment of postherpetic neuralgia. Clinical Therpeutics, Vol 15:510–562, 1993

[23] Drake H. F., Harries A. J., Gamester R. E., Justin D.: Randomised doukle-blind study of topical capsaicin for treatment of postherpetic neuralgia. Pain 5 (Suppl): S 58, 1990

[24] Peikert A., Hentrich M., Ochs G.: Topical 0,025 % capsaicin in chronic post-herpetic neuralgia: efficacy, predictors of response and long-term course. J. Neurol,238: 452–456, 1991

[25] Bucci F. A., Gabriels Ch. F., Krohel G. B.: Succesful treatment of postherpetic neuralgia with Capsaicin. Am. J. Ophtamol 106:758–759, 1988

[26] Don Ph. C.: Topical capsaicin for treatment of neuralgia associated with herpes zoster infection. J. Am Acad Dermatol 18: 135, 1988

[27] Hawk R. J., Millikan L. E.: Treatment of oral postherpetic neuralgia with topical capsaicin. Int. J.Dermatol 27: 336, 1988

[28] Fusco B. M., Massimo A.: Analgetic effect of capsaicin in idiopathic trigeminal neuralgia. Anesth. Analg. 74: 375–377, 1992

[29] Deal Ch. L. et al.: Treatment of arthritis with topical Capsaicin a double-blind trial. Clinical Therapeutics, Vol. 13, 383–395, 1991

[30] McCarthy G. M., McCarty D. J.: Effect of topical capsaicin in the therapy of painful osteoarthritis of hands. J. Rheumatol 19: 604–607, 1992

[31] Schinitzer Th. J., Morton C., Coker St., Flynn P.: Effectiveness of reduced applications of topical capsaicin (0.025 %) in osteoarthritis. Arthritis and Rheumatism 35: S. 123, 1992

[32] Hakas J.: Topical capsaicin induces cough in patient receiving ACE-Inhibitor. Annals of Allergy. 322, 1990

[33] O'Hollaren M., Porter G. A.: Letter to the Editor. Annals of Allergy, 322–323, 1990

Pfefferminzöl

[1] Headache Classification Committee of the International Headache Society (1988) Classification and diagnostic criteria for headache disorders, cranial neuralgias and facial pain. Cephalgia 8 (Suppl 7)

[2] Göbel H., Petersen-Braun M., Soyka D. (1994) The epidemiology of headache in Germany: a nationwide survey of a representative sample on the basis of the headache classification of the International Headache Society. Cepahlgia 14: 97–106

[3] Benedum J., Loew D., Schilcher H. (2000) Arzneipflanzen ein der traditionellen Medizin. Hrsg. Kooperation Phytopharmaka
[4] Plinius G. S. (1987) Historia naturalis, XX, 53. Ins Deutsche übersetzt und mit Anmerkungen versehen von Wittstein C. G, 6 Bände, Leipzig (1881). Zitiert nach Historia naturalis. Eine Auswahl aus der „Naturgeschichte", Greno Nördlingen
[5] Brandt W. (1988) Spasmolytische Wirkung ätherischer Öle. In Phytotherapie, Hippokrates Stuttgart 77–89
[6] Taylor B. A., Luscombe D. K., Duthie H. L. (1983) Inhibitory effect of peppermint on gastointestinal smooth muscle. Gut 24; A 992 (Abstract)
[7] Hawthorn M., Ferrante J., Luchowski E., Rutledge A., Wie X. Y., Triggle D. J. (1988) The action of peppermint oil and menthol on calcium channel dependent processs in intestinal, neuronal and cardiac preparations. Aliment Pharmacol Therap 2: 101–118
[8] Schäfer K., Braun A., Isenberg C. (1986) Effect of menthol on cold receptor activity. J. Gen Physiol 88: 757–776
[9] Hills J. M., Aaronson P. (1991) The mechanism of action of peppremint oil on gastrointestinal smooth muscle. Gastroenterology 101: 55–65
[10] Göbel H., Dworschak M., Wallasch T. M. (1993) Exteroceptive suppression of temporalis muscle activity; perspectives in headache and pain research. Cephalgia 13: 15–19
[11] Göbel H., Schmidt G., Soyka D. (1994) Effect of peppermint and eukalyptus oil preparations on neurophysiological and experimental algesimetric headache parameters. Ceplagia 14: 228–234
[12] Göbel H., Schmidt G., Dworschak M., Stolze H., Heuss D. (1995) Essential plant oils and headache mechanism Vol. 2 (2), 93–102
[13] Melzak R., Wall P. (1966) Pauin mechanism: a new theory. Science 150: 971–979
[14] Göbel H., Dworschak M., Ardabii S., Stolze H. (1995) Effect of volatile oil-preparations on the skin-blood flow in healthy subjects and patients with migraine measured by laser-doppler. 7th. International Headache Congress, Toronto, September 16–20
[15] Göbel H., Fresenius J., Heinze A., Dworschak M., Soyka D. (1996) Effektivität von Oleum menthae piperitae und von Paracetamol in der Therapie des Kopfschmerzes vom Spannungstyp Nervenarzt 67: 672–681
[16] Schulz V., Hänsel R. (1999) Rationale Phytotherapie. Ratgeber für die ärztliche Praxis. Springer Verlag. 330–332
[17] Göbel H., Heinze A., Dworschak M., Heinze-Kuhn K., Stolze H. (2001) Placebokontrollierte, randomisierte und doppelblinde Studien zur Analyse der Wirksamkeit und Verträglichkeit von Oleum-menthae-piperitae-Lösung LI 170 bei Kopfschmerz vom Spannnungstyp und Migräne. In: Phytopharmaka in Forschung und klinischer Anwendung VI. Hrsg. Rietbrock N., Donath F., Loew D., Roots I., Schulz V. Steinkopff Verlag Darmstadt. 117–132

Sonstige Drogen

[1] Obertreis B., Teuscher B., Behnke B., Schmitz H. (1997) Pharmakologische Wirkung des Brennesselblätterextraktes IDS 23. In: Rheumatherapie mit Phytopharmaka. EDS. Chrubasik S., Wink M. Hippokrates Verlag. 90–96
[2] Obertreis B., Ruttkowski T., Teuscher T., Behnke B., Schmitz H. (1996) Ex vivo in vitro inhibition of lipopolysaccharide stimulated Tumor Necrosis Factor- α and Intertleukin 1-β in human whole blood by extractum Urticae dioicae foliorum. Arzneim. Forsch. 46 (I): 389–394
[3] Teuscher T., Obertreis B., Ruttowski T., Schmitz H. (1996) Zytokin-Sekretion im Vollblut gesunder Probanden nach oraler Einnahme eines Urtica-dioica-Blattextraktes. Arzneim. Forsch. 46: 906–910
[4] Ramm S., Hansen C. (1997) Brennesselblätter-Extrakt: Wirksamkeit und Verträglichkeit bei Arthrose und rheumatoider Arthritis. In: Rheumatherapie mit Phytopharmaka. EDS. Chrubasik S., Wink M. Hippokrates Verlag. 97–106
[5] Monographie Pestwurzwurzelstock, Petasites rhizoma BAnz Nr. 138 vom 22.7.1990
[6] Bucher K. (1951) Über eine antispastisches Prinzip in Petasites officinalis. Arch. Exp. Path. Pharmacol. 213:69–71
[7] Aebi A., Buechi J., Waaler T., Eichenberger E., Schmutz J. (1955) Inhaltstoffe von Petasites hybridus I. Mitteilung. Pharm Acta Helv. 28: 277–279
[8] Bickel D. (1992) Charakterisierung und Isolierung der Leucotriensynthese hemmender Wirkkomponenten aus Petasites hydridus, Dissertation. Universität Erlangen-Nürnberg
[9] Brune K., Bickel D., Peskar B. A. (1993) Gastro-protective effects by extracts of Petasites hybridus: The role of inhibition pf peptidoleucotriene synthesis. Panta Med. 59: 494–496
[10] Scheidegger C., Dahinden C., Wiesmann U. (1998) Effects of extracts and individual components from Petasites on postaglandin synthesis in cultured skin fibroblasts and on leuco-

triene synthesis in isolated humnan peripheral leucocytes. Pharm. Acta Helv. 72:376–378
[11] Thomet O. A. R. (2000) Allergy 5 (suppl.) 63:246
[12] Thomet O. A. R., Wiesmann U. N., Blaser K., Simon H. U. (1991) Differential inhibition of inflammatory effector functions by petasin, isopetasin and neopetasin in human eosinophils. Clinical and Experimental Allergy 31:1310–1320
[13] Thomet O. A. R., Wiesmann U. N., Schapowal A., Bizer Ch., Simon H. U. (1991) Role of petasin in the potential anti-inflammatory activity of a plant extract of petasites hybriduz. Biochemical Pharmacology 61:1041–1047
[14] Grossmann W., Schmidramsl (2000) Effectiveness of Petasites extract in the prophylaxis of Migraine. In Herbal Medicinal products for the treatment of pain. Hrsg. Chrubasik S., Roufogalis B. D., Southern Cross University Press PO Box 157, Lismore NSW 2480 Australia. 131–139
[15] Schapowal A. (2002) Randomised controlled trial of butterbur and cetirizine for treating seasonal allergic rhinitis. BMJ 324:144

19 Haut- und Schleimhauterkrankungen

Hauterkrankungen können nach verschiedenen Gesichtspunkten eingeteilt werden:

- topographisch nach der Lokalisation wie Kutis, Subkutis, Pigmentsystem, Hautgefäße, Nerven, Immunsystem, Hautanhangsgebilde oder nach dem Erscheinungsbild wie Primäreffloreszenzen, Sekundäreffloreszenzen,
- nach der Pathogenese wie virale, bakterielle, mykotisch, parasitäre Ursache bzw. nichterregerbedingte Erkrankungen wie atopische Dermatitis, Dermatosen, Folgen internistischer Erkrankungen wie Diabetes mellitus, Leberzirrhose Nahrungsmittelunverträglichkeit,
- allergische Hautreaktionen,
- ätiologisch in primäre und sekundäre Hauterkrankungen. Bei der primären Erkrankung liegt die Ursache in der Haut selbst, und bei der sekundären ist die Haut das Manifestationsorgan.

Krankheiten der Haut und Unterhaut: Gruppeneinteilung nach ICD-10

Infektionen der Haut und Unterhaut (L00–L08)
Bullöse Dermatosen (L10–L149)
Dermatitis und Ekzem (L20–L30)
Papulosquamöse Hauterkrankheiten (L40–L45)
Urtikaria und Erythem (L50–L54)
Krankheiten der Haut und Unterhaut durch Strahlenwirkung (L55–L59)
Krankheiten der Hautanhangsgebilde (L60–L75)
Sonstige Krankheiten der Haut und Unterhaut (L80–L99)

Nach der ICD-10 werden die Krankheiten der Haut und Unterhaut in 8 Gruppen eingeteilt. Erkrankungen der äußeren Geschlechtsorgane, des Analkanals, der Perianalregion gehören ebenfalls zu den Hauterkrankungen, werden aber nach ICD-10 als eigenständige Krankheitsgruppe geführt.

Mit fast 2 m^2 Oberfläche erfüllt die menschliche Haut wichtige Schutz-, Sinnes-, Ausscheidungs-, Regulations- und Synthesefunktionen und gehört mit dem Gastrointestinal- und Respirationstrakt zu den Organen, die ständig und intensiv mit der Umwelt in Kontakt stehen. Durch die optische Zugänglichkeit hat sie einen wesentlichen Einfluss auf das Selbstwertgefühl des Menschen. Die Behandlung von Hauterkrankungen erfolgt zwar vorrangig durch Dermatologen, gehört aber auch in den Bereich anderer Fachgebiete.

Therapieziele sind die Suche nach Ursachen bzw. Noxen, deren Ausschaltung sowie die Wiederherstellung von Aufbau und Funktion von Haut, Unterhaut und Hautanhangsgebilden bezüglich ihrer normalen Form, Farbe, einer intakten Sensibilität und der Widerstandsfähigkeit gegenüber äußeren Einflüssen. Da vielfach wegen unklarer Pathogenese eine kausale Therapie nicht möglich ist, kommen häufig nur symptomatische Maßnahmen in Frage. Wenn möglich, sollte der Lokalbehandlung der Vorzug gegeben werden, um systemische Reaktionen und Nebenwirkungen auszuschließen. Durch die topische Applikation werden in den oberen Hautschichten wie Epidermis, Corium und Hautanhangsgebilden, meist höhere Wirkstoffspiegel erzielt, als nach oraler, rektaler oder parenterale Applikation.

Für die von der Kommission E beurteilten pflanzlichen Drogen kommen folgende Anwendungsgebiete infrage (Tab.19.1):

Tab. 19.1 Phytopharmaka in der Dermatologie

Droge/Zubereitung	Indikation nach Kommission E	Darreichungsformen
	Haut-, Schleimhautentzündung	
Calendulae flos (Ringelblumenblüten)	Entzündung im Mund-, Rachenraum, Wundheilungsstörungen, Ulcus cruris	Aufguß für Umschläge, Tinktur, Salbe
Hamamelidis folium/-cortex (Hamamelisblätter/- rinde)	Hautverletzungen, Entzündungen der Haut, Schleimhäute, Hämorrhoiden, Krampfaderbeschwerden	Tee, Aufguß für Umschläge, Zäpfchen, Salbe, Gel
Matricariae flos (Kamillenblüten)	Haut- und Schleimhautentzündungen, einschließlich Mundhöhle, Zahnfleisch, Anal- und Genitalbereich	Aufguß für Spülungen, Umschläge, Salben, Gel, Badezusätze
Quercus cortex (Eichenrinde)	Entzündliche Hauterkrankungen, Entzündungen im Mund-, Rachen-, Anal- und Genitalbereich	Spülungen, Umschläge, Badezusatz,
Salviae folium (Salbeiblätter)	Entzündungen der Mund- und Rachenschleimhaut	Aufguß zum Gurgeln/ Mund- spülen, Tinktur, Tropfen
	Stumpfe Traumen, Prellung, Distorsion, Quetschung	
Arnicae flos (Arnikablüten)	Verletzungs- und Unfallfolgen z. B. Hämatome, Distorsionen, Prellung, Quetschungen	Aufguß für Umschläge, Tinktur, Salbe, Gel
Symphyti radix/herba/ folium (Beinwellwurzel/kraut/ blätter)	Prellung, Verstauchung, Quetschung, Anregung der Knochenbildung	Salben, Paste
	Chronisches Ekzem	
Dulcamarae stipites (Bittersüßstengel)	Zur unterstützenden Therapie bei chronischem Ekzem	Filmtablette, Tropfen, Salbe
Oenotherae seminis oleum (Nachtkerzensamenöl)	Zur Behandlung und symptomatischen Erleichterung des atopischen Ekzems (Neurodermitis), Einfluß auf Juckreiz, Schuppung, Hautentzündung, Rötung	Kapseln
	Virusinfektion der Haut	
Podophyllinum Podophyllumwurzel- stock/-harz	Condylomata acuminata	Alkoholische Lösung, Harz Öl- Suspension, Creme
Melissae folium (Melissenblätter)	Herpes simplex	Creme
Capsici fructus (Paprikafrüchte)	Postherpetische Neuralgie	Creme, Salbe, Liniment

Von den aufgeführten Drogen liegen experimentelle Daten u.a. zur antimikrobiellen, antiphlogistischen, granulationsfördernden oder virustatischen Wirkungen vor. Für einige Arzneimittelspezialitäten wurden kontrollierte klinische Studien zu den beanspruchten Indikationen durchgeführt. Größtenteils handelt es sich jedoch um Erfahrungsberichte, Anwendungsbeobachtungen und auf der Plausibilität der

Inhaltsstoffe beruhenden Empfehlung. Die lokale Verträglichkeit hängt nicht nur von den Inhaltsstoffen, sondern auch von der Basiszusammensetzung ab. Im Allgemeinen sind qualitativ hochwertige Präparate gut verträglich. Dennoch können mitunter folgende Nebenwirkungen auftreten:

Toxisch – irritative Wirkungen

- nicht immunologisch induzierte Entzündungen oder Destruktionen der Haut, Dosisabhängigkeit: Beispiele: Podophyllum peltatum, Capsici fructus

Phototoxische Wirkung

- nicht immunologische Hautreaktion nach topischer oder systemischer Anwendung, abhängig von der Dosis, der photoxischen Substanz und UV-Bestrahlung: Beispiele: Ammeos visnagae fructus, Hyperici herba

Kontaktallergien

- immunologische Reaktionen, meist Kontaktekzeme, selten Kontakturtikaria, Voraussetzung erworbene spezifische Sensibilisierung Beispiele: Arnicae flos, Calendulae flos, Matricariae flos

19.1 Entzündungen und Verletzungen der Haut

19.1.1 Ringelblumenblüten

Von *Calendula officinalis* werden die getrockneten Blütenköpfchen oder getrocknete Zungenblüten (Calendulae flos) verwendet. Wichtige Inhaltsstoffe sind Triterpenglykoside, deren Aglyka, Mono- und Sesquiterpene, Carotinoide, Flavonoide sowie das ätherische Öl [1]. In vitro zeigten wässrig-alkoholische Extraktzubereitungen eine antibakterielle, fungizide [2–5] und antivirale Wirkung [6, 7] und in In-vivo-Experimenten antiphlogistische und granulationsfördernde Eigenschaften [8–14]. Wissinger-Gräfenhan [15] setzt sich mit Recht kritisch mit der von der Kommission E 1986 verabschiedeten Monographie zu Ringelblumenblüten-Extrakten auseinander und verweist auf überwiegend ältere Daten zur antimikrobiellen, antiphlogistischen, granulationsfördernde und wundheilenden Wirkung hin, wobei unterschiedliche Extrakte verwendet wurden. Von den damals publizierten Anwendungsgebieten erscheint aus heutiger Sicht nur die topische Anwendung zur Förderung der Heilung von oberflächlichen Wunden durch die lange Erfahrung plausibel. Mit Ausnahme einer hautreizenden und sensibilisierenden Eigenschaft mit allergischen Reaktionen und einer Kantaktdermatitis [16,17], die vermutlich von den Sesquiterpenlactonen ausgeht, sind keine lokalen unerwünschten Arzneimittelwirkungen bekannt. Gegenanzeigen sind Atopiker und Allergie gegen Korbblütler. Calendula-Salben und Cremes werden häufig nach den Vorschriften des homöopathischen Arzneibuches hergestellt. Daneben gibt es Mono- und Kombinationspräparate in fester oder flüssiger Darreichungsform. Letztere lassen sich, mit Wasser verdünnt, zu Spülungen und Umschlägen verwenden.

19.1.2 Hamamelisblätter und -rinde

Verwendet werden frische und getrocknete Laubblätter sowie die getrocknete Rinde der Stämme und Zweige von *Hamamelis virginiana* (Virginianische Zaubernuss). Inhaltsstoffe der Blätter sind Gerbstoffe, hauptsächlich Gallotannine, Flavonoide und ätherisches Öl. Die Rinde enthält β-Hamamelitannine, χ-Hamamelitannine, das Depsid Ellagitannin, Catechinderivate und freie Gallussäure [1]. Die zerkleinerte Droge oder Hamameliszubereitungen wirken antiphlogistisch [2, 3], antiviral [3], adstringierend [4–8] und lokal blutstillend.

Eine niedrigdosierte Cremezubereitung aus frischen Blättern und Zweigen von *Hamamelis virginiana* mit Phosphatidylcholin (PC) wurde mit einer 4fach höher dosierten Hamameliscreme ohne PC, mit der Cremegrundlage und mit einer 1 %igen Hydrocortison-Creme im UV-Erythem- und Hautstripping-Test verglichen [9]. Im Stripping-Test waren die Verumpräparate der Cremegrundlage signifikant überlegen. Im UV-Erythemtest erwiesen sich nur die niedrigdosierte Hamamelis-PC-Creme und 1 %ige Hydrocortison-Creme der Cremegrundlage überlegen. Aus den Ergebnissen wird gefolgert, dass Creme-Zubereitungen aus Hamamelis mit PC antiinflammatorisch wirksamer sind als ohne Zusatz von PC, aber schwächer wirken als eine 1 %ige Hydrocortison-Creme. In einer weiteren kontrollierten Studie [10] reduzierte eine 10 %ige Hamamelis-Lotio bei 30 Probanden ein UVB-induziertes Erythem signifikant (20 % nach 7 h, bzw. 27 % nach 48 h) gegenüber dem Vehikel (10 % nach 7 h bzw. 13 % nach 48 h). Bei 17 von 22 Probanden verringerte eine Hamamelis-Salbe (6,25 % m/m) die fluorgraphisch gemessene lokale Durchblutung, während die neutrale Salbe bei 20 Fällen zur Zunahme der Hautdurchblutung führte. Bei 5 Patienten mit einer atopischen Neurodermitis und Psoriasis wurde die Hautdurchblutung nach Applikation der Hamamelis-Salbe um durchschnittlich 24 % reduziert [11]. Die Abnahme der Hautdurchblutung und des Sauerstoffpartialdrucks werden auf die antiphlogistische Wirkung der Hamamelis-Salbe zurückgeführt.

Der analgetische Effekt eines 1 %igen Hydocortisonacetat-Schaums und von 1 % Pramoxinhydrochlorid, von Hamamelis-Wasser und von Eis wurde bei 300 Frauen nach einer Episiotomie geprüft [12]. Die Befunde von 266 Frauen ergaben für alle drei Behandlungen einen gleichen Effekt. Eis war an den Tagen 3 und 5 tendenziell etwas besser. Bei der postpartalen Kontrolle von 126 Frauen nach 6 Wochen bestanden im Hinblick auf Wundheilung, Schmerzen und Verlauf kein Gruppenunterschied.

22 Patienten mit einer atopischen Dermatitis wurden über 3 Wochen 3 × täglich doppelblind randomisiert entweder mit einer Hamamelis-Salbe (6,25 % m/m) oder Bufexamac (50 mg/g) behandelt. In den Symptomen Lichenifikation, Juckreiz, Infiltration, Schuppung und Rötung waren beide Präparate zu ca. 50 % wirksam und unterschieden sich nicht voneinander [13].

In einer randomisierten Doppelblindstudie wurden bei 72 Patienten mit mäßigem bis schwerem atopischen Ekzem eine 0,5 % Hydrocortison-Creme, die Basiscreme und ein Hamamelis-Destillat miteinander verglichen. Alle Darreichungsformen verbesserten Juckreiz, Abschuppung und das Erythem, wobei die Hydrocortison-Salbe besser wirkte und zwischen dem Hamamelis-Destillat und Placebo kein Unterschied bestand [14]. Pfister [15] verglich in einer kontrollierten Doppelblindstudie zwei verschiedene lipophile Hamamelis-Salben (25 g/100 g) bei 36 Patienten mit endogenem und 80 Patienten mit toxisch-degenerativem Ekzem. Juckreiz, Rötung, Brennen und Desquamation waren beim endogenen Ekzem nach Behandlung mit beiden Präparationen nach 39 Tage und beim toxisch degenerativen Ekzem nach 28 Tagen gebessert. In einer offenen nichtkontrollierten [16] und einer randomisierten Doppelblindstudie [17] erwiesen sich Salbe und Zäpfchen von Hamamelis-Fluidextrakt bei Patienten mit Hämorrhoiden ersten Grades im Hinblick auf Pruritus, Brennen, Schmerzen und Blutung gleichermaßen wirksam wie eine Anästhesiesalbe, Albothyl oder Fluocinolon [17].

Neben halbfesten und festen Darreichungsformen (20–30 %) bieten sich Wasserdampfdestillate (Hamamelis-Wasser) unverdünnt oder im Verhältnis 1 : 3 mit Wasser verdünnt zu Spülungen und Umschlägen an. Nebenwirkung und Gegenanzeigen sind nicht bekannt. Wegen des geringen Gehaltes an ätherischem Öl ist eine allergische Kontaktdermatitis nicht auszuschließen. Das Sensibilisierungspotenzial von Hamamelis-Wasser ist äußerst gering.

19.1.3 Kamillenblüten

Im mitteleuropäischen Raum kommen die frischen oder getrockneten Blütenköpfchen (Matricariae flos) der echten Kamille *(Matricaria recutita)* zur Anwendung. Zu den wirksamkeitsmitbestimmenden Inhaltsstoffen gehören lipophile Strukturen wie das ätherische Öl, α-Bisabolol, die Bisaboloxide A, B, C und Chamazulen, das nach Wasserdampfdestillation aus Matricin entsteht. Zu den wirksamkeitsmitbestimmenden Inhaltsstoffen gehören aber auch die hydrophilen Flavonoide, z.B. Apigenin-Verbindungen [1]. Experimentell wurden von Kamillenzubereitungen bzw. einzelnen Inhaltsstoffen antiphlogistische Wirkungen [2–10] und eine Hemmung der Cyclooxygenase sowie der Lipoxygenase [11] nachgewiesen. Ferner besitzen die Zubereitungen eine antibakterielle und eine bakterientoxinhemmende Wirkungen, eine fungistatische [12–17] Wirkungen gegen *Candida albicans* and wundheilungsfördernde [18, 19] Effekte. Zur äußerlichen Anwendung kommen 3–10 %ige Aufgüsse für Umschläge bzw. als Badezusatz, halbfeste Zubereitungen, Kamillengesamtextrakte und -lösungen zur Mund- und Wundspülung. Sehr selten sind Überempfindlichkeitsreaktionen wie Kontaktallergien, auch bei Patienten mit Überempfindlichkeit gegen andere Korbblütler (z.B. Beifuß) möglich. Sehr selten kam es nach Anwendung von Kamillenzubereitungen zu schweren allergischen Reaktionen wie Asthma, Kreislaufkollaps und allergischer Schock [20–23]. Gegenanzeigen sind Überempfindlichkeit gegen Kamille bzw. Korbblütler (Kreuzallergie).

19.1.4 Salbeiblätter

Verwendet werden frische oder getrocknete Laubblätter (Salviae folium) von *Salvia officinalis.* Hauptinhaltsstoffe sind thujonreiches (α- und β-Thujon) ätherisches Öl, daneben Campher und Cineol, Monoterpene, Diterpen-Bitterstoffe, Triterpene, Flavone und Flavonglykoside [1]. In vitro wurden bakterizide, fungistatische sowie virustatische Wirkungen nachgewiesen [2–7]. Zur Anwendung kommen Lösungen zum Gurgeln, Spülungen, Tinkturen und Fluidextrakte zur lokalen Behandlung. Nebenwirkungen und Gegenanzeigen sind nicht bekannt. Ein geringes allergisches Potenzial kann nicht ausgeschlossen werden.

19.1.5 Eichenrinde

Verwendet wird die im Frühjahr gesammelte und getrocknete Rinde (Quercus cortex) junger Zweige und Stockausschläge von *Quercus robur* und/oder *Quercus petraea.* Die Droge enthält Gerbstoffe und Flavonole [1] und besitzt adstringierende [2–4] und antivirale Wirkungen [5]. Äußerlich kommen Spülungen, Umschläge und Eichenrindenbäder bei entzündlichen Hautveränderungen im Genitalbereich und bei nässenden Dermatosen zur Anwendung. Gegenanzeigen sind großflächige Hautschäden, Vollbäder bei nässenden, großflächigen Ekzemen, Hautverletzungen, fieberhafte infektiösen Erkrankungen, Herzinsuffizienz NYHA III und IV sowie Hypertonie Stadium IV.

19.2 Stumpfe Traumen, Prellungen, Distorsion

19.2.1 Arnikablüten

Verwendet werden frische oder getrocknete Blütenstände (Arnicae flos) von *Arnica montana*. Die Droge enthält als charakteristische, möglicherweise wirksamkeitsbestimmende Inhaltsstoffe Sesquiterpenlactone vom Helenanolid-Typ. Dabei handelt es sich vorwiegend um Helenalin und 11α, 13-Dihydrohelenalin [1, 2]. Daneben sind Flavonoide, ätherisches Öl, (Thymol, Thymolderivate), Phenolcarbonsäuren (Chlorogensäure, Cynarin, Kaffeesäure) und Cumarine (Umbelliferon, Scopoletin) enthalten. In experimentellen Untersuchungen wurden analgetische, antiphlogistische [1–5], antimikrobielle und antimykotische [6–8] Wirkungen nachgewiesen. Die antiphlogistische Wirkung von Arnika-Zubereitungen wird auf Helenalin zurückgeführt, das in verschiedene Stoffwechselbereiche bei Entzündungsprozessen eingreift. Es hemmt die Leukozyten-Chemotaxis, die Freisetzung und Aktivität von lysosomalen Enzymen, die Freisetzung von Histamin aus Mastzellen und von Serotonin aus Thrombozyten sowie die Aktivität der Phospholipase A_2 [9, 10].

Aufgüsse oder Arnikatinkturen werden äußerlich in Form von Umschlägen, Kompressen bzw. Arnikasalben angewendet. Sie werden bei Verletzungs- und Unfallfolgen z. B. Hämatome, Distorsionen, Prellungen und Quetschungen. Eine längere Anwendung an geschädigter Haut ruft relativ häufig eine ödematöse Dermatitis mit Bläschenbildung hervor. Ferner können bei längerer Anwendung Ekzeme auftreten. Bei hoher Konzentration in der Darreichung sind auch primär toxisch bedingte Hautreaktionen mit Bläschenbildung bis zur Nekrotisierung möglich [12–16].

Gegenanzeigen sind Überempfindlichkeit gegen Arnika. Als sensibilisierende Substanz für die Kontaktallergie gelten Sesquiterpene vom Helenalin-Typ.

19.2.2 Beinwellwurzel

Verwendet werden die frischen oder getrockneten unterirdischen Teile *von Symphytum officinale.* Kraut und Wurzeln enthalten Allantoin, Rosmarinsäure, Polysaccharid-Schleime und Gerbstoffe. Vor allem in der Wurzel sind toxische Pyrrolizidinalkaloide (PA) mit 1,2-ungesättigtem Necingerüst sowie deren N-Oxide enthalten [1]. Wegen der hepatotoxischen, mutagenen und karzinogenen Wirkung darf die applizierte Tagesdosis nicht mehr 100 µg/d PA und die Anwendungsdauer nicht länger als 4–6 Wochen pro Jahr betragen (für Dosen zwischen 10 und 100 µg/d). Inzwischen stehen weitgehend PA-freie Präparate (0,35 µg/g im Fertigarzneimittel) zur Verfügung. Die Schleimstoffe wirken lokal reizmildernd, Allantoin wirkt entzündungshemmend, zellregenerierend und fördert die Wundheilung. Nach präklinischen Befunden besitzt Beinwell eine analgetische, antiinflammatorische und antiexsudative Wirkung [2–5]. In einer randomisierten, multizentrischen placebokontrollierten Doppelblindstudie wurde bei 140 Patienten mit einer unilateralen Sprunggelenksdistorsion anhand des tonometrisch erfassten Druckschmerzes, der Gelenkschwellung, des Schmerzes (VAS), der Bewegungseinschränkung nach der Neutral-Null-Methode und anhand des Schmerzmittelverbrauchs (Paracetamol) eine signifikante Wirkung gegenüber Placebo bei guter lokaler Verträglichkeit nachgewiesen [6]. Zur Anwendung kommt eine Salbe mit möglichst PA-freiem Wirkstoff.

19.3 Chronisches Ekzem

19.3.1 Bittersüßstängel

Verwendet werden die getrockneten Stängel (Dulcamarae stipites) von *Solanum dulcamara*, vor dem Austreiben der Blätter oder im Spätherbst nach dem Abfallen der Blätter gesammelt. Die Droge enthält Gerbstoffe, Steroidalkaloidglykoside mit den Aglyka Soladulcidin oder Tomatidenol, Spuren von Solasondinglykosiden sowie bitter schmeckende bisdesmosidische Furostanolglykoside [1–3]. Experimentell ist eine adstringierende, antimikrobielle, antimykotische, antiphlogistische und immunmodulierende Wirkung beschrieben und zum Teil experimentell belegt [4–6]. In nicht kontrollierten Studien bewirkten Dulcamara-Extrakte bei Patienten mit chronischem Ekzem und juckenden Dermatosen einen Rückgang der Krankheitssymptome [7, 8]. Zur unterstützenden Therapie bei chronischem Ekzem kommen entsprechende halbfeste Darreichungsformen zur Anwendung. Nebenwirkungen und Gegenanzeigen sind nicht bekannt.

19.3.2 Nachtkerzensamenöl

Unter den entzündlichen Dermatosen nimmt die atopische Dermatitis eine Sonderstellung ein. Die atopische Dermatitis wird als Veranlagung genetisch vererbt (genetische Prädisposition), bedarf allerdings auslösender exogener Faktoren zur Manifestation. Sie tritt meist im Säuglingsalter mit einer Häufigkeit von ca. 60 % auf, erreicht im 1. Lebensjahr den Häufigkeitsgipfel und ist im Erwachsenenalter nicht selten als Spätmanifestation noch anzutreffen. Die Inzidenz wird in Deutschland auf ca. 3 % der Bevölkerung (ca. 2 Millionen) mit zunehmender Tendenz geschätzt. Charakteristisch ist das klinische Bild mit einem Gesichts- und Kopfekzem im Säuglingsalter, das dem seborrhoischen Ekzem ähnelt, dem typischen Ekzem an den Prädilektionsstellen der Arm- und Kniebeugen im Kindesalter, dem Wechsel des Ekzems auf die Streckseite der Arme bei Jugendlichen und den Knötchen bzw. den Lichenifikationen im Erwachsenenalter. Die Ätiopathogenese ist zwar noch weitgehend ungeklärt, doch spricht einiges für eine immunologische Dysregulation in der Haut und für Veränderungen im Arachidonsäurestoffwechsel. Im Plasma von Patienten mit atopischer Dermatitis ist die Linolsäurekonzentration erhöht und der Spiegel der γ-Linolensäure erniedrigt. Dieser Omega-6-Metabolit, eine ungesättigte Fettsäure, ist für die Entwicklung und Funktion des Immunsystems und der Haut wichtig. Die γ-Linolensäure wird durch die δ-6-Desaturase aus Linolsäure gebildet. Bei Neurodermitikern ist die Aktivität der δ-6-Desaturase vermindert, weshalb nur unzureichend γ-Linolensäure gebildet wird [1, 2]. Ihr Effekt beruht vermutlich auf einer prostaglandinvermittelten Suppression der kutanen T-Zell-Proliferation und Leukotrien-Bildung.

Die aus den Samen der Nachtkerze, *Oenothera biennis* und des Borretsch, *Borago officinalis*, gewonnenen fetten Öle enthalten einen hohen Anteil an Linolsäure (60–80 %) sowie 10–25 % γ-Linolensäure [3]. Zur klinischen Wirksamkeit bei Patienten mit atopischem Ekzem liegen randomisierte placebokontrollierte Doppelblindstudien [4, 5, 6] mit positivem Einfluss von Nachtkerzensamenöl auf Entzündungsgrad, Trockenheit, Schuppung, Juckreiz und Gesamtzustand vor. Ferner wurden eine Metaanalyse zu 9 kontrollierten Studien [7] aber auch negative Ergebnisse [8, 9, 10] publiziert. Das therapeutische Konzept der atopischen Dermatitis beinhaltet zunächst Ausschluss von auslösenden Faktoren, eine konsequente Hautpflege sowie eine äußerliche und innerliche medikamentöse Behandlung. Hier bietet sich Nachkerzensamenöl zur symptomatischen Erleichterung des atopischen Ekzems (Neurodermitis) an, da die Symptome wie Juckreiz, Schuppung, Hautentzündung oder Rötung positiv beeinflusst werden.

An Nebenwirkungen können gelegentlich Übelkeit, Verdauungsstörungen, Kopfschmerzen und in seltenen Fällen allergische Erscheinungen mit Symptomen wie Hautausschlägen (Exanthem) und Bauchschmerzen auftreten.

Wegen unzureichender klinischer Unterlagen kann eine Anwendung bei Säuglingen und Kindern unter 1 Jahr noch nicht empfohlen werden. Bei Schwangeren ist die Anwendung innerhalb der ersten 3 Monate bzgl. Nutzen und Risiko abzuwägen. Unter der Behandlung kann es zum Auftreten von nicht erkannten Temporallappenanfällen, einer Form der Epilepsie, kommen. Hievon betroffen sind besonders schizophrene Patienten bzw. Patienten, die gleichzeitig epileptogene Arzneimittel wie Phenothiazine einnehmen. Bei Patienten, deren Krankheitsgeschichte eine Epilepsie aufweist, sollten die Wirkungen sorgfältig beobachtet werden. Die Dosis beträgt bei Erwachsenen 2 × täglich 4–6 Kapseln (40 mg Gamolensäure), Kinder im Alter von 1–12 Jahren erhalten 2 × täglich 2–4 Kapseln, die nach der Mahlzeit unzerkaut mit viel Flüssigkeit einzunehmen sind.

19.4 Virusinfektionen der Haut

19.4.1 Podophyllumwurzelstock/-harz

Verwendet wird der getrocknete Wurzelstock mit den anhängenden Wurzeln von *Podophyllum peltatum.* Die Droge besteht aus dem Harz der getrockneten und gelagerten Wurzeln. Wichtige Inhaltsstoffe sind Flavone und Lignanolide, z. B. Podophyllotoxin und α-Peltatin. Die in der Droge enthaltenen Podophyllintoxine wirken stark laxierend und besitzen antimitotische Eigenschaften; sie wirken im Tierversuch embryotoxisch, aber nicht teratogen. Anwendungsgebiete sind Condylomata acuminata. Die Droge wird in Form einer 5–25 %igen ethanolischen Lösung oder Salben ein- bis zweimal wöchentlich eingesetzt. Die behandelte Fläche darf 25 cm^2 nicht überschreiten. Auf eine sorgfältige Abdeckung angrenzender Hautpartien ist zu achten [1, 2].

19.4.2 Melissenblätter

Unter verschiedenen Lamiaceen-Arten, erwiesen sich in Gewebekulturen Melissenblätter *(Melissa officinalis)* als virostatisch wirksam, wobei keine zytotoxischen Effekte beobachtet werden [1]. Bei dem virostatischen Prinzip handelt es sich vermutlich um Depside der Kaffeesäure. Nach In-vitro-Befunden blockieren Inhaltsstoffe der Melisse die spezifische Adsorption des Virus an die Zellen, indem sie sich an Zeloberflächenstrukturen und/oder an virale Strukturen anlagern. Damit wird das Eindringen der Viren in die Zelle und folglich auch eine Virus-Vermehrung verhindert [2, 3]. Neben allgemeinen Erfahrungsberichten ist die klinische Wirksamkeit in randomisierten, placebo-kontrollierten Doppelblindstudien ausreichend belegt [4–7].

19.4.3. Capsicum

Bezüglich der Anwendung von Capsaicinhaltigen Zubereitungen bei postherpetischer Neuralgie siehe Kapitel 18.8.3.

Literatur

Ringelblumenblüten

[1] Issac O. (1992). Calendulea flos. In Hagers Handbuch der pharmazeutischen Praxis. Drogen A–D. Hrsg. Hänsel R., Keller K., Rimpler H., Schneider G., Springer Verlag, Berlin

[2] Janssen A. M., et al. (1986) Screening of antimicrobial activity of some essentil oils by the aggar overtlay technique. Pharmaceutisch Weekblad 8:289–292
[3] Dumenil G., Chemli R., Balansard G., Guiraud H., Lallemand M. (1980) Etude de prorietés antibacteriennes des fleurs de Souci Calandula officinalis L et des teintures meres homéopathiques de C. officinalis L et C. arvensis L. Ann Pharm Fr 38:493–499
[4] Wolters B. (1966) Die Verbreitung antibiotischer Eigenschaften bei Saponindrogen. Dtsch Apoth Ztg 106:1729–1733
[5] Tarle D., Dvorzak I. (1989) Antimicrobial substances in flos calendulae. Farmacevtski Vestnik (Ljubliana) 40:117–120
[6] Bogdanova N. S., Nikolaeva I. S., Scherbakova LI., Tolstova TI, Moskalenko Nyu., Pershin GN. (1970) A study into antiviral properties of calendula officinalis. Farmakol Toksikol 33:349–355
[7] May G. Willhuhn G. (1978) Antiviral activity of aqueous extracts from medicinal plants in tissue cultures. Arzneim. Forsch. 28:1–7
[8] Della Loggia R., Becker H., Issac O., Tubaro A. (1990) Topical Anti-Inflammatory activity of Calendula officinalis Extracts. Planta Med 56:658
[9] Akihisa T. et al. (1996) Triterpene alcohols from the flowers of Compositae and their antiinflammatory effects. Phytochemistry 43: 1255–1260
[10] Rao S. G. et al. (1991) Calendula and Hypericum: two homeopathic drugs promoting wound healing in rat. Fitoterapia 62:508
[11] Patrick K. F. M. et al. (1996) Induction of vascularisation by an aqueous extract of the flowers of Calendula officinalis L, the European marigold. Phytomedicine 3:11–18
[12] Klouchek-Popova E., Popov A., Pavlova N., Krusteva S. (1982) Influence of the physiological regeneration and epithelization using fractions isolated from Calendula officinalis. Acta Physiol Pharmacol Bulg. 8:63–67
[13] Shipochliev T., Dimitrov A., Aleksandrova E. (1981) Study on the inflammatory effect of a group of plant extracts. 18:87–94
[14] Mascolo N., Autore G., Capasso F., Menghini A., Fasulo MP. (1987) Biological screening of italian medicinal plants for anti-inflammatory activity. Phytother Res 1:28–31
[15] Wissinger-Gräfenhahn U. (2000) Medizinische Aspekte von Ringelblumenblüten-Extrakten zur topischen Anwendung. Zeitschr. für Phytotherapie 21:143–146
[16] Issac O. (1992) Die Ringelblume, Botanik, Chemie, Pharmakologie, Toxikologie, Pharmazie und therapeutische Verwendung. Wissenschaftliche Verlagsgesellschaft, Stuttgart
[17] Hausen B. M. (1988) Allergiepflanzen, Pflanzenallergene. Handbuch und Atlas der allergie-induzierenden Wild-und Kulturpflanzen. Landsberg, München: Ecomed Verlagsgesellschaft 83–84

Hamamelisblätter und -rinde

[1] Hoffmann-Bohm K., Ferstl W. Aye R. D. (1993) Hamamelis. In Hagers Handbuch der pharmazeutischen Praxis. Drogen E–O. Hrsg. Hänsel R., Keller K., Rimpler H., Schneider G. Springer Verlag
[2] Duwiejua M., Zeitlin I. J., Watermann P. G., Gray A. I. (1994) Anti-inflammatory activity of Polygonum bistorta, Guaiacum officinale and Hamamelis virginiana in rats. J. Pharm Pharmacol 46:286–290
[3] Erdelmeier C. A. J., Cinatl Jr. J., Rabenau H., Doerr H. W., Biber A., Koch E. (1996) Antiviral and antiphlogistic activities of Hamamelis virginiana bark. Planta Med 62:241–245
[4] Bernard P., Balansard P., Balansard G., Bovis A. (1972) Valeur pharmacodynamic toniveineuse des preparations galeniques a base de feuilles d' hamamelis. J Pharm Belg 27: 505–512
[5] Balansard P. et al. (1972) Action toniveuineuse d' un extrait purifie d' hamamalis virginiana. Theraie 27:793–799
[6] Diemunsch A.M. Mathis C. (1987) Effect vasoconstricteur de d' hamamelis en application externe. STP Pharma 3:111–114
[7] Laux P., Oschmann R. (1993) Die Zaubernuss-Hamamelis virginiana L. Zeitschr. für Phytotherapie 14:155–166
[8] Gracza L. (1987) Adstringierende Wirkung von Phytopharmaka. Deutsche Apoth Zeitung 127:2256–2258
[9] Korting H. C., Schäfer-Korting M., Hart H., Laux P., Schmid M. (1993) Antiinflammatory activity of hamamelis distillate applied topically to the skin. Eur J Clin Pharmacol 44: 315–318
[10] Hughes-Formella B. J., Bohnsack K., Rippke F., Benner G., Rudolph M., Tausch I., Grasmüller J. (1998). Anti-inflammatory effect of hamamelis lotion in a UVB erythema test. Dermatology 196:316–322
[11] Sorkin B. (1980) Hamametum Salbe, eine kortikoidfreie, antiinflammatorische Salbe. Phys Med und Reh 21:53–57
[12] Moore W., James D. K. (1989) A random trial of three topical analgesic agents in the treatment of episiotomy pain following instumental

vaginal delivery. Journal of Obstretic and Gynaecology 10:35–39
[13] Swoboda M., Meurer J. (1991) Therapie von Neurodermitis mit Hamamelis virginiana Destillat in Salbenform. Zeitschr. für Phytotherapie 12:114–117
[14] Korting H. C., Schäfer-Korting M., Klövekorn W., Klövekorn G., Martion C., Laux P. (1995) Comparative efficacy of hamamelis distillate and hydrocortison cream in atopic eczema. Eur J Clin Pharmacol 48:461–465
[15] Pfister R. (1981) Zur Problematik der Behandlung und Nachbehandlung chronischer Dermatosen. Eine klinische Studie über Hamametum Salbe. Fortschritte Medzin 99: 1264–1268
[16] Knoch H. G et al. (1991) Hämorrhoiden ersten Grades: Wirksamkeit einer Salbe auf pflanzlicher Basis. Münch Med Wschr. 133:481–484
[17] Knoch H. G. (1992) Salbenbehandlung von Hämmorrhoiden ersten Grades. Fortschritte der Therapie 110:135–138

Kamilleblüten

[1] Carle R. (1992) Chamomilla. In Hagers Handbuch der pharmazeutischen Praxis. Drogen A–D. Hrsg. Hänsel R., Keller K., Rimpler H., Schneider G. Springer Verlag
[2] Horakova Z. (1952) Cs fisiol 1:148–156
[3] Zierz P., Kiessling W. (1953) Dtsch Med Wschr. 78:166–168
[4] Zierz P., Lehmann A., Cramer R. (1957) Hautarzt 8:552–556
[5] Jakovlev V., Isaac O., Thiemer K., Kunde R. (1979) Pharmacological investigation with compounds of matricaria. II. New investigations on the antiphlogistic effects of (–) a-bisabolol and bisabolol oxides. Planta Medica 35:125–140
[6] Jakovlev V., Isaac O., Flaskamp E. (1983) Investigation on the antiphlogistic effects of Chamazulen and Matricine. Planta Medica 49:67–73
[7] Tubaro A., Zilli C., Redaelli C., Della Loggia R. (1984) Evaluation of anti-inflammatory activity of a Matricaria extract after topical application. Planta Medica 51:359
[8] Schilcher H. (1987) Die Kamille. Wissenschaftliche Verlagsgesellschaft mbH Stuttgart
[9] Füller E., Sosa S., Tubaro A., Franz D., Della Loggia R. (1993) Anti-inflammatory of Chamomilla polysaccharides. Planta Medica 59: 666–667
[10] Issac O. (1979) Planta Medica 35:118
[11] Ammon H.P.T., Sabieraj J. (1996) Mechanismus der antiphlogistischen Wirkung von Kamillenextrakten und -inhaltsstoffen Dsch. Apoth. Ztg. 136:1821–1833
[12] Kienholz M: (1963) Arzneim. Forsch 13:920–926
[13] Aggag M.E., Yousef R.T. (1972) Study of antinmicrobial activity of matricaria oil. Planta Medica 22:140–144
[14] Szalontai M., Verzár-Petri G., Florián E., Gimpel F., Dtsch Apoth Ztg 115:921
[15] Cinco M., Baufi E., Tubaro A., Della Loggia R. (1983) Int. J. Crude Res 21:145
[16] Cesca O., Chaudhary S.K., Warrington P.J., Ashwood-Smith M.J. (1992) Coumarins of matricaria, Chamomilla recutita. Fitoterapia; LXIII:387–394
[17] Mares D., Romagnoli C., Bruni A. (1993) Antidermatophytic activity of herniarin in preparations of Chamomilla recutita. Plantes Med Phytother XXIV:91–100
[18] Deininger R. (1956) Eine neue Methode zum Nachweis der entzündungswidrigen Wirkung des Azulens. Arzneim. Forsch 6:394–395
[19] Zita C. (1955) Einfluss der reinen Substanzen von Kamillenöl auf Wärmeverbrennungen. Ca Lek Ces 8:203–208
[20] Senf H., Kuhlwien A., Kalveram K.J., Hausen B.M. (1989) Asthma bronchiale durch Inhalation mit echter Kamille (Chamomilla recutita L Rauschert. Allergologie 12:51-53
[21] Reider N., Sepp N., Fritsch P., Weinlich G., Jensen-Jarolim E. (2000) Anaphylaxis to camomile: clinical features and allergen cross-reactivity. Clinical and experimental Allergy Vol 30, 1436-1443
[22] Rodriquez-Serna M., Sanchez-Motilla J.M., Ramon R., Aliaga A. (1998) Allergic and systemic contact dermatitis from Matricarai chamomilla tea. Contact Drematitis 39:192-209
[23] Jensen-Jarolim E., Reider N., Fritsch R-. Breiteneder H. (1998) Fatal aotcome of anaphylaxis to camomile- containing enema during labor.: a case study. J. Allergy Clin Immunol 102:1041-1042.

Salbeiblätter

[1] Brand N. (1994) Salvia. In Hagers Handbuch der pharmazeutischen Praxis. Hrsg. Hänsel R., Keller K., Rimpler H., Schneider G., 5. Aufl. Springer Verlag Drogen P-Z
[2] Brieskorn C. H., Dalferth S. (1964) Die Mono- und Sesquiterpenoside ätherische Salbeiöle. Ein Beitrag zur arzneilichen Bewertung von Salvia officinalis. Salvia lavendulifolia und Salvia triloba. Dtsch Apoth Ztg. 104:1388–1392
[3] Brieskorn C. H., Kapadia Z. (1980) Bestandteile von Salvia officinalis. XXIV: Triterpenal-

kohole, Triterpensäuren und Pristan im Blatt von Salvia officinalis L Planta Med 38:86–90
[4] Brieskorn C. H. (1991) Salbei – seine Inhaltsstoffe und sein therapeutischer Wert. Z Phytotherapie 12:61–69
[5] Jalsenjak V., Peljnjak S., Kustrak D. (1987) Microcapsules of sage-oil: essential oils content and antimicrobial activity. Pharmazie 42:419–420
[6] Janssen A. M. ((1989) Antimicrobial activities of essential oils – a pharmacognostical study (Dissertation). Leiden: Rijksuniveriteit te Leiden 91–108
[7] Chiba K., Takakuwa T., Tada M., Yoshii T.: (1992) Inhibition effect of acylphloroglucinal derivates on the replication of vesicular stomatistis virus. Biosci Biotech Biochem 56: 1769–1772

Eichenrinde
[1] Moeck S. (1994) In Hagers Handbuch der pharmazeutischen Praxis. Drogen P–Z Hrsg. Hänsel R., Keller K., Rimpler H., Schneider G. Springer Verlag
[2] Pallenbach E., Scholz E., König M., Rimpler H. (1993) Proanthocyanidines from quercus petraea bark. Planta Med 59:264–268
[3] Scholz E. (1994) Pflanzliche Gerbstoffe. Dtsch. Apoth. Ztg. 1345:3167–3179
[4] König M. (1991) Ellagitannine aus Quercus petraea L. Dissertation Fakultät für Chemie und Pharmazie. Universität Freiburg
[5] May G., Willuhn G. (1978) Arzneim. Forsch 28:1–7

Arnikablüten
[1] Merfort I. (1992) Arnica. In Hagers Handbuch der pharmazeutischen Praxis. Drogen A–D. Hrsg. Hänsel R., Keller K., Rimpler H., Schneider G. Springer Verlag
[2] Willuhn G., Kresken J. (1981) Sesquiterpenlactone aus Arnica chamissonis Less subsp. foliosa (Nutt) Maguire und subsp. Incana (Gray) Maguira. Planta Med 42:107
[3] Hall I. H., Starnes C. O., Lee K. H., Waddell T. G. (1980) Mode of action of sesquiterpene lactones as anti-inflammatory agents. J Pharm Sci 69:537–543
[4] Hall I. H., Lee K. H., Starnes C. O., Sumida Y., Wu R. Y., Waddell T. G. (1979) Anti-inflammatory activity of sesquiterpene lactones and related compounds. J Pharm Sci 68:537–542
[5] Mascolo N. et al. (1987) Biological screening of Italian medicinal plants for anti-inflammatory activity. Phytotherapy research 1:28–31
[6] Willuhn G., Röttger P. M., Quack W. (1982) Untersuchungen zur antimikrobiellen Aktivität der Sesquiterpenlactone der Arnikablüten. Pharm Ztg. 127:2183–2185
[7] Lee K. H., Ibuka T., Wu R. Y., Geisman T. A. (1977) Structural-antimicrobial activity relationships among the sesquiterpene lactones and related compounds. Phytochemistry 16: 1177–1181
[8] Kresken J. (1984) Dissertation Universität Düssldorf
[9] Willuhn G. (1995) Phytopharmaka in der Dermatologie. Zeitschr. für Phytotherapie. 16: 325–342
[10] Schröder H., Lösche W., Leven W., Willuhn G., Till U., Schör K. (1990) Helenalin and 11α, 13-Dihydrohelenalin, two constituents from Arnica montana L inhibit human platelet function via thioldependent pathways. Thrombos Res 57:839–845
[11] Willuhn G., Leven W. (1995) Zum Sesquiterpenlactongehalt der Arnikatinktur und des wässrigen Aufgusses aus Arnikablüten. Dtsch Apoth. Ztg. 135:1939–194
[12] Hermann H. D., Willuhn G., Hausen B. M. (1978) Helenalin methacrylate, a new pseudoguaianolide from the flowers of Arnica montana L and the sensitizing capacity of their sesquiterpene lactones. Planta Med 34:229–304
[13] Hausen B. M (1980) Arnikaallergie. Der Hautarzt 31:10–17
[14] Hausen B. M., Oestmann G. (1988) Untersuchungen über die Häufigkeit berufsbedingter allergischer Hauterkrankungen auf einem Blumengroßmarkt. Dermatosen 36: 117–124
[15] Hörmann H. P., Korting H. C. (1995) Allergic acute contact dermatitis due to Arnica tincture self-medication. Phytomedicine 1(4):315–317
[16] Machet L., Vaillant L., Callens A., Demasure M., Barruet K., Lorette G. (1993) Allergic contact dermatitis from sunflower (Helianthus annus) with cross sensitivity to Arnica. Contact Dermatitis 28:184–200

Beinwellwurzel
[1] Monographie Symphyti radix (Beinwellwurzel). BAnZ 1990, Nr. 138 vom, 27.7.1990
[2] Andres P., Brenneisen R., Clerc J. T. (1989) Relaqting antiphlogistic efficacy of dermatics containing extract of Symphytum-officinale to chemical profiles. Planta Med 55:7
[2] Goldman R. S. et al. (1985) Wound healing and analgesic effect of crude extracts of Symphytum officinale in rats. Fitoterapia 56:323–329
[3] Gracza L. (1987) Prüfung der membranabdichtenden Wirkung eines Phytopharmakons und dessen Wirkstoff. Zeitschr. für Phytotherapie 8:78–81

[4] Hess H. (1991) Effect of a symphytum salve in sports injuries of the knee. Dtsch Z Sportmed 42:156–162
[5] Van den Dungen F. M. et al. (1991) Inhibition of complement activity by high molecular compounds of Symphytum officinale. Planta Med (Suppl.2) 57:A62–A63
[6] Koll R., Buhr M., Dieter R., Pabst H., Predel H.G., Petrowicz O., Gianetti B., Wagener S. (2000) Wirksamkeit und Vertäglichkeit von Beinwellwurzelextrakt (Ext. Rad Symphyti) bei Sprungelenksdistorsion. Ergebnisse einer multizentrischen, randomisierten, placebokontrollierten Doppelblindstudie. Zeitschr. für Phytotherapie 21:127–134

Bittersüßstängel
[1] Willuhn G. (1995) Phytopharmaka in der Dermatologie. Zeitschrift für Phytotherapie. 16:325–342
[2] Willuhn G., Köthe U. (1981) Der Spirostanolgehalt und seine Variabilität in den oberirdischen Organen von Solanum dulcamara Dtsch Apoth Ztg 121:235–239
[3] Willuhn G., Köthe U. (1983) Das bittere Prinzip des Bittersüßen Nachtschattens Solanum dulcamara-Isolation und Struktur neuer Furostanolglykoside. Arch Pharm 316: 678–687
[4] Kusano G., Takahashi A., Sugiyama K. Nozoe S. (1987) Antifungal properties of Solanum alkaloids. Chem Pharm Bull 35:4862–4868
[5] Frohne D. (1992) Solanum dulcamara L. – Der Bittersüße Nachtschatten. Portrait einer Arzneipflanze. Zeitschr. für Phytotherapie 124: 337–342
[6] Kluy V. (1994) Isolierung und Strukturaufklärung der neutralen und basischen Steroidglykoside der osteuropäischen Soladulcidin-Sippe von Solanum dulcamara. Dissertation Universität Düsseldorf
[7] Oestreich W. (1993) Therapie juckender Dermatosen. Dtsch Dermatologe 41:1190–1192
[8] Hölzer I. (1992) Dulcamara-Extrakte bei Neurodermitis und chronischem Ekzem. Ergebnisse einer klinischen Prüfung. Jatros Derm 6:32–36

Nachtkerzensamenöl
[1] Hansen A. E. et al (1947) Eczema and essential fatty acids. Am J Dis Child 73:1–18
[2] Burton L. (1990) Essential fatty acids in atopic eczema: Clinical studies. In: Hoorobin DF (ed) Omega-6-essential fatty acids: Pathophysiology and roles in clinical medicine. Alan Liss, New York, pp 67–73
[3] Willuhn G. (1995) Phytopharmaka in der Dermatologie. Zeitschrift für Phytotherapie. 16:325–342
[4] Wright S., Burton J. L. (1982) Oral evening-primrose-aseed olio improves atopic eczema. Lancet 2:1120–1122
[5] Whitaker D. K. et al. (1996) Evening primose oil (Epogam) in the treatment of chronic hand dermatitis: disapointing therapeutic results. Dermatology 193::115–120
[6] Biagi P. L. et al. (1994) The effect of gamma-linolenic acid on clinical status, red cell fatty acid composition and membrane microviscosity in infants with atopic dermatitis. Drugs in experimental clinical research 20:77–84
[7] Morse P. F., Horrobin D. F., Manuku M. S., Stewart J. C. M., Allen R., Littlewood S., Wright S., Burton J., Gould D. J., Holt P. J., Jansen C. T., Mattila L., Meigel W., Dette T., Wexler D., Guenther L., Bordoni A., Patrizi A. (1989) Meta-analysis of placebo-controlled studies of the efficacy of Epogam in the treatment of atopic eczema. Relationship between plasma essential fatty acid changes and clinical response. Br J Dermatol 121:75–90
[8] Bamford J. T. K et al. (1985) Atopic eczema unresponsive to evening primose oil (linolenic and gamma linolenic acids) Journal of the American Academy of Dermatology 13: 959–965
[9] Berth-Jones J., Graham-Brown R. A. C. (1993) Placebo-controlled trial of essential fatty acid supplementation in atopic dermatitis. Lancet 341:1557–1560
[10] Hederos C. A., Berg A. (1996) Epogam evening primose oil treatment in atopic dermatitis and asthma. Archives of disease in childhood. 75:195–198

Podophyllumwurzelstock
[1] Monographie Podopyhylli peltati rhizoma/resina (Podophyllumwurzelstock/-harz.). BAnz Nr. 50. 13. 3. 1986 BAnz.
[2] Ewards A., Atma-Ram A., Thin RN (1988) Podophyllotoxin 0,5 % VS. podophyllin 20 % to treat penile warts. Genetnourin Med 64: 263–265

Melissenblätter
[1] May S., Willuhn G. (1978) Antivirale Wirkung wässriger Pflanzenextrakte in Gewebekulturen. Arzneim. Forsch. 28:1–7
[2] Wölbling R.H., Milbradt R. (1984) Klinik und Therapie des Herpes sinmplex. Vorstellung eines neuen phytotherapeutischen Wirkstoffes. Therapiewoche 34:1193–1200

[3] Wölbling R.H, Leonhardt K. (1994) Local therapy of herpes simplex with dried extract from Melissa officinalis. Phytomedicine I:25–31
[4] Vogt H.J., Tausch I., Wöbling R.H., Kaiser P.M. (1991) Melissenextrakt bei Herpes labialis. Der Allgemeinarzt. 13:832–841
[5] Mohrig A., Alken R.G. (1996) Melissenextrakt im Vergleich zu Aciclovir. Pharmazeutische Rundschau. 3–4: 25–26
[6] Köhler K. (1997) Melissenextrakt bei Herpes simplex. Wirksamkeit erneut gegen Placebo beweisen. Der Allgemeinarzt 19:1853–1854
[7] Koytchex R., Alken R.G., Dundarov S. (1999) Balm mint extract (Lo-701) for topical treatment of recurring Herpes labialis. Phytomedicine 6(4) 225–230

20 Pädiatrie

20.1 Allgemeine Vorbemerkungen

Phytopharmaka spielen nicht nur im praktischen Alltag des Kinderarztes und des Allgemeinarztes sondern auch beim Apotheker im Rahmen der Selbstmedikation eine wichtige Rolle, insbesondere wenn Eltern für ihre Kinder pflanzliche Arzneimittel chemisch definierten Substanzen vorziehen. Das Indikationsspektrum ist weit und umfasst äußere und innere Darreichungsformen. Bedauerlicherweise enthalten moderne Lehrbücher der Pädiatrie keine oder nur unzulängliche Informationen zu möglichen Anwendungsgebieten, zu kinderfreundlichen Applikationsformen, zu relevanten Dosierungen und Wirkungsweisen und zu möglichen unerwünschten Arzneimittelwirkungen von pflanzlichen Arzneimitteln. Auch in den von der Kommission E erstellten Monographien sind kaum oder nur in Ausnahmefällen entsprechende Hinweise enthalten. Da Phytopharmaka wie chemisch definierte Substanzen zum integrierten Bestandteil einer rationalen Therapie gehören, müssen pflanzliche Arzneimittel die gleichen Bewertungskriterien wie chemisch definierte Arzneimittel erfüllen, d. h. es muss der Nachweis von Qualität, indikationsbezogener Wirksamkeit bei definierten Anwendungsgebieten und altersspezifischer Dosierung sowie die Unbedenklichkeit erbracht werden. Hierbei ist die besondere pädiatrische Situation zu berücksichtigen. Kinder sind zunächst keine „kleinen Erwachsene", weshalb generelle Rückschlüsse nicht erlaubt sind. Berücksichtigt man Körpergröße und Körpergewicht, so besteht zwischen einem Frühgeborenen mit 0,5 kg und einem adipösen Jungendlichen mit 100 kg eine Spanne von zwei Zehnerpotenzen [1]. Bei der Anwendung von Arzneimittel sind altersklassenabhängige Besonderheiten der Pharmakodynamik und Pharmakokinetik zu berücksichtigen. Sie beruhen u. a. auf dem Reifezustand und damit auf der besonderen Physiologie der kindlichen Organe [1, 2]. Neugeborene verlieren z. B. innerhalb weniger Tage durch Verlust von extrazellulärer Flüssigkeit (EFZ) bis zu 10 % an Gewicht. Vom ersten Lebensjahr bis zur Pubertät nimmt der EFZ-Anteil von 26 % auf 20 % ab, während die intrazelluläre Flüssigkeit (IFZ) von 35 % auf 47 % ansteigt [1]. Auf Grund nicht abgeschlossener Organ- und Funktionsreifung sind Metabolisierung und renale Elimination zu beachten. Wichtige Enzymsysteme entwickeln sich erst postpartal, weshalb der Abbau von verschiedenen Arzneimitteln beeinträchtigt ist (Abb. 20.1). So beträgt die Aktivität der Alkoholdehydrogenase beim Frühgeborenen 1/4, beim Neugeborenen 1/3 und erreicht erst nach 12 Monaten die des Erwachsenen.

Nach einer Studie aus dem Jahre 1999 an fünf Kinderkliniken in verschiedenen europäischen Ländern fehlen für viele pädiatrische Arzneimittel klinisch-pharmakologische Untersuchungen und klinische Studien zur Dosierung, Wirksamkeit, Arzneimittelsicherheit und Unbedenklichkeit. Fast 46 % aller verschriebenen Arzneimittel im Bereich der Kliniken haben keine Zulassung bei Kindern. Viele Ärzte verordnen dennoch entsprechende Präparate, was als individueller Heilversuch erlaubt und nicht strafbar ist. Für das Fehlen von fundierten Daten kommen u. a. in Frage:

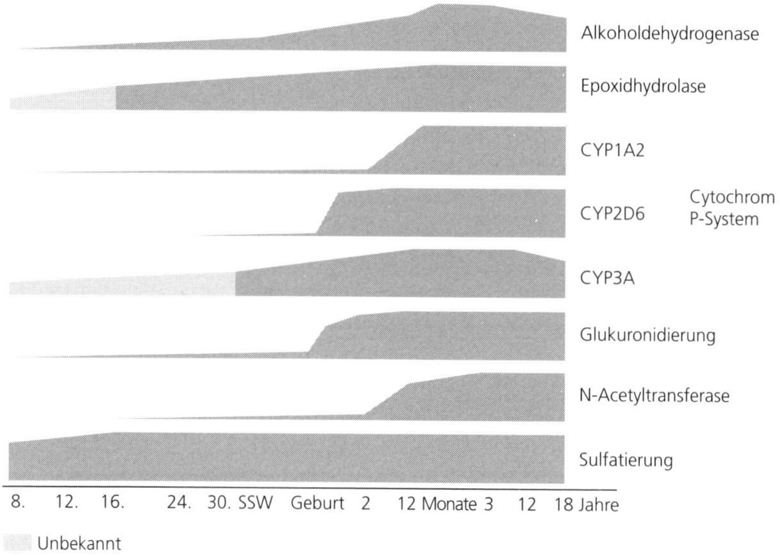

Abb. 20.1 Enzymentwicklung während der Fetalperiode und Kindheit. Aus Lit. [1]

- legislativer (AMG), rechtlicher und ethischer Ausschluss bzw. Einschränkung klinisch/pharmakologischer Studien,
- Klinische Prüfungen der Phase I und II an gesunden Kindern als Voraussetzung für die Prüfung an kranken Kindern sind nicht möglich.
- Klinische Prüfung an kranken Kindern sind nur möglich, wenn von der Anwendung des zu prüfenden Arzneimittels ein direkter Nutzen zu erwarten ist.
- geringe Probenmenge,
- repetitive Probengewinnung selten möglich,
- speziell zu erarbeitende Analytik wegen geringer Probenmenge,
- statistisch relevante Fallzahl wird oft nicht erreichbar,
- geringe Marktrelevanz.

Im Allgemeinen berücksichtigen Dosierungsangaben in der Pädiatrie als Bezugswerte das Körpergewicht, die Körperoberfläche und/oder das Lebensalter. Bei Säuglingen und Kleinkindern richtet sich die Dosierung meistens nach dem Körpergewicht, bei älteren Kindern nach der Körperoberfläche bzw. nach dem Alter; dementsprechend erhalten 6- bis 9-Jährige etwa die Hälfte und 10- bis 12-jährige Kinder etwa zwei Drittel der Erwachsenendosis. Für Substanzen mit großer therapeutischer Breite bietet sich die Dosierung nach der Altersstufe (Säugling, Kleinkind, Schulkind, Jugendlicher) an, während sich die Dosierung bei Substanzen mit geringer therapeutischer Breite nach der Körperoberfläche oder Körpergewicht zu richten hat. Die korrekte Dosierung ist also auch für pflanzliche Arzneimittel ein bisher noch ungelöstes Problem [3]. Da es sich bei Phytopharmaka weitgehend um Arzneimittel mit großer therapeutischer Breite handelt, die selten bei akuten Indikationen eingesetzt werden, sind Dosisberechnungen durchaus vernünftig. Auch nach der „Note of Guidance on clinical investigation of medicinal products in the paediatric population“ [4] können Kinderdosierungen auf der Basis von Körpergewicht und Körperoberfläche aus der Erwachsenendosis extrapoliert werden, solange keine klinische Studien vorliegen. Dennoch sind wenigstens präparatespezifische Anwendungsbeobachtungen nach gültigen Richtlinien zur Wirksamkeit und Unbedenklichkeit zu fordern (5-7) wobei empirisch gewonnene Daten einfließen können. Theoretische Berechnungen entbinden den Hersteller nicht von der Pflicht, auch für pflanzliche Arzneimittel in der Pädiatrie plausibles Erkenntnismaterial zur indikationsbezogenen Wirksamkeit und Unbedenklichkeit zu Verfügung zu stellen. Auch im Rahmen der Selbstmedikation [8] sind bestimmte Regeln zu beachten. Hier ist insbesondere der Apotheker im Beratungsgespräch bei Empfehlung von OTC-Präparaten gefordert. Bei akuten Erkrankungen wie hohes Fieber, Fieberkrämpfen, Krupp, Epilepsie, Asthma oder länger anhaltenden Beschwerden muss der Arzt aufgesucht werden. Trotz einer Spontanheilungsrate z.B. bei viralen Infekten können schwerwiegende und lebensbedrohliche Komplikationen wie Bewusstseinstrübung bzw. Krämpfe auftreten.

Nicht nur der Deutsche Bundestag sondern auch der Rat der EU-Gesundheitsminister befassen sich derzeit mit der Frage der Arzneimittelversorgung von Kindern. So wurde die Europäische Kommission aufgefordert, sich verstärkt mit diesem Thema zu befassen und angemessene Vorschläge zur Unterstützung der klinischen Forschung zu machen. Ziel ist die Behandlung von Kindern zu erleichtern sowie Risiken und Unfälle zu verhindern.

20.2 Sinnvolle Darreichungsformen von Phytopharmaka in der Pädiatrie

Nach AMG 2 § 3 sind Phytopharmaka als Pflanzen, Pflanzenteile und Pflanzenbestandteile in bearbeitetem oder unbearbeitetem Zustand definiert. Im Unterschied zu chemisch definierten Wirkstoffen oder isolierten pflanzlichen Reinstoffen werden pflanzliche Zubereitungen in Form von standardisierten und/oder normierten Extrakten eingesetzt. Diese werden zu den üblichen Zubereitungsformen wie Tropfen, Tabletten, Dragees, Kapseln, Suppositorien und topischen Arzneiformen verarbeitet.

In der Prädiatrie werden aber darüber hinaus auch andere Darreichungsformen, abhängig vom Lebensalter des Kindes und von der jeweiligen Erkrankung, eingesetzt. Beim Säugling kommen beispielsweise Tabletten, Dragees, Kapseln und ethanolische Zubereitungen nicht in Frage.

Darreichungsformen in der Pädiatrie:

- Wässrige Drogenauszüge,
  - Aufgüsse (Infusa)
  - Abkochungen (Decocta)
  - Kaltmazerate (Macerata)
- Frischpflanzenpresssäfte, Frischpflanzendestillate,
- Alkoholische Auszüge,
  - Tinkturen (Tincturae)
  - Fluidextrakte (Extracta fluida)
  - alkoholische Destillate
- Salben, Gele,
- Lutschpastillen, Lutschtabletten.

Bevorzugte Arzneimittelzubereitungen in der Pädiatrie sind Frischpflanzenpresssäfte, da sie deutlich höhere Mengen an wirksamkeitsrelevanten Inhaltsstoffen enthalten als die einfachen wässrigen Drogenauszüge, in Form von Aufgüssen (Infusa),

Abkochungen (Decocta), Kaltmazeraten (Macerata), Medizinaltees bzw. tassenfertige Instanttees [8, 9]. Letztere sind aufgrund des hohen Weißzuckeranteils und der damit kariesfördernden Wirkung für Kinder ungeeignet. Zusätzlich unterliegen sie bei der Herstellung einer thermischen Belastung und enthalten einen hohen Anteil an Füllmittel. Geeigneter sind industriell hergestellte tassenfertige Tees mit neutralen Füllstoffen. Drogen, die ätherische Öle enthalten, sollten vor dem Überbrühen mit heißem Wasser zur Freisetzung der Inhaltsstoffe zerquetscht bzw. zerstoßen werden. Ätherische Öle dürfen wegen der Flüchtigkeit der Inhaltsstoffe nicht gekocht werden [8, 9].

Zu beachten ist die Laktoseintoleranz vieler Kinder, wenn Präparate eingesetzt werden, die Laktose als Füllmittel enthalten. Beliebt und äußerst kinderfreundlich sind Verdampfen, Versprühen bzw. Wasserdampfinhalationen von ätherischen Ölen, insbesondere bei Erkrankungen der oberen Atemwege. Aufgrund der antimikrobiellen Wirkung der ätherische Öle werden neben einer Keimzahlreduktion in der Luft die Nasenatmung erleichtert und die katarrhalischen Beschwerden gelindert. Dies gilt auch für perkutan aufzutragende Salben oder Gele mit ätherischen Ölen, wobei mentholhaltige Darreichungsformen bei Säuglingen und Kleinkindern nicht im Bereich des Gesichts, speziell der Nase, aufgetragen werden sollen.

Bevorzugte Maßnahmen bei Erkrankungen des Respirationstraktes

- Raumverdampfung, Versprühen von ätherischen Ölen mit dem Ziel der Keimzahlreduktion, Verbesserung der behinderten Nasenatmung, Linderung katarrhalischer Beschwerden,
- Wasserdampf-Inhalationen über geeigneten Inhalatoren mit ätherischen Ölen,
- Schnüffeln von ätherischen Ölen mittels Inhalierstiften oder Auftropfen auf Taschentuch, Kleider und Bettzeug,
- Bäder mit ätherischen Ölen. Aufnahme durch nasale Inhalation und perkutane Resorption.

Auf ethanolische Zubereitungen in Form von Tinkturen, Fluidextrakten und ethanolische Destillate kann aus pharmazeutischer Sicht vielfach nicht verzichtet werden, wenn lipophile Substanzen die wirksamkeitsmitbestimmenden Inhaltsstoffe darstellen. Sie sind in der Regel wässrigen Auszügen quantitativ und qualitativ in der therapeutischen Wirksamkeit überlegen. Darreichungsformen mit einen Alkoholgehalt von > 50 % sollten aus sicherheitspharmakologischen und toxikologischen Gründen innerlich nur nach strenger Indikation und Nutzen-Risiko-Abwägung eingesetzt werden. Auch wenn tödlich verlaufende Ethanolintoxikationen beim Kind kaum oder so gut wie nicht auftreten [10], werden in der Literatur Vergiftungen und Überdosierungen beschrieben. Nach Püschel und Mätzsch [11] können die Intoxikationsstadien in drei Schwergrade eingeteilt werden. Im Vordergrund der Komplikationen stehen die Hypoglykämie, Hypothermie und Azidose.

Intoxikationsgrad bei Ethanolintoxikation von Kindern [8]

- 0,5–1,6 % = Gang-/Sprachstörungen, Desorientierung,
- 0,8–2,2 % = Somnolenz, reduzierte Schmerzreaktion,
- 2,2–2,9 % = neurologische Ausfallerscheinungen, Koma.

Der Ethanolgehalt der meisten flüssigen Phytopharmaka liegt im Bereich von 15–45 %. Aus nachfolgenden Beispielen lässt sich leicht der Blutalkoholspiegel berechnen [10]:

Blutalkoholkonzentration bei Aufnahme von 20 Tropfen eines 45 Vol. %igen Phytopharmakons bei einem Kleinkind mit 5 kg KG

- = 1 ml 45 Vol. % = 0,36 g Ethanol
- 0,36 : (5 · 0,75) = 0,09 %
- mind. „Resorptionsdefizit" > 10 % = maximal 0,08 %
- Abbau: 0,25 %/h = in 19 Minuten Trinkmenge bei einer Blutalkoholkonzentration von 2,5 %
- 2,5 × 5 kg = 9,37 g + 20 % (Resorptionsdefizit) = 11,24 g Ethanol (ca. 280 ml Bier, 31 ml 40 Vol. % Schnaps).

Inwieweit der mehrwertige Alkohol Propylenglykol, eine Alternative zu Ethanol darstellt, kann derzeit nicht beantwortet werden. Das BfArM stuft Propylenglykol nicht mehr in die Gruppe der inerten Hilfsstoffe ein. Keine Bedenken bestehen bei alkoholischen Trockenextrakten in altersentsprechenden Zubereitungsformen, bei denen der Alkohol durch Destillation entfernt wird.

Bei Mund- und Rachenentzündungen sind zuckerfreie Hustenbonbons, Lutschtabletten oder Lutschpastillen, z. B. Extrakte aus Isländisch Moos, Salbeiblättern, Thymiankraut aber auch die Gabe von Wurzelextrakt aus *Pelargonium reniforme/ sidoides* sinnvoll. Zu den klassischen Darreichungsformen gehören Suppositorien mit leicht schmelzbarer Suppositorienmasse und lokal nicht reizenden Extrakten. Beliebt und sinnvoll sind Bäder mit ätherischen Ölen. Hierbei wird das ätherische Öl einmal rasch initial inhalativ und später über die perkutane Resorption protrahiert aufgenommen.

20.3 Indikationen für Phytopharmaka in der Pädiatrie

Die möglichen Anwendungsgebiete von Phytopharmaka in der Pädiatrie lassen sich in folgende Gruppen zusammenfassen:

- Erkrankungen der Mund- und Rachenschleimhaut: Gewürznelken (Caryophylli flos), Kamillenblüten (Matricariae flos), Salbeiblätter (Salviae folium),
- Erkältungskrankheiten: Holunderblüten (Sambuci flos), Lindenblüten (Tiliae flos), Mädesüß (Spiraeae flos) und bei fieberhaften Infekten Weidenrinden (Salicis cortex),
- Erkrankungen der oberen und unteren Atemwege:
  <u>Bei trockenem Husten</u> Mucilaginosa: Eibischblätter/-wurzel (Althaeae folium/radix), Sonnentaukraut (Droserae herba), Isländisch Moos (Lichen islandicus), Malvenblüten/-blätter (Malvae flos/folium), Spitzwegerichkraut (Plantaginis lanceolatae herba), Wollblume (Verbascci flos).
  <u>Bei produktivem Husten</u> Sekretolytika ätherischen Ölen: Anis (Anisi fructus), Campher inhalativ (Camphora), Eukalyptusblätter (Eucalypti folium), Fenchelöl/-früchte (Foeniculi aetheroleum/ fructus), Süßholzwurzel (Liquiritiae radix), Minzöl (Menthae piperitae aetheroleum), Fichtennadelöl (Piceae aetheroleum), frische Fichtenspitzen (Pini turiones recentes), Kiefernnadelöl (Terebinthinae aetheroleum), Kiefernsprossen (Pini turiones), bzw. Saponindrogen: Efeublätter (Hederae helicis folium), Schlüsselblumenblüten/wurzel (Primulae flos/ radix), Quendelkraut (Serpylli herba), Wurzelextrakt aus *Pelargonium reniforme/sidoides*.

- Erkrankungen des Magen-Darm-Traktes, Dyspepsie, Flatulenz:
  Appetitlosigkeit, Dyspepsie: Pomeranzenschale (Aurantii pericarpium), Korianderfrüchte (Coriandri fructus), Bitterkleeblätter (Menyanthidis folium).
  Krampfartige Bauchschmerzen: Angelikawurzel (Angelicae radix), Kümmelfrüchte (Carvi fructus), Fenchelöl/-früchte (Foeniculi aetheroleum/fructus), Kamillenblüten (Matricariae flos), Pfefferminzblätter/-öl (Menthae piperitae folium/aetheroleum).
- Diarrhoe: Frauenmantelkraut (Alchemillae herba), Kaffeekohle (Coffeae carbo), Heidelbeeren (Myrtilli fructus), Tormentillenwurzelstock (Tormentillae rhizoma), Uzarawurzel (Uzarae radix), *Saccharomyces boulardii,* Apfelpektin, Kamillenblüten-Fluidextrakt.
- Obstipation: Leinsamen (Lini semen), Flohsamen (Psyllii semen), indische Flohsamenschalen (Plantagiinis ovatae semen)
- Durchspülungstherapie, Harnwegsinfekte: Birkenblätter (Betulae folium), Hauhechelwurzel (Ononidis radix), Orthosiphonblätter (Orthosiphonis folium), Goldrutenkraut (Virgaureae herba), Bärentraubenblätter (Uvae ursi folium).
- Psychosomatische Störungen, Unruhe, Nervosität: Lavendelblüten (Lavendulae flos), Hopfenzapfen (Lupuli strobulus), Melissenblätter (Melissae folium), Passionsblumenkraut (Passiflorae herba), Baldrianwurzel (Valerianae radix).
- Behandlung von nichtinfizierten, schlecht heilenden Wunden: Ringelblumenblüten (Calendulae flos), Schachtelhalmkraut (Equiseti herba), Hamamelisblätter/-rinde (Hamamelidis folium et cortex), Kamillenblüten (Matricariae flos), Schafgarbenkraut (Millefolii herba), Johanniskrautöl (Hyperici oleum), Eichenrinde (Quercus cortex)
- Behandlung von Traumen: Beinwellwurzel (Symphyti radix), Arnica (Arnicae flos).
- Spannungskopfschmerz: 10 % Pfefferminzöl (Mentha epiperitae aetheroleum) topisch.
- Hauterkrankungen: Bittersüßstaengel (Dulcamarae stipites), Stiefmütterchenkraut (Violae tricoloris herba), Melissenblätterextrakt (Melissae folium) bei Herpes sinplex.
- Pflege empfindlicher Haut: Kamillenblüten (Matricariae flos), Hamamelisblätter-, rindenbäder (Hamamelidis folium et cortex), Ringelblume (Calendulae flos).

Zu den aufgeführten Indikationen stehen entsprechende Fertigarzneimittel zur Verfügung, oder es können vom Apotheker Arzneizubereitungen hergestellt werden. Dazu zählen Tees, Cremes, Salben, Lösungen oder Tinkturen. Nicht nur bei den vom Arzt verordneten sondern vor allem bei den freiverkäuflichen Präparaten im Rahmen der Selbstmedikation kommt auf den Apotheker eine große Verantwortung und wichtige Beratungsfunktion zu. Vielfach ist der Apotheker die erste Anlaufstelle, zum Beispiel bei Präparaten zur Pflege empfindlicher Haut, bei Windeldermatitis bei Säuglingen, bei oberflächlichen Verletzungen, zur Stärkung des Immunsystem, bei Erkältungskrankheiten, bei Appetitlosigkeit, „Nabelkoliken“, saisonaler Diarrhöe, bei Enuresis nocturna, Enuresis diurna und bei nervöser Unruhe. Für leichtere Beschwerden bzw. Erkrankungen kommen zugelassene, sog. traditionelle Phytopharmaka (§ 109a), in Frage. Ernste Erkrankungen sollten nur mit Präparaten mit zugelassener Indikation behandelt werden.

20.4 Risikogruppen

Wegen des langsamen Abbaus sollten alkoholische Darreichungsformen nicht bei Neugeborenen und Säuglingen angewandt werden. Eine mögliche Alternativzubereitung ist eine Propylenglykol-Glycerol-Wasser-Lösung. Hierbei wird die Droge zunächst mit Ethanol-Wasser extrahiert. Nach dem Abdestillieren des Ethanols wird der zähflüssige Extrakt in einer Propylenglykol-Glycerol-Mischung aufgenommen bzw. gelöst. Dabei gehen nicht alle, jedoch der größte Anteil der lipophilen Pflanzeninhaltsstoffe in Lösung [3]. Ätherische Öle insbesondere campherhaltige und mentholhaltige Darreichungsformen, sollten bei Säuglingen wegen eines möglichen Glottiskrampfes (Kratschmer-Reflex) nicht im Gesicht, speziell der Nase aufgetragen werden.

Literatur

[1] Schwabe D., Ahrens P., Staib A. (2001) Arzneimittelanwendung im Kindesalter. In Klinische Pharmakologie. Hrsg. Rietbrock N., Staib A.H., Loew D, 4. Auflage. Steinkopff Verlag Darmstadt

[2] Walter-Sack I., Haefeli W. (2001) Arzneimittelsicherheit auch für Kinder. Deutsches Ärzteblatt 98: C352–354

[3] Dorsch W., Loew D., Meyer-Buchtela E., Schilcher H. (1998) Kinderdosierung von Phytopharmaka. 2 überarbeitete Auflage. Hrsg. Kooperation Phytopharmaka

[4] Note for Guidance on clinical investigation of medicinal products in the paediatric population. EMEA, CPMP/ICH 2711/99 vom 27.7.2000 London

[5] Kraft K., Loew D., Schneider B., Kemper FH. (1997) Planung, Durchführung und Auswertung von Anwendungsbeobachtungen. Gesellschaft für Phytotherapie (PPHY). Pharm Ind. 59:755–759

[6] Bundesinstitut für Arzneimittel und Medizinprodukte. Bekanntmachung über die Zulassung und Registrierung von Arzneimitteln. Empfehlungen zur Planung, Durchführung von Anwendungsbeobachtungen. BAnz. Nr. 129 vom 4.12.1998

[7] Victor N et al. (1997) Empfehlungen der Deutschen Gesellschaft für Medizinische Informatik, Biometrie und Epidemiologie GMDS. Empfehlung zur Durchführung von Anwendungsbeobachtiugen. Inf Biom Epidem Med Biol 28:247–252

[8] Schilcher H. (1992) Phytotherapie in der Kinderheilkunde – Handbuch für Ärzte und Apotheker, 2. Aufl. Wissenschaftliche Verlagsgesellschaft, Stuttgart

[9] Schilcher H. (1998) Sinnvolle Darreichungsformen von Phytopharmaka in der kinderärztlichen Praxis sowie in der Selbstmedikation bei Kindern unter besonderer Berücksichtigung der Frischpflanzenpresssäfte. In: Loew D, Rietbrock N (Hrsg) Phytopharmaka IV. Forschung und klinische Anwendung. Steinkopff, Darmstadt, 73–80

[10] Kauert G. (1998) Sind ethanolhaltige Phytopharmakazubereitungen in der Pädiatrie toxikologisch bedenklich? In: Loew D., Rietbrock N. (Hrsg) Phytopharmaka IV. Forschung und klinische Anwendung. Steinkopff, Darmstadt, 95–100

[11] Püschel K., Mätzsch T. (1981) Alkoholintoxikation im Kindesalter. Z. Rechtsmed 86: 269–276

Sachregister

B

C

D

L

M